Yvonne Ehrenspeck
Versprechungen des Ästhetischen

Yvonne Ehrenspeck

Versprechungen des Ästhetischen

Die Entstehung eines modernen Bildungsprojekts

Leske + Budrich, Opladen 1998

Die Autorin: Yvonne Ehrenspeck, Dr. phil., M.A., Jahrgang 1966, ist Wissenschaftliche Mitarbeiterin am Institut für Allgemeine Pädagogik der Freien Universität Berlin.

ISBN 978-3-8100-1919-6 ISBN 978-3-322-95100-7 (eBook)
DOI 10.1007/978-3-322-95100-7

Die Kunst rüstet uns aus fürs Überleben, für Eroberung und Gewinn. Und sie kanalisiert überschüssige Energien und vermeidet so zerstörerische Ausbrüche. Sie macht den Wissenschaftler scharfsinniger, den Kaufmann schlauer, und die Straßen macht sie von jugendlichen Delinquenten frei.

Nelson Goodman

Das Musische, das sich selbst als Mittel anpreist, geht unmittelbar ins Amusische über.

Theodor W. Adorno

Inhaltsverzeichnis

Vorwort

Spätestens am Beginn der 80er Jahre dieses Jahrhunderts entstand in den Geistes- und Sozialwissenschaften eine Renaissance des Ästhetischen, die bis heute andauert. Der Ästhetik wird, besonders unter dem Eindruck von Sinnverlust und Orientierungslosigkeit, eine besondere Leistungsfähigkeit zugeschrieben. Sie wird, beginnend bei speziellen Kunst- und Musiktherapien bis hin zur „Ästhetisierung des Alltags" als Mittel gegen gesellschaftliche und individuelle Probleme, seien es Jungendgewalt, Naturzerstörung, kulturelle Integration, Beziehungsschwierigkeiten oder Neurosen angeboten. Diese Beispiele stehen für ein Phänomen, welches in diesem Buch mit der Wendung „Versprechungen des Ästhetischen" gekennzeichnet wird. Diese Versprechungen werden heute in vielen gesellschaftlichen Bereichen als Innovation offeriert und gefeiert, so daß der Eindruck vermittelt wird, daß das Medium des Ästhetischen zu keinem früheren historischen Zeitpunkt für solche ethischen Absichten zur Verfügung gestanden habe.

Dieser Eindruck ist indessen völlig falsch. Um zu zeigen, daß diese „Versprechungen des Ästhetischen" viel älter sind, ja daß diese Versprechungen einen Toposcharakter haben, der besonders in gesellschaftlichen Krisenlagen eingesetzt wird, rekonstruiert Yvonne Ehrenspeck die Geschichte dieser Versprechungen seit dem Beginn ihrer modernen Version am Ende des 18. Jahrhunderts.

Dieser Beginn lag in der Transzendentalphilosophischen Grundlegung des Ästhetischen bei Kant, eine Konzeption, die keineswegs, wie besonders in der „postmodernen" Ästhetikrezeption gern behauptet, als gesellschaftliches Versprechen intendiert war, sondern als systematisches Schlußstück für die Transzendentalphilosophie Kants. Das Buch zeigt, wie dieses systematische Interesse Kants durch Schillers Ästhetik gewissermaßen zweckentfremdet wird. Schiller führt nämlich Ästhetik und Bildungstheorie zusammen und macht so die „Versprechungen des Ästhetischen" gegen die Intentionen Kants zu Bildungsversprechen, indem er spekulativ von einer empirischen Wirkungsfiktion ausgeht. In der Deutschen Romantik, deren Fortführung der Versprechungen in einem dritten Schritt beschrieben wird, weitet sich der

Anspruch auf das gesamte Leben. Hier ist der Entstehungsort einer „Kunstreligion" der Moderne mit der Idee einer Verbindung von Kunst und Leben. Die Folgen dieses Konstrukts für die deutsche Bildungsgeschichte werden nicht nur anhand der Pädagogik der Romantik, sondern auch anhand der Bauhauspädagogik, der Reformpädagogik und der Lebensphilosophie gezeigt.

Mit Herbarts Theorie einer ästhetischen Fundierung der Ethik und Pädagogik sowie mit seinem Konzept einer „ästhetischen Darstellung der Welt" gelangen die Topoi der „Versprechungen des Ästhetischen" in die wissenschaftliche Pädagogik der Moderne. Dieser Entwicklungsschritt wird in einem vierten Teil des Buches rekonstruiert. Die vier Stationen: Kant, Schiller, Schelling und die Romantik, sowie abschließend Herbart werden als topologische Ausgangstheorien für den zweihundert Jahre wirksamen modernen Versprechenstypus des Ästhetischen herausgearbeitet, der in den spät- und „postmodernen" Theorien ungebrochen fortlebt. Die aktuellen Bezugnahmen auf diese Theorien, von denen der ästhetische Diskurs in zahlreichen Wissenschaften heute durchsetzt ist, ignorieren den Entstehungszusammenhang ihrer Gewährstheorien völlig. Sie übersehen zumeist, daß die vermeintliche Aktualität dieser Klassiker eher in ihren Fragen als in ihren Antworten liegt. Deren Antworten sehen nämlich von der nur empirisch-analytisch zu beantwortenden Frage ab, ob es überhaupt eine Evidenz für die Existenz einer spezifisch „ästhetischen Erfahrung" gibt. Diese Möglichkeit wird aber bei den Autoren heute durchgängig unterstellt, die solch eine Erfahrungsart für Bildung und Erziehung wie für das Gesellschaftliche Leben als ganzes propagieren. Darüber hinaus trägt eine vordergründige Ästhetikrenaissance unausgesprochen Implikationen mit sich, die einander widersprechen oder die die Intentionen der Versprechungen selbst dementieren. Dazu gehört eine Individuum und Gattung verbindende Geschichtsphilosophie, die Aufforderung zur Unterdrückung der Sinnlichkeit, eine Ignoranz gegenüber der Leibgebundenheit von Bildungsprozessen, die Annahme einer universalen, apriorisch strukturierten Vernunft oder ahistorische Wesensannahmen und Anthropologismen, ganz abgesehen von einem weitgehend überholten Kunstverständnis.

Heute werden die „Versprechungen des Ästhetischen" häufig nur noch proklamiert, nicht jedoch systematisch begründet oder empirisch gesättigt. Sie sind erstaunlich enttäuschungsresistent, eine Tatsache, die Yvonne Ehrenspeck als Resultat der Versprechenskonstruktion selbst erklärt. Die mageren Resultate ästhetischer Bildung werden immer wieder als Anlaß verwendet, auf eine vermeintliche Differenz zwischen ästhetischen Anspruch und seiner Verwirklichung zu verweisen, eine Differenz die zu immer wieder neuen Wiederholungen der Versprechungen den Grund liefert und auch zu manchem bildungspolitischen Kurzschluß, wenn „ästhetische Projekte" von Politikern als Quietiv in unübersichtlichen sozialen Lagen eingesetzt werden.

Das Buch ist sowohl als Geschichte eines modernen Bildungsprojekts zu lesen, wie auch als eine ernüchternde Relativierung jüngerer Ästhetikrenaissancen. Als solches ist es gleichermaßen für die pädagogische, philosophische und kunst- wie literaturwissenschaftliche Diskussion von Belang. Es stellt sowohl die leichtfertige ästhetische „Wende“ zahlreicher geistes- und sozialwissenschaftlicher Ansätze der letzten zwei Jahrzehnte als auch vordergründige Ästhetizismen der pädagogischen Wirklichkeit in Frage.

Ich wünsche dem Buch die besonnenen Leser, denen die Fähigkeit zur Anstrengung des Begriffs und zu theoriegeschichtlicher Reflexion noch nicht abhanden gekommen ist, weil sie wissen, daß darin die Möglichkeit bewahrt und immer wieder aktualisiert werden muß, eine vergeßliche Wissenschaft an ihre, im Hinblick auf Ästhetik, reifere Vergangenheit zu erinnern.

Dieter Lenzen, Berlin im Mai 1997

0. Einleitung

„*Je moderner die moderne Welt wird, desto unvermeidlicher wird das Ästhetische.*“[1] Diese Hypothese O. Marquards würde sich auch als Diagnose eignen, denn sie verweist auf ein besonderes Phänomen der Gegenwart: „Die Aktualität des Ästhetischen“[2]. „Ästhetik“ hat Konjunktur; mit Beginn der 80er Jahre dieses Jahrhunderts ist ein ständig steigendes Interesse an Ästhetik zu verzeichnen, welches seither nahezu universal geworden ist. So wird nicht mehr nur in den traditionellen Bereichen der Ästhetik, wie der Philosophie[3] und den Kunstwissenschaften über die Bedeutung des „Ästhetischen“ nachgedacht, sondern auch in den vormals ästhetikabstinenten Bereichen, wie et-

---

1 Marquard 1989, S. 9 (Hrvh. Y. E.).

2 So der Titel eines von Welsch herausgegebenen Sammelbandes. Welsch 1993. Welsch spricht im Zusammenhang der konstatierten „Aktualität des Ästhetischen“ auch von einem „Fundamentalwerden ästhetischer Kategorien“ im Zeitalter der Postmoderne. Welsch in: Fischer/Retzer/Schweitzer 1992, S. 35-56, hier S. 50. Siehe ebenfalls zur postmodernen Aktualität des Ästhetischen, Jung 1995, S. 203-233. Jung spricht sogar von der „Unausweichlichkeit des Ästhetischen“ Jung 1995, S. 233-245. Vgl. weiterhin Kamper, der davon ausgeht, daß Ästhetik auf dem besten Wege sei, zu einer neuen „Leitwissenschaft“ zu werden. Kamper in: Rötzer 1991, S. 93ff. Hier S. 98. Hierzu gibt es natürlich auch kritische Stimmen, wie die von Bohrer, in: Welsch 1993, S. 48-65. Und etwas vorsichtiger, Seel, der analysiert, inwieweit Ästhetik heute zu einer philosophischen Fundamentaldisziplin geworden ist. Seel 1996, S. 36ff. Man kann beobachten, daß Ästhetik insbesondere durch die Entdifferenzierung von Ästhetik und Ethik und Ästhetik und Aisthesis zur fundamentalen Kategorie geworden ist. Zur problematischen Entdifferenzierung der Kategorien Aisthesis und Ästhetik, siehe Ehrenspeck in: Mollenhauer/Wulf 1996a, S. 201-231.

3 Eine historische Übersicht über die Thematisierung des Ästhetischen in der Philosophie bietet der Stichwortartikel: „Ästhetik“, „ästhetisch“ von Ritter im ersten Band des „Historisches Wörterbuch der Philosophie“. Ritter in: Ritter/Gründer Bd. 1, 1971, S. 555-580; Eine Einführung in die philosophische Ästhetik vor dem Hintergrund ihrer postmodernen Reaktualisierung leistet Scheer 1997. Eine Übersicht über moderne und postmoderne Ansätze der Ästhetik liefert Früchtl 1996.

wa der Ökonomie.[4] Einer der Ausgangspunkte für diese *neuere allgemeine Ästhetikorientierung* war die Rezeption der in Deutschland erstmals in der Philosophie[5] und der Literaturwissenschaft[6] und dann auch sehr bald in den anderen Geistes- und Sozialwissenschaften aufgenommenen Debatte um die sogenannte „Postmoderne"[7].

Infolge der in Deutschland anfänglich mit großen Vorbehalten angegangenen Rezeption jener als „postmodern" bezeichneten Theorien[8] wird das – sehr unterschiedlich konturierte – generelle Interesse an „Ästhetik" von seiten der Geistes- und Sozialwissenschaften im allgemeinen auch als Folge der Enttäuschung vieler (auch pädagogischer) Hoffnungen interpretiert, die in das – womöglich gescheiterte – „Projekt der Moderne"[9] gesetzt wurden. Denn die Ende der 70er Jahre einsetzende Skepsis[10] insbesondere an der Fortschrittsorientierung und dem Planungsoptimismus der Sozial- und Geisteswissenschaften der frühen 70er Jahre mit ihrem Glauben an die Veränderbarkeit der

---

4 Vgl. Wiessner 1989. Eine frühe Verbindung von Ästhetik und ökonomisch orientiertem Denken findet sich in der „Arts-and-Crafts"-Bewegung und in der Kunsterzieherbewegung, insbesondere bei Lichtwark. Vgl. dazu Brandt 1981, S. 96f. und S. 138ff.

5 Vgl. Frank 1983a; Wellmer 1985; Kamper/v. Reijen 1987; Welsch 1987. Kritisch gegen Postmoderne (als Schlagwort) äußert sich Habermas. Habermas 1991, S. 7.

6 Vgl. Culler 1988; Huyssen/Scherpe 1986; Bürger/Bürger 1987; Renner 1988.

7 Der Zusammenhang von Ästhetikorientierung und „Postmoderne" liegt nicht zuletzt wegen der Bedeutung der Ästhetik für die als „postmodern" bezeichneten Theorien nahe. Vgl. Carroll 1987. Der ursprünglich in der Architekturtheorie, der Philosophie und der Literaturwissenschaft gebrauchte Terminus „Postmoderne" disseminierte allmählich in fast alle Felder der Wissenschaft und avancierte darüberhinaus zum Topos im öffentlichen Diskurs der Medien. Der Postmodernebegriff, der immer wieder auch als Epochenbezeichnung genutzt wird, eignet sich allerdings sinnvoller als analytischer Begriff. Denn es hat sich gezeigt, daß in den einschlägigen Theorien „Postmoderne" nicht als Nach-Moderne in einem geschichtsphilosophischen Sinne verstanden wird, sondern daß damit vielmehr eine neue Perspektive auf Modernität gekennzeichnet wird. In diesem Sinne vgl. vor allem Lyotard 1988 sowie Welsch 1987, der darüberhinaus auch eine ausführliche Übersicht über den schillernden Begriff „Postmoderne" sowie eine Kategorisierung verschiedener postmoderner Theorien bietet. Einen Überblick über die spezifische Rezeption der Postmodernediskussion in der Pädagogik versuchen die Arbeiten von Beck 1993 und Fromme 1997 zu leisten. Vgl. insbesondere auch das erneute Interesse an der Ästhetik im Kontext der Postmodernediskussion in der Pädagogik, exemplarisch: Lenzen in: Lenzen 1990, S. 171-189; Becker 1993 sowie die Arbeiten von Beck 1993 und Schumacher-Chilla 1995.

8 In Deutschland wurden die mit dem Epitheton „postmodern" versehenen Theorien erst sehr spät zur Kenntnis genommen. Die frühesten einschlägigen Arbeiten von Lacan, Derrida, Deleuze, Foucault und Lyotard entstehen in Frankreich bereits Ende der 60er Jahre.

9 Habermas 1981a, S. 459.

10 Ein spezifischer Ausdruck von Skepsis an den Konzepten der frühen 70er Jahre war bereits die sogenannte „Alltagswende" in den Sozialwissenschaften Ende der 70er Jahre. Vgl. Lenzen 1980.

Gesellschaft und der Individuen sowie der dieser Aspiration zugrundeliegenden Idee einer mündigen und emanzipierten Menschheit hatte seit Beginn der 80er Jahre als kritische Reaktion ihrer ernüchterten Vertreter eine Blickwende auf das in den Konstrukten der Moderne „Verdrängte", Übersehene oder Nichtthematisierte zur Folge[11]; so schreibt W. Oelmüller 1981: „Die Exklusionsregeln, mit denen in der europäischen Geschichte die Institution Wissenschaft sowie die religiösen, sozialen und politischen Institutionen (...) Wahrheit von täuschendem Schein, Notwendiges von Zufälligem, Immerseiendes von Wandelbarem, Unendliches von Endlichem, Vernunft von Sinnlichkeit, Geist vom Leib (...) unterscheiden und retten wollen, sind nicht mehr selbstverständlich. Man weiß inzwischen, was bei diesen Rettungen, – bewußt oder unbewußt – ausgeschlossen, verdrängt, vergessen wurde und welche Folgeprobleme sich daraus ergaben. Unsere theoretische Neugier scheint zur Zeit mehr an dem interessiert zu sein, was im Prozeß vom Mythos zum Logos bzw. was im europäischen Rationalisierungsprozeß aus unserer Kultur und unserer wissenschaftlich technischen Welt ausgeschlossen wurde, als an dem, was in diesem Prozeß durch diese Ausschlüsse an Verteidigenswertem ausgebildet und gewonnen wurde. Verlegen machen auch die Kunstwerke und das Selbstverständis der Kunstproduzierenden und -rezipierenden seit dem Beginn der Moderne, vor allem in den wissenschaftlich und technisch entwickelten Gesellschaften."[12] Diese Orientierung des Diskurses ging neben der Rezeption sogenannter postmoderner Theorien[13] und dem Rekurs auf die zeit- und erfahrungsdiagnostische Kompetenz der „ästhetischen Moderne"[14] dabei oftmals auch mit einer Modernekritik einher, die man bereits im Kontext der Reformbewegungen am Anfang des 20. Jahrhunderts[15] beobachten kann. Darunter sind insbesondere die in unterschiedlichen Kontexten wieder

11 Eine frühere Orientierung an diesen Themen findet sich in einigen Sammelbänden von Wulf und Kamper, wie etwa in dem Band über „Die Wiederkehr des Körpers" von 1982. Kamper/Wulf 1982. Vgl. auch die neueren Publikationen zum „Schein des Schönen" und zur „Ethik der Ästhetik". Kamper/Wulf 1992 und 1994.

12 Oelmüller 1981, S. 7.

13 Eine Übersicht bietet Welsch 1987.

14 In den oftmals mit ästhetischen Kategorien versehenen Beschreibungen der typischen Erfahrungsqualitäten der „Postmoderne" variiert der Postmoderne-Diskurs auch signifikante Diskursmuster der sogenannten „Klassischen Moderne". Zum Begriff der „Klassischen Moderne" siehe von Maur 1982, S. 9-34. Bereits zu Beginn des 20. Jahrhunderts wurden verstärkt ästhetische Kategorien für die kulturwissenschaftliche und kulturgeschichtliche Forschung fruchtbar gemacht sowie bevorzugt ästhetische Kategorien zur Beschreibung genuin moderner Erfahrungen herangezogen. Vgl. Lichtblau 1996, S. 181ff. Zum Zusammenhang von Modernität und Ästhetik siehe auch Makropoulos 1995 und 1997.

15 In dieser Zeit gibt es allerdings auch verstärkt Verbindungen von Ästhetikorientierung und Moderneaffirmation; so etwa in der als „Klassische Moderne" bezeichneten Bauhausästhetik und -pädagogik. Man ist nicht nur modern durch Gegenmoderne sondern auch durch die Steigerung der Moderne. Vgl. zu diesem Phänomen ebenfalls Makropoulos 1995 und 1997.

aufgenommenen[16] Topoi der Kultur-, Technik- und Rationalitätskritik, wie Leben, Ganzheit, Organismus, etc. sowie ein romantisch-ästhetisches Naturverständnis und der Glaube an die „Kraft der Sinne“ zu subsumieren. Im Kontext dieser Anfang der 1980er Jahre einsetzenden Diskussion avancierte dann seit Mitte der 1980er Jahre jedoch insbesondere das in der fortschrittsorientierten Moderne vermeintlich vernachlässigte oder ausgeschlossene[17] Moment des „Ästhetischen“ zum bevorzugten Thema. Es wurde eine nachhaltige Diskussion über Phänomene, wie ästhetische Erfahrung, Ästhetik, Körper/Leib oder Aisthesis geführt, sowie über die oftmals mit ästhetischen Kategorien beschriebenen Auswirkungen der „Postmoderne“ und den ihr korrespondierenden Formen der Erfahrung, aber auch über die Vorstellung einer dem Planungswillen der Sozialtechnologie entgegenstehenden ästhetischen Subversion des Individuums im Alltag. Das Thema „Ästhetik“ erlebte dabei eine Renaissance, die bis dato andauert.

Ästhetik tritt seither im weiteren und im engeren Sinne[18] verstärkt in den Fokus des allgemeinen Interesses und avanciert zu *dem* Medium, welches zur

---

16 Für die Pädagogik könnte man diesbezüglich eine kritische Äußerung Mollenhauers zu einem aktuellen Typus von bildungstheoretischer Rhetorik verallgemeinern, die er insbesondere auf den dort auftauchenden Topos der „Kraft der Sinne“ und die damit einhergehende „Entsinnlichungskritik“ bezogen hatte. Es handelt sich nach Mollenhauer auch hier um einen Topos, mit dem bereits die reformpädagogischen Bemühungen seit Beginn der Neuzeit einen Teil ihrer Rechtfertigungen gesucht hätten. So fänden diese beispielsweise in der „Kraft der Sinne“ einen Grund, um die Reformen in Bewegung zu halten, und zwar in Opposition zu „abstrakteren Formen der Verstandestätigkeit“ oder zu einer „Scheinrationalität der Verhältnisse“. Mit Mollenhauer kann man diese, letztlich modernekritischen, Topoi, als hartnäckige Partikel der pädagogischen Erzählungen ausweisen. Denn solche Topoi seien – ähnlich wie mythologische Konstrukte – resistent gegen Erfahrungen der Vergeblichkeit, was besonders für die „ästhetische Version“ dieser Erzählungen gelte, die von der „unausrottbaren Hoffnung der Pädagogen“ zeuge, daß insbesondere ästhetische Erziehung etwas zur Verbesserung der Lebensformen ausrichten könne. Vgl. Mollenhauer in: Lenzen 1993, S. 18. Neben diesen Topoi der Modernekritik wird in letzter Zeit aber auch verstärkt auf die zeit- und erfahrungsdiagnostische Kompetenz der „ästhetischen Moderne“ hingewiesen, wobei betont wird, daß diese in der Pädagogik bislang eher vernachlässigt wurde vgl. Oelkers 1991.

17 Unberücksichtigt bleibt bei solchen Argumentationen allerdings die sogenannte „ästhetische Moderne“ zu Beginn des 20. Jahrhunderts, die bereits eine Reaktion auf die Erfahrungen der Moderne war und die sich unter anderem auf die Ideen der Romantik beruft, vgl. dazu Kapitel 3. 8 dieser Arbeit sowie Klinger 1995. Daß der postmoderne Rekurs auf Ästhetik nichts genuin neues ist, sondern in wesentlichen Teilen eine Fortführung von Diskursmustern der „ästhetischen Moderne“ und ihrer Vorläufer darstellt, zeigen Früchtl 1996 und Lichtblau 1996. Bereits um die Jahrhundertwende gab es einen Diskurs, in dem Ästhetik zur Leitsemantik eines ebensowohl gegenmodern wie promodern konturierten Diskurses um Gesellschaftserneuerung avancierte vgl. Lichtblau 1996, S. 178-280. Zur Diskussion der „ästhetischen Moderne“ in der Pädagogik vgl. exemplarisch Oelkers 1991.

18 Das Bedeutungsspektrum von Ästhetik reicht von Aisthesis über ästhetische Erfahrung mit dem Schönen, dem Erhabenen und der Kunst bis zur Ästhetisierung der Le-

Lösung aller möglichen Probleme beitragen soll. Ästhetik wird, beginnend bei speziellen Kunst- und Musiktherapien über Programme ästhetischer Bildung bis hin zur Ästhetisierung des Alltags als Mittel gegen gesellschaftliche und individuelle Probleme angeboten. Ob es sich um die Abstraktion der Verhältnisse, Jugendgewalt, Neurosen, die „ökologische Krise" oder um Probleme bei der Integration von anderen Kulturen handelt, immer wieder stößt man auf die Empfehlung, es doch einmal mit „Ästhetik" oder „ästhetischer Bildung" zu versuchen, schließlich fördere diese ja den Gemeinschaftssinn, die Individualität, die Ganzheit oder die Liebe zur Natur. Neue Phänomene, wie Individualisierung, Pluralisierung oder die zunehmende Präsenz der Medien[19] begünstigten diese Fokussierung auf Ästhetik oder scheinen sie sogar notwendig zu machen. Seitdem wird der Ästhetik wieder eine besondere Leistungsfähigkeit zugeschrieben und es zeichnet sich in verschiedenen Bereichen[20] eine *Ästhetikorientierung* ab.

So ist das „Ästhetische" in aktuellen alltäglichen wie wissenschaftlichen Zusammenhängen zu einer Art „Schlüsselkategorie"[21] geworden. Als Grund für dieses Phänomen könnte man vermuten, daß in dem Falle, wo Ratio, Ethik[22] oder Moral als Mittel zur Bearbeitung von gesellschaftlichen und individuellen Problemen allein versagt zu haben scheinen, Ästhetik zu ihrem Statthalter oder Katalysator avanciert.[23] Viele Erwartungen knüpfen sich

---

benswelt. Zur Unterscheidung und Geschichte der Begriffe vgl. Ehrenspeck in: Mollenhauer/Wulf 1996 (a), S. 201-231 und Ehrenspeck 1996 (b). Ebenso Seel 1996.

19 Zum Diskurs Ästhetik/Aisthesis und Medien siehe exemplarisch Barck/Gente/Paris/-Richter 1990, S. 166-278 und Rötzer 1991. Kritisch Seel 1996, S. 104-126. Für neuere Ansätze in der Medienpädagogik siehe exemplarisch Baacke/Röll 1995 sowie Volkmer 1991.

20 Eine Übersicht über die aktuelle Ästhetikorientierung wird in Teil 5 dieser Arbeit gegeben. Es werden allerdings ausschließlich die Sozialwissenschaften Psychologie, Soziologie und Erziehungswissenschaft/Pädagogik berücksichtigt.

21 Welsch in: Welsch 1993, S. 13. Vgl. auch Welsch 1996, S. 461-527. Welsch möchte sogar zeigen, inwiefern das Ästhetische selbst eine moralische Fundierung aufweist, das Kognitive in seiner Grundschicht von ästhetischer Struktur ist und das Moralische sich als ästhetisch teleologisiert zeigt bzw. mit ästhetischen Aspekten kompatibel ist. Welsch 1996, S. 529.

22 So meint Seel, daß die „Krise der modernen Ethik auch zu einer Konjunktur der Ästhetik geführt" habe. Seel 1996, S. 12. Daß es sich hier allerdings nicht um ein neues Phänomen handelt, sondern um eine Wiederaufnahme von Gedanken, die spätestens seit Schillers Briefen „Über die ästhetische Erziehung des Menschen" virulent wurden, wird in dieser Untersuchung belegt. Bereits Schiller mobilisierte das „Ästhetische" angesichts des Versagens von Ratio und Moral im Kontext der „Französischen Revolution" vgl. Schiller 1984, S. 145ff.

23 Feyerabend, dessen Buch „Wissenschaft als Kunst" selbst als Symptom für die immer wieder aufkommende Orientierung an Ästhetik angegeben werden kann, hat bezüglich des Verhältnisses von Wissenschaft (Logos, Ratio) und Kunst (Mythos) eine interessante Erklärung abgegeben. Feyerabend weist darauf hin, daß die Krise des Mythos – zu dem auch die Ästhetik und die Kunst gehören, bzw. die aus ihm hervorgegangen sind – seit Platon immer wieder zu einer Hinwendung zu Abstraktionen und damit zum Logos und zur Ratio der modernen Wissenschaft geführt habe. (Zum

dann (wieder) an das „Prinzip" Ästhetik, welches für politische, ethische, ökologische oder pädagogische Belange gleichermaßen qualifiziert zu sein scheint.[24] Steht „Ästhetik" dabei in der jüngsten Diskussion einerseits für die Möglichkeit der Erfahrung und des Auslebens der emotionalen und idiosynkratischen Anteile des Individuums, welches dadurch eine „ästhetische Subjektivität"[25] ausbilden könne, so wird es andererseits auch als Medium zur Sensibilisierung der Perzeptionsfähigkeit bezüglich der eigenen und der Bedürfnisse anderer Individuen sowie von Grausamkeit oder körperlichen und seelischen Leids empfohlen, was letztlich auf eine (mögliche) ethische Dimension des Ästhetischen verweisen soll. Des weiteren wird erwartet, daß eine ethisch motivierte „Ästhetik der Existenz" oder ästhetische Verhaltensweisen sowie über Ästhetik sensibilisierte Wahrnehmung insgesamt die normative Ethik oder die moderne Individualethik komplettieren, transformieren oder gar ersetzen können. Ästhetik wird damit zur eigentlichen Individualethik bzw. sogar „zur Krönung aller selbstzweckhaften Existenz"[26] stilisiert[27]. Diese Hoffnung auf die ethische Dimension des Ästhetischen[28] wird bis ins Politische hinein gesteigert, da nicht nur eine temporäre Sensibilisie-

---

Verhältnis von Kunst und Mythos vgl. auch Picht 1985.) Folgt man der Kritik Feyerabends, dann zeigt sich, daß diese Abstraktionen im Laufe der Zeit selbst in eine Krise geraten können, was dann letztlich eine Aufwertung des Mythos und damit auch der Kunst und der Ästhetik zur Folge hat. Ein prominentes Beispiel einer solchen Mythos- und Ästhetikaufwertung ca. 100 Jahre vor Feyerabends Version, ist Nietzsches Rückbesinnung auf den Mythos und die Kunst Ende des 19. Jahrhunderts in seiner Schrift, „Die Geburt der Tragödie aus dem Geiste der Musik". Bei Nietzsche, wie bei Feyerabend, wird in diesem Zusammenhang die Figur des Sokrates als Initiator des Apollinischen bzw. der Abstraktion kritisiert. Das Gegenmodell bildet entweder das Dionysische oder der Mythos und die Kunst vgl. Feyerabend 1984, S. 60. Sowie Nietzsche 1988, S. 9-157.

24 In dieser Untersuchung wird nicht darüber befunden, ob diese Erwartungen berechtigterweise gehegt werden. Dies könnte nur erfahrungswissenschaftlich belegt werden. Es gibt aber mittlerweile Bestrebungen, den tatsächlichen positiven Wirkungen des Ästhetischen auch empirisch nachzuforschen und diese wissenschaftlich zu belegen. Siehe etwa der Bericht von v. Camphausen in „Die Zeit" Nr. 42 vom 11. 10. 1996, S. 36 über die Beförderung der kognitiven Entwicklung durch Ästhetik (Musik) bei Kindern und Jugendlichen. Es ist also keineswegs auszuschließen, daß Ästhetik tatsächlich förderlich sein kann.

25 Zur historischen Ausprägung einer „ästhetischen Subjektivität" vgl. Bohrer 1989. Zur Vernachlässigung der ästhetischen Dimension der Bildung und der „ästhetischen Subjektivität" im pädagogischen Diskurs der Moderne siehe Mollenhauer 1990a, S. 489 und Oelkers 1991.

26 Seel 1996, S. 16.

27 Über diese Phänomene informieren folgende Autoren: Seel 1996, ebenso Früchtl 1996 sowie Welsch in: Lenzen 1993, S. 37-63. Früchtl und Seel beziehen sich hierbei (in zum Teil auch kritischer Absicht) auf Foucault oder Rorty aber auch auf die Vertreter einer „inklusiven Ethik", in denen die Themen des Guten, Gerechten und Schönen in einer Konzeption entdifferenziert werden, wie etwa bei Nussbaum 1986 oder McIntyre 1987.

28 Vgl. Günther in: Gamm/Kimmerle 1990, S. 11-38.

rung an Kunstwerken in Aussicht gestellt, sondern der Kunst in einer Art Vorbildfunktion[29] gar zugetraut wird, Einübungsort in ein „Pluralität" und „Differenz" anerkennendes Verhalten zu sein. Ebenso gilt Ästhetik als Initiator für den in einer pluralen Gesellschaft notwendigen Gerechtigkeits-[30] oder Gemeinschaftssinn und sie scheint sogar ein Medium der Habitualisierung von politisch und ökologisch „korrektem" Verhalten zu sein. So wird beispielsweise die ästhetische Naturerfahrung im Zusammenhang der Ökologiebewegung und in manchen Teilen der Umweltpädagogik[31] als Weg zum „richtigen" Umweltverhalten geadelt, denn sie garantiere über die „ganzheitliche" Erfahrung der Natur die Einsicht in die unverantwortlichen Unternehmen organisierter Naturzerstörung.

Diese Beispiele, die um viele weitere ergänzt werden könnten, sollen hier zur Veranschaulichung eines Phänomens dienen, welches in der vorliegenden Arbeit mit der Wendung *„Versprechungen des Ästhetischen"*[32] gekennzeichnet wird. Der Ruf nach Ästhetik und Kunst und ein erstaunlicher Glaube an deren Wirkmacht für gesellschaftliche, pädagogische, politische oder individuelle Belange ist nun allerdings kein explizites Phänomen der „Postmoderne" oder, weniger plakativ, der letzten 20 Jahre, wie vielfach nahegelegt wird[33]. Vielmehr kann man dieses Phänomen in seiner modernen Gestalt seit seinem Einsatz Ende des 18. Jahrhunderts zu verschiedenen Zeiten identifizieren. Es muß deshalb darauf hingewiesen werden, daß Ästhetik, ästhetische Bildung bzw. die „Versprechungen des Ästhetischen" in der gesellschaftlichen Kommunikation kein explizit neues Thema sind, wie etwa das Thema Ökologie und die neuerlichen Versprechungen der sich in den letzten 20 Jahren etablierenden Umweltbildung, sondern Ästhetik ist vielmehr ein *Konstrukt*, das in unterschiedlichen Ausprägungen immer wieder einmal eine Renaissance[34] erlebte. Der Begriff *Konstrukt* soll darauf hinweisen, daß das

---

29 Dazu hat Seel einige einschränkende Bemerkungen gemacht. Vgl. Seel in: Seel 1996, S. 20, Kapitel 6, Stichwort: „das Vorbild des Kunstwerks" in seinem Aufsatz: „Ästhetik als Teil einer differenzierten Ethik".

30 Vgl. Welsch 1990 und 1993. Vor welchem Hintergrund Welsch diese Idee entwikkelt hat und warum die Kunst dieses von Welsch in die Debatte eingebrachte Versprechen des Ästhetischen nicht halten kann, siehe Kapitel 3.8 (Exkurs) dieser Arbeit.

31 exemplarisch Schneider in: Gesing/Lob 1991, S. 90-128.

32 Dieser Ausdruck steht in Analogie zu Stendhals, in seiner Physiologie der Liebe „De l'amour" zu findenden Wendung von der Schönheit als „promesse du bonheur". Allerdings wird der Ausdruck „Versprechungen des Ästhetischen" in dieser Arbeit in analytischer Absicht als Beschreibungsmodell gebraucht. Die „Versprechungen" des Ästhetischen werden also nicht selbst als Verheißung lanciert, wie etwa bei Adorno, Adorno 1973, S. 26, 204 und 347, der sich hierbei ebenfalls auf Stendhals Ausspruch bezieht. Adorno 1973, S. 26 und S. 461.

33 Vgl. Beck 1993; Becker 1993.

34 Vgl. Scheer 1997, S. 1. Für die Pädagogik exemplarisch: Beckers. Beckers spricht von der „Wiederentdeckung" des Ästhetischen Mitte der 80er Jahre, Beckers 1985, S. 65. Für Beckers, der Ästhetik für die Sportpädagogik fruchtbar machen will, ist

jeweilige Verständnis von „Ästhetik“ und „ästhetischer Erziehung“ respektive „ästhetischer Bildung“ und die daran anschließenden „Versprechungen des Ästhetischen“ an bestimmte erkenntnistheoretische, mentale, kulturelle, anthropologische, gesellschaftliche, historische und sozialgeschichtliche Bedingungen geknüpft sind. Die Ausgangsthese der Untersuchung lautet deshalb: Ästhetik sowie die „Versprechungen des Ästhetischen“ sind diskursive und historische Konstrukte der Moderne.

Auch in der modernen Pädagogik sind „Versprechungen des Ästhetischen“ zu jeder Zeit und in fast jeder theoretischen Richtung zu finden.

So muß man ebenso im Zusammenhang von Pädagogik und Erziehungswissenschaft sowie im allgemeinen pädagogischen Diskurs der Moderne von einer *Wiederkehr von „Versprechungen des Ästhetischen“* sprechen. Seit Anfang des 19. Jahrhunderts ist in der Bildungsphilosophie und der Pädagogik der Glaube an die positive Wirkung von „Ästhetik“ oder ästhetischer Bildung und Erziehung für das Individuum und die Gesellschaft, trotz Diskontinuität im jeweiligen diskursiven Verständis von „Ästhetik“ und „ästhetischer Bildung“, ungebrochen. Diese Aspiration findet man gleichermaßen im Herbartianismus[35], der Reformpädagogik[36], der geisteswissenschaftlichen Pädagogik[37] oder der Emanzipationspädagogik[38] der 70er Jahre vor und natürlich in den unterschiedlichen Ausführungen über musische Erziehung[39], Kunst-

---

Ästhetik ein „Prinzip“, das als „Regulativ der Realität“ bestehende Einseitigkeiten bewußtmachen kann. Es sei jedoch nicht in der Lage, eine gesuchte „pädagogische Leitidee“ schulischer Erziehung abzugeben. Vgl. Beckers 1985, S. 386. Beckers schreibt in seinem kurzen Abriss über einige „Elemente einer Geschichte der Ästhetischen Erziehung“ eine Art Verfallsgeschichte, denn nach seiner Meinung sind die Intentionen der klassischen Ansätze des Neuhumanismus nicht realisiert worden. Er argumentiert insofern in ähnlicher Weise wie es bereits Menze getan hat vgl. Menze 1980, S. 73-106. Diese Haltung gegenüber den „Klassikern“ verstellt Beckers allerdings die Sicht auf die problematischen Seiten dieser Ansätze. Auch der Versprechenscharakter des Ästhetischen klingt bei Becker allenfalls implizit an und gerät insofern nicht als zu untersuchendes Phänomen in den Blick. Ebenso entgeht Beckers der Konstruktcharakter des „Ästhetischen“.

35 Etwa bei Ziller 1876; Rein 1899; 1901; 1902 und 1904; siehe dazu auch die Dissertation über „Die Lehre von der ästhetischen Erziehung bei den Herbartianern und bei B. Meyer“ von Eichelbaum. Eichelbaum 1922.

36 Hier muß insbesondere die Kunsterzieherbewegung hervorgehoben werden. Exemplarisch: Lichtwark in: Lorenzen 1965, S. 33-44; hierbei handelt es sich um zwei Vorträge, die Lichtwark 1887 und 1901 gehalten hat; ebenso Hartlaub in: Lorenzen 1965, S. 56-67. (Originaltext 1922). Zur Kunsterzieherbewegung siehe Nohl 1949, S. 30-39; Joerißen 1979 und Reiß 1981.

37 Kerschensteiner 1905 und 1927; Flitner 1932, S. 491-500. Flitner meint sogar, daß sich „alle pädagogischen Fragen“ in der musischen Bildung „entscheiden“ würden Flitner 1932, S. 492; Nohl 1947 und 1961 (Originaltext 1923); Spranger 1950 (Originaltext 1920); Nur Litt zeigt sich etwas kritischer. Litt 1927.

38 Vgl. Junker 1975, S. 301-317; Mayrhofer/Zacharias 1976; Kreft 1977; Richter-Reichenbach 1983.

39 Dieser Ausdruck wurde insbesondere in den 1950er Jahren gebraucht. Vgl. Seidenfaden 1958; kritisch Kossolapow 1975.

pädagogik und Kunstdidaktik sowie in der Erziehungswissenschaft und Pädagogik seit den 1980er und 1990er Jahren. Diese Positionen differieren, gemäß des Konstruktcharakters dieses Diskurses, zwar in ihren Auffassungen darüber, was Ästhetik jeweils ist bzw. welche Probleme sich mit Ästhetik bewältigen lassen oder für was Ästhetik förderlich sein könnte; so soll über Ästhetik die Moralität gefördert[40] oder die Kreativität des Kindes[41] angeregt werden. Auch soll das „Volk" über „ästhetische Bildung" einen einheitlichen „Stil"[42] ausprägen und seine Konsumgüterindustrie ankurbeln bzw. es wird davon ausgegangen, daß das entsprechende Kaufverhalten durch Geschmacksbildung positiv verändert werden könne[43]. Ästhetik soll weiterhin dazu beitragen, Ich-Identität auszubilden[44], die Emanzipation des Menschen[45] voranzutreiben, das Alltagsverhalten bewußtzumachen und zu verändern[46], Erfahrungsgrenzen zu transzendieren[47], den Pluralitätssinn zu befördern oder „Nichtidentität"[48] und „Differenz"[49] zuzulassen. Dennoch sind sich diese Positionen einig in ihrem Glauben an die positive Wirkung des Ästhetischen oder einer wie auch immer gearteten „ästhetischen Bildung". Es gibt allerdings auch Versprechungen, die, wenn auch in unterschiedlichen Formulierungen, immer wieder auftauchen. So wird allgemein davon ausgegangen, daß Ästhetik zu einer ganzheitlichen Bildung beitrage, die Individualität ausbilde, den Gemeinschaftssinn fördern könne und die Menschen sittlicher mache; oder man sieht in der höheren Bewertung von „Ästhetik" im Rahmen von Bildungsprozessen eine Chance, die Wahrnehmungsfähigkeit für das „Naturschöne", die Leiden anderer Menschen oder die eigenen Bedürfnisse zu fördern. Thesenhaft formuliert hieße das: Es gibt eine *Kontinuität* im Glauben an das Ästhetische trotz des Konstruktcharakters des „Ästhetischen" bzw. der *Diskontinuität* der unterschiedlichen Erwartungen, die an das so

---

40 Dies ist bei einigen Herbartianern, wie Rein, Waitz oder Ziller sowie bei den Schulmännern Meyer und Weber der Fall. Meyer 1873 und Weber 1926. Siehe zu diesem Phänomen auch die Dissertation von Eichelbaum. Eichelbaum 1922.

41 Diese Forderung ist bei einigen Vertretern der Kunsterzieherbewegung zu finden, insbesondere aber bei Hartlaub. Hartlaub in: Lorenzen 1965, S. 56-67. Siehe dazu auch Solzbacher 1993, S. 523-534.

42 Flitner 1932, S. 491-500, hier S. 493.

43 Lichtwark in: Lorenzen 1965, S. 44-56, hier S. 47. Lichtwark hebt insbesondere auf die volkswirtschaftliche und volkserzieherische Bedeutung der musisch-ästhetischen Bildung bzw. der Geschmacksbildung ab. Zu diesem Motiv vgl. auch Brandt 1981, S. 138-279.

44 Richter-Reichenbach 1983, S. 195 und Blohm 1984.

45 Ehmer 1971; Junker 1975, S. 301-317; Hartwig 1976; Richter-Reichenbach 1983, S. 218f.

46 Ehmer 1979, S. 7-16.

47 Selle in: Selle 1990, S. 29

48 Schuhmacher-Cilla 1995, S. 78. Schuhmacher-Cilla orientiert sich hier an Adornos „Ästhetische Theorie", in der der Begriff „Nichtidentität" eine wichtige Rolle spielt. Vgl. Adorno 1973, S. 14ff.

49 Maset 1995, S. 14.

oder so konstruierte „Ästhetische“ jeweils herangetragen werden. Ausdruck dieser Kontinuität ist der *Toposcharakter*[50] der „Versprechungen des Ästhetischen“.

Im Zusammenhang solcher Beobachtungen stellt sich nun die Frage, wie „Ästhetik“ und die Idee einer „ästhetischen Bildung“ bzw. „Erziehung“ zu einer solchen Bedeutung haben kommen können, so daß darauf seit ca. 200 Jahren in unterschiedlicher Ausprägung immer wieder gesetzt wird. Es stellt sich also die Frage nach der systematischen Bedeutung des Ästhetischen in der Moderne[51] und die nach der Entstehung der „Versprechungen des Ästhetischen“ sowie der Idee einer „ästhetischen Erziehung“ oder „ästhetischen Bildung“ und deren Dissemination und Implementation in die Pädagogik.

Wie bereits G. Lukács vermerkt hat, ist erst Ende des 18. Jahrhunderts eine stetig steigende „weltanschauliche“[52] Bedeutung von Kunsttheorie und Ästhetik zu verzeichnen, die sie in früheren Zeiten nie besessen habe und nie besitzen konnte (dies war nicht zuletzt der Wirkmächtigkeit theologischer wie metaphysischer Deutungsmuster geschuldet, Anm. Y. E.). Es handelt sich bei der Bemühung des Ästhetischen zur Bewältigung verschiedener Probleme also um ein spezifisches Phänomen der Moderne.[53] Lukács deutet al-

---

50 D.h. es handelt sich in vielen Fällen oftmals nur um eine Wiederholung von Gemeinplätzen, deren erster Gebrauch fast 200 Jahre zurückliegt. Der Begriff „Topos“ wird hier also im „klassischen“ Sinne von „Redeort“ oder „Gemeinplatz“ verwendet. Vgl. auch Bornscheuer zur analytischen Brauchbarkeit des Toposbegriffs in den verschiedenen Wissenschaften Bornscheuer 1976. Vgl. ebenso Topos im Sinne von „Denkmittel“ oder „Denkfigur“ bei Marquard 1987, S. 6.

51 Vgl. dagegen die funktionshistorische Anthropologie der ästhetischen Produktivität von Neumann. Neumann 1996. Neumann rekonstruiert aus anthropologiegeschichtlicher und sozialwissenschaftlicher, insbesondere aber psychologischer Perspektive die kulturelle Funktion des Ästhetischen von den stammesgeschichtlichen Wurzeln des Menschen bis in die Gegenwart. Neumann versucht dadurch dem Phänomen der neuerlichen Universalität und Aktualität des Ästhetischen eine die Bezogenheit auf die Moderne transzendierende kulturhistorische und kulturanthropologische Rahmung zu geben und darüberhinaus eine Theorie der funktionshistorischen Anthropologie der ästhetischen Produktivität aufzustellen. Neumann setzt sich dabei mithilfe allerdings problematischer Begründungen vom Systemfunktionalismus Parsons und von Luhmanns Systemanalyse ab und knüpft an Holzkamps historisch-materialistische Theorie einer „sinnlichen Erkenntnis“ an, die deren historischen Ursprung sowie die gesellschaftliche Funktion der Wahrnehmung zum Thema hat. Die Rekonstruktion Neumanns operiert allerdings mithilfe eines undifferenziert bleibenden Ästhetikbegriffs. So bezieht sich etwa sein Begriff von ästhetischer Produktivität auf sämtliche gestaltenden und wahrnehmenden Verhaltensweisen des Menschen. In der vorliegenden Untersuchung wird dagegen ausschließlich von der *modernen* autonomen Ästhetik, der Ästhetik als philosophischer Teildisziplin und Reflexionssemantik, ausgegangen; Denn erst seit Kants „Kritik der Urteilskraft“ steht fest, daß nicht jede Sinnenlehre, sondern nur die Philosophie der schönen Kunst und daran anschließender Probleme, Ästhetik heißt. Diese neue Teildisziplin der Philosophie wird insbesondere in der Philosophie Schellings zur Hauptphilosophie der Moderne.

52 Lukács 1988, S. 249.

53 Diese These vertritt auch Marquard. Marquard 1989, S. 12.

lerdings nur an, was die, wie er es nennt, „systemtheoretische"[54] Bedeutung dieser „Wende zur Ästhetik"[55] um 1800 ausgemacht haben könnte. Entgegen dem marxistisch-dialektischen Ansatz des Lukácsschen Erklärungsversuchs soll hier mithilfe einer *begriffskritisch-hermeneutischen* Vorgehensweise auf die jeweiligen philosophisch-systematischen aber auch gesellschaftlichen Voraussetzungen derjenigen Theorien und Konzeptionen näher eingegangen werden, welche die Ästhetik und in deren Folge die Idee der ästhetischen Bildung und Erziehung seit Ende des 18. Jahrhunderts derart wichtig werden ließen. Weiterhin soll im Rahmen dieser Arbeit untersucht werden, wie die „Versprechungen des Ästhetischen" der Moderne entstanden sind und wie sie in Bildungsphilosophie und in die wissenschaftliche Pädagogik der Moderne implementiert wurden. Dabei soll gezeigt werden, wie sich das, was unter „Ästhetik" oder „ästhetischer Bildung" verstanden und was von „Ästhetik" jeweils erwartet wurde, verändert hat, und was in der Differenz an Kontinuität erhalten geblieben ist.

Im folgenden muß deshalb eine *Rekonstruktion* der grundlegenden philosophischen, bildungsphilosophischen und pädagogischen Theorien der „Versprechungen des Ästhetischen" in der Moderne unternommen werden. Dabei soll der *Transformationsprozeß* beschrieben und rekonstruiert werden, der „Ästhetik" und die Idee einer „ästhetischen Bildung" zu einer der großen Bildungsaspirationen hat werden lassen. Ein besonderes Augenmerk gilt dabei der Rekonstruktion derjenigen Modifikationen von Begriff und Theorie des „Ästhetischen", die die Voraussetzung für die Überführung eines transzendentaltheoretischen Konstrukts in Bildungsphilosophie und Pädagogik waren. Es wird dabei von der *Hypothese*[56] ausgegangen, daß die für die Implementation des Ästhetischen in die wissenschaftliche Pädagogik der Moderne charakteristischen begrifflichen Konstruktionen des Ästhetischen Ergebnis eines Transformationsprozesses sind, der wiederum das Resultat unterschiedlicher kritischer Auseinandersetzungen mit Kants Transzendentalphilosophie war, welche im Anschluß an Kant „Ästhetik" zu einer Verheißung von Bildungsphilosophie, Praxis und Pädagogik werden ließen. Dieser *Transformationsprozeß* wird anhand einer begrifflich-systematischen Untersuchung der Theorien von I. Kant, F. Schiller, J. F. Herbart, aber auch einiger Vorstellungen der „Deutschen Romantik"[57] nachgezeichnet. Diese Untersuchung unternimmt damit eine – bis dato fehlende – historisch-genetische[58]

54 Lukács 1988, S. 249.

55 Marquard 1987, S. 135.

56 Diese Hypothese legitimiert auch die Auswahl der vier paradigmatischen Stationen dieses Transformationsprozesses.

57 Vgl. zu diesem Phänomen in der Pädagogik, Bollnow 1952.

58 Die Bezeichnung dieses Verfahrens bezieht sich allerdings weniger auf die Interpretation einzelner Texte und ihrer Entstehungskontexte als vor allem auf die *Beschreibung und Rekonstruktion der Genese und Veränderung von Begriffen in einem Diskursfeld.* Das methodische Vorgehen dieser Untersuchung ist aufgrund dieser Fragestellung demnach auch abzusetzen von dem interessanten Versuch einer „geneti-

Interpretation und (Re-)Konstruktion der begrifflichen Transformationen dieser Theorien als *Diskurszusammenhang*. Indem die vorliegende Untersuchung unter systematischem Aspekt die Genese der -nach wie vor aktuellen- Idee der ästhetischen Bildung und der „Versprechungen des Ästhetischen" nachzeichnet und diese erstmals in einem Diskursfeld situiert, setzt sie sich von den üblichen Untersuchungen zur Geschichte und Theorie der ästhetischen Bildung ab, die – unter Ausblendung eines solchen *Diskursfeldes* – lediglich einzelne Theorien[59] und deren Bedeutung für das Konzept „ästhetische Bildung" untersucht und die sowohl den Konstruktcharakter des „Ästhetischen" und dessen Versprechungen als auch deren (oftmals problematische) Implikationen nicht berücksichtigt haben.

Eine solche Absetzung von neuerlich vorgenomme Untersuchungen zum Thema ist deshalb insbesondere aus forschungslogischen und methodischen aber auch aus rezeptionsspezifischen Gründen angebracht. Da diese, gemeinhin als „klassisch"[60] bezeichneten Konzeptionen ästhetischer Bildung die in der Pädagogik einflußreichsten „Versprechungen des Ästhetischen" lanciert haben, ist es nicht verwunderlich, daß im Kontext der aktuellen *Ästhetikorientierung der Pädagogik/Erziehungswissenschaft* und im Zuge der

---

schen Interpretation", wie sie Langewand im Anschluß an Henrich vorgeschlagen hat, mit der „mittels Vergleich zu anderen Texten anderer Autoren" der „Horizont alternativ möglicher Interpretationen eines Textes als Möglichkeitsspielraum der Theorieentwicklung" fingiert werden soll. Vgl. Langewand 1991, S. 21. Kompatibel mit dieser Untersuchung sind hingegen einige Prämissen der „genetischen Interpretation" Langewands; so etwa die Überzeugung, daß eine „kräftige Idealisierung des Interpretandums" ebenso abzuweisen ist, wie eine quasi entwicklungslogische Theorieentwicklung vgl. Langewand 1991, S. 19 und 21. Um diesen Fallen gängiger hermeneutischer Interpretationsmuster zu entgehen, versucht diese Untersuchung der „Versprechungen des Ästhetischen" ein theoretisches Diskursfeld zu (re-)konstruieren. Ein solches Verfahren beschreibt Theorien und Begriffe als kontingente Relationierungen argumentationslogischer Möglichkeiten. Das *Beschreibungsmodell* „Versprechungen des Ästhetischen" mithilfe dessen das Diskursfeld (re-)konstruiert wird, erlaubt dabei weder Aussagen über notwendige Entwicklungslogiken noch kausale Determinationen, sondern nur über die selektive Modifikation von Begriffen und Argumentationslogiken.

59 Zumeist werden in diesen Arbeiten nur ein, höchstens aber zwei Autoren verhandelt. Insofern fehlt eine Untersuchung, die die Transformation der Argumentationsstrategien von Kant bis Herbart aufzeigt. Im Bezug auf die Betrachtung einzelner Theorien stellt die Arbeit von Werschkull allerdings eine Ausnahme dar, denn Werschkull versucht die Modifikationen des Begriffs des Ästhetischen im Übergang von Rousseau zu Kant aufzuzeigen. Werschkull 1994. Allerdings wird die angestrebte rekonstruktive Darstellung der Bedeutung des Ästhetischen bei Rousseau und Kant durch die Überformung etwa der Kantischen Theorie mit hermeneutischen und rezeptionsästhetischen Begrifflichkeiten (vgl. dazu die Ansätze von Gadamer bzw. Jauss) verstellt, die als solche nicht ausgewiesen werden.

60 In vielen Aufsätzen und Monographien hat sich dieser alltagssprachliche Gebrauch von „klassisch" eingebürgert. Zur Differenzierung des Begriffs „Klassik" und „klassisch" vgl. Gadamer 1986, S. 269ff.; vgl. auch Bockhold in: Bockhold 1987, S. 11-35.

Rehabilitationsbemühungen um den Bildungsbegriff seit Ende der 70er Jahre dieses Jahrhunderts[61] in verstärktem Maße auf diese „Klassiker" Bezug genommen wird, also auf jene Ansätze, die für das Ästhetikverständnis der Philosophie ebenso bedeutsam waren, wie sie für die Ästhetik- und Bildungsvorstellungen der Pädagogik der Moderne prägend gewesen sind. So empfahl K. Mollenhauer 1988, sich im Zusammenhang der Frage nach den Möglichkeitsbedingungen ästhetischer Bildung der „Ursprungssituation der ästhesiologischen und ästhetisch-theoretischen Problemstellungen" zu vergewissern und die in der Pädagogik „längst ausstehende bildungshistorische Rekonstruktion jener Entdeckung der ästhetischen Dimension des Bildungsprozesses vorzunehmen"[62]. Dieser Vorschlag bzw. die auch anderweitig zu verzeichnenden Aufforderungen[63] zu einer solchen Rekonstruktion stießen bald auf entsprechendes Interesse, so daß mit Beginn der 1990er Jahre einige Untersuchungen zu diesem Thema vorgelegt wurden[64]. Im Gegensatz jedoch

---

61 Im Bezug auf den Charakter des „Versprechens" verhalten sich die Begriffe Bildung und Ästhetik im übrigen strukturell analog. Auch der Bildungsbegriff fungiert oftmals als ein auf Permanenz gestellter Einspruch gegen jegliche Pathologien der Vergesellschaftung und der Sozialisation. Entsprechend wird in solchen Zusammenhängen auch immer wieder einmal auf eine fehlende oder unzulängliche Rezeption der „klassischen" Bildungstheorien hingewiesen. Man kann eine solche Argumentationsfigur durchaus als „Topos" bezeichnen, auf den unterschiedlich Bezug genommen wird; Vgl. exemplarisch: affirmativ: Pongratz 1988; kritisch: Schriewer 1975; Ehrenspeck/Rustemeyer in: Combe/Helsper 1996, S. 368-391. Angesichts der Fülle an Publikationen, die sich um eine Rehabilitierung des Bildungsbegriffs bemühen, seien hier nur einige, exemplarische Arbeiten angegeben, Nipkow 1977; Pleines 1978; Menze 1980; Lassahn 1981; Buck 1984; Hansmann/Marotzki 1988; Musolff 1989. Hierbei muß beachtet werden, daß der Bildungsbegriff, genau wie der Ästhetikbegriff, einem historischen Wandel unterliegt. Die modernen Bestimmungen des Bildungsbegriffs, wie etwa der Zusammenhang individueller Bildung und Bildung der Gattung greifen spätestens nach der Postmodernedebatte nicht mehr. Entsprechend müßten die nachfolgenden Ansätze, die vor allem das prozessuale Moment von Bildung in den Blick nehmen – und im besonderen Maße diejenigen Ansätze, die zu einer ästhetikorientierten oder „postmodernen" Korrektur des Bildungsbegriffs beitragen wollen – den Bildungsbegriff verabschieden oder zumindest neu konturieren. Im Falle einer solchen Neukonturierung müßten allerdings die verschiedenen historisch-systematischen Bedeutungen und Dimensionen von „Bildung" voneinander unterschieden werden, so etwa die (obsolete, bzw. nur für die klassischen Bildungstheorien gültige) geschichtsphilosophische Auffassung von Bildung, ebenso Bildung als Prozeß (Humanontogenese) oder Bildung als „Gut", „Kapital" oder „Habitus"(vgl. Bourdieu 1991). Einen solchen, kritischen Überblick über die verschiedenen Dimensionen von Bildung sowie eine interessante, systemtheoretisch akzentuierte Einschätzung des Bildungsbegriff findet sich bei Lenzen 1997 (im Druck).

62 Mollenhauer 1988, S. 443-459, hier Anm. 1, S. 459.

63 Vgl. Menze 1980, S. 73-106; Lehnerer in: Staudte 1993, S. 38-44; Scarbarth in: Schütze 1993, S. 1-3.

64 Vgl. exemplarisch: Noetzel 1992; Schütze 1993; Werschkull 1994 und die Beiträge von Koch, Pleines, Prange, Musolff, Hellekamps und Mollenhauer in dem von Koch/Marotzki/Peukert 1994 herausgegebenen Band „Pädagogik und Ästhetik".

zur Fragestellung dieser Untersuchung, die eine historisch-genetische Interpretation und Rekonstruktion der Idee der ästhetischen Bildung und der „Versprechungen des Ästhetischen" unternimmt, war es das erkenntnisleitende Interesse jener Arbeiten, von den einschlägigen „Klassikern" Antworten auf die aktuelle Frage nach der ästhetischen Dimension von Bildung oder nach der „bildenden Wirkung des Ästhetischen" zu erhalten.[65] Derartige Rückblicke auf diese Theorietradition verstehen sich insofern weniger als historische Vergewisserung, denn als Legitimationsdiskurs für die gegenwärtige „Aktualität des Ästhetischen" in der Pädagogik. So wird etwa unterstellt, daß Schillers Ästhetik „Lösungsangebote auf der Suche nach einem neuen pädagogischen Denken und Handeln"[66] bereithalte. Oder es werden solche Unternehmen unter methodischem Aspekt bezeichnenderweise als „rekonstruktive Aktualisierung"[67] bzw. als „aktualisierende Wiederherstellung"[68] typisiert, die nach einem „horizonterweiternde(n) Antwortversuch"[69] Ausschau zu halten versuchen. Die Tatsache, daß derartigen Rekonstruktionen, trotz des Versuchs einer präzisen Beschreibung der Argumentationslogiken der untersuchten Theorien deren problematische Implikationen zumeist verborgen bleiben oder diese nicht hinreichend bzw. überhaupt nicht thematisiert werden[70], erklärt sich unter anderem insofern vor dem Hintergrund eines Er-

---

65 Vgl. Schütze 1993; Lehnerer in: Staudte 1993, S. 38-44; Werschkull 1994.

66 Schütze 1993, S. 56.

67 Schütze 1993, S. 61.

68 Schütze 1993, S. 60.

69 Schütze 1993, S. 60.

70 So geraten etwa Schütze bis auf wenige Ausnahmen die kritischen Stellen in Schillers Bildungstheorie aus dem Blick. Denn auch bei berechtigter Kritik versucht Schütze immer die Philosophie Schillers zu retten, was dann zu theoretischen Inkompatibilitäten führt. So verweist Schütze auf die Notwendigkeit einer leibapriorischen Ergänzung der Schillerschen Theorie und konstatiert gleichzeitig, daß Schillers Theorie dennoch bis heute richtungsweisend sei. Würde man allerdings Schillers Philosophie tatsächlich um eine Philosophie des Leibes und der Erfahrung ergänzen wollen, würde man grundsätzlich scheitern. Denn damit würde die bewußtseinsphilosophisch angelegte Theorie Schillers insgesamt zusammenbrechen. Leibphänomenologie läßt sich grundsätzlich nicht in Bewußtseinsphilosophie integrieren, denn sie ist ihr absolutes Gegenteil. Solche, das Fundament der Konzeption Schillers untergrabenden Implikationen werden neben anderen, trotz Avisierung eines wichtigen Kritikpunktes, bei Schütze übersehen. Auch bei Lehnerer sind solche Inkonsistenzen zu beobachten. So setzt Lehnerer ebenfalls auf die Aktualität der Klassiker und meint, daß sowohl zur Beantwortung der Frage „was ist das Ästhetische, was ist ästhetische Bildung?", als auch „zur präzisen programmatischen Begründung einer Didaktik" es gegenwärtig sinnvoll erscheine, „das Problembewußtsein an den Klassikern zu schärfen." Lehnerer hebt dabei besonders Kant und Schiller hervor und betont, daß „der universalistische Zug", der diese klassischen philosophischen Systeme auszeichne, diese „zwar für zahlreiche Detailfragen antiquiert" erscheinen ließe, aber sie dennoch „als Verständigungsmittel und Integrationsinstrument" von „größter Bedeutung seien ", denn „sie integrieren Ästhetik und Pädagogik in ein philosophisches Gesamtverständnis." Vgl. Lehnerer in: Staudte 1993, S. 38-44. Lehnerer irrt allerdings in der Annahme, daß dies auch für Kant gilt. Eine solche Integration von Äs-

kenntnisinteresses, welches auf die Untermauerung von Aktualitätsansprüchen im Bezug auf klassische Texte[71] sowie auf die Legitimation eines spezifischen Bildungsprojekts abzielt[72].

Daß die „Klassiker" der ästhetischen Bildung nach wie vor zum Vorbild für aktuelle Konzeptionen ästhetischer Bildung geraten, erklärt sich nicht zuletzt vor dem Hintergrund der Theoriegeschichte. Im Neuhumanismus und in der Romantik waren Ästhetik und Bildung fast Synonyme. So wird in der Zeitspanne zwischen 1790 und 1840 „Ästhetik" zu *dem* Medium der „grundlegenden Aspiration"[73] der Pädagogik, der Erziehung des Menschen zum sittlichen Menschen. Hierdurch sollte es möglich sein, über das Medium des Ästhetischen zugleich „Anerkennung der Individualität" und „innere Formung in einem allgemeingültigen Sinne"[74] zu erreichen.[75] Dieser Gedanke

---

thetik und Bildungsbegriff bzw. von Pädagogik liegt erst bei Schiller und Herbart vor. Erst durch deren spezielle Modifikationen der transzendentalen Grundlegung des Ästhetischen durch Kant ist eine Verbindung von Bildungstheorie/Pädagogik und Ästhetik möglich. Des weiteren wäre zu fragen, ob nicht gerade der universalistische, systematische Zug dieser als „klassisch" bezeichneten Positionen Implikationen mit sich führt, die heute nicht mehr so ohne weiteres akzeptiert werden können. Vgl. dazu auch die „Kritik" an den „klassischen" Theorien in dieser Untersuchung.

71 So ist auch die Behauptung, daß die „Klassiker" grundsätzlich die besseren Theoretiker im Hinblick auf Fragen der ästhetischen Bildung sind, in der jüngsten Debatte um die „Aktualität des Ästhetischen" geradezu zum Topos geworden. Ein solches besser/schlechter Schema, wie es bereits in der „Querelle des Anciens et des Modernes" zu finden ist, greift allerdings grundsätzlich zu kurz. Es muß vielmehr selbst als rhetorische Figur einer kritischen Revision unterzogen werden. Zudem liegt die Aktualität der klassischen Texte zur Ästhetik und zur ästhetischen Bildung weniger in deren Antworten, wie etwa in den bisherigen Rekonstruktionsversuchen unterstellt wird, als in deren paradigmatischen Fragestellungen begründet. Diese Differenzierung der Aktualität der Antwort- und der Fragedimension eines Textes erlaubt es im übrigen, die Übernahme der problematischen Implikationen dieser Theorien zu vermeiden, ohne deshalb den Differenzierungsgrad und das Problembewußtsein der klassischen Texte in Abrede zu stellen. So kann man Klafki und Werschkull darin folgen, daß das bereits erreichte Problemniveau und der Differenzierungsgrad klassischer bildungstheoretischer Reflexion, der bereits einmal gewonnen worden sei, nicht unterschritten werden dürfe. Vgl. Werschkull 1994, S. 5; Klafki 1994, S. 16. Dennoch heißt das nicht, daß diese Theorien auch für eine aktuelle, theoretisch wie empirisch anschlußfähige Theorie der ästhetischen Bildung die Grundlage bilden können. Denn viele Implikationen dieser klassischen Theorien sind, wie in dieser Untersuchung gezeigt werden soll, nicht mehr haltbar.

72 Vgl. Richter-Reichenbach 1983, S. 5ff.

73 Oelkers 1989, S. 227.

74 Oelkers 1989, S. 209.

75 Luhmann hat darauf hingewiesen, daß die Diskussion des Problems, wie im Konkret-Besonderen zugleich ein Allgemeingültiges ausgemacht werden könne, in der Erkenntnistheorie, Anthropologie und der Ästhetik des 18. Jahrhunderts vorbereitet worden sei. Dieses Problem entstehe, wenn, wie mit der Transzendentalphilosophie einsetzend, Dingbegriffe nicht mehr auf das angewendet werden dürften, was den Menschen eigentlich ausmacht, sein selbstreferentielles, sich selbst Gesetze gebendes Bewußtsein. Damit sei dann zugleich etwas gesetzt, was vor dem 18. Jahrhundert

reicht von F. Schiller über W. v. Humboldt und J. F. Herbart bis zu H. Nohl und E. Spranger, wie bereits J. Oelkers betont hat[76]. Diese Kette ließe sich allerdings verlängern. Als Medium der pädagogischen „Aspiration“ ist Ästhetik bis heute populär. Vor dem Hintergrund der These vom Konstruktcharakter der Ästhetik und der „Versprechungen des Ästhetischen“ sowie durch deren Kritik könnte die Bedeutung dieses Bildungsprojekts und seiner Variationen in der Pädagogik und Erziehungswissenschaft der Moderne allerdings in einem neuen Licht gesehen und insofern auch neu beurteilt werden.

In dieser Untersuchung werden deshalb die Theorie- und Diskursgeschichte der Ästhetik und der ästhetischen Bildung sowie die „Versprechungen des Ästhetischen“ in der Ästhetiktheorie, Bildungsphilosophie und Pädagogik der Moderne im Zeitraum von 1790-1840[77] im Vordergrund stehen. Dabei sollen die Spezifitäten und Differenzen aber auch die Redundanzen der für die einzelnen Stationen der Theoriegeschichte identifizierten „Versprechungen des Ästhetischen“ herausgearbeitet werden, und es soll auf die *Persistenz ihrer Suggestionskraft* verwiesen werden.

Diese Suggestionskraft reicht bis in die heutige Zeit. So wird von seiten der Bildungsphilosophie, der Erziehungswissenschaft/Pädagogik, der Kunstpädagogik, der Fachdidaktik Kunst sowie des allgemeinen pädagogischen Diskurses etwa mit Verweis auf F. Schillers Idee einer „ästhetischen Erziehung“ nach wie vor auf die Bedeutung des Ästhetischen für Erziehung und Bildung hingewiesen, und nicht selten geht das mit der Lancierung neuhumanistischer oder auch anderer „Versprechungen des Ästhetischen“ aus jener Zeit um 1800 einher.

Diese Untersuchung soll entsprechend zeigen, wie Schillers Idee einer „ästhetischen Erziehung“, die auf der Folie *des* Grundlagentextes zur Ästhetik der Moderne, der „Kritik der Urteilskraft“ Kants und deren Ansatzpunkte für die „Versprechungen des Ästhetischen“ entwickelt wurde, ein Bildungsprojekt[78] initiiert hat, welches, weitergeführt in der „Deutschen Romantik“

---

nicht denkbar gewesen wäre, weil dort der Begriff des Individuums noch ein Dingbegriff war, nämlich daß Individualität einem Wandel unterliegen kann. Luhmann 1984, S. 348f. Vgl. zum Zusammenhang von Individualität und Ästhetik auch Baeumler 1981.

76 Oelkers zeigt, daß bei Nohl und Spranger die Antwort auf die Frage, wie das Individuum zur allgemeinen Form zu erheben sei, ohne dessen Individualität zu zerstören, eine ästhetische ist. Oelkers 1989, S. 209. Vgl. auch die Ausführungen Oelkers zu Herbart. Oelkers 1989, S. 61ff.

77 Mit Ausnahme des Exkurses zur Reformpädagogik, Lebensphilosophie und Bauhauspädagogik zu Beginn des 20. Jahrhunderts in Kapitel 3. 8 dieser Arbeit.

78 Auch Humboldt orientiert seine Bildungstheorie an der „Kritik der Urteilskraft“ Kants. Vgl. Menze 1980, S. 73-106. Humboldts Äußerungen zur Bedeutung des Ästhetischen für die Bildung werden hier jedoch nicht thematisiert, da Humboldt viel von Kants und Schillers Konzept übernommen hat und die „Versprechungen des Ästhetischen“ denjenigen Schillers sehr ähnlich sind. Wichtiger ist allerdings noch die Tatsache, daß Humboldt eine Bildungstheorie des Ästhetischen nicht systematisch ausgeführt hat und Humboldts Vorstellungen über Ästhetik keine große Bedeu-

und in der Theorie J. F. Herbarts, bis heute nicht seine Autorität eingebüßt hat und welches seit Beginn des 19. Jahrhunderts mit immer neuen Verheißungen verknüpft wird. Diese „klassischen" Konzeptionen ästhetischer Bildung, wie etwa die Briefe „Über die ästhetische Erziehung des Menschen"[79] von Schiller oder die Konzeptionen Herbarts und der Romantik, enthalten die im Bereich der Pädagogik nach wie vor einflußreichsten und populärsten „Versprechungen des Ästhetischen", die sich in etwas abgewandelter Form sogar in machen Konzepten „postmoderner" Theorien sowie in deren Rezeption auffinden lassen. So ist etwa R. Rorty der Überzeugung, daß die Kunst den Menschen für die Wahrnehmung von Grausamkeit sensibilisieren könne[80]. Wenn sich auch Rortys Überlegungen in vielen Punkten von den „klassischen" Konzeptionen ästhetischer Bildung unterscheiden, so ist doch der Gedanke, daß durch Kunst oder durch die Erfahrung mit Kunst, bzw. mit dem Schönen oder Erhabenen das Empfindungs- oder Teilnahmevermögen des Menschen sensibilisiert werden könne, der seiner Idee von der Sensibilisierung für Grausamkeit durch Ästhetik zugrundeliegt, bereits bei Schiller[81]

---

tung hatten für die Implementation des Ästhetischen in die *wissenschaftliche* Pädagogik der Moderne. Eine Untersuchung der Bedeutung des Ästhetischen für Humboldt wäre zudem ohne eine ausführliche Analyse seiner Sprach- und Kulturtheorie nicht möglich. Dies wäre allerdings nur in einer breiter angelegten Untersuchung zu leisten, die den Rahmen dieser Arbeit sprengen würde und die wenig zur Aufklärung der Transformation der transzendentalen Grundlegung des Ästhetischen in Bildungsphilosophie und Pädagogik beitragen würde. Pädagogisch, respektive kultur- und bildungspolitisch bedeutsam wurden Humboldts Äußerungen jedoch für den Zeichen-, Literatur- und Kunstunterricht in den Volksschulen und den Gymnasien, da Humboldt bekanntlich Sektionsleiter für Kultus und Unterricht in Preußen war. Zur Orientierung über die Bedeutung des Ästhetischen bei Humboldt sei deshalb auf zwei Veröffentlichungen verwiesen, Menze in: Fabro 1969, S. 125-150 und Schütze 1987. Über die Bedeutung Humboldts für die Aufwertung des Zeichenunterrichts Anfang des 19. Jahrhunderts, siehe Kemp 1976, S. 190ff.

79 Schiller 1984.

80 Diesen Gedanken hat Lenzen für die Pädagogik fruchtbar zu machen versucht. Lenzen 1992a, S. 75ff. Inwieweit die These Rortys allerdings auch empirische Gültigkeit beanspruchen darf, kann hier nicht überprüft werden. Dies könnte nur im Kontext empirischer Forschung geschehen.

81 Vgl. dazu Früchtl 1996, S. 84 und S. 229. Diese Überlegungen finden sich insbesondere in Schillers Tragödientheorie. Auf sie wird in dieser Untersuchung nicht eingegangen werden, da sie weniger als Reaktion auf die Transzendentalphilosophie Kants von Bedeutung ist, welche für die Interpretation der Schillerschen Ästhetik und ihrer „Versprechungen" die Folie für die in dieser Arbeit vorzunehmende Interpretation abgibt, sondern eher als ein Ergebnis der speziellen produktions- und rezeptionsästhetischen Überlegungen Schillers im Hinblick auf sein künstlerisches Schaffen als Dramatiker. Insbesondere sei jedoch hier auf den Topos der Beförderung der Empfindungs- und Wahrnehmungsfähigkeit für das Leid anderer Menschen durch die Kunst hingewiesen, da ihm gerade in der Postmodernediskussion wieder große Bedeutung zukommt. Vgl. Früchtl 1996, S. 228ff. Für die Pädagogik vgl. Lenzen 1992a, der sich dabei explizit auf Rorty bezieht, damit aber implizit auch einen Gedanken von Schiller und Herbart wieder aufgreift, die er in diesem Zusammenhang

und Herbart[82] zu finden. Als ein weiteres Beispiel könnte man J.-F. Lyotards Ethik der Ästhetik des Erhabenen anführen, die er auf der Folie der Bestimmungen des Erhabenen in der „Kritik der Urteilskraft" Kants entwickelt hat.[83] Bereits bei Kant aber auch bei Schiller[84] ist der eine Teil der „doppelten Ästhetik"[85] der Moderne, das Erhabene, von großer Bedeutung.

Viele „Versprechungen des Ästhetischen" in der Moderne können insofern als Derivate oder Modifikationen der „klassischen" „Versprechungen des Ästhetischen" angesehen werden. Selbst die neueren Empfehlungen bzw. „Versprechungen des Ästhetischen" aus dem Kontext der Ästhetikorientierung der „postmodernen" Theorien erweisen sich insofern oftmals nur als implizite oder explizite Extrapolationen von Momenten der „klassischen" Ästhetiktradition.[86]

---

beide nicht rezipiert hat. Wichtig ist allerdings die unterschiedliche Bewertung der Leistungsfähigkeit der Künste in diesem Zusammenhang. Präferiert Schiller das Drama zur Sensibilisierung für das Leiden anderer, so gibt Rorty dem Roman und der Lyrik den Vorrang. Vgl. zu den Implikationen dieser Zuweisungen Früchtl 1996, S. 228ff. Früchtls Ausführungen verdeutlichen allerdings, wie wichtig es ist, Differenzierungen der unterschiedlichen Künste und ihrer spezifischen ästhetischen Qualitäten vorzunehmen, wenn man nicht bei dem Topos von der Sensibilisierung durch Kunst stehenbleiben, sondern zu einer auch empirisch anschlußfähigen Theorie ästhetischer Bildung kommen will. Eine Berücksichtigung all dieser gattungsspezifischen Aspekte der „Versprechungen des Ästhetischen", selbst wenn sie ausschließlich auf die zu untersuchenden Theorien bezogen wären, würde den Rahmen dieser Untersuchung allerdings sprengen. Auch aus diesem Grund kann die Tragödientheorie Schillers nicht berücksichtigt werden.

82 Vgl. Hellekamps in: Koch/Marotzki/Peukert 1994, S. 105-125. Hier S. 118. Hellekamps interpretiert Herbart im Kontext ihrer Auseinandersetzung mit Rortys Idee einer ästhetischen Sensibilisierung für Grausamkeit. Rortys Konzept wird wegen seines kompensatorischen Charakters kritisiert. Herbarts Überlegung wird demgegenüber Angemessenheit der Argumentation dem Gegenstand gegenüber attestiert. Hellekamps plädiert deshalb mit Herbart und gegen Rorty dafür, daß die Fragen moralischer Selbstverständigung und des Ästhetischen nur dann aufeinander bezogen werden können, „wenn die Trennung des Ästhetischen von der Lebenspraxis und Fragen der Moral *zuvor* anerkannt wurde." Hellekamps 1994 S. 120. Die Argumentation erhält ihre Plausibilität allerdings im wesentlichen durch ein spezifisches Verständnis von „reflektierender Urteilskraft" und „allgemeiner Mitteilbarkeit", das weniger mit Kants oder Herbarts Begriffen, als mit einem existenzialhermeneutischen Blick auf diese zu tun hat (vgl. die Bezugnahmen von Gadamer 1986 und Arendt 1985 auf Kants „Kritik der Urteilskraft" besonders auf den Begriff des sensus communis. Zur Problematik dieser Bezugnahmen siehe auch Kapitel 1. 6 dieser Untersuchung).

83 Vgl. dazu auch Früchtl 1996 und Scheer 1997. Scheer weist dabei auf die Differenzen der beiden Konzeptionen des Erhabenen von Kant und Lyotard hin. Scheer 1997, S. 97f.

84 Vgl. dazu und zur Anwendung auf pädagogische Fragestellungen auch die Ausführung von Noetzel 1992.

85 Zelle 1995. Zelle übernimmt diese Beobachtung von Marquard, vgl. Marquard 1987, S. 186.

86 Daß dem so ist bestätigen neuerdings auch die Untersuchungen von Früchtl und Scheer. Vgl. Früchtl 1996 und Scheer 1997, insbesondere S. 1. Dies verweist wie-

Es ist deshalb die besondere Aufgabe dieser Untersuchung den einzelnen *„Versprechungen des Ästhetischen"* und deren Transformationen in jenen „klassischen" Theorien von Kant[87], Schiller, der Romantik und Herbart nachzugehen. Damit kann zugleich nachgezeichnet werden, durch welche theoretisch-begrifflichen Modifikationen Elemente der transzendentalen Grundlegung des Ästhetischen in die Bildungsphilosophie und in die wissenschaftliche Pädagogik der Moderne disseminieren konnten. Es handelt sich also um die *Rekonstruktion eines theoretisch-begrifflichen Transformationsprozesses.*

Die Untersuchung besteht aus 5 Kapiteln.[88] *Kapitel 1* behandelt die Ansatzpunkte für die „Versprechungen des Ästhetischen" in der 1790 erschienenen „Kritik der Urteilskraft" von Kant. Obwohl in diesem Text weder Begriffe wie „ästhetische Bildung" noch „ästhetische Erziehung" eine Rolle spielen, muß er dennoch zum Ausgangspunkt dieser Untersuchung gemacht werden. Dieses legitimiert sich aus folgenden Gründen: Der Versprechenscharakter des Ästhetischen ist das historische Produkt eines spezifisch modernen Diskurses[89], der mit der „Kritik der Urteilskraft" einsetzt. Die „Kritik der Urteilskraft" stellt die Grundlegung der modernen autonomen Ästhetik dar. Sie ist die Folie für die expliziten „Versprechungen des Ästhetischen" die, vermittelt über die kritische Auseinandersetzung mit Kant durch Schiller,

---

derum auf den Toposcharakter der „Versprechungen des Ästhetischen". Zu beachten ist allerdings, daß diese Theorien, gleichwohl sie mit den klassischen Texten eine ähnliche Topik teilen, von jeweils unterschiedlichen erkenntnistheoretischen Voraussetzungen ausgehen.

87 Zu den Ansatzpunkten für die originären „Versprechungen des Ästhetischen" in der Moderne, siehe Kapitel 1.9 der Untersuchung. Kant prägt diese Ansatzpunkte in seiner „Kritik der Urteilskraft" aus, welche dann zu „Versprechungen des Ästhetischen" modifiziert, seit Schiller und Herbart in der Bildungsphilosophie und in der Pädagogik rezipiert und kommuniziert werden. Die Untersuchung beschränkt sich auf diese modernen Versprechungen. Damit soll allerdings keineswegs in Abrede gestellt werden, daß es grundsätzlich auch lohnend wäre, die impliziten „Bildungstheorien" des Ästhetischen und deren „Versprechungen" vor der „Kritik der Urteilskraft" zu rekonstruieren. Zur Vorgeschichte der „Kritik der Urteilskraft" siehe deshalb Baeumler 1981. Zu Baumgartens und Herders Ästhetik siehe Solms 1990.

88 Die Auswahl der Kapitel 1-4 legitimiert sich vor dem Hintergrund der Hypothese, daß es sich bei den zu verhandelnden Theorien in Kapitel 2, 3 und 4 um Transformationen der Kantischen Transzendentalphilosophie des Ästhetischen, vgl. Kapitel 1, handelt.

89 Vgl. Marquard 1987, S. 131ff. Sowie Lukács 1988, S. 249. Lukács und mit ihm Marquard weisen darauf hin, daß seit Ende des 18. Jahrhunderts (beginnend insbesondere mit der „Kritik der Urteilskraft" Kants) der „Ästhetik" eine bislang nie dagewesene Bedeutung zugekommen sei und dies insofern als allgemeines Phänomen angesehen werden müsse. Lukács betont sogar, daß es auf die „systemtheoretische, die weltanschauliche Bedeutung" ankomme, die dem Prinzip der Kunst für diese Epoche zukomme. Lukács 1988, S. 249f. (mit dem Begriff „systemtheoretisch" meint Lukács allerdings den Zusammenhang der gesellschaftlichen Totalität und die dialektisch-materialistischen Bedingungen der Entstehung des Klassenbewußtseins.). Es bleibt bezüglich dieses Phänomens bei Marquard und bei Lukács jedoch nur bei Anmerkungen.

Schelling und Herbart, in jeweils modifizierter Form bis heute in der Pädagogik kommuniziert werden. Zudem ist die „Kritik der Urteilskraft" Kants der Hintergrund, vor dem Schiller und Herbart ihre bildungstheoretischen bzw. pädagogischen Konzeptionen entwickelt haben. Schiller wird in kritischem Anschluß an diese Theorie eine Bildungstheorie entwickeln, in der dann erstmals Ästhetik und der Bildungsgedanke in der Idee einer „ästhetischen Erziehung" zusammengeführt werden. Die Ansatzpunkte der „Versprechungen des Ästhetischen" werden von Schiller diesem Projekt entsprechend angepaßt und als Bildungsversprechen lanciert. Diese Modifikation nachzuzeichnen, wird deshalb Thema des *Kapitels 2* sein. In *Kapitel 3* wird dann gezeigt, wie die Philosophie der Deutschen Romantik, insbesondere diejenige Schellings, das Ästhetische über die Konstruktionsprinzipien des objektiven Idealismus weiter aufwertet, was unter anderem zur „Kunstreligion" des Ästhetischen in der Moderne führt und die Pädagogik der Romantik, wie auch die Reformpädagogik beeinflussen wird. In *Kapitel 4* wird dann gezeigt, wie Herbart, in Abwendung von der Freiheitsphilosophie der Transzendentalphilosophie Kants und der Romantik im Anschluß an Schillers Idee einer „gemischten Natur" einen Weg findet, über Ästhetik das „ethisch-edukative Dilemma"[90] der modernen Pädagogik zu bearbeiten und somit „Ästhetik" in mehrfacher Hinsicht in die wissenschaftliche Pädagogik der Moderne zu implementieren. *Kapitel 5* beschließt die Untersuchung mit einer Zusammenfassung der Ergebnisse der Rekonstruktion und einem Ausblick auf die aktuelle Ästhetikorientierung in den Sozialwissenschaften, insbesondere in der Erziehungswissenschaft sowie mit einer Erklärung des Phänomens der Persistenz der „Versprechungen des Ästhetischen" seit ca. 200 Jahren.

Ausgangspunkt ist demnach die Umstellung auf eine transzendentalkritisch grundgelegte „Ästhetik" infolge des bewußtseinsphilosophischen Paradigmas. Mit Schillers „Ästhetik" läßt sich dann der Übergang von einer transzendentalphilosophisch begründeten Ästhetik zu einer Verknüpfung von Ästhetik und Bildungstheorie zeigen, womit die Entstehung des Konzepts einer „ästhetischen Erziehung" und die Modifizierung der bei Kant grundgelegten Ansatzpunkte zu „Versprechungen des Ästhetischen" sowie deren Explizierung und Lancierung verdeutlicht werden kann. Des weiteren wird die Ablösung des subjektiven Idealismus Kants und Schillers durch den objektiven Idealismus Schellings, bzw. einiger Vertreter der Deutschen Romantik aufgezeigt und auf die Entstehung der „Kunstreligion" der Moderne, wie auch auf die Idee einer Verbindung von Kunst und Leben sowie auf die Bedeutung des Ästhetischen für die Pädagogik der Romantik und (in einem Exkurs) der Reformpädagogik, der Lebensphilosophie und der Bauhauspädagogik hingewiesen werden. Schließlich kann man mit Herbarts Theorie einer „ästhetischen" Fundierung der Ethik und Pädagogik sowie seines Konzepts einer „ästhetischen Darstellung der Welt"[91] sowie seinen Überlegungen zur

---

90 Langewand 1991, S. 289.
91 Herbart 1804.

„ästhetischen Bildung"[92] die endgültige Implementation des Ästhetischen in die wissenschaftliche Pädagogik darlegen. Diese Positionen können als die Voraussetzungen und Ausgangspositionen für viele weitere „Versprechungen des Ästhetischen" in der Pädagogik der Moderne angesehen werden.

Bei der *historisch-genetischen Interpretation und begriffskritischen Rekonstruktion* der Idee der ästhetischen Bildung und der „Versprechungen des Ästhetischen" sollen diese Theorien auch einer *„Kritik"* unterzogen werden. Denn die Rezeptionsgeschichte hat gezeigt, daß der *Toposcharakter*, den die „Versprechungen des Ästhetischen" (aus der „Kritik der Urteilskraft", aus den „Ästhetischen Schriften" Schillers, der Romantik, wie auch der Herbartschen Philosophie und Pädagogik) seit ihrer Rezeption angenommen haben, diese gegen eine Überprüfung ihres jeweiligen, nur in seiner Historizität zu verstehenden Gehalts und ihrer unterschiedlichen erkenntnistheoretischen und historischen Implikationen immunisiert zu haben scheint. Eine Rekonstruktion dieser als „klassisch" bezeichneten Theorien oder Bildungstheorien des Ästhetischen bzw. der ästhetischen Bildung hätte demgegenüber also auch auf deren *erkenntnistheoretische und historische Implikationen* hinzuweisen. Nur über eine solche begriffskritische Rekonstruktion ließe sich nämlich eine – in (nicht nur) pädagogischen Bezugnahmen oftmals festzustellende – Übernahme der problematischen Implikationen dieser Theorien vermeiden.

Folgende *systematische Fragen* stehen deshalb im Vordergrund der Untersuchung:

1. die Frage nach der *Argumentationslogik* der „Kritik der Urteilskraft"[93], der Ästhetischen Schriften Schillers, des objektiven Idealismus der Romantik und Herbarts „Über die ästhetische Darstellung der Welt als das Hauptgeschäft der Erziehung" sowie
2. die Frage nach ihren *erkenntnistheoretischen und historischen Voraussetzungen*. Des weiteren
3. die Frage nach der *Definition des Konstrukts „Ästhetik"* bei Kant, Schiller, in der Philosophie und Pädagogik der Romantik und bei Herbart[94].
4. die Frage nach den in den zu untersuchenden Theorien enthaltenen *„Versprechungen des Ästhetischen"*, und
5. die Frage nach einer *systematisch rekonstruierbaren Transformation ästhetischer Topoi* sowie
6. die Frage nach den *problematischen Implikationen dieser Theorien*

---

92 Dieser Terminus wird von Herbart selbst nicht gebraucht, allerdings kann man Ziechner darin folgen, daß „ästhetische Bildung" vom Begriff her durchaus gemeint ist. Ziechner 1908, S. 163f.

93 Zu speziellen Problemen der „Kritik der Urteilskraft" bzw. zur Übersicht über die verschiedenen Argumentationsschritte dieser Schrift vgl. die Arbeiten von Kohler 1980, Kuhlenkampff 1978 und Fricke 1990.

94 Vgl. auch zu dessen neuerlicher Rezeption in der Pädagogik: Hellekamps in: Koch/Marotzki/Peukert 1994, S. 105-125; Prange in: Koch/Marotzki/Peukert 1994, S. 85-95 und Musolff in: Koch/Marotzki/Peukert, S. 95-109.

Hierdurch soll es möglich werden, einen systematisch-problemgeschichtlichen Blick auf die Bedeutung des „Ästhetischen“ in der Moderne zu gewinnen und die Transformation der transzendentalen Grundlegung des „Ästhetischen“ zu einer Bildungsidee sowie die Implementation des „Ästhetischen“ in die wissenschaftliche Pädagogik aufzuzeigen.

Grundsätzlich kommt eine *methodische Vorgehensweise* zum Einsatz, die man kurzgefasst als *hermeneutisch-begriffskritische Reflexion* bezeichnen könnte. Damit soll es möglich werden, die „Versprechungen des Ästhetischen“ in ihrem jeweiligen begriffs-, ideen-, mentalitäts- und theoriegeschichtlichen Kontext verorten und die Beschreibung und Rekonstruktion der Genese und Veränderung von Begriffen in einem Diskursfeld vornehmen zu können. Das *Beschreibungsmodell „Versprechungen des Ästhetischen“* erlaubt dabei jedoch weder Aussagen über notwendige Entwicklungslogiken noch über kausale Determinationen von Theorien innerhalb dieses (re-)konstruierten Diskursfeldes, sondern nur über die selektive Modifikation von Begriffen und Argumentationslogiken. Ein solches Verfahren beschreibt demnach Theorien und Begriffe als kontingente Relationierungen argumentationslogischer Möglichkeiten. Darüber hinaus werden die Theorien und deren „Versprechungen des Ästhetischen“ einer *„Kritik“* unterzogen. Die Aufgabe der *„Kritik“* ist es dabei, auf problematische Implikationen der Theorien und Begriffe hinzuweisen. Von der Anlage der Arbeit als auch von der methodischen Vorgehensweise her, handelt es sich also um eine metatheoretische Untersuchung, die mit einer *Methoden- oder Verfahrenskombination von Hermeneutik, Begriffskritik und „Kritik“* operiert.

1. Kants transzendentale Grundlegung der Autonomieästhetik der Moderne in der „Kritik der Urteilskraft“ als Voraussetzung eines neuen Bildungsprojekts – Rekonstruktion der Ansatzpunkte für die „Versprechungen des Ästhetischen“

Die Geschichte der „Versprechungen des Ästhetischen“ der Moderne[1] beginnt gegen Ende des 18. Jahrhunderts mit der Philosophie der Aufklärung. Die Grundlegungen der Erkenntnis, der Moral und des Schönen werden seit der sogenannten „Kopernikanischen Wende“ der Philosophie durch Kant und infolge des bewußtseinsphilosophischen Paradigmas nicht mehr in der Transzendenz Gottes, sondern in der Immanenz der Vernunft begründet. Die metaphysische Einheit, in der das Schöne, Wahre und Gute miteinander verbunden war, wurde in der Transzendentalphilosophie Kants aufgelöst und mithilfe des von ihm initiierten Vorgehens einer transzendentalen Kritik der Vernunft zu einer Trias ausdifferenziert, in der Fragen der Erkenntnis, des sittlichen Handelns und des Geschmacks als jeweils autonome Bereiche konstituiert und legitimiert wurden. Die sogenannte „Ästhetik“[2] Kants, die „Kritik der Urteilskraft“ von 1790, ist als letzte seiner drei „Kritiken“ dabei ein Lösungsvorschlag für ein gewichtiges philosophisches Problem, welches

1 Natürlich gibt es auch schon vor Kant „Versprechungen des Ästhetischen“. Hier sollen allerdings nur die Versprechungen verhandelt werden, die seit der Grundlegung der modernen Autonomieästhetik durch Kant diskutiert werden.

2 Kant hat seine „Kritik der Urteilskraft“ selbst nie als „Ästhetik“ bezeichnet. Dies ist nicht zuletzt darauf zurückzuführen, daß Kant sich gegen die von Baumgarten angebotene Begründung der „Ästhetik“ als Wissenschaft wendet. Die „Kritik der Urteilskraft“ klärt dagegen darüber auf, daß es im Bezug auf Ästhetik zwar eine Elementarlehre, nicht jedoch eine Methodenlehre und insofern keine Wissenschaft geben könne, da das Geschmacksurteil nicht nach Prinzipien bestimmbar sei. Dennoch gilt die „Kritik der Urteilskraft“ als *der* Gründungstext moderner Ästhetiktheorie. Der Begriff „Ästhetik“ kann deshalb für diesen Zusammenhang weiter benutzt werden, da er nur auf diese Tatsache verweisen und nicht etwa die Behauptung aufstellen will, es handele sich doch um eine Ästhetik als Wissenschaft im Sinne Baumgartens. Zu der Frage „Warum Kant keine Ästhetik begründet hat“ vgl. Wieland 1990, S. 604-623.

sich aus den Konstruktionsprinzipien der Kantischen Bewußtseinsphilosophie ergeben hatte, die er in seinen beiden ersten Kritiken begründete. In der „Kritik der reinen Vernunft" (1781) erörtert Kant die allgemeinen Regeln der theoretischen Erkenntnis der Natur, indem die Bedingungen der Möglichkeit von Gegenständen einer möglichen Erfahrung dargelegt werden. Dabei wird der Bereich der Natur als strikt kausal determiniert vorgestellt. Demgegenüber wird in der „Kritik der praktischen Vernunft" (1788) eine komplementäre „Kausalität aus Freiheit" begründet. Hier werden die Regeln der Freiheit, d. h. die Regeln für eine übersinnliche Kausalität des durch das Sittengesetz verpflichteten Subjekts entwickelt. Freiheit ist dabei nicht erfahrbar, da sie sonst dem Bereich des Phänomenalen, der Natur, angehören würde, sondern sie kann nur als regulative Idee gedacht werden. Die Unterscheidung von theoretischer und praktischer Vernunft, die Kant in seinen beiden ersten „Kritiken" vornimmt, hatte insofern zur Folge, daß die Bereiche von Kausalität und Freiheit, von Natur, als phänomenaler, und Freiheit, als intelligibler Sphäre, unverbunden nebeneinander standen. Diese Trennung der Bereiche Natur und Freiheit brachte ein Problem mit sich, welches Kant in der „Kritik der Urteilskraft", seiner „Ästhetik", bearbeitet. Denn der Freiheitsbegriff, so Kants Forderung, solle den „durch seine Gesetze aufgegebenen Zweck in der Sinnenwelt wirklich machen"[3]. Da diese durch den moralischen Willen gesetzten Zwecke sich in der Welt der Erscheinungen realisieren sollen, wird es erforderlich, die Natur so zu denken, daß die Verwirklichung der Freiheit in ihr möglich wird. Es muß nach Kant insofern ein „Übergang"[4] zwischen Verstand und Vernunft, zwischen dem natürlichen und intelligiblen Bereich möglich sein. Gegenüber der Zweiweltenlehre und der dadurch bestehenden Kluft zwischen Vernunft und Moral in den beiden ersten Kritiken begründet die „Kritik der Urteilskraft" die Einheit der Vernunft. So kommt ihr bei Kant eine *systemschließende Funktion* zu. Mit ihr wird dargelegt, wie trotz der Trennung der Bereiche des Phänomenalen und des Intelligiblen ein „Übergang" von Natur und Freiheit möglich ist. Kants Begründung der modernen Autonomieästhetik durch die „Kritik der Urteilskraft" war deshalb nicht seine vorrangige Intention, sie ist vielmehr das *Nebenprodukt*[5] seines Versuchs, die beiden vorhergehenden „Kritiken" zu verbinden. Deshalb müssen, so die *analyseleitende These* des Kapitels eins, seine Äußerungen über „Ästhetik" grundsätzlich vor dem Hintergrund seiner transzendentalphilosophischen Fragestellung gesehen und beurteilt werden. Das Gleiche gilt für die Frage,

3 Kant 1974, S. 83 (B XIX, XX).

4 Kant 1974, S. 108 (B LVI, LVII).

5 Diese Tatsache wird in der pädagogischen Rezeption der „Kritik der Urteilskraft" hartnäckig übersehen. Das mag daran liegen, daß die „Kritik der Urteilskraft" in der Pädagogik grundsätzlich aus dem Blickwinkel des Neuhumanismus (z.B. Schiller und Humboldt) interpretiert wird, der vor allem daran interessiert war das Kantische Konzept von „Ästhetik" mit Bildungstheorie zu verschmelzen. Vgl. Menze 1980, S. 73-106, hier S. 79.

ob und inwiefern in der „Kritik der Urteilskraft“ über die Bedeutung des Ästhetischen für die *Erziehung und Bildung* des Menschen reflektiert wird.

1.1 Anthropologie, Pädagogik und Transzendentalphilosophie

Obwohl Kant an keiner Stelle seines umfangreichen Werks von „ästhetischer Bildung“ oder gar „ästhetischer Erziehung“ spricht, wird ihm dennoch ein solcher Begriff von „ästhetischer Bildung“ unterstellt[6]. Dies ist allerdings eine problematische Zuschreibung. Denn Kant hat lediglich die *theoretischen Voraussetzungen* zu einem solchen ästhetischen Bildungs- und Erziehungsprojekt grundgelegt. Neben den vereinzelten Aussagen zur Erziehung und Kultivierung des Individuums sowie der Gattung zu Sittlichkeit und Humanität in den anthropologischen und pädagogischen Schriften, findet sich in seiner dritten und letzten transzendentalphilosophischen Untersuchung[7] jene Bestimmung, die das moderne Konzept einer „ästhetischen Bildung“ in systematischer Hinsicht erst ermöglichte. Diese ist: die Autonomie bzw. die Eigenbedeutsamkeit des Ästhetischen[8].

Über die Elementarlehre, bzw. die „Analytik“ des Schönen und Erhabenen und über die „Deduktion der reinen ästhetischen Urteile“ sowie über die „Dialektik der ästhetischen Urteilskraft“ in der „Kritik der Urteilskraft“ suchte Kant zu „Einsichten in die Struktur des menschlichen Erkenntnis- und Urteilsvermögens und der Subjektivität überhaupt zu gelangen“[9]. Dabei ist zu beachten, daß die Bedeutung des „Ästhetischen“ stets auf das „erwachsene“ Individuum bezogen bleibt, genauer: auf jeden, von dem, nach Kant, ein „richtiger“ Gebrauch der Vernunft[10] zu erwarten ist. Ästhetik ist hier also weder auf „Bildsamkeit“ noch auf Erziehung bezogen. Vorstellungen von Erziehung, Disziplinierung, Kultivierung und Versittlichung aber auch Selbsttätigkeit sowie Bindung der Individualgenese an die Höherbildung der Gattung, die über die unmittelbar nachfolgende Bildungskonzeption des Neuhumanismus hinaus weitertransportiert wurden, sind demgegenüber in seinen Schriften zur Pädagogik[11] und Anthropologie[12] zu finden. Von „Ästhetik“ ist dabei in der Anthropologie kaum bzw. nur im Zusammenhang der Geschmacksbildung die Rede; in der „Pädagogik“ werden lediglich das „Aisthetische“ und das „Imaginäre“ thematisiert. In diesem Zusammenhang werden diätetische und disziplinarische sowie pädagogische Empfehlungen gegeben,

6 Düsing in: Schurr/Broecken/Broecken 1988, S. 87; Menze 1980, S. 73-106.
7 Kants „Kritik der Urteilskraft“. Kant 1974.
8 Vgl. Menze 1980, S. 73-106, hier S. 76f.
9 Wieland 1990, S. 607.
10 Davon scheinen in den Schriften Kants Kinder, Frauen und Geisteskranke ausgeschlossen zu sein.
11 Kant 1982a.
12 Kant 1983.

wie die Sinne und die Einbildungskraft zu zügeln, zu disziplinieren und zu kultivieren seien[13]. Diese durchaus in der aufklärerischen Tradition der Zeit stehende Empfehlung einer Körper-, Gesundheits- und Seelenerziehung, könnte man aus heutiger Sicht allenfalls als Anregung zu einer „aisthetischen“ Erziehung bezeichnen. Bei kritischer Betrachtung handelt es sich dabei um Forderungen und Maßgaben, die als empirisch-anthropologische Propädeutik[14] bzw. als „Bedingung der Möglichkeit“[15] der in der „Kritik der Urteilskraft“ als apriorisch und transzendental begründeten *ästhetischen Einstellung*[16] angesehen werden könnten. Diese ästhetische Einstellung ist nach

---

13 Vgl. die Äußerungen Kants in seiner „Pädagogik“, in der er davon ausgeht, daß der positive Teil der physischen Erziehung die Kultur ist und der Mensch in Beziehung auf dieselbe vom Tiere verschieden sei. Sie bestehe vorzüglich in der Übung seiner Gemütskräfte. Diese Kultivierung oder physische Bildung des Geistes unterscheide sich aber von der moralischen Erziehung darin, daß diese nur auf die Freiheit, jene aber nur auf die Natur abziele. Ein Mensch könne physisch sehr kultiviert sein, er könne einen sehr ausgebildeten Geist haben, aber dennoch könne er dabei moralisch schlecht kultiviert und sogar ein böses Geschöpf sein. Die physische Kultur müsse dabei von der praktischen unterschieden werden, welche letztere pragmatisch oder moralisch sei. So handelt es sich im letzteren Fall um Moralisierung, im ersteren um Kultivierung. Auch die Kultivierung und Disziplinierung der Sinne und der Einbildungskraft, der sogenannten „unteren Kräfte des Verstandes“, wird insofern unter dem Begriff „physische Erziehung“ subsumiert. Diese unteren Kräfte des Verstandes sollen dabei nur in Rücksicht auf die oberen, zum Beispiel zum Vorteile des Verstandes, kultiviert werden. Die Einbildungskraft ist nach Kants Auffassung deshalb hauptsächlich zu zügeln: „Was die Kultur der Einbildungskraft anlangt, so ist folgendes zu merken. Kinder haben eine ungemein starke Einbildungskraft, und sie braucht gar nicht erst durch Märchen mehr gespannt und extendiert werden. Sie muß vielmehr gezügelt und unter Regeln gebracht werden, aber doch muß man sie auch nicht ganz unbeschäftigt lassen.“ Kant 1982a, S. 699.

14 Kant geht davon aus, daß der Mensch, bevor er den „Sprung“ zur Moralität vollziehen kann, erzogen und kultiviert werden muß. Sonst verbleibe er letztlich in den Fesseln der Natur ohne sich daraus befreien zu können.

15 Kant zieht nicht die Möglichkeit in Betracht, daß Wahrnehmung und Einstellung selbst durch historische und gesellschaftliche Wandlungen bzw. durch die Veränderung von gesellschaftlichen Praktiken veränderbar sein könnten; auch ist nicht die Tatsache mitbedacht, daß der Erkenntnisapparat selbst das Ergebnis einer evolutiven Entwicklung sein könnte. Vgl. dazu Liebsch 1992, S. 139; ebenso Lorenz 1990, S.82-110. Die Kritik an Kant formuliert deshalb den Vorwurf, daß Kant, der der ästhetischen Einstellung einen transzendental – apriorischen Chrakter zuweist, nicht auf die Bedingung der Möglichkeit dieses apriori-Charakters selbst reflektiert und deshalb der ästhetischen Einstellung fälschlicherweise einen universalen Status zugewiesen hat. Vgl. dazu exemplarisch Seel 1985, S. 208; Scheible 1988, S. 131; Kohler 1980, S. 372ff. und Bourdieu 1989, S. 768ff.

16 Dieser Begriff ist der Übersetzung des Buchs „La distinction. Critique sociale du jugement“, deutsch: „Die feinen Unterschiede. Kritik der gesellschaftlichen Urteilskraft“ von Bourdieu entlehnt. Bourdieu 1989, S. 58. Im Zusammenhang dieser Arbeit wird er jedoch in einer anderen Bedeutung herangezogen, da er eine genaue Beschreibung dessen ermöglicht, was Kant an der Sphäre des „Ästhetischen“ interessiert. Das ästhetische Urteil transportiert nach Kant nicht zuletzt eine bestimmte

Kant dabei von den Ansprüchen der reinen und der praktischen Vernunft ebenso unabhängig, wie sie sich, hier ähnlich der sittlichen Einstellung, aus jeglicher Abhängigkeit von der Sinnlichkeit und den individuellen Affekten befreit hat.

Entgegen der transzendentalphilosophischen Fragestellung der „Kritik der Urteilskraft" geht es in der „Pädagogik" und der „Anthropologie" Kants also vor allem um Aussagen über die Diziplinierung und Kultivierung[17] der Sinne, um die Darstellung der Bedingungen von Erziehung[18] und um die Frage nach der Möglichkeit der Anregung zu Selbsttätigkeit und moralischer Selbstgesetzgebung. Da aber, wie noch näher auszuführen sein wird, die moralische Selbstgesetzgebung aufgrund der in der „Kritik der reinen Vernunft" und der „Kritik der praktischen Vernunft" aufgewiesenen unüberbrückbaren Kluft zwischen dem empirischen und dem intelligiblen Charakter des Menschen[19] *nicht kausal* von erzieherischen Einwirkungen *in der Zeit* abhängig

---

Einstellung zur Welt. Zu diesem Urteil kommt auch Kaulbach 1984, S. 60ff. Vgl. dazu vor allem das Kapitel: „Der Charakter der ästhetischen Stellung zur Welt, ihre Ontologie und der Bestimmungsgrund des ästhetischen Urteils". Kaulbach 1984, S. 60-68. Kant spricht selbst auch von „Lebensgefühl", wenn er die ästhetische Einstellung beschreibt. Dieses Gefühl des Subjekts, wird dabei immer nur im aktuellen Prozeß des Urteilens erfahren. Siehe dazu auch Wieland 1990, S. 616 oder Bubner 1989, S. 37 sowie Kaulbach 1984, S. 60-68.

17 Disziplinierung, oder auch „Zucht" gehören nach Kant zur negativen Seite der physischen Erziehung. Kultivierung zählt dagegen zu deren positiver Seite.

18 Kamper und Wulf haben darauf hingewiesen, daß „Anthropologie fast immer mit einer Pädagogik assoziiert" sei, „wie schon in Kants Anthropologie in pragmatischer Hinsicht, in der unterschieden" werde, „zwischen der physiologischen Anthroplogie, die alles beschreibt, was die Natur aus dem Menschen macht und einer pragmatischen Anthropologie, die all das entwirft, was die Menschen aus sich selbst machen können." Die eigentliche „Crux" sei denn auch das „Verhältnis zwischen den beiden". Kamper/Wulf 1994a, S. 8. In der Tat müssen deskriptive und präskriptive Sätze auseinandergehalten werden, damit in (pädagogisch-) anthropologischen Überlegungen nicht normative Sätze bzw. präskriptive Sätze als deskriptive Sätze ausgegeben werden. Gleichermaßen dürfen aber auch bei den deskriptiven Sätzen die impliziten „weltanschaulichen" Elemente nicht übersehen werden. Ein Korrektiv könnten dabei Positionen einer „Historischen Anthropologie" sein. Vgl. dazu Gebauer/Mattenklott/Lenzen/Wünsche/Wulf 1989.

19 Kant unterscheidet den empirischen vom intelligiblen Charakter des Menschen in der „Kritik der reinen Vernunft" folgendermaßen: „Nach seinem empirischen Charakter" ist das Subjekt „als Erscheinung, allen Gesetzen der Bestimmung nach, der Kausalverbindung unterworfen" und „es wäre so fern nichts, als ein Teil der Sinnenwelt, dessen Wirkungen, so wie jede andere Erscheinung, aus der Natur unausbleiblich abflössen. So wie äußere Erscheinungen in dasselbe einflössen, wie sein empirischer Charakter, d.i. das Gesetz seiner Kausalität, durch Erfahrung erkannt wäre, müßten sich alle seine Handlungen nach Naturgesetzen erklären lassen" (...). Nach dem intelligibelen Charakter desselben aber (...) würde dasselbe Subjekt dennoch von allem Einflusse der Sinnlichkeit und Bestimmung durch Erscheinungen freigesprochen werden müssen, und, da in ihm, so fern es Noumenon ist, nichts geschieht, keine Veränderung, welche dynamische Zeitbestimmung erheischt, mithin keine Verknüpfung mit Erscheinungen als Ursachen angetroffen wird, so würde dieses tätige We-

sein kann, ist der in der „Pädagogik" Kants angezeigte Zusammenhang von Erziehung und Selbstbegründung des Charakters letztlich nur als Paradoxie[20] zu fassen. Aus denselben Gründen ist es aber auch nicht denkbar, daß bei Kant Ästhetik, Kunst oder Geschmacksbildung den Menschen *kontinuierlich* zur Sittlichkeit führen bzw. die „Revolution"[21] der Denkungsart, die die Gründung des moralischen Charakters darstellt, in der Zeit kausal bewirken können. Dennoch hat „Ästhetik" im Sinne der „Kritik der Urteilskraft" bei Kant die Aufgabe, die Bereiche von Natur und Freiheit zu verbinden bzw. das Schöne wird zum „Symbol des Sittlich-guten"[22] erklärt oder es wird sogar davon gesprochen, daß der Geschmack „gleichsam den Übergang vom Sinnenreiz zum habituellen moralischen Interesse" ohne einen „allzu gewaltsamen Sprung"[23] möglich mache, indem er die Einbildungskraft auch in ihrer „Freiheit als zweckmäßig für den Verstand bestimmbar"[24] vorstelle. Wie dies im einzelnen zu verstehen ist und ob es sich hier um widersprüchliche Äußerungen handelt, kann nur dann geklärt werden, wenn deutlich ist, was der Begriff „Übergang"[25] in der „Kritik der Urteilskraft" bedeutet und in welchem Verhältnis er zur Ästhetik, zur Geschmacksbildung, Erziehung und zur moralischen Selbstbestimmung steht.

1.2 Ästhetik als „Übergang". Die transzendentale Vermittlungsfunktion des Ästhetischen

Kant entwirft seine „Ästhetik" nicht als Objekttheorie[26] des Schönen, sondern als Theorie einer *ästhetischen Einstellung*. Diese spezifische Einstellung rea-

---

sen, so fern in seinen Handlungen von aller Naturnotwendigkeit, als die lediglich in der Sinnenwelt angetroffen wird, unabhängig und frei sein. Man würde von ihm ganz richtig sagen, daß es seine Wirkungen in der Sinnenwelt von selbst anfange, ohne daß die Handlung in ihm selbst anfängt". Kant 1968 Bd. 2, S. 494 (B 568, B 569).

20 Vgl. Sommer 1988, S. 59.

21 Kant 1983, S. 245.

22 Kant 1974, S. 297 (B 258, 259).

23 Kant 1974, S. 298 (B 260). Zur Interpretation dieser Stelle und der Bedeutung des Begriffs „Übergang" siehe auch Kapitel 1. 8 dieser Arbeit.

24 Kant 1974, S. 298f. (B 260, B 261).

25 Kant 1974, S. 108 (B LVI, LVII).

26 Siehe dazu auch Gadamer 1986, S. 50. Auf die Daseinsart der Gegenstände, deren Vorstellung gefällt, kommt es Kant im Hinblick auf das Wesen der ästhetischen Beurteilung nicht an. Die „Kritik der Urteilskraft" will insofern gerade nicht eine Philosophie der Kunst sein.
Kants Kenntnisse über Objekte der Kunst waren im übrigen sogar ausgewiesenermaßen mager und stellenweise kurios. Vgl. sehr anschaulich dazu Derrida 1992, S. 89ff. Kants Geschmackskritik ist denn auch weniger in Auseinandersetzung mit Objekten der Kunst entwickelt worden, sondern die Logik der Argumentation speist sich aus den Problemen, die sich aus den ersten beiden Kritiken ergeben hatten. Dennoch gilt

lisiert sich über den Geschmack als dem Vermögen ästhetischer Reflexionsurteile. Das subjektive Vermögen der ästhetisch-reflektierenden Urteilskraft, die die Vorstellungen des Schönen und des Erhabenen als Leistungen des Subjekts ermöglicht, wird dabei zum Garanten für die in wesentlichen Abschnitten der „Kritik der Urteilskraft" nahegelegte *strukturelle Analogie* zwischen „ästhetischer" und moralischer Sphäre, eine Denkfigur, mit der in allerdings modifizierter Argumentation über den Neuhumanismus bis in die heutige Zeit die allgemeine Bedeutung einer „ästhetischen Bildung" legitimiert wird[27].

In seiner 1798 publizierten „Anthropologie in pragmatischer Hinsicht"[28] spricht Kant davon, daß der „ideale Geschmack eine Tendenz zur äußeren Beförderung der Moralität"[29] habe. Mit „äußerer Beförderung der Moralität" ist hier jedoch nur die Möglichkeit gemeint, den Menschen „für seine gesellschaftliche Lage gesittet"[30] zu machen. Die Bildung oder Beförderung des Geschmacks reicht nach Kant jedoch nicht dazu hin ihn auch „sittlich-gut (moralisch) zu bilden"[31]. Denn die Gründung des moralischen Charakters erfolge nur über eine „Revolution"[32] der Denkungsart, als eine Art „Sprung"[33] aus dem vormoralischen Zustand in den der Moralität[34]. Wie bereits angedeutet, kann dieser nicht von außen bewirkt werden, also auch nicht durch die Bildung des Geschmacks, sondern er ist in seiner Diskontinuiät äußerer Einwirkung unverfügbar. Die Bildung des Geschmacks hat allenfalls fördernde Wirkung, die als solche aber nicht in einem Kontinuum zu diesem „Sprung"

---

die „Kritik der Urteilskraft" mit Recht als Maßstab und Prüfstein für die Konsistenz und das Anspruchsniveau nachfolgender Ansätze Ästhetischer Theorie. Vgl. dazu Adorno 1973, S. 22ff.

27 Vgl. Werschkull 1994, S. 203 und 217 und Menze 1980, S. 73-106. Vgl. auch Cassirer, der Kants revolutionäre Leistung der „Kritik der Urteilskraft" sowie deren Einfluß auf den Neuhumanismus betont. Cassirer 1991, S. 142. Menze deutet immerhin an, daß die Neuhumanisten dabei nicht auf die Stellung und Funktion der „Kritik der Urteilskraft" im Gesamtzusammenhang der Kritiken Kants gesehen hätten, sondern daß sie die Argumentationen Kants modifiziert und für ihre Zwecke genutzt hätten. Menze 1980, S. 73-106, hier S. 79. Welche erkenntnislogischen Probleme dabei auftreten, wird allerdings von Menze nicht aufgezeigt.

28 Kant 1983. Marquard weist mit Blick auf Kant auf die „grundsätzliche Gleichzeitigkeit der Ausbildung von Ästhetik und Anthropologie" hin. Marquard 1982, S. 222. So sind Kants Publikationen zur Ästhetik zeitlich im Zusammenhang der Entstehung der „Anthropologie" zu sehen und auch die Anthropologie weist Elemente der „Kritik der Urteilskraft" auf, wie etwa Äußerungen über die Einbildungskraft und den Geschmack.

29 Kant 1983, S. 183.

30 Kant 1983, S. 183.

31 Kant 1983, S. 183.

32 Kant 1983, S. 245.

33 Sommer 1988, S. 52. Sommer nutzt hier einen Ausdruck von Kant aus: „Die Metaphysik der Sitten", VI 355, zur Beschreibung des Phänomens der Diskontinuität der Gründung des moralischen Charakters.

34 Vgl. Kant 1983, S. 245.

zur Moralität steht. Das gleiche gilt bei Kant auch für die Erziehung. Vor dem Hintergrund des in den pädagogischen und anthropologischen Schriften geforderten vernünftigen Selbstverhältnisses und der fortschreitenden Loslösung des Menschen aus den Fesseln der Natur hin zu Freiheit und Moralität[35] stellen Erziehung, Kultivierung, Geschmacksbildung und Disziplinierung paradoxerweise insofern zwar eine notwendige, weil fördernde, aber dennoch niemals hinreichende Voraussetzung[36] dar, um diesen „Endzweck" zu erreichen. Denn der Akt der moralischen Selbstbestimmung kann nicht „nach und

---

35 Der Mensch ist nach Kant der „erste Freigelassene der Schöpfung", ein Geschöpf, das die Chance hat, sich gänzlich aus den Fesseln der Natur zu befreien und ein autonomes sittliches Wesen zu werden. Hier setzt die Kantische Unterscheidung von empirischem und intelligiblem Ich an. Hier deuten sich aber auch die aus dem erkenntnistheoretisch bedingten Dual von Natur und Freiheit entstehenden Probleme an. Ist der Mensch ein „unvordenklicher Fall der Freiheit" oder ein „Überlebensroboter für Gene?" Kamper/Wulf 1995, S. 8. Das Auseinanderfallen von Natur und Freiheit in Kants „Kritschen Schriften" ist begründet in der sich erst im 18. Jahrhundert artikulierenden Vorstellung, daß Selbstbestimmung nicht die Vollstreckung einer vorgezeichneten Teleologie sein kann, sondern freies Produkt des Menschen zu sein hat. Dieser moderne Anspruch hat, so Liebsch, „auch pädagogisches Bewußtsein freigesetzt" (dies zeigt sich z.B. in der Kategorie der „Bildsamkeit") und die Frage in den Vordergrund treten lassen, wie durch „kalkulierte pädagogische Interventionen eine als Charakter sich selbsterhaltende Grundstruktur der Selbstbestimmung zu bilden sei". Liebsch 1992, S. 79. Selbstbestimmung soll unter diesen Voraussetzungen frei von instinktiver Regelung und von aller physischen Determination der Natur sein. Liebsch 1992, S. 79. Zur Befreiung von instinktiven Regelungen und physischer Determination ist uns „auf ganz unbegreifliche Weise (...) die Möglichkeit einer nicht natürlichen Kausalität (das Intelligible) an die Hand gegeben". Liebsch 1992, S. 79. Indem der Mensch sich nach Maßgabe dieses Intelligiblen vom Zustand der Rohigkeit eines bloß tierischen Geschöpfs befreit, erhält er seine „Selbstbestimmung". Diese Selbstbestimmung *muß aber ständig gesichert werden*, sonst droht der Verlust des Selbst und das Regredieren auf den Zustand bloßer Natur. Deshalb, so folgert Liebsch, ist Selbstbestimmung immer auch Selbsterhaltung. Auf die dunkle Seite dieser Selbsterhaltung haben insbesondere Horkheimer/Adorno in ihrer „Dialektik der Aufklärung" hingewiesen. Horkheimer/Adorno 1971. Auf die Entwicklung moderner Rationalitätsstrukturen und die Verdrängung des „Anderen der Vernunft" bei Kant wurde bei Böhme/Böhme 1985 eingegangen. Weitere Kritik am Prinzip der „Selbstbestimmmung" des intelligiblen Ich findet sich bereits in Theorieansätzen, die mit Hilfe verschiedener Denkmodelle versucht haben, das strikte Dual von Natur und Freiheit aufzulösen. Beispiele dafür wären der Begriff „Genealogie" bei Nietzsche (Nietzsche 1988b), oder „Evolution" bei Darwin (Darwin 1859), aber auch die Aufweisung einer situierten Freiheit bei Merleau-Ponty (Merleau-Ponty 1966 und 1986). Besonders zugespitzt wird diese Kritik infolge der poststrukturalistischen Entlarvung der Selbstbestimmung. In den Vordergrund treten hier die Medien, von denen die Subjektkonstitution abhängig ist. Damit wird die Dezentrierung des Subjekts durch Sprache, Leib, Erfahrung, Struktur, Diskurs, Unbewußtes, etc. zum Thema. Vgl. zu dieser Kritik die Übersicht von Meyer-Drawe 1990.

36 Vgl. auch Sommer, der diese Problematik, die sich auf Geschmacksbildung, wie auf moralische Eziehung gleichermaßen beziehen kann, als Paradoxie gefaßt hat, weil bei „ständiger Annäherung an den Zustand der Moralität" der „Abstand von ihm doch immer unendlich" bleibe. Sommer 1988, S. 59.

nach“[37] bewirkt werden. Die Selbstgesetzgebung der Vernunft ist dem Bereich des Intelligiblen zugehörig und deshalb unabhängig von kausaler Einwirkung. Sie ist insofern auch nicht von in der Zeit stattfindenden Wirkungen abhängig, denn diese müssen sich der Kausalität unter empirischen Gesetzen bedienen. Nach Kant wäre es jedoch widersinnig anzunehmen, daß auf diese Art der intelligible Charakter des Menschen mit seiner ihm eigenen Kausalität der Selbstbestimmung gebildet werden könne. Denn, wie Kant in der „Kritik der reinen Vernunft“ ausführt: „Die Kausalität der Vernunft im intelligibelen Charakter entsteht nicht oder hebt nicht etwa zu einer gewissen Zeit an, um eine Wirkung hervorzubringen. Denn sonst würde sie selbst dem Naturgesetz der Erscheinungen, sofern es Kausalreihen der Zeit nach bestimmt, unterworfen sein, und die Kausalität wäre alsdenn Natur, und nicht Freiheit.“[38] Der existenzielle Akt der Selbstbestimmung, der im Subjekt wie eine „Explosion“[39] bzw. „Revolution“[40] eine „neue Epoche“[41] einleitet, bleibt deshalb in seiner Diskontinuität jeglicher Planung und pädagogischer Bemühung unverfügbar. Ein „Übergang“ von der Naturkausalität zur Freiheit *in der Zeit durch* Erziehung, Ästhetik oder Geschmacksbildung ist deshalb nicht denkbar. In der „Kritik der Urteilskraft“ wird das Verhältnis von Natur und Freiheit aber dennoch in einem transzendentalphilosophisch zu denkenden *„Übergang“*[42] von der Natur zur Freiheit fundiert.[43] An dieser Stelle muß deshalb auf die Bedeutung des Begriffs „Übergang“ in der „Kritik der Urteilskraft“ eingegangen werden.[44] Mit dem Begriff „Übergang“ ist in der transzendentalen Grundlegung des Ästhetischen kein genetischer Prozeß gemeint, sondern „Übergang“ meint hier ausschließlich Vereinigung der Vorstellungen in einem Bewußtsein durch das apriorische Prinzip der reflektierenden Urteilskraft. Denn im Hinblick auf die Gesetzgebungen des Verstandes und der Vernunft ist es nach Kant „nicht möglich eine Brücke von einem Gebiete zu dem andern hinüberzuschlagen“[45]. Die radikale *begriffliche und logische Differenz* der Bereiche Natur und Freiheit bleibt bei Kant dem-

37 Kant 1983, S. 245.
38 Kant 1968, S. 501 (B 578, B 579, 580).
39 Kant 1983, S. 245.
40 Kant 1983, S. 245.
41 Kant 1983, S. 244.
42 Kant 1974, S. 108 (B LVI, B LVII).
43 Werschkull ist darin zu folgen, daß der Ausdruck „Übergang“ nicht als nivellierende Grenzaufhebung verstanden werden darf. „Moralische Freiheit bleibt vom ästhetischen Gefühl der Autonomie unaufhebbar unterschieden. Ästhetische Autonomie ist selbst im strengen Sinne nicht Freiheit, doch aber mit dem Grund der letzteren, dem Übersinnlichen verknüpft“. Werschkull 1994, S. 199. Das „Ästhetische“ läßt sich nach Kant, so Werschkull, deshalb auch nicht umstandslos für eine moralische Erziehung fruchtbar machen.
44 Dies ist nicht zuletzt auch deshalb notwendig, weil auf die begriffliche Unterscheidung von empirisch-genetischem und transzendentalem „Übergang“ spätestens seit dem Neuhumanismus oftmals nicht mehr geachtet wird.
45 Kant 1974, S. 106f (B LIII, LIV, BLV).

nach bestehen und wird nicht, wie in der Vorstellung eines emprisch-genetischen Kultivierungs- oder Erziehungsprojekts, in welchem der Mensch vom Naturzustand zur Zivilisation, Kultur und Sittlichkeit *in der Zeit* fortzuschreiten hat, temporalisiert. Insofern ist auch erst mit Schiller und Herbart von einer ästhetischen Bildung oder Erziehung zu sprechen, denen es im Gegensatz zu Kant darum geht, durch „Ästhetik" und Geschmacksbildung eine Kultivierung *und* Versittlichung (im Sinne von: Gründung des moralischen Charakters) des Menschen herbeizuführen. Deshalb nehmen Schiller und Herbart auf je unterschiedliche Weise *einen empirisch-genetischen* „Übergang" von der Natur über das Ästhetische hin zur Freiheit an. Das, was bei Schiller und Herbart diesen „Übergang" ermöglichen wird, hat O. Marquard einmal unter dem Begriff „vernünftige Sinnlichkeit"[46] – man könnte aber auch sagen vernünftige „Trieb"[47] – bzw. entmächtigte „Kontrollnatur"[48] – gefaßt: „Die machtlos-transzendentale Vernunft", so Marquard, „muß – der Verwirklichung und damit auch des Inhalts des Endzwecks wegen – zur List ihre Zuflucht nehmen d. h. mindestens zur Hoffnung, daß diese sinnliche Nicht-Vernunft geneigt ist, die Sache der Vernunft zu tun oder wenigstens zu fördern: sie muß versuchen, davon zu leben, daß in irgendeiner Weise die sinnliche Welt der Interessen d. h. die Triebnatur zum Sachwalter der Vernunft und ihrer Zwecke wird. Das nennt man heute eben Sublimierung; (...) Es ist dies die Figur der ‚indirekten Vernunft': das, was die Vernunft nicht durch sich selbst zu sein vermag, soll sie nun durch ihr Gegenteil, durch die Sinnlichkeit sein. Dieser Versuch rechnet mit der Geneigtheit dieses Gegenteils. Er hofft darauf, daß es Triebe gibt, die als Triebe irgendwie vernünftig sind, Interessen also, die dem Interessenziel entsagen. Es muß eine Sinnlichkeit geben, die keine bloße Triebnatur ist, sondern mit der Vernunft gemeinsame Sache macht – eine aisthesis also, die von der bloßen aisthesis ver-

---

46 Marquard 1987, S. 138.

47 Unter „Triebnatur" faßt Marquard die Natur, als das durch Begierde, respektive durch das Bedürfnis Geprägte zusammen. Demgegenüber ist die temperierte, gebändigte „Triebnatur" des Naturzustands (Hobbes) präsent als Gesellschaft. „Triebnatur" steht für das die Not und Unlust fliehende, die Befriedigung, die Macht und die Lust suchende, „sinnliche" und dabei zur individuellen oder Gruppenexistenz vereinzelte Interessendasein der Lebewesen, speziell der Menschen. Hierbei ist also eine mögliche Kontinuität von Natur und Vernunft bereits vorgedacht, da der Mensch im Zusammenhang mit der ihn umgebenden Natur gesehen wird, nicht jedoch als ein, von dieser gänzlich zu unterscheidendem Vernunftwesen, das durch den „Endzweck" unableitbare Moralität hat. Vgl. Marquard 1987, S. 55f.

48 Unter „Kontrollnatur" versteht Marquard die Natur als „Gegenstand der exakten Naturwissenschaft, die mit gezielter, geplanter Beobachtung, mit Experiment und Mathematik die Natur unter Kontrolle zu bringen, d.h. voraussagbar und manipulierbar zu machen sucht. Diese Natur ist nicht die sinnliche, sondern die Natur der Verstandesgesetze und Regeln: die Natur der Naturgesetze." Marquard 1987, S. 56f. Diese, von Marquard geprägten Begriffe, wie auch der Begriff der „Romantiknatur", der in Kapitel 1.3 dieser Arbeit erläutert wird, werden für diese Untersuchung übernommen.

schieden ist. Diese vernünftige Sinnlichkeit ist das Ästhetische."[49] Diese spezifische Verfaßtheit des „Ästhetischen" zur Verwirklichung des „Endzwecks", also des sittlichen Menschen, ist für Schiller und Herbart mit dem Begriff „vernünftige Sinnlichkeit" sehr treffend beschrieben. Kants „Wende zur Ästhetik"[50], seine Idee eines „Übergangs" durch „Ästhetik" trifft sie indessen nicht. Bei Kant gibt es keine „Geneigtheit" des Sinnlichen zur Vernunft. Auch die doppelte Verwendung des Begriffs „aisthesis" als „aisthesis" und „bloße aisthesis"[51] ist im Hinblick auf Kant irreführend. Denn das Spezifische des „Geschmacksurteils", respektive des ästhetischen Reflexionsurteils, ergibt sich aus einer besonderen Verbindung von Einbildungskraft und Verstand. Die „Aisthesis" als transzendentale Aisthesis (Anschauung) der „Kritik der reinen Vernunft"[52] ist in der „Kritik der Urteilskraft" die Grundlage für ein Geschmacksurteil, denn die Mannigfaltigkeit der Anschauungen wird von der Einbildungskraft zu einer Einheit (Synthesis)[53] gebracht. Als „bloße aisthesis" im Sinne von Sinnlichkeit oder „Triebnatur" wird sie durch das reflektierende, freie Spiel dieser Erkenntnisvermögen transzendiert. Das „reine Geschmacksurteil"[54] bzw. das „ästhetische Reflexionsurteil"[55] sollen bei Kant den Menschen ja gerade vom Zwang der Sinnlichkeit und der Natur befreien[56]. Darüberhinaus wird der transzendentale „Übergang" vom Bereich der Natur zu dem der Freiheit, also von der Determination zur Spontaneität, nach Kant ausschließlich durch das apriorische Prinzip des (ästhetischen, respektive teleologischen) Reflexionsurteils ermöglicht. Marquard urteilt allerdings richtig, wenn er meint, daß es diese „Ohnmacht der moralischen

49 Marquard 1987, S. 138.
50 Marquard 1987, S. 135.
51 Marquard 1987, S. 138.
52 Kant 1968 Bd. 1, S. 69 ff (B 33, 34ff.) (Transzendentale Ästhetik).
53 „Da nun alle unsere Anschauung (transzendentale Aisthesis, Anm. Y. E.) sinnlich ist, so gehört die Einbildungskraft, der subjektiven Bedingung wegen, unter der sie allein den Verstandesbegriffen eine korrespondierende Anschauung geben kann, zur Sinnlichkeit; sofern aber doch ihre Synthesis eine Ausübung der Spontaneität ist, welche bestimmend, und nicht, wie der Sinn, bloß bestimmbar ist, mithin a priori den Sinn seiner Form nach der Einheit der Apperzeption gemäß bestimmen kann, so ist die Einbildungskraft so fern ein Vermögen, die Sinnlichkeit a priori zu bestimmen, und ihre Synthesis der Anschauungen, den Kategorien gemäß, muß die transzendentale Synthesis der Einbildungskraft sein, welches eine Wirkung des Verstandes auf die Sinnlichkeit und die erste Anwendung desselben (zugleich der Grund aller übrigen) auf Gegenstände der uns möglichen Anschauung ist." Kant 1968, S. 148f (B 151, B 152, 153). Die transzendentalkritische Bestimmung der Einbildungskraft als Erkenntnisvermögen muß jedoch von der anthropologischen Bestimmung der Einbildungskraft unterschieden werden. Vgl. Kohler 1980, S. 178ff. Zur systematischen Bedeutung der Einbildungskraft als Erkenntnisvermögen bei Kant, vgl. Heidegger 1973.
54 Kant 1974, S. 139 (B 39). Kant verwendet dafür manchmal auch den Begriff reines bzw. formales ästhetisches Urteil. Kant 1974, S. 139 (B 38, B 39).
55 Kant 1974, S. 53.
56 Düsing 1988, S. 87.

Vernunft"[57] gewesen sein muß, die ihre Zwecke nicht in der von bloßer Kausalität determinierten Natur verwirklicht sieht, die Kant auf das Geschmacksurteil und die teleologische Urteilskraft setzen ließ. Kants Annahme einer dualen Verfaßtheit des Menschen als zugleich triebbestimmt und vernunftbegabt[58] macht für die Verwirklichung des „Endzwecke(s)"[59], der nicht weiter bedingten Freiheit des Menschen als moralischem Wesen und damit der Durchbrechung der Gesetze der Kausalität, durchaus eine „List" notwendig, diesen „Übergang" als möglich zu denken. Eben in dieser Suche nach einer *vermittelnden Instanz* zwischen Natur und geschichtsphilosophischer Bestimmung des „Endzwecks" sah bereits G. Lukács den historischen Ausgangspunkt für die „systemtheoretische" und „weltanschauliche"[60] Bedeutung der Ästhetik und Kunst im 18. Jahrhundert, die sie in früheren Entwicklungen nicht besessen hatte. Entsprechend werden in der „Kritik der Urteilskraft" die *Ansatzpunkte* für die *„Versprechungen des Ästhetischen" der Moderne* ausgeprägt, die in dieser Untersuchung herausgearbeitet werden sollen. Zu bildungsphilosophischen und pädagogischen „Versprechungen des Ästhetischen" werden sie jedoch erst durch die kritische Auseinandersetzung Schillers, Schellings (bzw. der „Deutschen Romantik") und Herbarts mit Kant.

Um die transzendentale *Vermittlungsfunktion* des Ästhetischen bei Kant zu verstehen und um nicht in unnötige Aporien zu geraten, muß nach der Erläuterung der Bedeutung des Begriffs „Übergang" in Kants „Kritik der Urteilskraft" sowie dessen kurzer Abgrenzung von Schillers und Herbarts Bildungstheorien eine weitere Unterscheidung eingeführt werden, die Kant in seiner „Kritik der Urteilskraft" zwar nicht durchgängig terminologisch, dafür aber grundsätzlich systematisch-begrifflich durchhält. Es handelt sich um die Unterscheidung der „unmittelbar" eintretenden ästhetischen Reflexionsbewegung von Einbildungskraft und Verstand, die bereits eine Form von „Beurteilung"[61] darstellt (und der das Gefühl der Lust nachfolgt, die ebenfalls eine

57 Marquard 1987, S. 133.

58 Dieses erkenntnistheoretische Dual ist die unhintergehbare Voraussetzung sämtlicher Folgerungen, die in der „Kritik der Urteilskraft" vorgeschlagen werden. In der Nachfolge Kants hat diese dualistische Auffassung des Menschen allerdings einige Kritik erfahren. Vgl. Liebsch 1992. Eine kritische Sichtung der „Kritik der Urteilskraft" hätte diese Implikationen auch für die Bestimmung des ästhetischen Reflexionsurteils in Rechnung zu stellen. Auf diese Implikationen kann in diesem Zusammenhang jedoch nur kurz hingewiesen werden.

59 Kant 1974, S. 108 (B LV).

60 Lukács 1988, S. 249.

61 Vgl. Kant 1974, S. 132 (B 29): „Diese bloß subjektive (ästhetische) Beurteilung des Gegenstandes, oder der Vorstellung, *wodurch* er gegeben wird, geht nun vor der Lust an demselben vorher, und ist der Grund dieser Lust an der Harmonie der Erkenntnisvermögen." In diesem Gemütszustand des „freien Spiels" von Einbildungskraft und Verstand ist sich das Subjekt der „allgemeinen Mitteilbarkeit" dieses Zustandes bewußt. Vgl. Kant 1974, S. 132 (B 27, 28, B 29): „Die subjektive allgemeine Mitteilbarkeit der Vorstellungsart in einem Geschmacksurteile, da sie, ohne einen bestimmten Begriff vorauszusetzen, Statt finden soll, kann nichts anders als der Gemütszu-

Ebene des „Urteilens“ ausmacht[62]) von der bewußten und habitualisierten Geschmacksanwendung. Diese Unterscheidung[63] dient auch der weiteren Erläuterung der folgenden, auf den ersten Blick widersprüchlichen, Aussagen zur angeblichen Bildungsfunktion des Ästhetischen bei Kant. Wie einerseits in der Anthropologie davon ausgeangen wird, daß der „ideale Geschmack eine Tendenz zur äußeren Beförderung der Moralität“[64] habe, so ist andererseits in der „Kritik der Urteilskraft“ die Rede davon, daß die „wahre Propädeutik zur Gründung des Geschmacks die Entwickelung sittlicher Ideen und die Kultur des moralischen Gefühls“[65] sei. Kant weist weiterhin darauf hin, daß „Virtuosen des Geschmacks“[66] oft nicht sonderlich moralisch sind und befestigt damit nicht zuletzt die Autonomie der ästhetischen Sphäre.[67] Diese,

---

stand in dem freien Spiele der Einbildungskraft und des Verstandes (sofern sie unter einander, wie es zu einem Erkenntnisse überhaupt erforderlich ist, zusammen stimmen) sein, indem wir uns bewußt sind, daß dieses zum Erkenntnis überhaupt schickliche subjektive Verhältnis eben so wohl für jedermann gelten und folglich allgemein mitteilbar sein müsse, als es eine jede bestimmte Erkenntnis ist, die doch immer auf jenem Verhältnis als subjektiver Bedingung ruht.“ Kant 1974, S. 132 (B 29). Zum Begriff der „allgemeinen Mitteilbarkeit“ siehe auch die Ausführungen in Kapitel 1.6 dieser Arbeit.

62 „Es ist jene Lust selbst und nicht ihr Begriff, die unmittelbar, nämlich als empfindbares und empfundenes Gefühl die Stelle des Prädikats im Geschmacksurteil einnimmt. Für das so verstandene Urteil ist es gleichgültig, ob es nachträglich noch in einem sprachlichen Gebilde, etwa in einem pseudoobjektiven Aussagesatz dokumentiert wird. Denn jenes Lustgefühl ist selbst Bestimmungsgrund und Element des Geschmacksurteils; es ist nicht lediglich ein semantisches Korrelativ. Deshalb muß Kant auf die Unmittelbarkeit der vom Geschmacksurteil gestifteten Beziehung so großen Wert legen.“ Wieland 1994, S. 616. Zum komplizierten Verhältnis der verschiedenen Ebenen des reinen Geschmacksurteils, die hier nicht ausführlich verhandelt werden können, siehe auch die Ausführungen von Kohler 1980.

63 Henckmann 1972, S. 321ff. Henckmann erwähnt auf S. 331, daß Baeumler als erster diesen Hinweis gegeben habe. Vgl. auch Kohler 1980, S. 273, der ausgehend von Baeumler diese Unterscheidung zu einer seiner analyseleitenden Fragestellungen gemacht hat.

64 Kant 1983, S. 183.

65 Kant 1974, S. 301 (B 264).

66 Kant 1974, S. 231 (B 164, 165). Als Gegenfigur zu den „Virtuosen des Geschmacks“ werden Personen angeführt, denen ein unmittelbares, intellektuelles Interesse an der Naturschönheit eigen ist. Ein solches Interesse, sofern es habituell ist, zeigt nach Kant sogar eine dem moralischen Gefühl günstige Gemütsstimmung an. Um eine solche Denkungsart kann es sich jedoch nur im Hinblick auf das Naturschöne, nicht aber bezogen auf das Kunstschöne handeln. Kant 1974, S. 323f. (B 167, 168). Dieser Vorzug des Naturschönen ergibt sich aus der Kantischen Gesamtkonstruktion seiner Theorie und zwar insbesondere im Hinblick auf den zweiten Teil der „Kritik der Urteilskraft“, der Kritik der „teleologischen Urteilskraft“. Zu beachten ist auch, daß diese Äußerungen nicht die transzendentale Begründung eines „Übergangs“ vom Bereich der Natur zu dem der Freiheit berühren, denn es handelt sich um Überlegungen die sich auf die Kultivierung des Menschen beziehen.

67 Zum Verhältnis von Moral und Ästhetik siehe beispielsweise Diderots „Neveu de Rameau“, in dem bereits 1762, weit vor der Abfassung der „Kritik der Urteilskraft“,

zum Teil von der kulturmoralistischen Haltung Rousseaus beeinflußten[68] Aussagen sind allerdings nicht zu verwechseln mit den expliziten und in der „Kritik der Urteilskraft" systematisch begründeten Ausführungen, daß das apriorische Prinzip der ästhetischen und teleologisch reflektierenden Urteilskraft lediglich einen transzendentalen „Übergang" von der Natur zur Freiheit ausmacht, nicht jedoch einen genetisch-empirischen. Der Vermittlungsmodus des transzendentalen „Übergangs" im Hinblick auf Ästhetik, das ästhetische Reflexionsurteil, kann dagegen als autonomer, spezifischer Zugang zu Seiendem bzw. als „kulturinvarianter, fundamentaler Modus des Menschseins"[69] begriffen werden. Er macht die Quelle apriori aus, die die „Kritik der Urteilskraft" als Transzendentaluntersuchung legitimiert und der das Geschmacksurteil seine Allgemeingültigkeit und Notwendigkeit verdankt. Die bewußte Habitualisierung dieser „unmittelbar" bzw. „intentionslos"[70] wirksam werdenden Anlage ist dagegen von Umständen der Zivilisation abhängig und läßt somit die *Kultivierung* des Geschmacks nicht zuletzt als eine genuine Aufgabe der Erziehung deutlich werden.[71] Man kann weiterhin G. Kohler darin folgen, daß ein Geschmacksurteil „immer nur auf der Basis der in zweiter Reflexion objektivierten ästhetischen Primärerfahrung gefällt werden kann"[72], aber diese Erfahrung sich nicht von selbst in einer expliziten „Aussage" vergegenständliche.[73] Damit es zu so einer „Aussage", genauer: Äußerung[74] komme, müsse eine besondere Instanz auftreten, in deren Sinn es

---

eine strikte Trennung der beiden Bereiche nahegelegt wird. Dies allerdings implizit im Medium des Romans und nicht explizit, wie in der philosophischen Abhandlung Kants. Siehe Diderot 1984.

68 Vgl. den Einfluß Rousseaus auf die Bestimmungen des Ästhetischen bei Kant. Eine minutiöse Rekonstruktion dieses Verhältnisses liefert die Arbeit von Werschkull 1994.

69 Kohler 1980, S. 277.

70 Kohler 1980, S. 268ff. Hierin liegt ein grundsätzliches Problem, das auch Kant nicht wirklich gelöst hat. Handelt es sich bei der ästhetischen Einstellung um ein intentionsloses Affiziertsein von der Vorstellung eines Gegenstandes, oder nimmt man die Einstellung, ungeachtet einer affizierenden spezifischen Gegenstandsvorstellung, gegenüber jeglicher Gegenstandsvorstellung ein? Da Kant keine Objekttheorie des Schönen entworfen hat, ist diese Frage nur sehr spekulativ zu beantworten. Entsprechend wurde sie in vielen Variationen ausgedeutet. Zu habitualisieren wären allerdings beide Arten von Einstellungen. Sowohl die Möglichkeit des Affiziertwerdens von spezifischen Gegenstandsvorstellungen, wie auch die Habitualisierung einer grundsätzlich und an kontingenten Gegenstandsvorstellungen einzusetzenden ästhetischen Haltung.

71 Kohler 1980, S. 273ff.

72 Kohler 1980, S. 276.

73 Kohler 1980, S. 276.

74 Unter „Aussage" versteht Kohler nicht unbedingt eine sprachliche Äußerung, wie etwa „das ist schön". Die Habitualisierung des Geschmacksurteils ist vor allem nicht mit dieser Äußerung gleichzusetzen. Sie kann aber in ihr angezeigt werden. Hier ist der deiktische Charakter angedeutet. Dieser ist aber nur Ausdruck einer unter Umständen auch habitualisierten Einstellung. Diese spezielle Äußerung ist nicht das Er-

läge, Schön-Sein eigens zu beurteilen: „Gemeint ist der Geschmack als ein speziell kultiviertes Vermögen. Die Fähigkeit zu ästhetischer Reflexion und das jeweilige Betroffen-Sein von der Erfahrung des Schönen einerseits und der Geschmack andererseits, als die „Instanz, die das ‚Spiel' (der Reflexion von Einbildungskraft und Verstand, Anm. Y. E.) zum Kriterium – Kant sagt oft auch: ‚zum Prinzip' ihrer Urteile – macht"[75]. Diese seien nicht lediglich dadurch zu unterscheiden, daß der letztere auf das erstere aufbaue, sondern ebenso unter dem Gesichtspunkt zu trennen, daß der Geschmack als die bewußte Pflege und In-Dienst-Nahme von „Spiel" und „ursprünglicher ästheti-

---

gebnis eines Disputs oder einer elaborierten Interpretation, sondern lediglich der sprachliche Ausdruck einer bereits stattgehabten „Beurteilung". Vgl. zu diesem Begriff auch Wieland 1990, S. 604-623, insbesondere S. 613-618. Fricke reserviert dagegen den Ausdruck „reines Geschmacksurteil" allein dieser sprachlichen Formulierung, Fricke 1990 S. 47. Fricke unterscheidet weiterhin diese Aussage von dem ihm zugrundeliegenden Reflexionsurteil. Dies ist irreführend, da der Ausdruck „rein" eher eine angemessene Beschreibung des ästhetischen Reflexionsurteils ist. In § 13 der „Kritik der Urteilskraft" macht Kant dies deutlich: „Ein Geschmacksurteil, auf welches Reiz und Rührung keinen Einfluß haben (ob sie sich gleich mit dem Wohlgefallen am Schönen verbinden lassen) welches also bloß die Zweckmäßigkeit der Form zum Bestimmungsgrunde hat, ist ein reines Geschmacksurteil." Kant 1974, S. 139 (B 38). Die sprachliche Aussage „das ist schön" ist als sprachlicher Ausdruck des Geschmacksurteils demgegenüber die nachträgliche bewußte Geschmacksäußerung. Kaulbach, dessen Ausführungen Fricke im übrigen als Legitimation ihrer eigenen Argumentation heranzieht, macht eine Unterscheidung zwischen Reflexion, Gefühl und einem sogenannten ästhetischen Urteil, dem „das ist schön", vgl. auch Kaulbach 1984, S. 4. Bei Kant ist die Reflexionsbewegung von Einbildungskraft und Verstand (die ästhetische Einstellung) jedoch bereits eine Beurteilung, und nicht erst die Aussage, „das ist schön". Kaulbach und Fricke gehen dagegen beide davon aus, daß mit dem Begriff „urteilen" immer sprachliches Urteilen gemeint ist. Dies ist bei Kants transzendentaler Grundlegung jedoch nicht der Fall. Die Ausführungen Kohlers sind in diesem Zusammenhang plausibler, da sie die Kantischen Aussagen nicht mit sprachanalytischen Zusätzen verfälschen. Diese sind dagegen bei Kaulbach schon in einer Kapitelüberschrift zu finden. Dort heißt es: „Reflexion, Gefühl und ästhetisches Urteil. sprachphilosophische Aspekte". Kaulbach 1984, S. 4. Kohler unterscheidet dagegen zwischen dem intentionslosen Urteilsakt des Reflexionsurteils, wobei Urteilen hier prozessual gedacht ist, also als ein Vorgang, und dem intentionalen Urteilsakt des Geschmacksurteils, welches in der Äußerung „das ist schön" kulminieren kann und somit das „Ergebnis" des vorangehenden „Beurteilungsvorgangs" ist. Kohler 1980, S. 277f. Besonders jedoch Wielands Artikel ist für die Aufklärung dieser Problematik aufschlußreich. „Gerade Kants Erörterung der Geschmacksurteile zwingt auch zu besonderer Aufmerksamkeit für die Unterschiede zwischen Kantischer Urteilsanalyse und moderner Sprachanalyse. Kant nimmt an den Gegebenheiten der Sprache kein sonderliches Interesse. (...). Die Urteile, die Kant seinen Analysen zugrunde legt, dürfen jedoch gerade nicht mit ihren sprachlichen Dokumentationen verwechselt werden, weil sie von Hause aus gar keine sprachlichen Gebilde sind. Das Urteil ist vielmehr eine „Vereinigung der Vorstellungen in einem Bewußtsein. Das gilt auch für das Geschmacksurteil." Wieland 1990, S. 613.

75 Kohler 1980, S. 277.

scher Erfahrung"[76] in ganz anderer Weise ein Kulturphänomen sei, als „jener Modus des Zugangs zu Seiendem, indem die Möglichkeit des Geschmacksurteils gründet."[77] Der Kantische Ausdruck „Geschmacksurteil" kann also in zwei Bedeutungen genommen werden. Denn er bezeichnet das Geschmacksurteil als solches, also ein logisches Gebilde, als auch den Zustand, aus dem das ästhetische Urteil hervorgeht.[78] Im Bezug auf die transzendentale Grundlegung bezieht sich Kant auf das „ästhetische Reflexionsurteil"[79], das in seinem apriori-Charakter Anspruch auf „subjektive Allgemeingültigkeit"[80] erhebt. Vom Geschmack als dem zu habitualisierenden Beurteilungsverhalten ist dagegen nur dann die Rede, wenn, wie insbesondere in der Anthropologie Kants, die empirisch-kulturelle bzw. gesellschaftliche Bedeutung des Geschmacksurteils hervorgehoben werden soll[81]. Kants eigene Terminologie gibt für diese Unterscheidung einen Hinweis, da er an einer Stelle terminologisch präzisiert, was er aus systematischen Gründen begrifflich auseinanderhalten muß.[82] So bezeichnet er das „ästhetische Reflexionsurteil"[83] auch als „eigentliches" „reines" „Geschmacksurteil"[84], bzw. als „reines" „ästhetisches Urteil"[85] Diese Differenzierung ist darüberhinaus auch deshalb notwendig, weil die Bezeichnung „ästhetisches Urteil" bei Kant nicht nur für das Urteil über das Schöne reserviert ist, sondern damit oftmals auch Urteile gekennzeichnet werden, die das Annehmliche oder Unannehmliche betreffen. Diese sind jedoch keine Geschmacksurteile sondern „Sinnenurteile"[86] und gehören damit nicht wie das reine ästhetische Urteil zum Reflexionsgeschmack[87]. Allein jedoch der als kulturinvariant vorgestellte apriorische Modus der ästhetischen reflektierenden Urteilskraft als Reflexionsgeschmack ist der Garant dafür, daß der „Freiheitsbegriff" den „durch seine Gesetze aufgegebenen Zweck in der Sinnenwelt wirklich machen"[88] kann. Die Bedeutung

---

76 Kohler 1980, S. 277.
77 Kohler 1980, S. 277.
78 Auf diese zwei Ebenen des Urteils hatte bereits Baeumler hingewiesen. Baeumler 1923. Vgl. dazu auch Kohler 1980, S. 273, Anm. 43.
79 Kant 1974, S. 53.
80 Kant 1974, S. 129 (B 23).
81 Kohler 1980, S. 277.
82 Kant gelingt es allerdings nicht, die präzisierte Terminologie, die er etwa in Kant 1974, S. 139 (B 38, 39) einführt, durchgängig und einheitlich zu verwenden. Eigentlich müsste er, um keine Verwechslungen aufkommen zu lassen, immer von dem reinen Geschmacksurteil oder von einem reinen ästhetischen Urteil sprechen. Er verwendet jedoch auch die Begriffe ästhetisches Urteil und Geschmacksurteil weiterhin.
83 Kant 1974, S. 53.
84 Kant 1974, S. 139 (B 38, 39).
85 Kant 1974, S. 139 (B 39). Die Begriffe ästhetisches Reflexionsurteil, reines Geschmacksurteil bzw. reines ästhetisches Urteil werden in dieser Arbeit deshalb synonym gebraucht.
86 Kant 1974, S. 139 (B 39).
87 Zu diesem Problem siehe Fricke 1990, S 44f.
88 Kant 1974, S. 83 (B XIX, XX).

des „Ästhetischen“ für den „Übergang“[89] vom Bereich der Natur zu dem der Freiheit ist für Kant nur auf dieser Ebene gewährleistet, wohingegen er die Bildung des Geschmacks lediglich als empirisches Kultivierungsprojekt beurteilt. Die transzendentale Begründung des „Übergangs“ ist somit grundsätzlich zu unterscheiden von dem empirisch-genetischen „Übergang“, dem „Übergang“ vom animalischen Zustand des Menschen in den des veredelten. Damit meint Kant einen Vorgang, den er nicht als Versittlichung sondern den er – vornehmlich in seiner Anthropologie – als Kultivierung und Humanisierung beschreibt. So erklärt sich auch, warum „der Virtuose des Geschmacks“ gleichwohl unsittlich sein kann. Denn Kultivierung ist nach Kant zu unterscheiden von der Selbstgesetzgebung der praktischen Vernunft als Moralität. Nach Kant kann man Moralität nicht auf Fragen des Geschmacks reduzieren.[90] Die Verfeinerung oder Kultivierung des Geschmacks, die Kant immerhin als Möglichkeit ansieht, den Menschen „für seine gesellschaftliche Lage“[91] gesittet zu machen, ist insofern auch nicht das Thema der transzendentalen Grundlegung des reinen Geschmacksurteils in der „Kritik der Urteilskraft“. So gibt Kant zu bedenken, daß: „die Untersuchung des Geschmacksvermögens als ästhetischer Urteilskraft, hier nicht zur Bildung und Kultur des Geschmacks (denn diese wird auch ohne alle solche Nachforschungen, wie bisher so fernerhin, ihren Gang nehmen), sondern bloß in transzendentaler Absicht angestellt wird: (...) Was aber die letztere Absicht betrifft, so muß sie sich auf die strengste Prüfung gefaßt machen.“[92] Im folgenden geht es deshalb ausschließlich um die *transzendentale Grundlegung* des ästhetischen Reflexionsurteils, die, wie bereits hervorgehoben wurde, die besondere Bedeutung des Ästhetischen in der Moderne begründet und die Folie für die „Versprechungen des Ästhetischen“ abgegeben hat[93].

Die Notwendigkeit eines solchen, von einem empirisch-genetischen systematisch zu unterscheidenden transzendentalphilosophischen „Übergang“ vom Bereich der Natur (der Sinnenwelt) zum Bereich der Freiheit (der Spontaneität) ergibt sich aus dem von Kant in der „Kritik der reinen Vernunft“ und in der „Kritik der praktischen Vernunft“ gesetzten *Primat der praktischen Vernunft*; denn deren „Realisierung darf prinzipiell nicht am Wi-

89 Kant 1974, S. 108 (B LVI, LVII).

90 Dies ist eine Vorstellung, die erst in Nietzsches „Zur Genealogie der Moral“ formuliert wird und in der die von Kant geforderte moralische Selbstgesetzgebung einer vernichtenden Kritik unterzogen wird. Nietzsche 1988b.

91 Kant 1983, S. 183.

92 Kant 1974, S. 76 (B IX, X).

93 Wie Höffe betont, ist es besonders das Motiv der „Einheit des Entzweiten“, das im Deutschen Idealismus weiter transportiert worden ist. Dabei geht es um die Vermittlung der getrennten Bereiche Natur und Freiheit, Erkennen und Handeln, Sinnlichkeit und Spontaneität, die dann insbesondere bei Schiller versöhnt werden sollen. Neben der Frage nach der Bildungsbedeutung des Ästhetischen für eine gesellige Gesellschaft oder eine Versittlichung der Menschheit gehört neben einigen anderen demnach auch dieses Motiv zu den „Versprechungen des Ästhetischen“. Höffe 1977, S. 260.

derstand der besonderen Umstände der Sinnenwelt scheitern. (...) Die endliche, praktische Vernunft kann jedoch aus ihrem Prinzip, dem Sittengesetz als Freiheitsgesetz, das nur die intelligible Kausalität betrifft, nicht aufweisen, wie die geforderte Verknüpfung *möglich* ist. Auch der Verstand ist von seinen Prinzipien her nicht in der Lage, da er allein der Natur, der sinnlichen Welt der Erscheinungen, seine Kategorien vorschreibt, die zudem nur allgemeine gesetzmäßige Verknüpfungen des Mannigfaltigen, aber keine besonderen Gesetze sind. Ein neues, von theoretischen und praktischen Prinzipien unabhängiges Prinzip muß daher die Möglichkeit der gesuchten Vermittlung aufweisen."[94]

1.3 Die Begründung der Autonomie des Ästhetischen durch das apriorische Prinzip der Urteilskraft

Wie ist nun die geforderte Vermittlung von Natur und Freiheit zu denken? Das vermittelnde Vermögen, welches jene transzendentale Vermittlung, bzw. den „Übergang" von Natur in Freiheit möglich macht, glaubt Kant in der *zwecksetzenden reflektierenden Urteilskraft* gefunden zu haben. Dabei wird (im für diese Untersuchung relevanten ersten Teil[95] der „Kritik der Urteilskraft") ausschließlich in transzendentalphilosophischer Absicht nach den apriorischen Bedingungen der Möglichkeit eines ästhetischen Reflexionsurteils gefragt und somit zum dritten und zum letzten Mal die Frage gestellt: „Wie sind synthetische Urteile a priori möglich?"[96] Da Kant bereits für die theoretische und für die praktische Vernunft ein Prinzip apriori gefunden hatte, vermutet er ein solches auch für die (reflektierende) Urteilskraft. Deshalb unternimmt Kant im Hinblick auf eine „Kritik der ästhetischen Urteilskraft" eine transzendentalphilosophische Untersuchung der Leistungen der reflektierenden Urteilskraft und der ihr korrespondierenden Gemütsvermögen der Lust und der Unlust. „Daß Geschmacksurteile synthetische sind, ist leicht einzusehen, weil sie über den Begriff, und selbst die Anschauung des Objekts, hinausgehen, und etwas, das gar nicht einmal Erkenntnis ist, nämlich Gefühl der Lust (der Unlust) zu jener als Prädikat hinzutun. Daß sie aber, obgleich das Prädikat (der mit der Vorstellung verbundenen eigenen Lust) empirisch ist, gleichwohl, was die geforderte Beistimmung von jedermann betrifft, Urteile a priori sind, oder dafür gehalten werden wollen, ist gleich-

94 Düsing in: Schurr/Broecken/Broecken 1988, S. 88f. Düsing nimmt jedoch fälschlicherweise an, daß bei Kant „Ästhetik" den „Sprung" zur Moralität bewirken könne.

95 Die „Kritik der Urteilskraft" unterteilt sich in zwei Teile. 1. in die „Kritik der ästhetischen Urteilskraft" und 2. in die „Kritik der teleologischen Urteilskraft". In dieser Untersuchung steht der erste Teil der „Kritik der Urteilskraft" im Vordergrund, da hier die moderne autonome Ästhetik grundgelegt wird.

96 Kant 1974, S. 219 (B 149).

falls schon in den Ausdrücken ihres Anspruchs enthalten; und so gehört diese Aufgabe der Kritik der Urteilskraft unter das allgemeine Problem der Transzendentalphilosophie: Wie sind synthetische Urteile a priori möglich?"[97]

G. Kohler bringt die Implikationen dieser Vorstellung eines reinen Geschmacksurteils als synthetisches Urteil apriori wie folgt auf den Punkt: „Eine Synthesis a priori, also eine erfahrungsunabhängige Vorstellung repräsentiert das GU (das Geschmacksurteil, Anm. Y. E.) nicht hinsichtlich des Gefühls des aktuell Urteilenden, sondern hinsichtlich demjenigen aller potentiellen Beurteiler: die jeweilige, eigene Erfahrung wird – vor aller Erfahrung der Reaktion von anderen – als bei jedermann vorkommend stipuliert, (vorausgesetzt er nehme dieselbe „ästhetische Einstellung" ein, Anm. Y. E.) und als so verallgemeinerte mit der gegebenen Anschauung verbunden."[98]

Für den Transzendentalphilosophen Kant gilt es also zu beweisen, daß es tatsächlich ein apriorisches Prinzip und damit einen transzendentalen Geltungsanspruch für die Urteilskraft gibt. Das Vermögen der Urteilskraft definiert Kant dabei grundsätzlich als das Vermögen, das Besondere als enthalten unter dem Allgemeinen zu denken. „Ist das Allgemeine (die Regel, das Prinzip, das Gesetz) gegeben, so ist die Urteilskraft, welche das Besondere darunter subsumiert, (auch wenn sie, als transzendentale Urteilskraft, a priori Bedingungen angibt, welchen gemäß allein unter jenem Allgemeinen subsumiert werden kann) bestimmend. Ist aber nur das Besondere gegeben, wozu sie das Allgemeine finden soll, so ist die Urteilskraft bloß reflektierend."[99]

Im Gegensatz zur bestimmenden Urteilskraft, die ihre transzendentalen Prinzipien apriori vom Verstand übernimmt und damit subsumierend wirkt, braucht die reflektierende Urteilskraft, um vom Besonderen zum Allgemeinen überhaupt folgern zu können, ein eigenes Prinzip apriori. Dabei wird geprüft, inwiefern das Vermögen der Urteilskraft aus sich selbst heraus ein Prinzip der Beziehung „des Naturdings" auf das unerkennbare „Übersinnliche"[100] (bzw. das Intelligible) nehmen kann. Kant untersucht deshalb, wie die reflektierende Urteilskraft etwas, das aus der Sinnlichkeit gegeben ist, mittels subjektiver Spontaneität unter eine Bestimmung bringt, die allgemein gültig ist. Mit einem solchen apriorischen „Prinzip" begründet Kant zugleich die Möglichkeit, selbst im subjektiv Ästhetischen einen Anspruch auf Allgemeingültigkeit zu erheben.[101] Daraus ergibt sich allerdings das Problem, daß das Geschmacksurteil einen Anspruch auf Allgemeingültigkeit macht, obwohl es kein Erkenntnisurteil ist. Wiewohl Kant das apriorische Prinzip der

97 Kant 1974, S. 219 (B 149).
98 Kohler 1980, S. 282.
99 Kant 1974, S. 87 (B XXV, XXVI).
100 Kant 1974, S. 83 (B XIX, XX).
101 Weil das ästhetische Apriori nicht mit den Prinzipien des Erkennens und des Handelns zusammenfällt, lassen sich ästhetische Fragen weder durch Argumentation und Demonstration noch durch moralisches Engagement entscheiden. Trotzdem sind es nicht individuelle Vorliebe und subjektive Willkür, die den Ausschlag geben. Vgl. Höffe 1977, S. 261 und S. 265.

reflektierenden Urteilskraft aus der Analyse der ästhetischen Urteilskraft gewinnt, welches er insofern eigentlich nicht aus der Analogie der Erkenntnis- und Gemütsvermögen herleiten kann, so läßt er sich vor dem Hintergrund seiner transzendentalphilosophischen Fragestellung und aufgrund seiner systemschließenden Absicht dennoch von solchen *Analogien* leiten. Argumentativ geht er so vor, daß er dabei ständig den Unterschied und die Übereinstimmung im Vergleich mit dem Geltunganspruch des theoretischen und des moralisch-praktischen Urteils untersucht.[102] Aus diesem Vorgehen ergeben sich allerdings auch die argumentativen Unstimmigkeiten in der Begründung eines autonomen Prinzips des Ästhetischen. Denn diesem Prinzip apriori kommt die Aufgabe zu, *zugleich* die Einheit der Vernunft herzustellen sowie den autonomen Bereich des Ästhetischen zu begründen. Diese Problematik wird, wie hier gezeigt werden wird, besonders deutlich in der Begründung des Anspruchs einer „subjektiven Allgemeingültigkeit"[103] des ästhetischen Reflexionsurteils. Vorerst muß aber noch auf das gesuchte Prinzip a priori eingegangen werden, welches die dritte Transzendentaluntersuchung zum Thema hat.

Das gesuchte Prinzip apriori der Urteilskraft ist nach Kant die *„Zweckmäßigkeit"*[104]. Über dieses Prinzip a priori stellt die reflektierende Urteilskraft die Natur als zweckmäßig vor und verbindet die Bereiche von Natur und Freiheit. Zerfiel die Bestimmung des Umfangs und der Grenzen menschlicher Erfahrung, deren leitendes Interesse die Herstellung einer auf sich selbst gestellten und „Endzweck"-fähigen Vernunft war, in einen deskriptiven Bereich der Analyse ihrer Mittel und einen präskriptiven der Formulierung ihrer Zwecke, die durch eine „Kluft"[105] getrennt sind, so bildet die reflektierende Urteilskraft den notwendigen „Übergang" zwischen den getrennten Erfahrungsbereichen. Die „Ästhetik" Kants dient damit der Einheit und dem Zusammenhang der Erfahrung. Diese Vorstellung wird in der Folge Kants über den Topos der „Ganzheit" des Menschen, die durch den Bereich des Ästhetischen zu gewährleisteten sei, wie auch über den Topos der „Versöhnung" der getrennten Bereiche der Erfahrung weiter transportiert.

Um diese Einheit bzw. den „Übergang" des Bereichs der Natur zu dem der Freiheit zu gewährleisten, wird über die reflektierende Urteilskraft die Natur so vorgestellt, daß die „Gesetzmäßigkeit" ihrer Form „wenigstens zur Möglichkeit der in ihr zu bewirkenden Zwecke nach Freiheitsgesetzen zusammenstimme"[106]. Diese „Zweckmäßigkeit" der Natur ist jedoch lediglich eine Subreption, eine „als -ob"[107] Vorstellung bzw. eine rein subjektive Er-

---

102 Vgl. Früchtl 1996, S. 416.
103 Kant 1974, S. 129 (B 23).
104 Kant 1974, S. 90 (B XXIX, XXX).
105 Kant 1974, S. 83 (B XIX, XX).
106 Kant 1974, S. 83f. (BXIX, XX, XXI).
107 Kant 1974, S. 89 (B XXVII).

wartung oder Annahme des Subjekts[108]. Der von Kant angenommene transzendentalapriorische Status dieses Urteils begründet dabei die Allgemeingültigkeit der in zwei voneinander unterschiedenen Teilen der „Kritik der Urteilskraft" verhandelten teleologischen Urteile und der reinen Geschmacksurteile. Außer der Verbindung von theoretischer und praktischer Vernunft leistet die „Kritik der Urteilskraft" über die transzendentale Fundierung eines eigenen Prinzips apriori die Autonomisierung der Welt des Schönen und Erhabenen auf der einen Seite und die Fundierung der Welt des Organischen und der systematischen Einheit der Natur auf der anderen Seite. Damit wird in der „Kritik der Urteilskraft" auch ein *neuer Naturbegriff* vorbereitet, der seine Wirkmacht allerdings erst durch die Umstellung vom subjektiven zum objektiven Idealismus erreichen konnte. Marquard hat für diese Naturvorstellung deshalb den Begriff *„Romantiknatur"*[109] geprägt. Denn erst die Romantiker transformieren die Kantische Vorstellung des Naturschönen und des Organismus zu einer Einheit und sehen die Natur dann vornehmlich als Organismus oder als „erhabene oder schöne und jedenfalls heile außergeschichtliche Lebendigkeit"[110] an. „Natur wird zur Landschaft, fruchtbaren Wildnis, zur Verfassung der Unschuld und Naivität, zum Feld der Innerlichkeit, ihres Fühlens und Sehnens, sowie zur harmonischen Kondition ihres (verlorenen) intakten Seins"[111], das bereits Rousseau dem Naturzustand[112] zu-

---

108 Zu beachten ist hierbei, daß der Begriff der „Zweckmäßigkeit" bei Kant nur als ein kritisches Prinzip der Vernunft für die reflektierende Urteilskraft gedacht ist. Der Begriff der Zweckmäßigkeit der Natur in ihren Produkten ist zwar ein für die menschliche Urteilskraft in Ansehung der Natur notwendiger Begriff, aber er geht nicht die Bestimmung der Objekte selbst an. Es handelt sich also nur um ein subjektives Prinzip der Vernunft, welches regulativ aber nicht konstitutiv gilt. Diese bei Kant auf eine „als-ob" Bestimmung eingeschränkte Annahme wird in der Romantik, in der Lebensphilosophie aber auch in der Ökologiedebatte des 20. Jahrhunderts prompt zu einer ganzheitlich daherkommenden Gewißheit um die objektive Zweckmäßigkeit der Natur stilisiert, von der auch normative Vorgaben und Verhaltensregeln abgeleitet werden. Dabei wird oftmals auch eine Überblendung der bei Kant strikt getrennt gehaltenen Urteilsformen, des reinen Geschmacksurteils und des teleologischen Urteils, vorgenommen. Kant selbst kann durch sein Insistieren auf die rein subjektive Vorstellung des „als ob" insofern sogar bereits als Kritiker der „Romantiknatur" avant la lettre angesehen werden. Vgl. Marquard 1987, S. 148. Vgl. auch Kapitel 3 dieser Arbeit. Exemplarisch für die o. g. Verfremdungen eines ursprünglich nur als subjektiv und regulativ gesetzten Prinzips der Vernunft kann hier die Arbeit von Schneider angegeben werden. Schneider 1993. Zu den Hoffnungen, die neuerdings wieder in die „Romantiknatur" bzw. in die Naturästhetik gesetzt werden, siehe exemplarisch Böhme 1989 und Seel 1991, S. 23f., S. 109f. sowie S. 164f.

109 Marquard 1987, S. 57 und S. 145ff. Bei Kant wird die „Romantiknatur" in drei Zusammenhängen thematisch: 1.) in der Genietheorie 2.) in der Theorie des Naturschönen und 3.) als Organismus in der „Kritik der teleologischen Urteilskraft", dem zweiten Teil der „Kritik der Urteilskraft". Zu früheren Konzeptionen einer „Romantiknatur" vgl. auch Ritter 1974, S. 141-166 und Groh/Groh 1991 sowie Groh/Groh 1993, S. 965-980.

110 Marquard 1987, S. 57.

111 Marquard 1987, S. 57.

gesprochen hatte. Sie ist zudem „Sujet der Klage, Gefilde der Phantasie, Thema der Poesie – die Natur der Wanderungen und Gemütsaufschwünge."[113]

Wie Schiller in den „Kallias-Briefen"[114] führt auch die Philosophie der Romantik dabei zwei Urteilsformen eng, die bei Kant noch unterschieden waren[115]: nämlich das Geschmacksurteil und das teleologische Urteil. Der Kantischen Unterscheidung in *ästhetische und teleologische Urteilskraft* korrespondiert dabei die Unterteilung in *subjektive und objektive Zweckmäßigkeit*, je nachdem ob der Zweck in dem harmonischen (das Schöne) oder disharmonischen Zusammenspiel (das Erhabene) der Erkenntnisvermögen besteht, oder in den objektiv vorhandenen, als zweckmäßig angesehenen, Gestaltungen der Naturgegenstände und Organismen aufgefunden werden kann.[116]

Für die Fragestellung der vorliegenden Untersuchung ist jedoch vor allem die subjektive Zweckmäßigkeit der reflektierenden Urteilskraft von Bedeutung, da sie das wichtigste Element für Kants *Definition des „Ästhetischen"* darstellt. Das „ästhetische Reflexionsurteil"[117] bzw. das „reine"[118] Geschmacksurteil ist das Vermögen der Beurteilung des Schönen. Was sind nun aber die transzendentalen Bestimmungen des reinen Geschmacksurteils?

1.4 Das reine Geschmacksurteil

Beim ästhetischen Reflexionsurteil regen gegebene Formen ein freies und harmonisches „Spiel"[119] von Einbildungskraft und Verstand an, das mit Wohlgefallen quittiert wird. Das derart empfundene Wohlgefallen läßt auf eine Form schließen, die „schön" genannt wird. Hierbei kann es sich um ein „Naturschönes" oder ein „Kunstschönes"[120] handeln. Grundsätzlich vertritt Kant im Gegensatz zu den vorangehenden Gehaltsästhetiken der Rationalisten, aber auch im Gegensatz zu späteren Produktionsästhetiken wie derjenigen Hegels oder Adornos eine Art „Rezeptionsästhetik"[121], die sich in ihrem

112 Zu dieser Denkfigur und ihrer Problematik siehe auch Ehrenspeck 1993, S 75-94.

113 Marquard 1987, S. 57.

114 Schiller 1984, S. 7-44. Der genaue Titel dieser Briefe lautet „Kallias oder Über die Schönheit"; im folgenden wird jedoch abgekürzt mit „Kallias-Briefe".

115 Siehe dazu Kapitel 3 dieser Arbeit. Auch Schiller wird eine solche Engführung vornehmen, vgl. Kapitel 2 dieser Arbeit.

116 Biologie, als Lehre von der objektiven Zweckmäßigkeit lebendiger Organismen, kann nach Kant also keine Wissenschaft sein.

117 Kant 1974, S. 53.

118 Kant 1974, S. 139 (B 38, B 39).

119 Kant 1974, S. 132 (B 27, 28, 29).

120 Zur Orientierung über die Begriffsgeschichte, siehe Tonelli in: Ritter/Gründer 1984, Bd. 6, S. 623-626.

121 Dies ist die Bezeichnung einer Ästhetik, die sich in wesentlichen Teilen auf Kant bezieht. Ihr Begründer ist Jauss; vgl. zum Ansatz der Rezeptionsästhetik und deren

Anspruch auf eine Allgemeingültigkeit des subjektiven ästhetischen Urteils auch von der sensualistischen Auffassung von Geschmacksurteilen entfernt. Der *Anspruch auf Allgemeingültigkeit*, den nach Kant ein reines Geschmacksurteil beanspruchen kann geht von einem subjektiven Urteil aus und stützt sich nicht auf einen Begriff. Das Gefühl des Subjekts, und kein Begriff eines Objekts ist dabei der Bestimmungsgrund des reinen ästhetischen Urteils.[122] Neben dieser Postulierung eines – in Analogie zum theoretischen Urteil konstruierten – Anspruchs auf Allgemeingültigkeit, wird das reine Geschmacksurteil und das ihm korrespondierende „Schöne" durch weitere Bestimmungen definiert: „Geschmack" nennt Kant das Beurteilungsvermögen einer Vorstellungsart eines Gegenstandes durch ein Wohlgefallen oder Mißfallen, „ohne alles Interesse"[123]. Der Gegenstand eines solchen Wohlgefallens heißt „schön".[124] Kant folgert dabei aus den Kriterien Qualität, Quantität, Relation und Modalität: (1. Qualität:) „Geschmack ist das Beurteilungsvermögen eines Gegenstandes oder einer Vorstellungsart durch ein Wohlgefallen, oder Mißfallen, ohne alles Interesse. Der Gegenstand eines solchen Wohlgefallens heißt „schön".[125] (2. Quantität:) „Schön ist das, was ohne Begriff allgemein gefällt"[126]. (3. Relation:) „Schönheit ist die „Form der Zweckmäßigkeit eines Gegenstandes, sofern sie, ohne Vorstellung eines Zwecks, an ihm wahrgenommen wird."[127] (4. Modalität:) „Schön ist das, was ohne Begriff als Gegenstand eines notwendigen Wohlgefallens erkannt wird".[128]

Ein Geschmacksurteil ist subjektiv, weil eine Zweckmäßigkeit nicht am Objekt, dem Gegenstand der Betrachtung, festgestellt wird, sondern weil im Subjekt selbst ein zweckmäßiges Zusammenspiel der entsprechenden Erkenntnisvermögen (Einbildungskraft und Verstand) empfunden wird. Dieses harmonische Zusammenspiel der Erkenntnisvermögen, das nach Auffassung Kants *formal* mit der als zweckmäßig vorgestellten *Form* der Natur oder der Kunst in Einklang steht, ruft im Subjekt ein Gefühl der Lust hervor und wird deshalb als zweckmäßig empfunden. Dieser Zustand der Lust, obwohl subjektiv, ist deshalb allgemein verbindlich, weil die einzelnen Vermögen und

---

Beziehung zur Kantischen „Kritik der Urteilskraft", Jauss 1982, S. 17; Warning 1975 und Zima 1991, S. 225-237.

122 Vgl. Kant 1974, S. 145f (B 48, 49). Werschkull verweist zu recht auf das Problem, daß unter diesen Voraussetzungen „an einem spezifischen Sonderstatus von Kunstwerken als gemachten Gegenständen nicht festgehalten werden kann." Werschkull 1994, S. 168. Dieses Verständnis des reinen ästhetischen Urteils und des ihm korrespondierenden Schönen garantiert allerdings nach Bubner und Menke auch die ungebrochene Aktualität der Bestimmungen des Schönen in der „Kritik der Urteilskraft". Vgl. Bubner 1989, S. 52-70 und Menke 1991.

123 Kant 1974, S. 124 (B 16).

124 Kant 1974, S. 124 (B 16).

125 Kant 1974, S. 124 (B 16).

126 Kant 1974, S. 134 (B 32).

127 Kant 1974, S. 155 (B 60, 61).

128 Kant 1974, S. 160 (B 68).

somit auch die Bedingung der Möglichkeit ihres Zusammenspiels allgemein sind. „Eben so macht derjenige, welcher in der bloßen Reflexion über die Form eines Gegenstandes, ohne Rücksicht auf einen Begriff, Lust empfindet, ob zwar dieses Urteil empirisch und einzelnes Urteil ist, mit Recht Anspruch auf jedermanns Beistimmung; weil der Grund zu dieser Lust in der allgemeinen obzwar subjektiven Bedingung der reflektierenden Urteile, nämlich der zweckmäßigen Übereinstimmung eines Gegenstandes (er sei Produkt der Natur oder der Kunst) mit dem Verhältnis der Erkenntnisvermögen unter sich, die zu jedem empirischen Erkenntnis erfordert wird (der Einbildungskraft und des Verstandes), angetroffen wird.“[129]

Im ästhetischen Reflexionsurteil ist nach Kant alles zu einer „Erkenntnis überhaupt“[130] angelegt, d. h., alle Erkenntnisvermögen sind beteiligt, verbleiben aber im „Spiel“[131] und stellen sich nicht in einem Begriff, der nach Kant allein Kontinuität von Erkenntnis sichert, fest. Das reine Geschmacksurteil ist also kein Erkenntnisurteil. Dieses „Spiel“ der Erkenntnisvermögen evoziert ein Gefühl der Lust und wird als zweckmäßig „ohne Vorstellung eines Zwecks“[132] empfunden. Wie erklärt sich nun diese scheinbar paradoxe Formel?

Die *Form* des harmonischen Zusammenspiels der Erkenntnisvermögen wird durch das Gefühl der Lust als zweckmäßig empfunden, es hat jedoch keinen praktischen Zweck, da anders als beim Urteil über das Angenehme oder auch beim moralischen Urteil vom Bestimmungsgrund bzw. von der Existenz des vorgestellten Gegenstandes bzw. des Vorgestellten abstrahiert wird. Die ästhetische Zweckmäßigkeit ist somit eine rein formale, subjektive Zweckmäßigkeit, eine „Zweckmäßigkeit ohne Vorstellung eines Zwecks“[133]. Das Formale in der Vorstellung eines Gegenstandes ist dabei die Zusammenstimmung des Mannigfaltigen zu Einem, und zwar unbestimmt, was es sein soll, d. h. „ohne Begriff“[134]. Dabei ist die Form der Zweckmäßigkeit als diejenige Beschaffenheit eines Dings zu verstehen, deren Möglichkeit die Vorstellung eines Zwecks nicht notwendig voraussetzt, obgleich sie nur dadurch von uns begriffen werden kann. „Die Lust kann nichts anders als die Angemessenheit desselben (des Objekts, Anm. Y. E) zu den Erkenntnisvermögen, die in der reflektierenden Urteilskraft im Spiel sind, und sofern sie darin sind, als bloß eine formale Zweckmäßigkeit des Objekts ausdrücken. Denn jene Auffassung der Formen in die Einbildungskraft kann niemals geschehen, ohne daß die reflektierende Urteilskraft, auch unabsichtlich, sie wenigstens mit ihrem Vermögen, Anschauungen auf Begriffe zu beziehen, vergliche.“[135] Der Verstand, eigentlich das Vermögen der Begriffe, tritt in der

129 Kant 1974, S. 102 (B XLVI, B XLVII, XLVIII).
130 Kant 1974, S. 158 (B 65).
131 Kant 1974, S. 132 (B 27, 28, 29).
132 Kant 1974, S. 155 (B 60, 61).
133 Kant 1974, S. 155 (B 60, 61).
134 Kant 1974, S. 160 (B 68).
135 Kant 1974, S. 100 (B XLIII).

spielerischen Reflexion also gerade nicht in die Funktion der Erkenntnis. Er bildet vielmehr aus den freien Synthesen der Einbildungskraft eine Art qualitative Komposition. Wenn nun in dieser Vergleichung die Einbildungskraft (als Vermögen der Anschauungen apriori) zum Verstande (als Vermögen der Begriffe) durch eine gegebene Vorstellung, etwa einer „ästhetischen Idee"[136] unabsichtlich in Einstimmung versetzt und dadurch ein Gefühl der Lust erweckt wird, „so muß der Gegenstand alsdann als zweckmäßig für die reflektierende Urteilskraft angesehen werden."[137]

Gemäß der von Kant vorausgesetzten Eigenständigkeit des reinen ästhetischen Urteils treten die Erkenntniskräfte (Einbildungskraft und Verstand) im reinen ästhetischen Urteil also in ein besonderes Verhältnis. Bei der theoretischen Erkenntnis ist die Urteilskraft bestimmend, indem sie das Besondere, das der Einbildungskraft in sinnlicher Anschauung gegeben ist, unter ein vom Verstand gegebenes Allgemeines (etwa eine Regel, ein Prinzip oder ein Gesetz) subsumiert. Das Zusammenwirken der Erkenntniskräfte findet sein Resultat in der begrifflichen Fixierung einer objektiven Aussage. Dagegen handelt es sich im reinen ästhetischen Urteil um einen „offenen Suchprozeß"[138], der das Verhältnis von Einbildungskraft[139] und Verstand nicht zu einer abschließenden Finalität führt, indem er das Konkrete der sinnlichen Anschauung nicht auf den Begriff bringt.[140] Insofern verbleiben im ästhetischen Reflexionsurteil die Einbildungskraft und der Verstand „im Spiel". Hat bei dem Erkenntnisurteil letztlich der Verstand das abschließende Wort, so wird im reinen ästhetischen Urteil, also *auf der Seite der Rezeption,* der Einbildungskraft mehr Raum zugebilligt. Obgleich dieses „Spiel"[141] in seiner Regellosigkeit frei ist, verläuft es dennoch so, als ob es einer gewissen Logik folgen würde, denn das Subjekt empfindet das durch die Vorstellung eines als „schön" zu bezeichnenden Gegenstandes hervorgerufene Zusammenspiel der Erkenntnisvermögen als subjektiv zweckmäßig „ohne Vorstellung eines Zwecks"[142]. Das besondere Vermögen der Einbildungskraft liegt dabei in der

---

136 Kant 1974, S. 249 (B 190, 191).

137 Kant 1974, S. 100 (B XLIII).

138 Werschkull 1994, S. 187.

139 Zu beachten ist jedoch die doppelte Bedeutung von Einbildungskraft in der „Kritik der Urteilskraft", die die Argumentation Kants bezüglich der apriorischen Allgemeingültigkeit des reinen Geschmacksurteils inkonsistent werden lässt. Vgl. hierzu das Kapitel 1. 6 dieser Arbeit.

140 Werschkull 1994, S. 187.

141 gemeint ist das reflektierende „Spiel" der Erkenntnisvermögen.

142 Die Vorstellung eines „Spiels" von Einbildungskraft und Verstand, als der Struktur „ästhetischer Erfahrung" wird in einigen neueren Ansätzen zur Ästhetiktheorie hermeneutisch umgedeutet. Nicht das „Spiel" der Erkenntniskräfte wird dann als zweckmäßig empfunden, sondern die sich im Spiele von Anschauung und Begriff ergebenden Vorstellungen, Töne oder Assoziationen einer durch die Einbildungskraft in Gang gebrachten „ästhetischen Erfahrung" werden als sinnhafte und sinnvolle Vorstellungen interpretiert. Zugleich wird damit der Begriff der „allgemeinen Mitteilbarkeit" uminterpretiert. Er wird, anders als bei Kant, aufgefaßt als intersubjekti-

Vorstellung „ästhetischer Ideen“[143], die viel zu denken veranlassen, ohne daß ihnen doch irgendein bestimmter Begriff adäquat sein kann. *Auf der Seite der Produktion* kommt dagegen dem „Genie“ die Aufgabe zu, durch Werke der Kunst solche „ästhetischen Ideen“ zum *Ausdruck*[144] zu bringen. Kant bezeichnet deshalb eine „ästhetische Idee“ als eine „inexponible“[145] Vorstellung der Einbildungskraft.[146] Diese Denkfigur wird nach wie vor bemüht, wenn betont werden soll, daß sich die ästhetische Darstellung, aber auch die ästhetische Erfahrung jeglichem „Auf-den-Begriff-Bringen“ entzieht, bzw. die ästhetische Erfahrung wird als das schlechthin Inkommensurable angesehen.[147]

P. V. Zima betont in seiner Übersicht über Ansätze der (literarischen) Ästhetik, daß die „ästhetische Darstellung (...) laut Kant über die logisch-begriffliche hinausgeht, weil sie nicht eindeutig etwas bezeichnet, denotiert, sondern zahlreiche miteinander verwandte Vorstellungen evoziert, die mehr denken lassen, als man in einem durch Worte bestimmten Begriff ausdrücken kann. Der zeitgenössische Semiotiker würde sagen, daß die künstlerische Darstellung eher konnotativen als denotativen Charakter hat und daß Kants dualistische Erklärung der Tatsache Rechnung trägt, daß im ästhetischen Be-

---

ver Austausch der sich darin versucht, diesen Vorstellungen einen, gleichwohl nie abschließbaren, Sinn zu verleihen.

143 Kant 1974, S. 249, (B 190, 191).

144 Zum „Ausdruck“ zu bringen bzw. anderen „mitteilbar“ zu machen. Kant 1974, S. 53f. (B 198, 199): „so besteht das Genie eigentlich in dem glücklichen Verhältnisse, welches keine Wissenschaft lehren und kein Fleiß erlernen kann, zu einem gegebenen Begriffe Ideen aufzufinden, und andrerseits zu diesen den Ausdruck zu treffen, durch den die dadurch bewirkte subjektive Gemütsstimmung, als Begleitung eines Begriffs, anderen mitgeteilt werden kann. Das letztere Talent ist eigentlich dasjenige, was man Geist nennt; denn das Unnennbare in dem Gemütszustande bei einer gewissen Vorstellung auszudrücken und allgemein mitteilbar zu machen, der Ausdruck mag nun in Sprache, oder Malerei, oder Plastik bestehen: das erfordert ein Vermögen, das schnell vorübergehende Spiel der Einbildungskraft aufzufassen“; das Genie vermag es also, das Unnennbare in dem Gemütszustande bei einer gewissen Vorstellung auszudrücken und allgemein mitteilbar zu machen, d.h. hier zum „Ausdruck“ zu bringen. Mitteilung bedeutet also etwas derart zum Ausdruck zu bringen, so daß andere daran teilhaben können, es bedeutet aber nicht, es zu kommunizieren. Dies wäre eine Verkürzung des Ästhetischen um seine Ausdrucksdimension. Vgl. dazu auch die Ausführungen von Seel 1985, S. 289-293.

145 Kant 1974, S. 284 (B 239, 240). Vgl. auch das „Inexponible“ der „ästhetischen Ideen“ im Gegensatz zum „Indemonstrablen“ der Vernunftbegriffe, Kant 1974, S. 284 (B 239, 240). „So wie an einer Vernunftidee die Einbildungskraft, mit ihren Anschauungen, den gegebenen Begriff nicht erreicht: so erreicht bei einer ästhetischen Idee der Verstand, durch seine Begriffe, nie die ganze innere Anschauung der Einbildungkraft, welche sie mit einer gegebenen Vorstellung verbindet. Da nun eine Vorstellung der Einbildungskraft auf Begriffe bringen soviel heißt, als sie exponieren: so kann die ästhetische Idee eine inexponible Vorstellung derselben (in ihrem freien Spiele) genannt werden.“ Kant 1974, S. 285 (B 242).

146 Kant 1974, S. 249ff. (B 192, 193, 194)

147 In diesem Sinne wird Kant von Seel auch als „Entzugstheoretiker“ bezeichnet. Seel 1985, S. 47.

reich die Ausdrucksebene nicht auf die Inhaltsebene reduziert werden kann".[148]

In dieser Aussage Zimas wird deutlich, daß die Formel zur Beschreibung von ästhetischer Erfahrung und „inexponibler Ideen" in der Folge der Rezeption der „Kritik der Urteilskraft" bereits grundlegende Umdeutungen erfahren hat, die den erkenntnistheoretischen Grundannahmen Kant oftmals zuwiderlaufen. Mit Kants erkenntnistheoretischen Prämissen sind eigentlich weder sprachphilosophische[149] noch hermeneutische[150], phänomenologische[151], oder gar strukturalistische[152] und rezeptionsästhetische[153] sowie pragmatische[154] Ansätze kompatibel. Gleichwohl werden Kants Bestimmungen zu solchen – in manchen Fällen durchaus produktiven – Umformulierungen oder auch Ausdifferenzierungen für die Belange „Ästhetischer Theorie" immer wieder herangezogen.[155] Kants Ausführungen über das „Spiel" von Einbildungskraft und Verstand oder das „Inexponible" der ästhetischen Idee können in ihrer *theoriesystematischen Bedeutung* allerdings nur dann verstanden werden, wenn man sie als in dem transzendentalphilosophischen System der ersten, zweiten und dritten Kritik verankert beurteilt.

Wie wird nun in jener transzendentalphilosophischen Untersuchung dieses besondere Verhältnis der Erkenntniskräfte im reinen ästhetischen Urteil weiter bestimmt? Und in welchem Verhältnis steht es zur ästhetischen Lust? Kant meint, daß das „Bewußtsein der bloß formalen Zweckmäßigkeit im Spiele der Erkenntniskräfte des Subjekts, bei einer Vorstellung, *wodurch* ein Gegenstand gegeben wird," die Lust selbst sei, „weil es ein Bestimmungsgrund der Tätigkeit des Subjekts in Ansehung der Belebung der Erkenntniskräfte desselben, also eine innere Kausalität (welche zweckmäßig ist) in Ansehung der Erkenntnis überhaupt, aber ohne auf eine bestimmte Erkenntnis

---

148 Zima 1991, S. 20f.

149 Zur sprachanalytischen Ästhetik vgl. die Übersicht von Lüdeking 1988. An dieser Stelle ist darauf hinzuweisen, daß man den Urteilsbegriff entsprechend der Theorie angleichen muß. Handelt es sich bei Kant um ein bewußtseinsanalytisch gefaßtes Verständnis von „Urteil" als Vereinigung von Vorstellungen in einem Bewußtsein, so ist der Urteilsbegriff in sprachanalytischen Ansätzen ganz anders zu verstehen vgl. Wittgenstein 1968 oder Seel 1985.

150 Zur hermeneutischen Ästhetik vgl. Gadamer 1986 sowie die Übersicht von Zima 1991, S. 215ff.

151 Bensch 1994.

152 Vgl Zima 1991.

153 Vgl. Warning 1975.

154 Dewey 1988; Mead in: Henrich/Iser 1992, S.343-356. Vgl. auch den Band von Henrich/Iser 1992.

155 Dieser problematische Rekurs auf genuine Bestimmungen aus der „Kritik der Urteilskraft" trotz zumeist impliziter sprachphilosophischer, rezeptionsästhetischer oder (existenzial-) hermeneutischer Umschrift des ästhetischen Reflexionsurteils ist jedoch sehr oft zu finden. So bei Werschkull 1994; Hellekamps/Musolff 1993, S. 275-292; Hellekamps in: Meyer-Drawe/Peukert/Ruhloff 1993, S. 137-151; Mollenhauer 1990a, b.

eingeschränkt zu sein, mithin eine bloße Form der subjektiven Zweckmäßigkeit der Vorstellung in einem ästhetischen Urteile"[156] enthalte. Dieses Gefühl der Lust, als das selbstbezügliche Gewahrwerden der zweckmäßigen Übereinstimmung der Erkenntnisvermögen im Spiel der ästhetischen Reflexion durch das Subjekt (welches von Kant sogar als Belebung des „Lebensgefühls"[157] interpretiert worden ist), ist allerdings ein der zweckmäßigen Übereinstimmung *nachgängiges* Phänomen. „Diese bloß subjektive (ästhetische) Beurteilung des Gegenstandes, oder der Vorstellung, *wodurch* er gegeben wird, geht nun vor der Lust an demselben vorher, und ist der Grund dieser Lust an der Harmonie der Erkenntnisvermögen"[158]. Diese *Temporaldifferenz der Nachgängigkeit* muß Kant annehmen, um die Differenz zum Sinnenurteil begründen und um das ästhetische Urteil in struktureller Analogie zum moralischen Urteil konstruieren zu können. Auch die weiteren Bestimmungen des reinen Geschmacksurteils verweisen auf diese Argumentationsrichtung[159]. Der Geschmack ist bei Kant ein Organ des Wohlgefallens, ein sogenanntes „Lust- Unlustvermögen". Diese ästhetische Lust ist allerdings eine von der „interessierten" Sinneslust distanzierte Lust, sie ist ein sogenanntes interesseloses „Wohlgefallen"[160]. Kant versucht nun die mit den Bestimmungen des Geschmacks als „subjektiv", „interesselos", „allgemeingültig", „ohne Begriff" und „zweckmäßig ohne Vorstellung eines Zwecks" einhergehenden *Antinomien des Geschmacks* einer Lösung zuzuführen, um damit die Vorstellungen der Vorläufer einer Geschmacksästhetik, den klassischen Rationalismus und den sensualistischen Empirismus, zu überwinden. Diese waren entweder von einer begrifflich bestimmbaren Allgemeinheit eines solchen Urteils oder von einer unhintergehbaren Differenz dieser Urteile ausgegangen. Nach Kant kann ein reines ästhetisches Urteil niemals einer objektiven Zweckmäßigkeit unterliegen oder eine objektive Regel ausdrücken. Ebensowenig ist es auf ein bloßes Gefühl zu reduzieren. Daher unternimmt Kant den Versuch, über eine transzendentale Begründung nachzuweisen, wie das Geschmacksurteil als allgemeingültig gedacht werden kann, ohne es aus einer dogmatischen Vernunft oder aus einem Regelkanon abzuleiten. Ein derartiger Regelkanon würde das Geschmacksurteil auf ein logisches theoretisches Urteil reduzieren und damit seine ästhetische Bedeutung leugnen, oder es andererseits lediglich aus einer empirischen physiologischen oder psychologischen Struktur[161] herleiten. Diese würde letztlich zu einem ästhetischen So-

---

156 Kant 1974, S. 137f. (B 36, 37, 38).

157 Kant 1974, S. 115 (B 3, 4) und 165 (B 75, 76); vgl. dazu auch Bubner 1989, S. 37.

158 Kant 1974, S. 132 (B 29).

159 Vgl. Kapitel 1. 5 dieser Arbeit.

160 Kant 1974, S. 124 (B 17, 18).

161 Vgl. Kants Auseinandersetzung mit Burke, der eine psychologische Ästhetik verfasst hat. Kant wendet sich im Hinblick auf das ästhetische Reflexionsurteil aus transzendentalkritischen Gründen gegen Psychologie, da diese nicht die Allgemeingültigkeit von reinen ästhetischen Urteilen begründen könne; vgl. Kant 1974, S. 204ff (B 128, 129). Kant konzediert allerdings, daß die empirisch psychologische Exposition der

lipsismus führen, der das Subjekt der Geschmackserfahrung zu einer individuellen Monade werden ließe, die nicht imstande wäre, diesem Urteil überhaupt Allgemeingültigkeit zu verleihen.[162] Eine solche Allgemeingültigkeit konnte *vor* Kant allenfalls über die Vorstellung einer prästabilierten Harmonie als gewährleistet angesehen werden.[163] Die Lösung des Problems, wie die Subjektivität des reinen Geschmacksurteils mit dem Anspruch auf die Allgemeingültigkeit eines solchen Urteils zu vermitteln ist, liegt – unter anderem[164] – in der Neufassung von Subjektivität, die Kant in der „Kritik der Urteilskraft" durch die Idee der Reflexion bzw. in der Unterscheidung von bestimmender und reflektierender Urteilskraft vornimmt.

Demgegenüber beruhen Rationalismus und Empirismus, wie A. Baeumler[165] und L. Ferry[166] in ihren Überlegungen zur Entstehung und zur Bedeutung der „Kritik der Urteilskraft" nachgewiesen haben, auf einer versachlichten Konzeption von Subjektivität; denn alle beide würden das Cogito auf monadische Weise, wie eine in sich selbst eingeschlossene Sache denken, wodurch sie zunächst zum Solipsismus führen und sich schließlich in letzter Instanz auf die Vorstellung einer prästabilierten Harmonie (einer Harmonie der Geister und Körper) berufen würden, um das Problem der Allgemeingültigkeit oder der „Notwendigkeit" des Schönen zu lösen.[167]

Baeumler, einer der wohl wichtigsten und einflußreichsten Interpreten der „Kritik der Urteilskraft", rekonstruiert diese Problematik des Verhältnisses von Individualität und Allgemeinheit (auch vor Kant) auf der Folie der Individualitäts- und Irrationalitätsdebatte des 18. Jahrhunderts und benennt damit zugleich einige, allerdings in ihrer jeweiligen Historizität und Semantik zu verstehenden, Kriterien, mit denen das Ästhetische im Gegensatz zum Diskurs der „Versprechungen" als gefährlich gebrandmarkt wurde und wird.[168] Die allmähliche Herausbildung des eigenlogischen Gebiets der „Äs-

---

ästhetischen Urteile den „Anfang" machen könne, „um den Stoff zu einer höhern Untersuchung herbeizuschaffen". Kant 1974, S. 206 (B 130, 131). Die höhere Untersuchung ist dabei die Transzendentalkritik des Geschmacks.

162 Vgl. Kant 1974, S. 206 (B 130, 131): „Wenn also das Geschmacksurteil nicht für *egoistisch*, sondern seiner innern Natur nach, d. i. um seiner selbst, nicht um der Beispiele willen, die andere von ihrem Geschmack geben, notwendig als *pluralistisch* gelten muß, (...) so muß ihm irgend ein (es sei objektives oder subjektives) Prinzip a priori zum Grunde liegen, zu welchem man durch Aufspähung empirischer Gesetze der Gemütsveränderungen niemals gelangen kann".

163 Vgl. Ferry 1992, S. 62 sowie Cassirer 1989 und Baeumler 1981.

164 Vgl. auch die Kapitel 1.5 und 1.6 dieser Arbeit.

165 Baeumler 1981.

166 Ferry 1992.

167 Vgl. Ferry 1992, S. 106.

168 Insbesondere die Verbindung des Ästhetikdiskurses mit dem Problem des „Irrationalen" ist hier prägend gewesen. Den Hintergrund von Baeumlers kritischer Rekonstruktion der Kantischen „Kritik der Urteilskraft" bildet im übrigen die Lebensphilosophie der 20er Jahre dieses Jahrhunderts, in denen Individualismus, Irrationalismus und Ästhetizismus eine besondere semantische Verbindung eingingen.

thetik" der Moderne korrespondiert nach Auffassung Baeumlers mit der zeitgleich entstehenden Idee eines selbstreflexiven Subjekts mit individuellen Vorstellungen und Gefühlen. Erst diese Reflexion des autonomen Subjekts auf sich erfülle die Bedingungen einer ästhetischen Subjektivität und verweise damit auf die Vorstellung einer Individualisierung durch die „ästhetische Erfahrung". Der sensualistische Geschmacksbegriff des frühen 18. Jahrhunderts, der wesentlich auf diese Differenzierungsleistung des Geschmacks gesetzt hatte, ist hier mit einbezogen worden. Die folgende Äußerung Baeumlers bezieht sich auf diese „vorkritische" Tradition, also die Zeit vor der transzendentalen Grundlegung des „Ästhetischen" durch Kant. „Das Erlebnis des Geschmacks konstituiert das ästhetische Subjekt. Dieses Subjekt stellt dem Denken ein neues, ein schwieriges Problem. Letzten Endes ist es das Problem des lebendigen und konkreten Menschen überhaupt.(...) erst in der ästhetischen Sphäre wird der Mensch als Mensch anerkannt und deshalb konnte die lebendige Individualität erst innerhalb der Epoche des Geschmacks gedacht werden. (...). Der ästhetische Mensch ist die letzte Gegebenheit, eine irreduzible Tatsache, vor welcher, wie es scheint, das Denken kapitulieren muß. Der Geschmack kündigt das Subjekt in seiner unfaßbaren Verantwortungslosigkeit, seiner tiefen inneren Freiheit an. Vor dem Gefühl fallen alle fremden Maßstäbe zu Boden. Überall sonst handelt er (der Mensch, Anm. Y. E.) nach Normen oder gibt sich einem Objektiven hin. Hier ist das Objektive nur ein Anlaß, sich ganz seiner selbst, als dieses Individuum bewußt zu werden. (...). Vor dem Individuum aber versagt der Begriff. (...). Das Gefühl vermag nie laut zu werden. (...). Man nennt diese klare Einsicht in das aller logischen Durchsichtigkeit entzogene Wesen der Individualität Irrationalismus."[169] Erst die Transzendentalkritik Kants unterzieht die früheren Geschmacksbegriffe einer strengen Revision. Nach Baeumler liefert Kant in seiner „Kritik der Urteilskraft" ein Modell, welches die tendenzielle „Irrationalität" bzw. die sensualistische Inkommensurabilität der Ge-

---

Die Rekonstruktion Baeumlers beansprucht dabei nicht nur historischen sondern auch systematisch-aktuellen Wert. Die „Kritik der Urteilskraft" ist für Baeumler dabei der Schlüssel zur systematischen Weiterführung der Philosophie seiner Zeit. In ihr sieht er das grundlegende Problem des Individualismus und dessen Vermittlung zur Ratio bearbeitet, welches sich erstmals im Bewußtsein des 18. Jahrhunderts als Problem des Irrationalen geäußert habe. Der Begriff „irrational" wird von Baeumler dabei nicht in einem pejorativen Sinne, sondern eher in einer neutralen Weise, in der Bedeutung von antirational, gebraucht, d.h. nicht der Vernunft, sondern dem Bereich des Gefühls, bzw. der Sinnlichkeit zugeordnet und auf die Inkommensurabilität der Individualität des Menschen bezogen. Diese Feinheiten der Begrifflichkeit in Baeumlers auch sonst sehr reflektierter Untersuchung gehen bei der Rezeption dieser Schrift Baeumlers leider oft verloren, ein Phänomen, was sich allerdings vor dem Hintergrund der Biographie Baeumlers und dessen Verstrickung im Nationalsozialismus leicht erklären läßt. Vgl. z.B. in der Pädagogik, Kupffers kritische Bezugnahme auf den Irrationalitätsbegriff bei Baeumler. Kupffer 1982, S. 194-207, hier S. 199.

169 Baeumler 1981, S. 3f.

schmacksurteile auffängt. Gleichwohl werden diese Bestimmungen des Geschmacks, die noch aus der vorkritischen Zeit stammen, in kritischer Absicht gelegentlich auch heute noch mit dem „Ästhetischen" im allgemeinen verbunden. Der Konnex von „ästhetisch" und „irrational" wird also ungeachtet seines historischen und semantischen Entstehungskontextes bzw. seiner positiven oder negativen Besetzung weiter transportiert.[170]

Ein Ansatz, der jener Gleichsetzung von „irrational" (negativ konnotiert) und „ästhetisch" entgegenarbeitet, findet sich nun in der Bestimmung des Allgemeingültigkeitsanspruchs des reinen Geschmacksurteils in der „Kritik der Urteilskraft". Kant stellt sich dem Problem, indem er über seine transzendentale Geschmackskritik und das reflektierende Urteil die (ästhetische) Individualität, das Besondere, mit dem Allgemeinen in Verbindung bringt und das Problem der „Irrationalität" bzw. der bloß „egoistischen"[171] Geltung des Geschmacksurteils über das Konzept des „ästhetischen Gemeinsinns" und der „pluralistischen"[172] Geltung des Geschmacksurteils aushebelt. Der Geschmack als jenes ursprünglich „egoistische", idiosynkratische Vermögen wird bei Kant dadurch zu einem „sozialen Sinn"[173] umgedeutet. Über diesen Weg ist einerseits die Autonomie des Ästhetischen und andererseits ein individuelles Subjekt denkbar, daß im Vollzug des Urteilens über das Schöne dennoch an die Allgemeinheit gebunden bleibt.

---

170 Entsprechend des vorliegenden theoretischen Ansatzes ließen sich mit gleichem Recht die Topoi der Gefahren des Ästhetischen rekonstruieren, wie sie gleichfalls in einiger Regelmäßigkeit beispielsweise im pädagogischen Diskurs kursieren. Der aktuelle erziehungswissenschaftliche, respektive philosophische und sozialwissenschaftliche Diskurs, der Ausgangspunkt dieser Untersuchung ist, ist jedoch eindeutig an den „Versprechungen" orientiert. Die Topoi der Gefahren des Ästhetischen werden im Zusammenhang der vorliegenden Untersuchung deshalb nur erwähnt, wenn sie im Kontext der Versprechungen auftauchen.

171 Das reine Geschmacksurteil darf bei Kant nicht als „egoistisch" gelten. Vgl. Kant 1974, S. 206 (B 130, 131).

172 Kant 1974, S. 206 (B 130, 131).

173 Scheible 1988, S. 131. Vgl. zum gesellschaftlichen Gehalt der „Kritik der Urteilskraft" und zu der Frage nach dem Geschmack als „sozialem Sinn" Scheible 1988, S. 131ff. hier insbesondere S. 161. Vgl. auch die durch Bourdieu soziologisch gewendete Frage nach dem Geschmack als „sens social" und Medium der „distinction". Bourdieu 1989. Bourdieu unterlegt allerdings andere erkenntnistheoretische Prämissen, die mit denjenigen Kants nicht zu vereinbaren sind. Der ästhetische Gemeinsinn Kants wird bei Bourdieu über den Habitusbegriff fälschlicherweise mit dem sensus communis logicus bzw. mit dem Phronesisbegriff in Verbindung gebracht. Gleichwohl trifft die Kritik Bourdieus, denn der konstitutive Universalismus des ästhetischen Gemeinsinns ist nach der leibphänomenologischen, sprachphilosophischen, daseinshermeneutischen und strukturalistischen Wende gegen die Bewußtseinsphilosophie nicht mehr legitimierbar.

1.5 Die Abstraktion von materialen Empfindungen im ästhetischen Reflexionsurteil als Bedingung der Konstitution der Autonomie des Ästhetischen

Wie kann nun das ästhetische Reflexionsurteil der „Kritik der Urteilskraft" all diese Bestimmungen vereinen, und inwiefern muß ein ästhetisches Reflexionsurteil dennoch „notwendig als pluralistisch gelten"[174] ? Der Verdacht, der dem „Ästhetischen" noch bis heute entgegensteht und der sich in vielen, jedoch nur in ihrer Historizität zu verstehenden Ausprägungen gehalten hat, liegt zum Teil in der Vorstellung begründet, daß das „Ästhetische", als das dem Sinnlichen Verbundene antirational und antiintellektuell sei. Diese als Kritik am „Ästhetischen" verstandenen Zuschreibungen des „Irrationalen" sind insofern keineswegs neu. Die Kritik an der „Irrationalität" des Ästhetischen stammt vielmehr bereits aus der Zeit weit vor der „Kritik der Urteilskraft".[175] So ist die Sinnesempfindung beispielsweise für Leibniz graduell unterschieden vom Verstand. Durch dieses angenommene Kontinuum von Sinnlichkeit und Verstand erklärt sich die Diffamierung des Sinnlichen als „unteres Erkenntnisvermögen", dem vorgeworfen wird, nur zu undeutlichen oder verworrenen Gedanken in der Lage zu sein. Kants Auffassung ist es nun, daß Sinnlichkeit und Verstand kein Kontinuum bilden, sondern zwei irreduziblen Erkenntnisstämmen entspringen. So ist es in der Konsequenz unmöglich, die Sinnlichkeit als Vermögen der Anschauungen und den Verstand als Vermögen der Begriffe gegeneinander auszuspielen. Die Beurteilung des Schönen als das Im-Spiel-Bleiben von Anschauung und Begriff (über die Vermögen der Einbildungskraft und des Verstandes) ist ebensowenig eine bloße Empfindung wie ein eindeutiger Begriff; entsprechend ist das Geschmacksurteil weder rein sinnlich (wie noch bei Baumgarten) noch rein begrifflich (wie in der Regelästhetik) oder gar über moralische Kategorien definiert. Man kann deshalb M. Frank darin folgen, daß das Schöne bei Kant „überhaupt nicht zu dem gehört, was die metaphysische Tradition und noch Baumgarten das Ästhetische genannt haben, gemäß einer Sprachregelung, die noch von der ‚transzendentalen Ästhetik' der ‚Kritik der reinen Vernunft' beachtet wurde. Der Ausdruck ‚Ästhetik' meinte: Theorie der transzendentalen Voraussetzungen unserer Sinneserfahrung. *Diese Bedeutung von Ästhetik verwandelt sich in Kants dritter Kritik, wonach ‚Ästhetik' nun meint: Theorie des Geschmacks* (Hrvh. Y. E.). Der Wandel ist nicht nur einer des Wortgebrauchs. Er schließt ein, daß ‚Ästhetik' im modernen Sinne auch nicht mehr meint: Theorie des Sinnlichen."[176] Der Geschmack als ästhetisches Refle-

174 Kant 1974, S. 206 (B 130, 131).

175 Zur Geschichte des Diskurses der Diffamierung und späteren Aufwertung des „Aisthetischen" und „Ästhetischen" vgl. Ehrenspeck in: Mollenhauer/Wulf 1996, S. 201-231.

176 Frank 1989, S. 52.

xionsurteil ist nach den Bestimmungen Kants weder rein sinnlich noch rein intellektuell (es kommt im reflektierenden Spiel der Erkenntnisvermögen nicht zu einem Begriff), es ist also nach Kant weder bloß individuell (bzw. gar im negativen Sinne idiosynkratisch) aber auch nicht begrifflich objektiv. Auch diese Bestimmungen einer gleichwohl individualisierenden und dennoch allgemeingültigen Erfahrung des Ästhetischen garantieren seither die Legitimität einer „bildenden“ Wirkung des Ästhetischen.

Eine weitere Bestimmung, die sich aus der Grundlegung des reinen Geschmacksurteils ergibt, ist insofern sein „freiwilliger Bruch mit der Sinnlichkeit“[177]. Dieser Bruch ist möglich, weil das Geschmacksurteil das Schöne nicht als Gegenstand einer Sinneswahrnehmung, sondern einer Einbildung beurteilt. Das Geschmacksurteil richtet sich insofern nicht auf die Wirklichkeit bzw. die Existenz eines Gegenstandes, denn es beurteilt nur die Angemessenheit der *Form* im Bezug auf das „freie“ „Spiel“[178] der Erkenntnisvermögen. Es ist insofern auch „interesselos“. „Die Einbildungskraft ist keine Empfindung, also kann auch ihr Gegenstand nichts Empfindungsmäßiges sein. Eben darum kann die Einbildungkraft mit der Sinnlichkeit auch nicht deren rein subjektive Unmittelbarkeit teilen.“[179] Dieses Absehen von der Materie[180], bzw. der Existenz des Sinnlichen und das Bewegtsein von der *reinen Form* der Vorstellung des schönen Gegenstandes steht in *Analogie* zur freien Handlung, bzw. zu der Autonomie des Sittlichen, die sich ebenfalls nicht von der Materie des Sinnlichen bewegen oder beeinflussen lassen darf. Das Gemeinsame, das bei Kant diese Analogie begründet, liegt also in der Autonomie der beiden Bereiche und deren Zurückweisung der materialen und deshalb idiosynkratischen bzw. den Affekten verhafteten sinnlichen Empfindungen. Die *Autonomie* „prägt sich im moralischen Urteil unter Zurückweisung oder Aufopferung der Sinnlichkeit als ‚Zusammenstimmung des Willens mit sich selbst ‚nach allgemeinen Vernunftgesetzen‘ aus, im Urteil über das Schöne dagegen als lustvoll erlebte Harmonie zwischen Sinnlichkeit und Verstand.“[181] Im ästhetischen Zustand scheinen die Nötigungen des Verstandes, der Vernunft und der Sinnlichkeit überwunden zu sein.[182] Vor allem

177 Frank 1989, S. 64.

178 Kant 1974, S. 132 (B 27, 28, 29).

179 Frank 1989, S. 55.

180 Diese Konzeption wird in neueren Rezeptionen von Kants „Kritik der Urteilskraft“ kritisiert; vgl. Götz 1994, S. 19-44 und Fellmann 1989, S. 155-173.

181 Werschkull 1994, S. 203.

182 Das bei Kant im ästhetischen Reflexionsurteil die Nötigung durch den Verstand allerdings nicht völlig eingestellt ist, bestätigt schon seine ambivalente Haltung zum Begriff der Einbildungskraft als Phantasie oder transzendentales Synthesisvermögen. Zu diesem Problem siehe auch Kapitel 1. 6 dieser Arbeit. Die Erkenntniskräfte in ihrem „Spiel“ scheinen zudem nicht völlig frei zu sein; so soll der Verstand die Einbildungskraft nicht allzu frei gewähren lassen. Auch drückt sich diese Orientierung am Verstand in dem Begriff der „freien Gesetzmäßigkeit“! der Einbildungskraft aus, die mit dem Verstand, trotz der Möglichkeit ihres freien Gebrauchs, subjektiv *übereinstimmen* soll. Vgl. Kant 1974, S. 161 (B 69). Zwar gibt Kant auch zu bedenken, daß

dieser Topos der ästhetischen Freiheit der Erkenntnisvermögen im „Spiel“ und der strukturellen Analogie von spontaner Selbstgesetzgebung im ästhetischen und moralischen Urteil wird später, etwa für die Bildungsvorstellung des Neuhumanismus, zur prägenden Formel.

Dabei ist immer zu beachten, daß der Bereich des „Ästhetischen“ vom Moralischen getrennt ist, und daß es sich bei der Vorstellung solcher „Gemeinsamkeiten“ lediglich um *Analogien* handelt, von denen zu reden erst der „vergleichende Aufweis von Gemeinsamkeiten und Unterschieden zweier nicht identischer Gebiete oder Objekte“[183] erlaubt. Das von Erkenntnis und moralischem Handeln unterschiedene eigenständige ästhetische Erleben und die spezifische Urteilsform des ästhetischen Reflexionsurteils begründen dabei die autonome Sphäre des Ästhetischen. Die Autonomie des Ästhetischen ist allerdings nur über das reine Geschmacksurteil begründbar, da nur ihm subjektive Allgemeingültigkeit unterstellt werden kann. Kant unterscheidet deshalb Sinnesurteile (materiale ästhetische Urteile) und „eigentliche“, „reine“ Geschmacksurteile bzw. reine ästhetische Urteile (formale ästhetische Urteile): „Die ersteren sind die, welche Annehmlichkeit oder Unannehmlichkeit, die zweiten die, welche Schönheit von einem Gegenstande, oder von der Vorstellungsart desselben aussagen. Jene sind Sinnesurteile (materiale ästhetische Urteile), diese als formale allein eigentliche Geschmacksurteile“[184]. Ein Geschmacksurteil ist nur dann „rein“, wenn kein empirisches Wohlgefallen dem Bestimmungsgrund desselben beigefügt wird. Dieses geschehe nach Kant allerdings dann, wenn „Reiz“ oder „Rührung“[185] einem Urteil „beigemischt“ wären. Das ästhetische Reflexionsurteil schließt also die Annehmlichkeit in der Sinnesempfindung aus, da diese aufgrund ihrer Materialität niemals einen Anspruch auf Allgemeingültigkeit haben kann, welche aufgrund der transzendentalphilosophischen Fragestellung Kants aber für das ästhetische Reflexionsurteil in Anspruch genommen werden muß. Sinnesempfindungen d.i. materiale ästhetische Urteile, sind demnach von ästhetischer Reflexion d. i. das (reine) Geschmacksurteil bzw. das ästhetische Reflexionsurteil strikt unterschieden. Im ästhetischen Reflexionsurteil wird von aller Annehmlichkeit, von „Reiz“ oder „Rührung“[186], von (idiosynkratischen) materialen Empfindungen abstrahiert. Sie entsprechen nicht der Anforderung

---

im Spiel der Verstand der Einbildungskraft zu dienen hätte, gleichwohl dürfe der Verstand dabei „keinen Anstoß leiden“. Kant 1974, S. 162 (B 71). Diese Ambivalenz in der Dialektik von Gesetz, Regel und Freiheit im Begriff des „Spiels“ wäre grundsätzlich zu beachten. Auch Schillers, durchaus in Anlehnung an Kants Bestimmungen geprägten, Begriff des „Spiels“ wäre, gerade wegen der Implikation einer emphatisch verstandenen Freiheit, bezüglich der *Bedingungen* dieser Freiheit im „Spiel“ zu überprüfen.

183 Werschkull 1994, S. 199.

184 Vgl. Kant 1974, S. 139 (B 38, 39).

185 Kant 1974, S. 139 (B 38).

186 Kant 1974, S. 139 (B 38, 39).

einer „allgemeinen Mitteilbarkeit“[187], da die Qualität der Empfindungen selbst nicht in allen Subjekten einstimmig beurteilt werden kann. Kant teilt damit ästhetische Urteile in materiale Sinnenurteile und in formale, reine ästhetische Urteile ein, wobei nur die letzteren als eigentliche (reine) Geschmacksurteile[188] zugelassen werden.

Was bedeutet diese Definition nun aber für die „Reflexion“ über konkrete Kunstwerke? Kant bringt selbst einige Beispiele, die verdeutlichen, was Bestandteil eines reinen Geschmacksurteils sein kann. Nicht einbegriffen sind gemäß seiner Unterscheidung etwa die „bloße Farbe“ oder ein „bloßer Ton“[189]. Die Qualität von Farben oder anderen Materialien spielen also für Kants „Ästhetik“ keine besondere Rolle. Das äußerste, was Kant im Bezug auf Farbe zuläßt, ist die „reine“[190] Farbe: „Allein man wird doch zugleich bemerken, daß die Empfindungen der Farbe sowohl als des Tons sich nur sofern für schön zu gelten berechtigt halten, als beide rein sind; welches eine Bestimmung ist, die schon die Form betrifft, und auch das einzige, was sich von diesen Vorstellungen mit Gewißheit allgemein mitteilen läßt: weil die Qualität der Empfindungen selbst nicht in allen Subjekten als einstimmig, und die Annehmlichkeit einer Farbe vorzüglich vor der andern, oder des Tons eines musikalischen Instruments vor dem eines andern sich schwerlich bei jedermann auf gleiche Art beurteilt annehmen läßt.“[191] Reine Farbe kann deshalb Gegenstand eines reinen Geschmacksurteils sein, weil diese Bestimmung bereits das Formale[192] und nicht das Materiale eines Urteils betrifft. Schön ist Farbe nach Kant also nur dann, wenn sie nicht bloße Empfindung, sondern schon formale Bestimmung der Einheit des Mannigfaltigen desselben ist. Das „Reine“ der Farbe impliziere, daß die „Gleichförmigkeit“[193] einer einfachen Empfindungsart durch keine fremdartige Empfindung gestört oder

---

187 Kant 1974, S. 131 (B 27, 28).

188 Bei Kant ist nicht ganz deutlich, ob der Terminus „Geschmacksurteil“ zur Bezeichnung dessen, was z.B. auch mit dem Terminus „reines“ „ästhetisches Urteil“ gemeint ist, ausreicht, oder ob das Adjektiv „rein“ hinzugefügt werden muß. Es gibt jedoch eine Stelle in der „Kritik der Urteilskraft“, die deutlich macht, daß der Terminus „reines“ „Geschmacksurteil“ keine Tautologie darstellt. Vgl. Kant 1974, S. 139 (B 38, 39). Deshalb wird in dieser Arbeit der Ausdruck „reines“ „Geschmacksurteil“ verwendet.

189 Kant 1974, S. 139 (B 39).

190 Kant 1974, S. 140 (B 39). Das gleiche gilt auch für Töne. Nur „reine“ Töne können „schön“ sein. Kant 1974, S. 140 (B 39).

191 Kant 1974, S. 140 (B 40, 41).

192 In der Ästhetik auf das Formale eines Urteils zu achten und diesem, nicht zuletzt aus Gründen der geforderten Allgemeingültigkeit eines solchen Urteils, den Vorzug zu geben, wird zum Leitmotiv der „Formalen Ästhetik“, die, wesentlich mitbegründet durch Herbart und den Herbart-Schüler Zimmermann, ein wichtiger, gleichwohl in den letzten 40 Jahren etwas vernachlässigter, Zweig der modernen Ästhetik geworden ist. Zur Geschichte und zu den Perspektiven der „Formalen Ästhetik“ siehe Wiesing 1997.

193 Kant 1974, S. 140 (B 40, 41).

unterbrochen werde und man also von der Qualität jener Empfindungsart abstrahieren könne. Das Formale daran ist insofern die in der Reflexion offenbar werdende Gleichmäßigkeit, nicht aber das subjektive materiale Empfinden. Im Bezug auf Bildende Kunst ist für Kant aber vor allem anderen die Zeichnung von Bedeutung.[194] „In der Malerei, Bildhauerkunst, ja allen bildenden Künsten, in der Baukunst, Gartenkunst, sofern sie schöne Künste sind, ist die Zeichnung das Wesentliche, in welcher nicht, was in der Empfindung vergnügt, sondern bloß, was durch seine Form gefällt, den Grund aller Anlage für den Geschmack ausmacht."[195] Dieser Begriff von Kunst und Ästhetik resultiert aber nicht, wie oftmals angenommen, aus einer „zweckfreien" Betrachtung oder großen Kennerschaft[196] von Kunstwerken sondern nach dem Anspruch Kants, aus einer aus transzendentallogischen und systematischen Gründen notwendigerweise apriori einsehbaren und zu fordernden Allgemeingültigkeit eines solchen reinen Geschmacksurteils. Die Bestimmung dessen, was Kunst ist, d. h. genauer, die Festlegung des Kunstcharakters über die Bestimmung des reinen ästhetischen Urteils, richtet sich demnach nicht unbedingt nach den Möglichkeiten der Kunst selbst, sondern nach den *Notwendigkeiten des avisierten transzendentalen Systems* der drei Kritiken Kants. Im Gegensatz zu neueren, sogenannten „Rezeptionsästhetiken", die versuchen, mithilfe eines möglichst abstrakten Begriffs „ästhetischer Erfahrung" möglichst vielen Kunstformen und -arten gerecht zu werden, ist dies in der „Kritik der Urteilskraft" gerade nicht das Interesse. Es war nicht so sehr Kants Intention, der Kunst oder den Künsten gerecht zu werden. Der hohe Abstraktionsgrad seiner Theorie des reinen Geschmacksurteils ist vielmehr das Resultat der Ansprüche seiner Systemkonstruktion. So muß, etwa *gerade* aus Gründen der Analogisierung des Kriteriums der Allgemeingültigkeit mit den Allgemeingültigkeitsansprüchen der anderen beiden Kritiken, der Bezug auf sinnliche Erfahrung ausgesetzt werden, denn die Qualität von (gemischten) Farben, Tönen und Gerüchen, als das Materiale, Singuläre an

---

194 Kant 1974, S. 141 (B 42).

195 Kant 1974, S. 141 (B 42).

196 Im übrigen wird Kant gerne als jemand dargestellt, der, neben Hegel, als letzter das Recht gehabt habe über Ästhetik und Kunst zu schreiben, ohne selbst viel von Kunst zu verstehen. In einer Zeit, in der man nicht mehr von großen Systematiken ausgeht, ist dies allerdings tatsächlich nicht mehr möglich. Bzw. es wäre die Frage zu stellen, inwieweit bereits Kant und Hegel unzureichende Kriterien für die Beurteilung von Kunst bereithielten. Beide waren schließlich selbst im Hinblick auf ihre „Ästhetiken" weniger an Kunst, als an der Konsistenz ihrer philosophischen Systeme interessiert. Diese Bemerkung soll natürlich nicht die Bedeutung dieser philosophischen Ansätze in Abrede stellen. Schließlich haben Kant und Hegel für die Ästhetik paradigmatische Ansätze formuliert. Fraglich ist allerdings, ob Ästhetik in diesem systematischen Sinne noch eine Zukunft hat. Bereits Adornos großangelegter Entwurf einer philosophischen Ästhetik, der explizit zwischen den Ansätzen Kants und Hegels vermitteln will, zeigt(e) deutlich die Grenzen einer systematischen Ästhetik auf. Vgl. Adorno 1973.

einem ästhetischen Urteil, empfinden die Menschen verschieden.[197] Es ist an dieser Stelle kritisch anzumerken, daß Kunst ohne solche *Qualitäten* allerdings nicht hinreichend beurteilt werden kann. So hängt die ästhetische Qualität von Bildern, wie etwa die der Bilder E. Noldes oder P. Cézannes, auch von der Qualität nicht reiner Farben, bzw. von ihrer Ausdrucksvalenz ab und nicht nur von Relationen, Gestalt, Struktur, oder der Gleichförmigkeit reiner Farbe. Kant operiert in seiner „Kritik der Urteilskraft" insofern mit einem äußerst eingeschränkten Kunstbegriff. Diese Einschränkung ist allerdings nicht deckungsgleich mit der Unterscheidung von klassischer und moderner Kunst. Kants Theorie des reinen ästhetischen Urteils macht für manche moderne Kunstwerke durchaus Sinn, so etwa für die Werke P. Mondrians oder Y. Kleins, die Struktur mit monochromen, also reinen Farben kombiniert haben. Gerade im Hinblick auf moderne Kunst spricht sogar einiges dafür, die Kantische Theorie des Geschmacksurteils als formale Beurteilung differenztheoretisch umzuformulieren[198]. Festzuhalten ist an dieser Stelle, daß sich nach Kant das reine Geschmacksurteil nur auf das Formale und nicht auf das Materiale eines Urteils bezieht und nur dadurch eine, wenn auch subjektive, Allgemeingültigkeit beanspruchen kann.

1.6 Die Begründung der „allgemeinen Mitteilbarkeit" des ästhetischen Reflexionsurteils

Wie erklärt sich nun im einzelnen dieser Anspruch des ästhetischen Reflexionsurteils auf Allgemeingültigkeit? Kant geht davon aus, daß „das, wovon jemand sich bewußt ist, daß das Wohlgefallen an demselben (an dem Schönen, Anm. Y. E.) bei ihm selbst ohne alles Interesse sei", das könne derselbe „nicht anders als so beurteilen, daß es einen Grund des Wohlgefallens für jedermann enthalten müsse."[199] Denn da es sich nicht auf irgendeine Neigung des Subjekts (noch auf irgend ein anderes überlegtes Interesse) gründe, sondern „da der Urteilende sich in Ansehung des Wohlgefallens, welches er dem

---

197 Vgl. Kutschera 1988, S. 101f. Kant nimmt an, daß lediglich bei den „reinen" Farben und Tönen eine solche Allgemeingültigkeit gewährleistet ist. Ob dem auch empirische Gültigkeit zukommt, ist allerdings bislang fraglich.

198 Eine solche differenztheoretische Umformulierung haben im Anschluß an de Saussure Reisinger und Esser vorgeschlagen. Reisinger in: Esser 1995, S. 66-99 und Esser in: Esser 1995, S. 9-25. So könne man Farben und Töne dann als „schön" bezeichnen, wenn diese nicht für sich genommen würden, da sie dann nur subjektiv-material sein könnten, sondern wenn, abgesehen von dieser materialen privaten Singularität, sich das Formale aus der Relationalität der Töne oder Farben zueinander ergeben würde. Eine frühe Fassung dieser Idee findet sich jedoch bereits in den Ansätzen der Formalen Ästhetik Ende des 19. Jahrhunderts und zu Beginn des 20. Jahrhunderts; vgl. hierzu Wiesing 1997.

199 Kant 1974, S. 124 (B 17, 18).

Gegenstande widmet, völlig frei fühlt: so kann er keine Privatbedingungen als Gründe des Wohlgefallens auffinden, an die sich sein Subjekt allein hinge, und muß es daher als in demjenigen begründet ansehen, was auch er bei jedem andern voraussetzen kann; folglich muß er glauben Grund zu haben, jedermann ein ähnliches Wohlgefallen zuzumuten."[200] Die spezifische Allgemeinheit entspringt nun nicht – wie etwa beim logischen Urteil – aus Begriffen, oder aus einem empirisch begründeten Allgemeinen, sondern aus einem transzendentalen Anspruch auf Allgemeinheit. Dabei ist die Vorgängigkeit der ästhetischen Reflexionsbewegung, des „Spiels" von Einbildungskraft und Verstand, eine Begründung der Allgemeingültigkeit apriori und der Möglichkeit, das Geschmacksurteil als eine besondere Art von „sensus communis"[201], als „Gemeinsinn"[202], zu beurteilen. Das reine Geschmacksurteil und sein reflektierendes „Spiel" der Erkenntnisvermögen, die zu einer „Erkenntnis überhaupt"[203] angelegt sind, sind ein (all)gemeiner Sinn (sensus communis aestheticus[204]), dessen formale Bedingungen für jedermann die gleichen sind, d. h. in der Sprache Kants: sie sind „allgemein" mitteilbar[205]. Denn, so Kants Argumentation, da das reflektierende Spiel der Erkenntnisvermögen auf „Erkenntnis überhaupt" angelegt ist, muß es, da alle Erkenntnis allgemein mitteilbar[206] sein muß, ebensowohl dieses Merkmal aufweisen. Hier wird wieder Kants Prinzip der *Analogisierung*[207] deutlich, dieses Mal im Hinblick auf das theoretische Urteil, der „Kritik der reinen Vernunft". Die Leistungen des erkennenden Subjekts müssen für alle allgemein sein, da es sich sonst nur um ein bloß subjektives, im Sinne von beliebiges, „Spiel" der Erkenntniskräfte handeln würde, welches nicht zur „Regel"[208] gemacht werden könnte. „Allgemein mitteilbar" heißt in der Sprache Kants deshalb im Bezug auf diese Leistungen des Subjekts, daß sie für jedes Individuum in gleicher Weise ausführbar sind, oder auf andere Art zusammengefaßt: „Die Wesensidentität der Leistungen stiftet die Identität des Geleisteten – dessen

---

200 Kant 1974, S. 124 (B 17, 18).

201 Kant 1974, S. 225 (B 155, 156).

202 Kant 1974, S. 158 (B 66, 67).

203 Kant 1974, S. 158 (B 65).

204 Im § 40 bezeichnet Kant den sensus communis des reinen Geschmacksurteils als „sensus communis aestheticus". Entsprechend dem gesunden Menschenverstand, der „sensus communis logicus" genannt wird. Kant 1974, S. 227 (B 160).

205 Kant 1974, S. 131 (B 27, 28), S. 158 (B 66, 67).

206 Kant 1974, S. 158 (B 66, 67).

207 Die Technik der Analogisierung steht im Zusammenhang mit Kants stets binären Unterscheidungen, bzw. seiner Negationstechnik. Es gibt bei Kant immer zwei Möglichkeiten des Argumentierens: wenn nicht A dann B. Genau da setzt deshalb auch die dialektische Kritik an.

208 Kant 1974, S. 159 (B 66, 67). Der Begriff „Regel" wird hier in der Bedeutung von Kriterium (der Beurteilung) gebraucht. Regel darf hier also nicht verwechselt werden mit „Regel" im Sinne eines objektiven Begriffs von Kunst, wie er in der rationalistischen Regelästhetik propagiert wurde.

allgemeine Mitteilbarkeit."[209] Die „allgemeine Mitteilbarkeit"[210] des reinen ästhetischen Urteils darf also nicht mit einer „Mitteilbarkeit" im Sinne von Aussage oder Kommunikation verwechselt werden. Die Allgemeinheit ergibt sich gerade nicht über den gegenseitigen Austausch von Gedanken, Argumenten, Darlegungen oder von Sinn. Nach Kant stellt sich deshalb auch die Frage: „Wie ist ein Urteil möglich, das bloß aus dem eigenen Gefühl der Lust an dem Gegenstande, unabhängig von dessen Begriffe, diese Lust, als der Vorstellung desselben Objekts in jedem andern Subjekte anhängig, a priori, d.i. ohne fremde Beistimmung abwarten zu dürfen, beurteilte?"[211] „Allgemeine Mitteilbarkeit"[212] zielt nicht auf ein Vermögen, das auf den gegenseitigen Austausch empirischer Urteile zielt, was Kant als „herumtappen" unter „den Urteilen anderer"[213] bezeichnet. Weder liegt das Kriterium zur Beurteilung des Schönen in dem empirischen Urteil anderer vor, noch gibt es ein objektives Kriterium, welches sich auf den Gegenstand bezieht. Nach Kant kann das reine Geschmacksurteil aufgrund seines Verbleibens in der Gefühls-, oder genauer, in der Reflexionssphäre und der Ermangelung des Begriffs niemals ein Erkenntnisurteil sein. Allgemeingültigkeit ist also nicht wie im theoretischen Urteil über einen Begriff zu gewährleisten.[214] Bei der ästhetischen Allgemeingültigkeit muß es sich insofern um etwas anderes handeln. Die subjektive allgemeine Mitteilbarkeit des reinen ästhetischen Urteils ist *monologisch* konzipiert und sie ist als subjektive aber dennoch allgemeingültig sowie apriorisch begründet. In der allgemeinen Mitteilbarkeit des reinen ästhetischen Urteils ein Paradoxon zu sehen, bei dem es sich um eine „Mitteilsamkeit ohne Mitteilung"[215] handele, ist insofern ein falscher Ansatzpunkt. Denn es handelt sich nicht um eine Kommunikationsleistung. Man muß den Ausspruch „allgemeine Mitteilbarkeit" vielmehr wörtlich nehmen, und zwar als Einstellung, als eine spezifische Art der Tätigkeit der Erkenntnisvermögen, die man mit allen anderen zu teilen in der Lage ist. Man kann den Begriff „Mitteilung" also nicht im Hinblick auf die heutige Kommunikationspraxis und den heutigen Verstehenskontext auslegen, sondern man muß ihn aus dem Kontext der zu Zeiten Kants üblichen Semantik bzw. aus der Bedeutung der damaligen gesellschaftlichen Einbildungskraft heraus be-

209 Kohler 1980, S. 262.
210 Kant 1974, S. 131 (B 27, 28).
211 Kant 1974, S. 219 (B 147, 148).
212 Kant 1974, S. 131 (B 27, 28).
213 Kant 1974, S. 211 (B 137).
214 Dagegen argumentiert Gadamer 1986, S. 103ff.
215 So wurde fälschlich der Begriff „Mitteilbarkeit" bei Scheer problematisiert. Scheer 1993, S. 50f. Nur jedoch vor dem Hintergrund einer dialogisch konzipierten Vernunftphilosophie (vgl. Habermas) würde es sich hierbei um ein Paradox handeln. Kant selbst faßt die allgemeine Mitteilbarkeit des reinen ästhetischen Urteils demgegenüber monologisch und argumentiert deshalb in diesem Falle gerade nicht mit einer Paradoxie. Es ergibt sich vielmehr aus der Bestimmung des reinen Geschmacksurteils als zugleich subjektiv und allgemeingültig eine Antinomie.

stimmen. So ist der Kantische Begriff der Mitteilung nur im Kontext der lateinischen Bedeutung von „communicatio" zu verstehen, in dem mitgedacht ist, daß das Mitgeteilte durch die Mitteilung zu einem Gemeinschaftlichen werden müsse.[216] Die Tätigkeit der Erkenntnisvermögen, die man mit jedermann teilt, tritt nun in zwei unterschiedlichen Proportionierungen auf. Die Proportionierung kann nach zweierlei „Muster" ablaufen. G. Kohler hat diese wie folgt zusammengefaßt: 1.) „nach dem Muster einer gegenseitigen *gesetzlichen* Zusammenstimmung" oder 2.) „nach dem der *freien*, in welcher ein Höchstmaß reziproker Belebung erreicht wird"[217]; mit letzterem ist natürlich das „Spiel" der Erkenntniskräfte gemeint. „Im einen Fall verwirklichen die Gemütskräfte diese Proportion, in der eine gegebene Vorstellung auf bestimmte Erkenntnis, d. h. auf Prädikation hin perzipiert wird, im anderen jene Proportion, durch die eine Vorstellung bloss auf „Erkenntnis überhaupt" bezogen wird. Entsprechende Wirkung der Aktualisierung des ersten Musters ist ein Gedanke (ein Urteil, das eine Erkenntnis ausdrückt), Wirkung der nach dem zweiten Muster geschehenden Tätigkeit ist das Gefühl (das das Spiel aus Anlaß einer gegebenen Vorstellung ausdrückt)."[218]

Die „subjektive Allgemeinheit"[219] des reinen ästhetischen Reflexionsurteils wird von Kant mit einem „sensus communis aestheticus" begründet, weil das, was sich im ästhetischen Reflexionsurteil realisiert, nämlich das „Spiel" der Erkenntnisvermögen, durch seinen Bezug auf „Erkenntnis überhaupt" eine für alle Menschen apriori gleichartige Einstellung ist und damit in keiner Weise als idiosynkratische Einstellung oder gar als ein idiosynkratisches Gefühl bezeichnet werden kann. Dieses Urteil ist demnach subjektiv und ästhetisch, bzw. sinnlich, weil in der Dimension des Gefühls verbleibend und vom semiaisthetischen Vermögen der Einbildungskraft geprägt und dabei zugleich durch die Universalität der Einstellung allgemeingültig. Den Anspruch auf Allgemeingültigkeit macht Kant also an einer vermeintlichen Universalie fest, nämlich der durch die ästhetische Einstellung gewährleisteten konstitutiven allgemeinen Gleichartigkeit der Proportion der Erkenntnisvermögen in ihrer Ausrichtung auf eine „Erkenntnis überhaupt", deren Wirkung ein Gefühl ist, also eine ästhetische „Komplaszenz"[220] und nicht wie im Erkenntnisurteil, bei dem die Erkenntniskräfte in eine andere Proportion treten, eine

---

216 Vgl. den Artikel: Mitteilung, Mitteilbarkeit, indirekte Mitteilung von Hügli im „Historischen Wörterbuch der Philosophie", hrsg. von Gründer/Ritter 1980, Bd. 5, Spalte 1424-1431, hier 1423. Dort wird auch auf den theologischen Teilhabegedanken verwiesen (communicatio idiomatum attributorum), der dem in der „Kritik der Urteilskraft" hervorgehobenen zweckmäßigen, wenn auch subjektiven und als Subreption vorgestellten Welt-Mensch und Intelligibles-Zusammenhang zugrundeliegt.

217 Kohler 1980, S. 263.

218 Kohler 1980, S. 263.

219 Kant 1974, S. 209 (B 134, 135).

220 Kohler 1980, S. 340.

„Konvenienz“[221] dieser Erkenntniskräfte zu einem Begriff. Trotz dieser unterschiedlichen Proportionierung gibt es jedoch eine *Parallele* zwischen dem reinen ästhetischen Urteil und dem Erkenntnisurteil. Sie liegt in der Begründung der Allgemeingültigkeit beider Urteile. Beiderlei Allgemeingültigkeit wird nämlich über die Gleichartigkeit der subjektiven Bedingungen zu einer „Erkenntnis überhaupt“ legitimiert. Diese Deduktion der Allgemeingültigkeit des ästhetischen Urteils hat keine objektive Realität eines Begriffs zu rechtfertigen nötig; denn Schönheit ist kein Begriff vom Objekt, und das Geschmacksurteil ist kein Erkenntnisurteil. „Es (das reine Geschmacksurteil, Anm. Y. E.) behauptet nur: daß wir berechtigt sind, dieselben subjektiven Bedingungen der Urteilskraft allgemein bei jedem Menschen vorauszusetzen, die wir in uns antreffen; und nur noch, daß wir unter diese Bedingungen das gegebene Objekt richtig subsumiert haben.“[222] In der Anmerkung zu diesen Zeilen wird dies noch deutlicher ausgesprochen. „Um berechtigt zu sein, auf allgemeine Beistimmung zu einem bloß auf subjektiven Gründen beruhenden Urteile der ästhetischen Urteilskraft Anspruch zu machen, ist genug, daß man einräume 1.) Bei allen Menschen seien die subjektiven Bedingungen dieses Vermögens, was das Verhältnis der darin in Tätigkeit gesetzten Erkenntniskräfte zu einem Erkenntnis überhaupt betrifft, einerlei; welches wahr sein muß, weil sonst die Menschen ihre Vorstellungen und selbst das Erkenntnis nicht mitteilen[223] könnten.“[224]

Spätestens an dieser Stelle muß jedoch auf die Inkonsistenzen der Argumentationslogik der „Kritik der Urteilskraft“ hingewiesen werden, die sich durch derartige Annahmen ergeben.[225] Die „neuralgische“ Stelle von Kants

221 Kohler 1980, S. 340.

222 Kant 1974, S. 221 (B 152). Die wichtigste Bedingung ist dabei in beiderlei Fällen das Abstrahieren von materialen Empfindungen. Kant konzediert jedoch, daß diese Abstraktionsleistung im Falle des reinen ästhetischen Urteils ungleich schwerer ist, da es sich um eine gefühlsmäßige und subjektive Erfahrung handele. In diesen Fällen sei es demnach nicht verwunderlich, daß oftmals falsch subsumiert werde. Dies verweist auf das Problem, daß ein reines ästhetisches Urteil bei Kant völlig losgelöst von jeglicher Materialität, bzw. Leibgebundenheit oder idiosynkratischer Empfindung gedacht werden muß. Eine Tatsache, die zu der berechtigten Kritik führte, daß dadurch das Eigentümliche der ästhetischen Erfahrung geradezu liquidiert werde. Vgl. Lukács 1975, S. 122f.; Götz 1994, S. 19-44; Fellmann 1989, S. 155-173.

223 Der Begriff „Mitteilung“ verweist hier lediglich auf die Tatsache, daß es möglich ist, etwas zu einem Gemeinsamen werden zu lassen, bzw. an einem Gemeinsamen teilzuhaben.

224 Kant 1974, S. 221 (B 152) und Anmerkung auf S. 221 (B 152). Siehe auch der Einwand 2) „Das Urteil habe bloß auf dieses Verhältnis (mithin die formale Bedingung der Urteilskraft) Rücksicht genommen, und sei rein, d. i. weder mit Begriffen vom Objekt noch Empfindungen, als Bestimmungsgründen vermengt. Wenn in Ansehung dieses letzteren auch gefehlt worden, so betrifft das nur die unrichtige Anwendung der Befugnis, die ein Gesetz uns gibt, auf einen besondern Fall, wodurch die Befugnis überhaupt nicht aufgehoben wird.“ Kant 1974, S. 221 (B 152).

225 Diese Inkonsistenzen wurden von einigen Interpreten der „Kritik der Urteilskraft“ bereits angedeutet: Lukàcs 1975, S. 122f.; Kohler 1980, S. 340f.

„Kritik der Urteilskraft“ ist die „Behauptung der Äquivalenz von ästhetischer Erfahrung/‚Spiel‘ und der Proportion zu Erkenntnis überhaupt oder der ‚subjektiven formalen Bedingung des Gebrauchs der Urteilskraft überhaupt“.[226] Denn bei kritischer Betrachtung kollidiert die Begründung einer spezifisch „ästhetischen Erfahrung“ und eines ihr angemessenen Erlebnisbereichs mit der Begründung der apriorischen Allgemeingültigkeit des Urteils, die in einer Universalannahme über die konstitutive Proportion der beiden Erkenntnisvermögen mündet. Kant vermeidet ein allzu deutliches Offenbarwerden dieser Tatsache durch die Verwendung eines gleichen Terminus für unterschiedliche Begriffe des Vermögens der Einbildungskraft. Unausgesprochen bleibt auch der Wechsel zwischen zweierlei Methoden zur Definition bzw. Beschreibung dieses Erkenntnisvermögens. Einmal handelt es sich um eine transzendentalkritische Reflexion, die parallel zur „Kritik der reinen Vernunft“ argumentiert, ein anderesmal handelt es sich um eine Art „phänomenologischer“ Beschreibung der Vermögen der Einbildungskraft, die der Begründung und Darlegung der Leistungen des spezifischen reinen ästhetischen Urteils gilt. Der Terminus „Einbildungskraft“ wird entsprechend einmal in quasi phänomenologischer Manier und auf der Ebene der empirischen Vermögenspsychologie als „facultas fingendi“, Dichtungskraft oder Phantasie beschrieben, ein anderes Mal wird er jedoch in transzendentalkritischer Absicht als formales transzendentales Synthesisvermögen dargestellt. Der Terminus „Einbildungskraft“ ist demnach zweideutig und verweist auf unterschiedliche Begriffe.[227] Der Grund für diesen Wechsel liegt – unter anderem – darin, daß Kant versuchen muß, seine transzendentalphilosophischen Systemargumente entlang der *Erfahrung* zu plausibilisieren. Dies „sprengt“ jedoch tendenziell das System, da Erfahrung in diesen transzendentalphilosophischen Kategorien nicht aufgeht[228]. In einer *Parallelisierung von Argumentationen* der „Kritik der Urteilskraft“ mit denen der „Kritik der reinen Vernunft“ bekommt das „Spiel“ von Einbildungskraft und Vernunft, also von Anschauung und Begriff, insofern eine neue Bedeutung. Denn um die transzendentale apriorische Allgemeingültigkeit zu legitimieren, wird die Einbildungskraft als Vermögen im Sinne der „Kritik der reinen Vernunft“ interpretiert. In dieser Bedeutung ist sie nur das Synthesisvermögen des Mannigfaltigen zum Einen. Sie darf allerdings nicht mit „Phantasie“ verbunden werden, da sonst die Allgemeingültigkeit nicht mehr gewährleistet wäre. Um dagegen das Phänomen der Autonomie und die eigene Qualität des reinen ästhetischen Urteils beschreiben zu können, die von Kant als eine andere Proportion des Verhältnisses von Einbildungskraft und Verstand (das „Spiel“) bestimmt wurde, muß er der Einbildungskraft aber genau wieder diese Bedeutung einer Phantasietätigkeit geben. Entsprechend der Fragestel-

226 Kohler 1980, S. 342.
227 Vgl. Kohler 1980, S. 179ff.
228 Vgl. auch die Kritik von Merleau-Ponty an Kants Bewußtseins- und Transzendentalphilosophie. Merleau-Ponty 1966, S. 86 sowie S. 130ff.

lung wird dann implizit die Leistung der Einbildungskraft im Bezug auf das spezifische Verhältnis von Einbildungskraft und Verstand umdefiniert. Zur Legitimierung der Universalie einer allgemeingültigen Einstellung im „Spiel" von Einbildungskraft und Verstand, die sich über die allgemeingültige Einstellung oder „Stimmung" der Erkenntniskräfte zu einer „Erkenntnis überhaupt"[229] ergibt, muß er der Einbildungskraft wiederum die verkürzte Bedeutung geben, die sie in der „Kritik der reinen Vernunft" hatte. Nur durch diese *„Parallelisierungsstrategie"*[230] mit den Bestimmungen der „Kritik der reinen Vernunft" zur theoretischen Erkenntnis, durch die das spezielle Phänomen des ästhetischen „Spiels" von Einbildungskraft und Verstand als ein Exemplar der Gattung Voraussetzungen einer „Erkenntnis überhaupt"[231] definiert wird, kann die Allgemeingültigkeit und damit Universalität des reinen Geschmacksurteils mit der Universalität des Erkenntnisurteils legitimiert und damit garantiert werden. Durch diese Parallelisierung wird jedoch das reine Geschmacksurteil zu einem Exemplar der Grundbedingungen eines theoretischen Urteils degradiert und die spezielle Bestimmung dessen, was eine spe-

---

229 Kant 1974, S. 158 (B 65).

230 Vgl. dazu auch Kohler 1980, S. 204.

231 Kant 1974, S. 158 (B 65) vgl. auch Kant 1974, S. 221 (B 152). Die Argumentation folgt hier den Überlegungen Lukács, Kohlers und Baeumlers. Bereits Lukács hatte auf die Parallelisierungsstrategie Kants hingewiesen. Lukács zeigt auf, daß durch die Parallelisierungsstrategie Kants, mit der er die apriorische Allgemeinheit zu begründen versucht, die Spezifität der ästhetischen Erfahrung verschenkt wird. „Die Frage nach dem ‚Gemeinsamen' als strukturellem ‚Ort' der ‚Allgemeingültigkeit' des Wertes muß also hier eine völlig andere Betonung erhalten. Die rein formelle Wesensart dieser ‚Gemeinsamkeit' (hier ist der ästhetische Gemeinsinn intendiert, Anm. Y. E.) darf jedoch nicht zu einer Annäherung an die theoretische Sphäre führen, wie dies bei Kant der Fall ist, der ihre Bedingungen darum bei jedem Subjekt als gleichberechtigt fand, ‚weil sie subjektive Bedingungen der Möglichkeit einer Erkenntnis überhaupt sind, und die Proportion dieser Erkenntnisvermögen, welche zum Geschmack erfordert wird, auch zum gemeinen und gesunden Verstand erforderlich ist, den man bei jedermann voraussetzen darf.' Es handelt sich hier bei ihm um ein entsprechendes In-Geltung-Bleiben der Voraussetzungen der theoretischen Allgemeingültigkeit, wie es uns bei den konstitutiven Formen der Gegenständlichkeit begegnet ist, wodurch seine tiefsinnige und direkt auf das Wesen der ästhetischen Geltung ausgehende Lehre von der subjektiven Allgemeingültigkeit der Geschmacksurteile ins Reflexiv-Theoretische umgebogen und gerade in ihren eigentlichen Bestandteilen getrübt wird." Lukács 1975, S. 122f. Und weiter Lukács: „es ist die Tendenz da, bereits in der vortheoretischen Sphäre, aus den Erlebnisinhalten alles bloß Erlebnishafte auszumerzen und ihnen – bevor sie auf einen Begriff bezogen wären – eine Angelegenheit auf theoretische Formung, eine erlebnisfreie, abstrakte Innerlichkeit überhaupt zu verleihen. Dadurch wird die ästhetische Form, (...) statt wirklich begründet und begriffen zu werden, zu einer relativ verselbständigten Vorform des Theoretischen gemacht." Lukács 1975, S. 122f. Kohler kommt zum gleichen Ergebnis und bezeichnet dieses Phänomen als Ergebnis der Parallelisierungsstrategie Kants. Kohler 1980, S. 204f. und S. 348f. Baeumler wiederum verweist auf die Doppeldeutigkeit des Begriffs Einbildungskraft bei Kant, die letztlich mit dieser Parallelisierungsstrategie zusammenhängt. Baeumler 1923.

zifisch „ästhetische *Erfahrung*“ ausmacht, ist damit verspielt. Damit ist zugleich die Begründung der Autonomie, vor allem aber die eigene Qualität des Ästhetischen nicht mehr plausibel zu machen. Das Ästhetische ist durch die Parallelisierung mit der Bedingung der Allgemeingültigkeit theoretischer Erkenntnis *heteronom* bestimmt.

Wird von Kant demgegenüber versucht, über den insbesondere in seiner „Anthropologie“[232] wieder Bedeutung gewinnenden Begriff der Einbildungskraft das Spezifische des reinen Geschmacksurteils und die damit ermöglichte Begründbarkeit eines, qualitativ von anderen Zugangsweisen zur Welt unterscheidbaren, Bereichs *„ästhetischer Erfahrung“* hervorzuheben, untergräbt er gleichzeitig die Möglichkeit der Begründung seiner universalen Allgemeingültigkeit. Der Schluß, wie er in der „Deduktion“ nahegelegt wird, von der Allgemeingültigkeit der Bedingung jeder Erkenntnis auf die Allgemeingültigkeit der mit dieser Bedingung – angeblich – identischen Basis des reinen Geschmacksurteils ist dann nicht mehr möglich.[233] Der Anspruch auf Allgemeingültigkeit scheint sich also an einer konstitutiven „Universalie“[234] festzumachen, nämlich der allgemeinen Gleichartigkeit der ästhetischen Proportionierung der Erkenntniskräfte im „Spiel“, welche durch die Allgemeingültigkeit der subjektiven Bedingungen der Urteilskraft im allgemeinen (bestimmender und reflektierender Urteilskraft) begründet wurde. Daß es sich bei der Voraussetzung der „allgemeinen Mitteilbarkeit“ um eine Art Universalie handelt, auf die *widersprüchlicherweise* sogar ein empirisches Kriterium verweisen soll, und die auch nicht das Produkt von Erziehung sein kann, legt eine Äußerung Kants im §17 der „Kritik der Urteilskraft“ nahe: „Die allgemeine Mitteilbarkeit der Empfindung (des Wohlgefallens oder Mißfallens), und zwar eine solche, die ohne Begriff statt findet; die Einhelligkeit, so viel möglich, aller Zeiten und Völker in Ansehung dieses Gefühls in der Vorstellung gewisser Gegenstände: ist das empirische, wiewohl schwache Kriterium der Abstammung eines so durch Beispiele bewährten Geschmacks von dem tief verborgenen allen Menschen gemeinschaftlichen Grunde der Einhellig-

---

232 Kant 1983.

233 So auch Kohler 1980, S. 340f.: „Das Spiel (= ästhetische Reflexion) bildet zwar eine Konstellation, die die Übereinkunft von Einbildungskraft und Verstand darstellt (insofern die subjektiv formale Bedingung der Tätigkeit von Urteilskraft erfüllt ist), und der Erkenntnisvollzug unterliegt ohne Zweifel jener Mindestklausel, dass Übereinkunft überhaupt (= irgendwie) der Fall sein muß, aber entscheidend für eine *vollständige* Bestimmung der Struktur des „Spiels“ ist doch die Erfassung des *Unterschieds*, der zwischen der ästhetischen Komplasenz und der *erkenntnismäßigen* Konvenienz der Erkenntniskräfte als auch der *generellen* Übereinstimmung überhaupt gegeben ist. (...) Die besondere Figur der ästhetischen Erfahrung ist damit aus der Vielfalt möglicher, aber bloß individuell bleibender Reaktionen auf ein Gegebenes *nicht streng* ausgegrenzt“.

234 Aktuelle Interpretationen weisen in diesem Zusammenhang insbesondere auf die Problematik des apriori Status der ästhetischen Einstellung hin. Vgl. exemplarisch Seel 1985, S. 208.

keit in Beurteilung der Formen, unter denen ihnen Gegenstände gegeben werden."[235]

Der Frage, was dieser gemeinschaftliche Grund der Einhelligkeit"[236], der nach den an einem apriorischen Status des Urteils orientierten Prämissen der Argumentation der „Kritik der Urteilskraft" gleichwohl *kein empirisches Kriterium* haben kann und dürfte, nach Kant sein könnte, soll nun im weiteren Verlauf der Argumentation nachgegangen werden.

Die Allgemeingültigkeit wird über weitere Bestimmungen des sensus communis (aestheticus)[237] legitimiert und differenziert. Dabei wird eine andere Dimension des Ästhetischen deutlich, die zu einem weiteren Versprechen Anlaß gegeben hat. „Unter dem sensus communis aber muß man die Idee eines gemeinschaftlichen Sinns, d.i. eines Beurteilungsvermögens verstehen, welches in seiner Reflexion auf die Vorstellungsart jedes andern in Gedanken (a priori) Rücksicht nimmt, um gleichsam an die gesamte Menschenvernunft sein Urteil zu halten, und dadurch der Illusion zu entgehen, die aus subjektiven Privatbedingungen, welche leicht für objektiv gehalten werden könnten, auf das Urteil nachhaltigen Einfluß haben würde. Dieses geschieht nun dadurch, daß man sein Urteil an anderer, nicht sowohl wirkliche, als vielmehr bloß mögliche Urteile hält, und sich in die Stelle jedes andern versetzt, indem man bloß von den Beschränkungen, die unserer eigenen Beurteilung zufälliger Weise anhängen, abstrahiert: welches wiederum dadurch bewirkt wird, daß man das, was in dem Vorstellungszustande Materie, d.i. Empfindung ist, so viel möglich wegläßt, und lediglich auf die formalen Eigentümlichkeiten seiner Vorstellung, oder seines Vorstellungszustandes, Acht hat."[238]

Sich in die „Stelle jedes andern"[239] versetzen, als Bedingung der Allgemeingültigkeit, meint hier jedoch nicht Sinnverstehen der ästhetischen Urteile anderer, sondern verweist auf die Möglichkeit einer Haltung, sich in die gleiche formale Einstellung zu begeben, bzw. die Erkenntnisvermögen in die gleiche, für ein reines Geschmacksurteil notwendige Einstellung zu bringen. Nur so ist, wie bereits gezeigt wurde, nach Kant der apriori-Charakter des reinen Geschmacksurteils legitimierbar. Es handelt sich ja auch nicht um die Anerkennung empirischer, also statthabender oder stattgehabter Aussagen (die keine Reflexionsurteile sind), sondern nur um „mögliche" Reflexionsurteile.[240] Damit ist lediglich das rein formale „Spiel" der für dieses Urteil relevanten Erkenntnisvermögen gemeint, nicht jedoch ein Austausch über Sinnphänomene, die sich etwa aus der Auseinandersetzung mit anderen

235 Kant 1974, S. 149 (B 53, 54).
236 Kant 1974, S. 149 (B 53, 54).
237 Kant 1974, Anmerkung S. 227 (B 160).
238 Kant 1974, S. 225f. (B 157, 158).
239 Kant 1974, S. 225 (B 157).
240 Vgl. die Ausführungen zum reinen Geschmacksurteil als „synthetisches Urteil a priori" in Kapitel 1.3 dieser Arbeit.

Menschen über Kunstwerke[241] oder über die daran gemachten „ästhetischen Erfahrungen" ergeben.[242] Die Bestimmungen des „sensus communis aestheticus"[243] sind insofern verschieden von den, von Kant analog gesetzten Bestimmungen des „sensus communis logicus"[244] (gemeiner Menschenverstand). Im Zusammenhang dieses „sensus communis logicus" ist die Rede von der „erweiterten Denkungsart"[245] desjenigen, der sich über die subjektiven Privatbedingungen des Urteils hinwegsetzt und der aus einem allgemeinen Standpunkt (den er dadurch nur bestimmen kann, daß er sich in den Standpunkt anderer versetzt) über sein eigenes Urteil reflektiert. Hier geht es um empirische Urteile oder Gedanken. Der allgemeine Standpunkt ist zwar transzendental begründbar, aber ihm kommt kein apriori-Status zu. Die ebenfalls „erweiterte Denkungsart" des „sensus communis aestheticus" wird dazu lediglich in Analogie gesetzt. Dem „sensus communis aestheticus" wird jedoch eine bevorzugte Stellung zugewiesen, da er im Gegensatz zum sensus communis logicus ein apriorisches Prinzip aufweisen kann. So betont Kant, daß der sensus communis aestheticus „mit mehrerem Rechte sensus communis genannt werden könne, als der (dazu in *Analogie* gesetzte, Anm. Y. E.) ge-

241 Dies ist bei Kant sowieso nicht intendiert. Da es sich nicht um eine Objekttheorie oder gar eine Erfahrungshermeneutik handelt und es Kant lediglich um die Angemessenheit oder Zweckmäßigkeit des Zusammenspiels der Erkenntniskräfte in Bezug auf die Vorstellung eines Gegenstandes geht, ist Seels Einschätzung zu folgen, daß, obwohl die Analyse des reinen ästhetischen Urteils eigentlich auf eine Theorie ästhetischer Bedeutung verweisen müsse und die ästhetische Wahrnehmung oder Erfahrung als ein Verstehen ästhetischer Objekte zu begreifen sei, der Gründungstext Kants aller daran anschließender Versuche einer Erarbeitung einer Ästhetischen Theorie, bzw. einer Theorie ästhetischer Erfahrung zum Trotz, gerade für die Beantwortung dieser Fragen nicht geeignet ist. Als Analyse einer verstehenden Leistung ist Kants Ästhetik eben nicht angelegt. Vgl. Seel 1985, S. 37. Auch in dem Versuch der Auflösung der Antinomien des Geschmacks, blieben Kants Bestimmungen beim „allgemeinsten Inhalt ästhetischer Erfahrung stehen" und blieben indifferent gegenüber dem, was die ästhetisch singulären Wertaussagen über die Qualität ihrer einzelnen Gegenstände zu sagen hätten, Seel 1985, S. 210. Diese Defizite werden auch in anderen Theorieansätzen moniert. Entsprechend wird das reine ästhetische Urteil für hermeneutische, sprachanalytische oder strukturalistische Ästhetiken umdefiniert. Einen ersten Schritt in diese Richtung machte Gadamer, der in „Wahrheit und Methode" gegen die „Subjektivierung der Ästhetik" durch Kant argumentierte. Vgl. Gadamer 1986, S. 48-87, ebenso S. 103. Gadamer vertritt hier die These, daß das Eigentliche der ästhetischen Erfahrung in der „Kritik der Urteilskraft" unerkannt geblieben sei, weil Kant zu sehr auf die transzendentalphilosophische Grundlegung des reinen Geschmacksurteils geachtet hätte. „Wir hatten gezeigt, daß es eine methodische Abstraktion zum Zwecke einer ganz bestimmten, transzendentalen Begründungsleistung war, die Kant bewog, die ästhetische Urteilskraft ganz auf den Zustand des Subjekts zu beziehen." Gadamer 1986, S. 103.

242 Zu diesem irrtümlichen Verständnis von „allgemeiner Mitteilbarkeit" kommt beispielsweise auch Richter-Reichenbach 1983, S. 43.

243 Kant 1974, S. 227 (B 160).

244 Kant 1974, S. 227 (B 160).

245 Kant 1974, S. 227 (B 160).

sunde Verstand; und daß die ästhetische Urteilskraft eher als die intellektuelle den Namen eines gemeinschaftlichen Sinnes führen könne, wenn man das Wort Sinn von einer Wirkung der bloßen Reflexion auf das Gemüt brauchen will: denn da versteht man unter Sinn das Gefühl der Lust"[246]

Diese Allgemeingültigkeit, die gleichwohl bei Kant nur *monologisch* begründet ist, legt in Folge der Rezeption der „Kritik der Urteilskraft" die Annahme einer spezifischen, geglückten Form von „Intersubjektivität" nahe, die als „Versprechen des Ästhetischen" in verschiedenen Kontexten immer wieder mit Interesse und Hoffnungen belegt wird.

So verweist W. Wieland in einem Aufsatz auf die als „Versprechen des Ästhetischen" anzusehende Vorstellung, daß im „Anspruch des Geschmacksurteils auf Zustimmung von jedermann eine bereits in der Ebene der Sinnlichkeit fundierte Sozialität"[247] faßbar werde. Der Allgemeingültigkeitsanspruch indiziere, daß Menschen einander auch diesseits aller Begrifflichkeit verstehen können. Er faßt diese Art der Verständigung als „vorrationale Kommunikation"[248] und betont, daß von daher verständlich würde, „warum von alters her gerade Denker, die sich mit der Welt des Politischen befaßt haben, in besonderem Maße Sensibilität gegenüber den Fragen zeigten, die den Geschmack sowie den Umgang mit den Dingen betreffen, an denen er sich zu bewähren pflegt."[249]

Der Begriff „Mitteilbarkeit", der eine solche „vorrationale Kommunikation" garantiert, wird allerdings in einigen Interpretationsversuchen unter der Hand (existenzial-) hermeneutisch, leibphänomenologisch, kommunikationstheoretisch oder pragmatisch umgedeutet. Obzwar dem Kantischen Versprechen im Hinblick auf die Leistung des sensus communis aestheticus im reinen Geschmacksurteil in solchen Interpretationen oftmals ungebrochene Aktualität[250] zugeschrieben wird, geht die genuine Bedeutung der Kantischen Bestimmung des sensus communis aestheticus vor dem Hintergrund der Umdeutung ihrer erkenntnistheoretischen Prämissen verloren. Auf das Problem der Bedeutung des Begriffs Mitteilung und des sensus communis aestheticus hat auch J.-F. Lyotard in seinem Aufsatz „Grundlagenkrise"[251] hingewiesen. Seine Kritik wendet sich gegen ein transzendentalpragmatisches, bzw. kommunikationstheoretisches Verständnis des ästhetischen sensus communis und seiner Mitteilbarkeit „weil dieses Urteil, im Falle des Ästhetischen, nichts

---

246 Kant 1974, S. 227 (B 160).

247 Wieland 1990, S. 619.

248 Ferry bezeichnet sie als „unmittelbare Kommunikation". Ferry 1992, S. 118.

249 Wieland 1990, S. 619.

250 Lyotard ist diesbezüglich ambivalent. Für Lyotard stellt sich die Frage nach den „Grundlagen". So stellt er in der „Postmoderne" eine „Grundlagenkrise" fest. Unter anderem zeige sich dies in dem „Tode" einer „Kindheit der Gemeinschaft" durch den Einbruch des Erhabenen. Diese Gemeinschaft (so Lyotard) wäre bei Kant in der „Kritik der Urteilskraft" durch das „stillschweigende Teilhaben" durch den sensus communis (aestheticus) gestiftet worden. Lyotard 1986, S. 14 und 21.

251 Lyotard 1986, S. 1-33.

anderes als das Gefühl selbst ist, führt die Unterstellung die Existenz eines ‚Gemeinsinns' mit sich, eines *‚sensus communis'*, der nicht die Verständigkeit oder der gesunde Menschenverstand ist (die Fähigkeit zu urteilen, die bestverteilte Sache der Welt), sondern eine gemeinsame Sensibilität oder Rezeptivität. Diese muß gewährleisten, daß die ‚Einstimmung', die vom ästhetischen Urteil gefordert ist, dieses Konzert der Stimmen, das es erfordert, auch transzendental möglich ist. Die Notwendigkeit dieses Urteils, die nur exemplarisch ist, steht übrigens nur unter dieser Bedingung einer idealen Gefühlsgemeinschaft. Muß man jedoch – bis auf diese Einschränkungen in dieser Idee einer Gemeinschaft, die zur Einstimmigkeit geneigt ist, die ideale Gemeinschaft von Subjekten wiedererkennen, die mit Blick auf einen Konsens argumentieren, die ‚kommunikative Kompetenz', aus der Apel und Habermas die letzte rationale Grundlegung machen? Und muß man dann zugestehen, daß unser Weg zur Ästhetik nur einen unnötigen Umweg darstellt, der uns trotz allem zur unvermeidlichen Transzendentalpragmatik führt?"[252]

Lyotard verneint dies und zeigt, daß es sich bei der in der „Kritik der Urteilskraft" entwickelten Art von „Kommunikation" um ein „stillschweigendes Teilhaben"[253] handele, um eine „Teilhabe" über das Gefühl; dieses sei „zumindest begrifflich nicht artikulierbar" und dürfe „nicht durch rationale Argumentation ausgeweitet werden"[254]. Lyotard sieht jedoch die für die Ausbildung einer „Gefühlsgemeinschaft"[255] notwendige Grundlage der ästhetischen Teilhabe oder Mitteilbarkeit, wie sie Kant noch vorschwebte, als gefährdet an und spricht deswegen von einer „Grundlagenkrise"[256] in der „Postmoderne". Zwar hält sich Lyotard im Bezug auf die Funktion und Struktur des Begriffs „Mitteilung" bzw. „Mitteilbarkeit" weitgehend an die Definitionen Kants. Allerdings analogisiert er unzulässigerweise die „allgemeine Mitteilbarkeit" des reinen Geschmacksurteils mit M. Merleau-Pontys Begriff der „Transitivität"[257]. Der ästhetische „Gemeinsinn" wird dadurch leibphänomenologisch umgedeutet. Dabei setzt Lyotard die „allgemeine Mitteilbarkeit" des reinen Geschmacksurteils von anderen möglichen Arten der Mitteilbarkeit ab, bei denen keine apriorische oder „unmittelbare" Mitteilbarkeit vorliege, und bezeichnet die „unmittelbare" ästhetische Mitteilbarkeit als eine „Kindheit (Infans) der Gemeinschaft"[258], eine „Transitivität"[259], bzw. eine Transsubjektivität, die der Konstitution individueller Subjekte vorausgehe. Abgesehen davon, daß der Begriff „apriori" hier stillschweigend mit Unmittelbarkeit gleichgesetzt wird,

252 Lyotard 1986, S. 19. Noetzel versucht übrigens für die Pädagogik zu zeigen, daß Ästhetik gerade ein *nötiger* Umweg (im Sinne von Übergang) für ein gelungenes Konzept kommunikativer Vernunft ist. Noetzel 1992.

253 Lyotard 1986, S. 20.

254 Lyotard 1986, S. 20.

255 Lyotard 1986, S. 20.

256 Lyotard 1986, S. 1.

257 Lyotard 1986, S. 20.

258 Lyotard 1986, S. 21.

259 Lyotard 1986, S. 20.

wird die Apriorität des Gemeinsinns als „stillschweigendes Teilhaben“[260] bezeichnet und mit dem Begriff „Transitivität“ erläutert, der aus Merleau-Pontys letzter (posthum) veröffentlichten Schrift „Das Sichtbare und das Unsichtbare“[261] stammt. Merleau-Pontys Aussagen in früheren Schriften, wie der „Phänomenologie der Wahrnehmung“[262], scheinen solche Analogien sogar zu erlauben. Merleau-Ponty, der gerade wegen der apriorischen Fassung der Vernunft bei Kant gegenüber dessen Philosophie immer sehr kritisch eingestellt war und der in der „Phänomenologie der Wahrnehmung“ und in das „Sichtbare und das Unsichtbare“[263] nicht mit Kritik an Kants Bewußtseinsphilosophie spart, schreibt im Vorwort zur „Phänomenologie der Wahrnehmung“, daß Kant in der „Kritik der Urteilskraft“ durch die Bestimmungen des ästhetischen Urteils einen Erfahrungsvollzug beschrieben habe, der einige Konsequenzen für die transzendentale Grundlegung der Erkenntnis habe, wie sie in der „Kritik der reinen Vernunft“ vorgelegt worden sei. Merleau-Ponty deutet in diesem Zusammenhang den bewußtseinsphilosophischen *Urteilsbegriff* Kants aus der „Kritik der Urteilskraft“ in einen phänomenologischen *Erfahrungsbegriff* um, der auch das reine ästhetische Urteil zu einer „fungierenden Intentionalität“[264] werden läßt, die, anders als in der Bewußtseinsphilosophie Kants, vor aller bewußten, reflexiven Synthesisleistung liegt. Damit wird das reine ästhetische Urteil als spezifische Bewußtseinsleistung, die bei Kant durch das apriorische Prinzip der „Zweckmäßigkeit“ kategorial von anderen Reflexionsformen unterschieden war, in einer grundlegenden erkenntniskritischen Revision der Kantischen Fakultäten des Bewußtseins durch einen allgemeinen *Wahrnehmungs- und Erfahrungsbezug* des „Zur-Welt-Seins“[265] eingeebnet und wird damit entdifferenziert bzw. obsolet. Die Ausarbeitung einer spezifischen, qualitativ von anderen Erfahrungen zu unterscheidenden, Struktur „ästhetischer Erfahrung“ oder, wie bei Kant, eines ästhetischen Urteils, ist insofern nicht Merleau-Pontys Interesse. Größere Aufmerksamkeit kommt bei Merleau-Ponty demgegenüber der Kunst zu. Denn die Kunst, insbesondere die Literatur und die Malerei schöpfen nach Merleau-Ponty aus jener Schicht unverarbeiteter Sinneserfahrung, von der das „aktivistische“ Denken nichts wissen wolle.[266] Die Kunst eröffnet nach Meinung Merleau-Pontys insofern Einsichten in diesen vorreflexiven Bereich der Leibsynthesen. Über diese Aufgabenstellung sei sie auch der Philosophie verschwistert[267], die, indem sie das produktive Potential der Sprache nutze, ebenfalls zum Artikulationsmedium eines „stummen“ Sinns werden

260 Lyotard 1986, S. 20.
261 Merleau-Ponty 1986.
262 Merleau-Ponty 1966.
263 Merleau-Ponty 1986.
264 Merleau-Ponty 1966, S. 15.
265 Merleau-Ponty 1966, S. 107.
266 Merleau-Ponty 1984a, S. 14.
267 Vgl. Merleau-Ponty 1966, S. 18.

könne[268]. Im Gegensatz jedoch zu F. W. J. Schelling und zu Th. W. Adorno, die eine ähnliche Dialektik im Hinblick auf das Verhältnis von Kunst und Philosophie aufmachen, wird bei Merleau-Ponty jedoch keine Hierarchie zwischen Kunst und Philosophie hergestellt, sondern beide sind als unterschiedliche Ordnungen des Ausdrucks und der Präsentation von Erfahrung anzusehen. Insofern ist Philosophie nicht „Reflex einer vorgängigen Wahrheit", sondern, analog zur Kunst, eine Möglichkeit der „Realisierung von Wahrheit"[269]. Bei Merleau-Ponty wird also die Kunst als Komplement der Philosophie im Hinblick auf die Offenlegung von Wahrnehmungsprozessen bedeutsam. Grundsätzlich ist Merleau-Pontys Theorie dabei eine Theorie der Aisthesis[270].

Vor dem Hintergrund der durch die phänomenologische Philosophie und die Kunst ermöglichte Einsicht in die vorkognitiven Strukturen unserer Erfahrung sowie der Bedeutung des primordialen Status des Leibes wirft Merleau-Ponty Kant nun vor, die in der „Kritik der Urteilskraft" implizit formulierte Erkenntnis einer *erfahrenen* Einheit von Einbildungskraft und Verstand, einer *erfahrenen* Einheit der Subjekte vor dem Objekt und des *erfahrenen* Einklangs mit anderen ohne einen Begriff, nicht mehr auf die Erkenntnistheorie der „Kritik der reinen Vernunft" angewendet zu haben. Damit sei aber das Denken einer Leib-, Wahrnehmungs- und Erfahrungsgebundenheit des „Zur-Welt-Seins"[271] und ein Wissen um die Stiftung einer vorreflexiven Beziehung zwischen Wahrnehmung und Wahrgenommenen durch die Sinneserfahrung bzw. um den „Chiasmus"[272] von Wahrnehmung und Wahrzunehmenden, durch die Annahme eines erfahrungstranszendenten Apriori, durch die Trennung von Subjekt und Objekt und durch die Konzeption einer transzendentalen Subjektivität, der die Akte ihrer Reflexion völlig transparent zu sein scheinen, verstellt worden. Insofern ist aber auch Lyotards Umdeutung des Mitteilungsbegriffs von Kant, obwohl die Funktion und Struktur von „Mitteilung" weitgehend richtig beschrieben ist, in einen Erfahrungsbegriff á la Merleau-Ponty nicht plausibel. Denn Merleau-Ponty bezieht für seinen Erfahrungsbegriff die Dimension der Leib- und Wahrnehmungsgebundenheit mit ein, die bei Kant aufgrund seiner bewußtseinsphilosophischen Fassung des Problems nicht mitgedacht werden kann. In seiner „Kritik der reinen Vernunft" ist die Synthesisfunktion des Verstandes frei von jeglicher Berührung mit der Sinnlichkeit. Bezieht man aber die Dimension der Erfahrung und des Leibes mit ein, so wäre ein Urteil apriori, vor aller Erfahrung, nicht mehr

268 Vgl. Wiesing 1997, S. 228.
269 Merleau-Ponty 1966, S. 17.
270 Als eine solche hatte sie jedoch gleichwohl einen großen Einfluß auf die phänomenologische Ästhetik Dufrennes. Vgl. Bensch 1994, S. 125ff. Siehe auch den Versuch von Wiesing, in der Phänomenologie Merleau-Pontys eine Fortsetzung der formalen Ästhetik zu sehen. Dies ist allerdings nur deshalb möglich, weil Wiesing die formale Ästhetik als eine Phänomenologie avant la lettre ausgibt. Wiesing 1997, S. 22.
271 Merleau-Ponty 1966, S. 107.
272 Merleau-Ponty 1986, S. 302.

haltbar, wie Kant es für das reine Geschmacksurteil und für die allgemeine Mitteilbarkeit desselben annimmt und dessen apriori-Charakter nicht zuletzt die Universalität und Autonomie dieser ästhetischen Einstellung garantiert. Kant muß im Interesse des transzendentalphilosohischen Systems der subjektiven Erfahrung des Ästhetischen eine formal-allgemeine Struktur unterstellen, die er aus der Analogie zum Erkenntnisurteil ableitet. Damit wird jedoch die Sprengkraft der Kategorien der ästhetischen Erfahrung gleichsam entschärft. Für Merleau-Ponty wäre dagegen ein Apriori der Mitteilbarkeit undenkbar, da es gemäß seiner Philosophie kein „vor aller Erfahrung" gibt. Die Gültigkeit eines „ästhetischen Urteils" kann insofern nicht mehr wie bei Kant durch einen allgemeingültigen, universalen Bezugspunkt vor aller Erfahrung begründet werden, wie ihn das apriorische Prinzip der Urteilskraft, die „Zweckmäßigkeit" gewährleistet, sondern eine solche Begründung könnte lediglich geltungspartikular sein, da sie von unterschiedlichen lebensweltlichen Erfahrungen, Wahrnehmungsbezügen, aber auch Kulturen, Habitus oder Sprachspielen auszugehen hätte.[273] Aufgrund der Wahrnehmungs- und Leibgebundenheit der Erfahrung ist deshalb von einer transzendentallogisch hergeleiteten, universell gültigen, oder gar von einer ästhetischen Einstellung als universaler „Konstante"[274] nicht mehr auszugehen. Eine Grenze findet Kants Theorie vom ästhetischen Reflexionsurteil also im Hinblick auf die Behauptung einer apriori begründbaren konstitutiven universellen Geltung. Diese Annahme ist nur solange plausibel, sofern die die Erfahrung konstituierenden Leistungen des Sinnlichen und der Wahrnehmung ausgeblendet werden.

Neben Merleau-Pontys leibphänomenologisch begründeten Einwendungen gegen die Kantische Bewußtseinsphilosophie in der „Phänomenologie der Wahrnehmung" wären auch die Überlegungen H. Plessners im Zusammenhang seiner „Ästhesiologie"[275] ein wichtiges Korrektiv für die Bestimmungen des „Ästhetischen" in der „Kritik der Urteilskraft". Nach Plessner gilt als zentrales Motiv einer Beschäftigung mit den Sinnen in philosophischer Absicht das Versagen der traditionellen Ästhetik gegenüber den künstlerischen Produktionen der Gegenwart. (Man könnte anfügen, auch der Vergangenheit). Es sei deshalb an der Zeit, die Strukturen des Sinnlichen selbst zu ermitteln. So weist auch Plessner auf die konstituierende Leistung des Sinnlichen hin: „Aber in nicht geringem Maß beeinflussen diese quellgebenden Anschauungen der einzelnen sinnlichen Sphären die kritische Wertästhetik. Denn wenn die erste Bestimmung des ästhetischen Gegenstandes dahingehend lautet, daß das Ästhetische nicht im bloßen Wahrnehmen eines Gegenstandes beschlossen bleibt, sondern mit der Wahrnehmung ein Sinn verknüpft sein muß, und zwar ein atheoretischer Sinn, der einer unmittelba-

273 Vgl. zu diesem Problem Wittgenstein 1968, S. 22f.; Bourdieu 1989, S. 768f.; Seel 1985, S. 208.
274 Vgl. Chvatik in: Oelmüller 1982, S. 131-147.
275 Plessner 1980, S. 7-317.

ren Intuition gegeben ist, dann geht diese Unterscheidung auf ein ursprüngliches Erleben eines Kontrastes zurück, eines Kontrastes zwischen dem schlichten Akt der Empfindung sinnlich-stofflicher Daten und dem Akt eines in gewisser Weise unstofflichen Verstehens."[276]

In der „Kritik der Urteilskraft" Kants bleibt dies unbeachtet. Das bedeutet, daß bei Kant, aus Gründen seiner bewußtseinsphilosophischen Fassung des Problems und der transzendentalphilosophischen Fragestellung nach der apriorischen Begründbarkeit des Bereichs des Schönen, ein wesentliches Moment von „Ästhetik" – hier gleichbedeutend mit Aisthesis – nämlich die Bedeutung der Leibsynthese für eine Theorie des „Ästhetischen" – hier gleichbedeutend mit ästhetischer Erfahrung mit Kunst und Natur – ausgeblendet wird. Auf diese Problematik eines intellektualistischen und latent materialitätsfeindlichen Begriffs „ästhetischer Erfahrung"[277], bei der die leibliche Konstituiertheit von Erfahrung überhaupt ausgeblendet ist, wird deshalb in neueren Auseinandersetzungen mit Kants Begründung des Geltungsanspruchs des ästhetischen Urteils immer wieder hingewiesen, bzw. es werden erfahrungsorientierte oder leibphänomenologisch inspirierte Auswege[278] gesucht. „Ästhetische Erfahrung" wird dementsprechend als prozessualer Wahrnehmungsvollzug interpretiert, welcher dem Denken immer schon vorausliegt und der nicht als das Ergebnis einer sich selbst gewissen Reflexionsleistung angesehen wird. Neben den Vorschlägen zur begrifflichen Neufassung „ästhetischer Erfahrung" aus der Phänomenologie Merleau-Pontys und der phänomenologisch orientierten Anthropologie Plessners wären aber auch sprachphilosophische[279] oder differenztheoretische und systemtheoretische[280] Modelle ein möglicher Weg, dem Phänomen des „ästhetischen Urteils" andere, erfahrungshaltigere Seiten abzugewinnen. Grundsätzlich müßte allerdings das Problem geklärt werden, wie und ob man Aisthesisurteile überhaupt systematisch von reinen ästhetischen Urteilen (also Urteile, die sich lediglich auf das Kunst- und Naturschöne oder das Erhabene beziehen) unterscheiden kann.[281] Diese Möglichkeit der Unterscheidung war jedoch *Kants Fundamentalprämisse*, um die „Ästhetik" *urteilstheoretisch* begründen zu können. An dieser Prämisse muß allerdings jede radikale Erfahrungsphilosophie abprallen. Würde man sich also der – durchaus berechtigten – Kritik an den erfah-

276 Plessner 1982, S. 51-59. Vgl. zu dieser Argumentation auch Paetzold, 1990, S. 39ff.

277 Dieser Begriff ist deshalb im Bezug auf Kants Konzeption des ästhetischen *Reflexionsurteils* auch irreführend.

278 Vgl. Fellmann 1989, S. 155-173 und Götz 1994, S. 19-44. Ein früher Versuch, den Urteilsbegriff durch einen Erfahrungsbegriff zu ersetzen, findet man bei Dewey, dessen Bezug auf Erfahrung in „Kunst als Erfahrung" einige Ähnlichkeiten mit Merleau-Pontys Philosophie aufweist. Dewey 1988. Zum Verhältnis der Konzeptionen von Merleau-Ponty und Dewey vgl. Engler 1992.

279 Vgl. zur Sprachspielabhängigkeit von ästhetischen Urteilen Wittgenstein 1968. Zur sprachanalytischen Ästhetik siehe auch Lüdeking 1988.

280 Vgl. Reisinger in: Esser 1995, S. 66-99; Derrida 1992; Luhmann 1995a.

281 Vgl. Ehrenspeck in: Mollenhauer/Wulf 1996, S. 201-231; Seel 1996, S. 36-70.

rungslosen Unterscheidungen der einzelnen Fakultäten des Geistes in der Bewußtseinsphilosophie Kants anschließen, dann müßten auch andere Begründungen gefunden werden, warum etwa ein reines ästhetisches Urteil oder eine „ästhetische Erfahrung“ ein von anderen Urteils-, Erfahrungs- oder gar Wahrnehmungsformen qualitativ zu unterscheidendes Urteil sein bzw. inwiefern es noch den Anspruch auf „subjektive Allgemeinheit“ erheben kann.

Es wäre dabei zu beachten, daß solche Versuche zumeist nicht mehr mit der Konstruktionslogik der Kantischen bewußtseinsphilosophischen Bestimmungen aus der „Kritik der Urteilskraft“ zusammengehen können. Anschlußmöglichkeiten scheint dabei vielleicht am ehesten noch ein differenztheoretischer Ansatz[282] gewährleisten zu können. Eine leibphänomenologische Umdeutung der Bestimmungen der „Kritik der Urteilskraft“, wie sie etwa Lyotard im Bezug auf den Begriff „Mitteilung“ bzw. „Mitteilbarkeit“ vorgenommen hat, erweist sich, auch wenn es sich nur um eine Analogie handelt, demgegenüber als problematisch. Denn wenn Lyotard von einem Scheitern der Mitteilung als „Transitivität“ oder als „Kindheit der Gemeinschaft“ spricht, setzt er implizit die Theorieansätze von Kant und Merleau-Ponty gleich, ohne die Differenzen und die damit einhergehenden Implikationen auszuweisen. Lyotard kritisiert Kants Ansatz demnach nur temporal (eine „Kindheit der Gemeinschaft“ könne es im Zeitalter der „Postmoderne“ nicht mehr geben[283]) und nicht strukturell.

Ein weiteres Beispiel für eine implizite Umformulierung des Kantischen Mitteilungsbegriffs stellt im übrigen auch H. Arendts Deutung des Mitteilungsbegriffs und dessen Funktion für die Konstitution von „Geselligkeit“[284] dar. Diese Deutung Arendts sei hier erwähnt, da sie auf eine in Deutschland besonders verbreitete Art des Umgangs mit Kants „Kritik der Urteilskraft“ Einfluß genommen hat, auf den Ansatz von J. Habermas[285]. So hatte Arendt

282 Reisinger in: Esser 1995, S. 66-99; Derrida 1992 oder Luhmann 1995a.

283 Lyotard 1986, S. 20ff.

284 Arendt 1985, S. 93f. und S. 98. Vgl. dagegen auch Kants Thematisierung des Phänomens „Geselligkeit“ im Hinblick auf die „Mitteilbarkeit“ in der „Kritik der Urteilskraft“. Kant 1974, S. 133 (B 30, 31). Hier wird deutlich, daß Kant eine ganz andere Vorstellung der Mitteilbarkeitsproblematik hat, für die der Begriff „Geselligkeit“ gerade kein zureichender Erklärungsgrund ist. Arendt deutet dagegen Mitteilbarkeit als Kommunikation, als einen Dialog zwischen Menschen, und macht diesen zum Ausweis der menschlichen Geselligkeit. Nur über dieses, von Kants monologisch konzipierter Aufassung der allgemeinen Mitteilbarkeit gänzlich abweichende dialogische Verständnis des Begriffs „allgemeine Mitteilbarkeit“ sowie über die Unterschlagung der Differenzierung in sensus communis logicus und sensus communis aestheticus kann Arendt dann auch die Brücke zu Kants politischer Philosophie schlagen. Vgl. Arendt 1985, S. 98f.

285 Habermas 1981b. Zur Kritik an Habermas siehe Waldenfels 1985, S. 94-120. Ebenso Eagelton 1994, S. 415ff. Eagelton führt allerdings einen Vergleich von Habermas und Kant ohne anzugeben, daß seine Kant-Interpretation in wesentlichen Teilen die Interpretation des Begriffs der „allgemeinen Mitteilbarkeit“ aus der „Kritik der Urteilskraft“ von Arendt reproduziert. Zu Analogien dieser Interpretationslinie zum

bereits in den frühen 70er Jahren dieses Jahrhunderts eine Analogie zwischen der ästhetischen und der politischen Urteilskraft angenommen. Zur Legitimation einer solchen Überlegung hatte sie im Anschluß an M. Heideggers existenzialhermeneutische Bestimmung des „In-Der-Welt-Seins“[286] – einer Kritik an der Bewußtseinsphilosophie Kants und Husserls – sowie orientiert an H.-G. Gadamers Kritik des ästhetischen Reflexionsurteils in „Wahrheit und Methode“[287] die sogenannte „Subjektivierung des Ästhetischen“ rückgängig gemacht, die nach Gadamer vor allem der Denkfigur des „sensus communis aestheticus“ und der damit einhergehenden Aberkennung der Erkenntnisfunktion der Geschmacksurteile geschuldet war. Arendt unterlegte wieder die ursprüngliche, aus der antiken Tradition hergeleitete Bedeutung des sensus communis und hatte damit die Grundlage geschaffen, die ästhetische reflektierende Urteilskraft in der „Kritik der Urteilskraft“ dem aristotelischen Phronesisbegriff anzugleichen, der als Begründung der praktischen Klugheit eine direkte Verbindung zur Dimension der Praxis und damit zum sittlichen Handeln möglich macht. Indem Arendt die Unterscheidung von sensus communis aestheticus und sensus communis logicus unterschlägt, eliminiert sie jedoch ebenfalls die Kantische Legitimationsbasis der Autonomie des Ästhetischen, die sich gerade auf das apriorische Prinzip der Zweckmäßigkeit und auf die spezifische Fassung des sensus communis aestheticus und dessen apriorischen Status bezog. Die Frage nach dem Eigenwert des ästhetischen Urteils wird damit in den Hintergrund verwiesen, bzw. die Autonomie des Ästhetischen ist transzendentalphilosophisch[288] nicht mehr begründbar.

Wie sich herausgestellt hat, steht der Kantische Begriff „Mitteilung“ oder „Mitteilbarkeit“ im Bezug auf die transzendentallogische Begründung des reinen ästhetischen Urteils nicht im Zusammenhang mit Kommunikation. Es handelt sich, mit den Worten Lyotards, eher um ein „stillschweigendes Teilnehmen“[289]. Kann man sich dann überhaupt über reine Geschmacksurteile streiten? Kant spricht durchaus davon, daß man über ein Geschmacksurteil zwar nicht disputieren, also ein Urteil mit Beweisen argumentativ begründen kann, daß aber im Falle des ästhetischen Reflexionsurteils die strukturelle Möglichkeit des Streits dennoch gegeben sein müsse. Diese Aussage ist nicht wenig irritierend, stellt sich doch an dieser Stelle die Frage, ob dieser Gedan-

---

Kommunitarismus vgl. ebenso implizit Reese-Schäfer 1994, S. 167f. Zur Rezeption von Habermasens „Ästhetik“ in der Pädagogik vgl. Koch 1993.

286 Heidegger 1986, S. 52.

287 Gadamer 1986.

288 Natürlich gibt es neben der Transzendentalphilosophie auch andere philosophische Begründungsformen der Autonomie des Ästhetischen. Diese sind jedoch nicht vergleichbar überzeugend wie die Kantische Fassung dieses Problems, gleichwohl dieser die Inkompatibilitäten seiner Argumentation auch nur mit rhetorischer Finesse überspielen kann. Soweit sie von funktionaler Differenzierung ausgeht, kann hier die Soziologie wesentlich konsistenter argumentieren. Vgl. insbesondere Luhmann 1995a.

289 Lyotard 1986, S. 20.

ke mit dem Begriff „allgemeine Mitteilbarkeit", wie er für das ästhetische Reflexionsurteil formuliert wurde, zu vereinbaren ist. Der Begriff des „Streitens"[290] taucht in der „Dialektik der ästhetischen Urteilskraft" auf, in der es um die endgültige Auflösung der Antinomien des Geschmacks geht. Im Zusammenhang der Frage nach der Auflösung der Antinomien des Geschmacks im § 57 der „Dialektik der ästhetischen Urteilskraft" wird der Begriff des „Streitens" neben dem des „Disputierens" als Antithesis zur Thesis eingeführt, daß das reine Geschmacksurteil nicht auf Begriffen gründen könne, denn sonst könne man darüber nicht nur streiten, sondern auch disputieren. Die Antithesis führt dagegen an, daß sich das Geschmacksurteil doch auf irgendeinen Begriff gründen müsse, denn sonst ließe sich, ungeachtet der Verschiedenheit desselben, darüber auch nicht einmal streiten (d. h. auf die notwendige Einstimmung anderer mit diesem Urteil Anspruch erheben). Die These über das Streiten scheint hier jedoch nur ein Verweis darauf zu sein, daß man beim „reinen Geschmacksurteil" in irgendeiner Form auf die notwendige Einstimmung anderer Anspruch erheben könne. Man könnte auch sagen, Kant führt den Begriff des „Streitens" ein, um die Begründung des reinen Geschmacksurteils, und zwar im Hinblick auf die Begründung seiner Allgemeingültigkeit, auch durch eine Dialektik abzusichern. Das Geschmacksurteil gehört demnach zu einer Art Urteil, bei dem man, *wie* bei einem Streit, gleichwohl Anspruch auf „allgemeine Mitteilbarkeit" erhebt. Beim Disputieren erhebt man dagegen nicht nur einen Anspruch, sondern man beweist ihn, bzw. es muß möglich sein, ihn zu beweisen. Es wird also deutlich, daß Kant nicht wirklich meint, man würde sich über das reine Geschmacksurteil streiten – dies wäre auch nicht mit den Bedingungen des reinen Geschmacksurteils vereinbar. Streit kann sich nach Kant insofern höchstens dann ergeben, wenn es sich *nicht* um ein reines Geschmacksurteil handelt, also nicht, wie gefordert, von allen Privatbedingungen des Urteils abgesehen wurde und deshalb das rein formale Spiel von Einbildungskraft und Verstand nicht gewährleistet ist. Streit gibt es also nur bei einem unreinen Geschmacksurteil, bei dem nicht richtig „subsumiert"[291] wurde, wie Kant auch sagt. Dies haben Chr. Fricke und H. Graubner in Absetzung von der Habermasschen Konsenskompetenz als universaler[292] Kommunikationskompetenz deutlich gemacht. Graubner benutzt zwar den irreführenden Begriff Konsens, meint jedoch sinngemäß das, was Kant als die „allgemeine Mitteilbarkeit", bzw. den sensus communis aestheticus definiert. „Mit der ästhetischen Konsensbildung hat es bei Kant eine besondere Bewandtnis: es ist nicht eine diskursive Konsensbildung gemeint, die durch Argument und Ge-

290 Kant 1974, S. 279 (B 233, 234).

291 Kant 1974, S. 221 (B 152).

292 Habermas 1971, S. 101-142. Universal ist dabei die (mit Chomsky) ausgewiesene Spracherwerbskompetenz. Sprache gewährleistet nach Habermas die Möglichkeit der Durchsetzung der Vernunft und kann deshalb die regulative Idee einer idealen Sprechergemeinschaft legitimieren. Gleichwohl handelt es sich bei dieser Annahme einer Selbstdurchsetzungskraft der Vernunft qua Sprache um eine normative Setzung.

genargument entstünde. Man würde Kant mißverstehen, dächte man sich die Mitteilbarkeit des Geschmacksurteils so, daß es mitgeteilt wird, um im Streitgespräch zu einem gemeinsamen Geschmacksurteil zu kommen. Das ist auch möglich, hat aber mit dem ästhetischen Konsens gar nichts zu tun. Wenn zwei Menschen verschiedene Geschmacksurteile am gleichen Gegenstand aussprechen, so hat nur wenigstens einer noch nicht unter den Gemeinsinn ‚richtig subsumiert', wie Kant oft sagt. Die allgemeine Mitteilbarkeit des Ästhetischen ist nicht das gemeinsame Endergebnis einer diskursiven Meinungsfindung; sie ist vielmehr unmittelbar dieser Konsens selbst".[293] G. Kohler, der sich in seiner Kritik der Kantischen Bestimmungen des Ästhetischen auch mit den hermeneutischen bzw. sprachanalytischen Problematisierungen und Umdeutungen der Kantischen Definition des reinen ästhetischen Urteils auseinandersetzt, hat entsprechend darauf hingewiesen, daß die „speziell sprachliche Seite der ästhetischen Erfahrung und ihrer Artikulation" in der „Kritik der Urteilskraft" „allenfalls am Rande"[294] thematisch sei. So zeige sich, daß man sich im Anschluß an Kant mit dem Problem auseinanderzusetzen habe, das Gefühl der je eigenen ästhetischen Lust als Prinzip von Aussagen über das Auftreten des Gefühls der Lust bei anderen zu erklären. Kant „löse" dieses Problem, indem er dieses Gefühl auf Grund, also das reflektierende Spiel, hin untersuche. Gegenüber der sprachlichen Aussage „das ist schön", ist die „allgemeine Mitteilbarkeit" bei Kohler, Graubner und Lyotard ein „stillschweigendes Teilhaben"[295]. Von einem Dialogisch-Werden des ästhetischen Reflexionsurteils[296] oder einer pluralen Streitkultur, die ein ästhetisches Geschmacksurteil erlaubc, kann also im Bezug auf die „Kritik der Urteilskraft" keine Rede sein.[297] Nach Kant ist das einzige, was man zu diesem reflektierenden Urteil sagen kann: es ist „schön".[298] Der Begriff des

---

293 Graubner 1977, S. 66.

294 Kohler 1980, S. 280.

295 Lyotard 1986, S. 20.

296 Dazu äußert sich kritisch Ferry 1992, S. 119.

297 Sie sind allenfalls über die Ausführungen Arendts zur „Kritik der Urteilskraft" zu begründen, die wie bereits erwähnt, den sensus communis aestheticus, also die Eigenlogik des Ästhetischen, übergeht. Arendt 1985, S. 93f. Eine Streitkultur im Sinne dieser, durch Arendt in den frühen 1970ern vorbereiteten und in deren Nachfolge durch Habermasens „Theorie des kommunikativen Handelns" in den 1980er Jahren einsetzenden neueren Diskussion um Pluralismus, erlaubt die originäre Bestimmung des ästhetischen Reflexionsurteils durch Kant jedoch keineswegs.

298 Dies ist allerdings auch in der Folge der Rezeption der Bestimmungen des ästhetischen Reflexionsurteils problematisiert und ergänzt worden. So etwa bei Gadamer 1986, S. 48. Dessen Kritik an der „Subjektivierung der Ästhetik" durch Kant setzte ein erneutes Nachdenken über die Bestimmungsmomente des reinen ästhetischen Urteils und der daraufhin so genannten „ästhetischen Erfahrung" in Gang. Gadamer weist mit Hegel zudem auf die Notwendigkeit einer Objekttheorie der Kunst hin, die um eine hermeneutische Sinnerschließung der jeweils sich historisch artikulierenden ästhetischen Erfahrung erweitert werden müsse. Diese Überlegungen wurden in der Rezeptionsästhetik Jaussens präzisiert und Anfang der 1980er Jahre mit sprachanalytischen Reflexionen verbunden. Ende der 1980er Jahre wurde diese hermeneuti-

Streits ist nur Bestandteil einer These, die eingeführt wurde, um die Antinomien des reinen Geschmacksurteils aufzulösen. Dabei wird erklärt, was die transzendentale Begründung des apriorischen, ästhetischen Reflexionsurteils als ästhetischen Gemeinsinn ausmacht. Interpretiert man die Idee des ästhetischen Gemeinsinns und der „allgemeinen Mitteilbarkeit“ vor dem Hintergrund der Kantischen Analogisierung von theoretischem und reinem ästhetischen Urteil, erweist sich der ästhetische Gemeinsinn und die „allgemeine Mitteilbarkeit“ als universal konstitutiv.

Dem scheint aber wiederum die Strategie Kants zu widersprechen, den ästhetischen Gemeinsinn und die allgemeine Mitteilbarkeit als idealische Norm und mithin als regulatives Prinzip einzuschätzen. Die Möglichkeit der Allgemeingültigkeit des ästhetischen Urteils, die nicht postuliert wird, hängt nämlich auch an der regulativen Idee der „gesamten Menschenvernunft“[299] beziehungsweise an dem, was Kant als „allgemeine Stimme“[300] oder als die für „jedermann notwendige Idee“ des „Gemeinsinns“[301] bezeichnet hat ab, die jedoch vom sensus communis logicus unterschieden und nur im Bezug auf ihre Grundsätze in Analogie dazu gesehen werden kann. So wird aus dem 2. Grundsatz des gesunden Menschenverstandes, an „der Stelle jedes andern denken“[302], im sensus communis aestheticus, ein Beurteilungsvermögen, „welches in seiner Reflexion auf die Vorstellungsart jedes andern in Gedanken (a priori) Rücksicht nimmt, um *gleichsam* (Hvhbg. Y. E.) an die gesamte Menschenvernunft sein Urteil zu halten, und dadurch der Illusion zu entgehen, die aus subjektiven Privatbedingungen, welche leicht für objektiv gehalten werden könnten, auf das Urteil nachteiligen Einfluß haben würde.“[303] Dieses Absehen von Privatbedingungen wird ermöglicht – wie bereits gezeigt wurde – über eine Abstraktion von dem, was in dem Vorstellungszustand Materie bzw. Empfindung ist. Übrig bleiben soll möglichst nur die rein formale Einstellung des Spiels von Einbildungskraft und Verstand; der Be-

---

sche Position mit differenztheoretischen bzw. dekonstruktivistischen Ansätzen konfrontiert und kritisiert. Vgl. hierzu Zima 1991, S. 315-364 und Behler 1988. Gleichbleibend scheint nur noch der zu beobachtende schnelle Wechsel zwischen analytischen Aussagen und normativen Forderungen im Bezug auf Kunst und ästhetische Erfahrung zu sein.

299 Kant 1974, S. 225 (B 155, 156).

300 Kant 1974, S. 130 (B 24, 25).

301 Kant 1974, S. 159 (B 66, 67): „Diese unbestimmte Norm eines Gemeinsinns wird von uns wirklich vorausgesetzt: das beweiset unsere Anmaßung, Geschmacksurteile zu fällen. Ob es in der Tat einen solchen Gemeinsinn, als konstitutives Prinzip der Möglichkeit der Erfahrung gebe, oder ein noch höheres Prinzip der Vernunft es uns nur zum regulativen Prinzip mache, allererst einen Gemeinsinn zu höhern Zwecken in uns hervorzubringen“. Die „unbestimmte Norm“ wird von Kant als Idee des Gemeinsinns bezeichnet und wird mit dem Verweis auf das Intelligible, das sich in einem solchen Urteil ankündigt, begründet. Insofern sieht der reine Geschmack auf das Intelligible.

302 Kant 1974, S. 226 (B 158, 159).

303 Kant 1974, S. 225 (B 157).

griff „gesamte Menschenvernunft“, fungiert hier quasi als Idee der Allgemeinheit der formalen Bedingungen des Gebrauchs der gesamten Vernunft, bzw. der Erkenntnisvermögen. Denn nur diese formale Eigentümlichkeit kann als apriorisch gelten und somit jedermann unterstellt werden. Diese Abstraktionsleistung, die zum apriori-Charakter des reinen Geschmacksurteils und damit zu seiner Autonomie führt, kann deshalb auch in Analogie zum sittlichen Verhalten gesehen werden, da ein ähnlicher Vorgang bei der Anwendung der praktischen Vernunft vor sich geht; auch diese muß in der Findung von allgemeingültigen Prinzipien und Maximen solch eine Abstraktion von jeglicher materialer Empfindung und idiosynkratischen[304] Sinnlichkeit sowie von „Reiz“ oder „Rührung“[305] vollbringen. Dies ist die rigoristische aber notwendige Bedingung, durch die jemand nach Kant berechtigt ist, reine Geschmacksurteile als apriori allgemeingültige Urteile anzusehen, „wenn er nur wider sie nicht öfter fehlte und darum ein irriges Geschmacksurteil fällete“[306], also kein „reines“, nur auf die formale Einstellung bezogenes Urteil zu fällen imstande ist. Die Allgemeingültigkeit ist nach Kant gewährleistet durch eine völlige Reduktion jeglicher materialer Empfindungen auf eine rein formale Einstellung, die als Quasi-Universalie bei jedermann als aktivierbar angenommen wird[307]. Dieses als jedermann zu unterstellende Vermögen zu dieser ästhetischen Einstellung wird aber noch in anderer Art abgesichert. Bereits in § 8 der „Kritik der Urteilskraft“ führt Kant zur Vorbereitung der Bestimmung des Anspruchs auf Allgemeingültigkeit des Geschmacksurteils eine regulative Idee ein: „Hier ist nun zu sehen, daß in dem Urteile des Geschmacks nichts postuliert wird, als eine solche *allgemeine Stimme* (Hvhg. Y. E.), in Ansehung des Wohlgefallens ohne Vermittelung der Begriffe; mithin die Möglichkeit eines ästhetischen Urteils, welches zugleich als für jedermann gültig betrachtet werden könne. Das Geschmacksurteil selber postuliert nicht jedermanns Einstimmung (denn das kann nur ein logisch allgemeines, weil es Gründe anführen kann, tun); es sinnet nur jedermann diese Einstimmung an, als einen Fall der Regel, in Ansehung dessen er die Bestätigung nicht von Begriffen, sondern von anderer Beitritt erwartet. Die allgemeine Stimme ist also nur eine Idee (worauf sie beruhe, wird hier noch nicht untersucht). Daß der, welcher ein Geschmacksurteil zu fällen glaubt, in der Tat der Idee gemäß urteile, kann ungewiß sein; aber daß er es doch darauf beziehe, mithin daß es ein Geschmacksurteil sein solle, kündigt er durch den Ausdruck der Schönheit an.“[308] In diesen Ausführungen ist der ästhetische

---

304 Dieser Begriff ist hier nicht negativ konnotiert. Er bezeichnet individuelle Gefühle und Empfindungen, die keinen Anspruch auf Allgemeingültigkeit machen.

305 Kant 1974, S. 139 (B 38).

306 Kant 1974, S. 131 (B 26).

307 Diese Begründung wurde in der neueren Literatur zur Frage nach dem Geltungsanspruch des reinen ästhetischen Urteils verworfen. Vgl. Kohler 1980, S. 372ff.; Fellmann 1989, S. 155-173; Götz 1994, S. 19-44; Seel 1985, S. 208.

308 Kant 1974, S. 130 (B 24, 25, 26).

Gemeinsinn eine „bloße idealische Norm“[309], denn er bedeutet nicht, daß jeder mit unserem Urteil zusammenstimmen werde, sondern zusammenstimmen solle. Des weiteren stellt Kant sogar Überlegungen an, ob es in der Tat einen solchen ästhetischen Gemeinsinn als konstitutives Prinzip der Möglichkeit der Erfahrung gebe, oder ob ein noch höheres Prinzip der Vernunft es uns nur zum regulativen Prinzip mache, allererst einen Gemeinsinn zu höheren Zwecken in uns hervorzubringen. Kant stellt weiter die Frage, ob also Geschmack ein ursprüngliches und natürliches Vermögen sei, oder nur ein erworbenes. Wie bereits erwähnt scheinen all diese Ausführungen am Beginn seiner Kritik[310] jedoch denen zu widersprechen, mit denen Kant in den darauffolgenden Passagen, wie hier ausgeführt wurde, die Allgemeingültigkeit des reinen ästhetischen Urteils in Analogie zum Erkenntnisurteil zu begründen versucht. In der Geltungsfrage des reinen ästhetischen Urteils und dessen Allgemeingültigkeit scheint Kant also mehrfach seine Argumentationsstrategie zu wechseln. Das reine Geschmacksurteil und dessen Geltung stellen sich je nach Argumentationsbedürfnis entweder in Analogie zur theoretischen Vernunft *transzendental und konstitutiv* oder in Analogie zur praktischen Vernunft *idealiter und regulativ* dar. Die Auflösung des vermeintlichen Widerspruchs wird allerdings dann möglich, wenn man beachtet, daß dieser Wechsel der Begriffe an Kants Vorhaben liegt, die Einheit seines Systems herzustellen. Hierdurch wiederholt sich nämlich in der Begründung des reinen Geschmacksurteils das Verhältnis von theoretischer und praktischer Vernunft, denn a) werden *theoretisch* formale Bedingungen der Möglichkeit konstitutiv postuliert und b) als formale werden sie *praktisch* zum „Ideal“ normiert. Der ästhetische sensus communis des reinen Geschmacksurteils als Schlußstein des Systems muß deshalb beide Aspekte wiederholen.

Kant bemüht gegen Ende der „Kritik der Urteilskraft“ aber auch noch eine weitere Herleitung des ästhetischen Gemeinsinns, die sogar in die Nähe einer *metaphysischen Herleitung* gerät. Kant koppelt seine Argumentation dabei an die Frage, was die Idee der „allgemeinen Stimme“ sein könnte.

1.7 Die Idee der „allgemeinen Stimme“ und ihre Beziehung zum Intelligiblen

Die Erläuterung dieser Idee der „allgemeinen Stimme“[311], wie sie bereits in § 8 auftauchte, wird erst in dem bereits erwähnten § 57 der „Dialektik“ gegeben. Die Antinomie des Geschmacksurteils, also die Frage, inwiefern das Urteil dennoch auf einem Begriff gründet, obwohl es kein Erkenntnisurteil ist, und damit letztlich gar nicht auf einem Begriff beruhen kann, wird von Kant

309 Kant 1974, S. 159 (B 66, 67).
310 Vgl. insbesondere § 22 der „Kritik der Urteilskraft“.
311 Kant 1974, S. 130 (B 24, 25).

„aufgelöst". Diese Auflösung erfolgt dadurch, daß er den Begriff, auf dem das reine Geschmacksurteil notwendig gründen muß, nicht als Verstandesbegriff auffaßt, der durch Prädikate der sinnlichen Anschauung, die ihm korrespondieren, bestimmbar wäre, sondern als einen unbestimmten bzw. unbestimmbaren Begriff[312] von der Art, wie es der transzendentale Vernunftbegriff von dem Übersinnlichen ist. So kann es mithin kein objektives Prinzip des Geschmacks, wonach die Urteile desselben geleitet, geprüft und bewiesen werden können, geben. Es ist vielmehr das subjektive Prinzip, die „unbestimmte Idee des Übersinnlichen"[313] in uns, das „als der einzige Schlüssel der Enträtselung dieses uns selbst seinen Quellen nach verborgenen Vermögens anzeigt, aber durch nichts weiter begreiflich"[314] gemacht werden kann. In der Selbstwahrnehmung des Subjekts auf das reflektierende Spiel der Erkenntnisvermögen, welchem das Gefühl der Lust folgt, bekundet sich nach Kant das, was er als das „Intelligibele"[315] oder das „Übersinnliche"[316] bzw. das „intelligibele Substrat der Natur außer uns und in uns"[317] bezeichnet. So kann diese Bewegung als ein Offenbarwerden einer ursprünglichen Einheit interpretiert werden, die Kant in der „Kritik der Urteilskraft" zuweilen das „Intelligibele"[318] nennt, die das Ich und die Welt in ihrer auf die Ansprüche der spontanen Subjektivität bezogenen „übersinnlichen Ordnung" und Zweckmäßigkeit im innersten zusammenhält. Der Hauptgrund für die „allgemeine Mitteilbarkeit", bzw. subjektive Allgemeinheit der ästhetischen Urteile liegt für Kant darin, daß das ästhetische Wohlgefallen auf einem freien „Spiel" der Erkenntniskräfte und der Harmonie der Erkenntniskräfte in ihm durch die Vorstellung einer „Zweckmäßigkeit" (...) ohne Vorstellung eines Zwecks"[319] beruht, die wir Kraft unserer gemeinsamen seelischen Organisation alle als positiv erleben. Deshalb läßt sich nach Kant auch apriori einsehen, daß formal zweckmäßige Vorstellungen von Natur oder Gegenständen notwendigerweise ein interesseloses „Wohlgefallen"[320] erwecken. Da nach Kant die Erreichung jeder Absicht mit Lust verbunden ist und es sich in diesem Falle um eine Absicht apriori handelt, nämlich die Betrachtung der Natur als zweckmäßig „ohne Vorstellung eines Zwecks"[321], so ist die Lust durch einen übersinnlichen Grund apriori für jedermann gültig bestimmt.[322] Für Kant gibt es eine Art geheimnisvollen Einklangs, so „als ob" zwischen der Schönheit und der reflexiven Subjektivität eine Verbindung bestünde. Ausschließlich

312 Kant 1974, S. 282 (B 236, 237).
313 Kant 1974, S. 282 (B 238).
314 Kant 1974, S. 282 (B 238).
315 Kant 1974, S. 297 (B 258, 259).
316 Kant 1974, S. 287 (B 244).
317 Kant 1974, S. 287 (B 244).
318 Kant 1974, S. 297 (B 258, 259).
319 Kant 1974, S. 155 (B 60, 61).
320 Kant 1974, S. 123 (B 16).
321 Kant 1974, S. 155 (B 60, 61).
322 Vgl. Kutschera 1988, S. 136 und Anmerkungen 31 und 32.

diese, erst in der „Dialektik" deutlich gekennzeichnete „unbestimmte"[323] und nicht mehr hinterfragbare subjektive Vorstellung des Verstandes, von deren Wirklichkeit das ästhetische Reflexionsurteil zu zeugen scheint, treibt Kants Ausführungen zur Begründung eines Systems der Transzendentalphilosophie allerdings an die Schwelle der Spekulation. Jedoch diese allein ermöglicht es, die Antinomien des Geschmacks, wie sie in der „Analytik des Schönen"[324] eingeführt wurden, letztlich aufzulösen und damit zugleich die Autonomie des Ästhetischen wie auch die Einheit des Systems zu begründen. H.-G. Gadamer hat darauf hingewiesen, daß hiermit doch eine im ganzen fraglose Geltung der Naturordnung vorausgesetzt werde, deren letztes Fundament der theologische Gedanke der Schöpfung sei.[325] Auch wenn es sich bei Kant nur um eine Subreption handelt, kann man Gadamer dennoch darin folgen, daß mit dem Schwinden eines solchen Horizontes eine konzise allgemeingültige Grundlegung einer Ästhetik nicht mehr möglich ist. Auch das Kantische Diktum, daß das „unmittelbare intellektuelle"[326] Interesse am Naturschönen eine moralische Gesinnung anzeige, läßt sich nur vor diesem Hintergrund verstehen. Denn nach Kant interpretiert der Mensch das Gefühl der Harmonie der Erkenntniskräfte in Ansehung des Naturschönen als Bestätigung dafür, daß er in diese Schöpfung Gottes gut hineinpaßt. Hierin zeigt sich ein weiteres Versprechen des Ästhetischen. Das Ästhetische erweist sich als Gottes- oder Theologieersatz, bzw. als *Ersatz-Metaphysik* und Weg zum Intelligiblen. Das Ästhetische verspricht eine Erfahrung von Transzendenz und stellt eine *Transzendenz in der Immanenz* dar.

Die bislang eingeführten Begriffe der Idee der „allgemeinen Stimme" bzw. des „Gemeinsinns" und der „allgemeinen Mitteilbarkeit" müssen vor diesem Hintergrund der regulativen Idee eines „übersinnlichen Substrats"[327] gedeutet werden. Der apriorische Charakter des reinen Geschmacksurteils liegt, wie bereits erwähnt, in der allgemeinen Zusammenstimmung der Erkenntnisvermögen im ästhetischen Reflexionsurteil. Dieses Zusammenstimmen, dem die ästhetische Reflexion die Beistimmung aller entlockt, ist nach Kant allen Menschen gemeinsam. Nicht jedoch die empirische Zufälligkeit des gleichgearteten Ins-Verhältnis-Setzens der Erkenntniskräfte, die als apriorisch wegen ihrer gleichbleibenden konstitutiven Struktur bezeichnet werden, legitimiert das Apriorische und Allgemeingültige des reinen Geschmacksurteils, sondern vor allem der Bezug dieses Zusammenstimmens zum Intelligiblen. Nach Kant tut sich in diesem Zusammenstimmen der Er-

---

323 Vgl. Kants Ausführungen zum „unbestimmten Begriff", auf dem das Geschmacksurteil gründe. Kant 1974, S. 282 (B 236, 237).

324 Kant 1974, S. 115-164 (B 3, 4- B 74).

325 Gadamer in: Heidegger 1960, S. 101. Vgl. jedoch Glauner zur Unhintergehbarkeit solcher Vorstellungen für den Sprache-Welt-Bezug und für die Transzendenzproblematik. Glauner, Diss. phil. Technische Universität Berlin 1994.

326 Kant 1974, S. 232 (B 167).

327 Kant 1974, S. 287 (B 244).

kenntnisvermögen das „intelligible Substrat“[328] von Mensch und Natur kund und verweist auf die Idee des unerkennbaren „Ding an sich“ der theoretischen und der praktischen Vernunft. Für die Urteilskraft zeigt sich das Intelligible auf eigene Weise. Die Urteilskraft verbindet Natur und Freiheit, indem sie erfahrbar macht, daß in der Beziehung auf das übersinnliche Substrat, in uns alle unsere Erkenntnisvermögen zusammenstimmend zu machen, der letzte durch das Intelligible unserer Natur gegebene Zweck ist. Dieses subjektive zweckmäßige Zusammenstimmen der Erkenntniskräfte im Urteil des Schönen, aber auch in der Vorstellung der objektiven Zweckmäßigkeit der Natur, als Vorstellung des Intelligiblen, dem übersinnlichen Substrat der Natur außer uns, verweisen auf ein Intelligibles (in uns und außer uns). Dieses, von Kant angenommene Substrat wird jedoch nur so gedacht, *als ob* es wirklich da wäre, es wird also nicht wie in der traditionellen Metaphysik als Seelensubstanz vorgestellt, sondern nur so, *als ob* ein übersinnlicher Grund das zweckmäßige Vorstellen und Zusammenstimmen so eingerichtet *hätte*. Dennoch verfällt Kant an manchen Stellen in metaphysische Spekulation und kann die Umgehung dessen durch die Subreptionsvorstellung nicht immer durchhalten. Die transzendentalphilosophische Annahme, daß aufgrund der zweckmäßigen Anordnung des Besonderen auch besondere Wirkungen der Freiheit in der Sinnenwelt Bestand haben können, daß also das vom Sinnenreiz und Interesse befreite Erleben in der Zeit für die Ausbildung des durch Freiheit gewirkten moralischen Gefühls zweckmäßig sein kann, sieht Kant insofern für bestätigt an. Denn es sei letztlich dieses „Intelligibele, worauf das Geschmacksurteil hinaussieht“[329], wodurch das „Schöne als Symbol des Sittlich-guten“[330] ausgezeichnet werden kann. Diese Formel vom Schönen als Symbol des Sittlich-Guten hat in der Folge seiner Rezeption die Annahme einer Kontinuität und Verbindung von Ästhetik und Ethik befördert. Allerdings wird dieses Verhältnis fortan nicht mehr als Ergebnis einer Reflexionsleistung des Bewußtseins angesehen, sondern als möglicher genetischer Übergang vom Ästhetischen zum Ethischen.

1.8 Das Schöne als „Symbol des Sittlich-guten“ und das Erhabene. Das Problem von Reflexion und Darstellung

Dieses spezifische Verhältnis von Schönem und Sittlichem beschreibt Kant folgendermaßen: „das Schöne ist das Symbol des Sittlich-guten; und auch nur in dieser Rücksicht (...), gefällt es, mit einem Anspruche auf jedes andern Beistimmung, wobei sich das Gemüt zugleich einer gewissen Veredlung und Erhebung über die bloße Empfänglichkeit einer Lust durch Sinneseindrücke

---

328 Kant 1974, S. 287 (B 244).
329 Kant 1974, S. 297 (B 258, 259).
330 Kant 1974, S. 297 (B 258, 259).

bewußt ist, und anderer Wert auch nach einer ähnlichen Maxime ihrer Urteilskraft schätzet. Das ist das Intelligibele, worauf, wie der vorige Paragraph Anzeige tat, der Geschmack hinaussieht, wozu nämlich selbst unsere oberen Erkenntnisvermögen zusammenstimmen.(...) In diesem Vermögen sieht sich die Urteilskraft nicht, wie sonst in empirischer Beurteilung, einer Heteronomie der Erfahrungsgesetze unterworfen: sie gibt in Ansehung der Gegenstände eines so reinen Wohlgefallens ihr selbst das Gesetz, so wie die Vernunft es in Ansehung des Begehrungsvermögens tut; und sieht sich, sowohl wegen dieser innern Möglichkeit im Subjekte, als wegen der äußern Möglichkeit einer damit übereinstimmenden Natur, auf etwas im Subjekte selbst und außer ihm, was nicht Natur, auch nicht Freiheit, doch aber mit dem Grunde der letzteren, nämlich dem Übersinnlichen verknüpft ist, bezogen, in welchem das theoretische Vermögen mit dem praktischen, auf gemeinschaftliche und unbekannte Art, zur Einheit verbunden wird. Wir wollen einige Stücke dieser Analogie anführen, indem wir zugleich die Verschiedenheit derselben nicht unbemerkt lassen."[331] Es folgen vier Punkte zur *strukturellen Analogie* der Autonomie des ästhetischen und des moralischen Urteils, die um Analogien des „gemeinen" Menschenverstandes ergänzt werden, wie etwa die Belegung schöner Gegenstände der Natur mit Namen, die eine sittliche Beurteilung nahelegen. „Selbst Farben werden unschuldig, bescheiden, zärtlich genannt, weil sie Empfindungen erregen, die etwas mit dem Bewußtsein eines durch moralische Urteile bewirkten Gemütszustandes Analogisches enthalten."[332] So begründet Kant die Annahme, daß der Geschmack „gleichsam den Übergang vom Sinnenreiz zum habituellen moralischen Interesse, ohne einen allzu gewaltsamen Sprung"[333], möglich mache, da er „die Einbildungskraft auch in ihrer Freiheit als zweckmäßig für den Verstand bestimmbar vorstellt, und sogar an Gegenständen der Sinne auch ohne Sinnenreiz ein freies interesseloses Wohlgefallen finden lernt."[334] Mit „Übergang" ist hier allerdings wiederum nicht ein genetisch empirischer Übergang gemeint, sondern es handelt sich nur um die Reflexionsleistung der Verknüpfung von Vorstellungen im Bewußtsein, welche zu einer *Analogisierung* von ästhetischem und sittlichem Urteil führt.

Die Hauptaufgabe der „Kritik der Urteilskraft", nämlich Möglichkeiten aufzuzeigen, wie Freiheit in der Sinnenwelt wirklich werden kann, löst Kant insofern nur *indirekt* und auf zweierlei Weise: Über die Darlegung einer *strukturellen Analogie* von ästhetischer und sittlicher Einstellung und über eine Symbolisierung, die ihrerseits als analogisches Verfahren expliziert wird. So schreibt Marquard zum Problem der Realisation der Freiheit in der Sinnenwelt: „Wo dieses Intelligible, also die Vernunft und ihr Endzweck, außerstande ist, sich durch sich selbst Inhalt und Wirklichkeit zu geben, ruft

331 Kant 1974, S. 297f. (B 258, 259).
332 Kant 1974, S. 298 (B 260).
333 Kant 1974, S. 298 (B 260).
334 Kant 1974, S. 297f. (B 258, 259).

sie dafür den Geschmack; wo sie sich nicht selbst zu bestimmen und zu verwirklichen vermag, braucht sie dafür die Kunst: die schöne Kunst, d. h. die Kunst des Genies. Freilich: diese Genie-Kunst bestimmt nicht in der Weise der Metaphysik, nicht in der Weise des Interpretierens der Welt, des Erinnerns, und sie verwirklicht nicht in der Weise der Geschichtsphilosophie, nicht in der Weise des Veränderns der Welt, des Verwirklichens: Sie erinnert und verwirklicht vielmehr dadurch, daß sie das Intelligible versinnlicht, d. h. symbolisiert. Geschmack und Genie – das sind Symbolisierungsvermögen."[335] Über Geschmack und „Genie"[336] kann also die Vernunft (als Endzweck) zwar nicht real werden, aber sie kann versinnlicht werden.

Wie hat man sich nun diese reine Versinnlichung der moralischen Vernunft vorzustellen? Um die Art der Beziehung zwischen dem Bereich des Schönen und dem des Sittlichen angeben zu können und um zugleich die Trennung der Bereiche aufrecht zu erhalten, sucht Kant nach einem Modus, in dem sich zugleich die Trennung der Bereiche des Schönen und des Guten sowie dessen „Realisierung" qua Symbolisierung durch das Schöne präsentieren kann. Kant versucht, dieses Problem als *Darstellungsproblem* zu verhandeln, und führt in diesem Zusammenhang einen Begriff aus der griechischen Philosophie und Rhetorik[337] ein, der im folgenden geklärt werden soll, die *„Hypotypose"*[338]. Durch diesen Umweg über eine Art der Darstellung, genauer „Hypotypose" des Guten durch das Schöne, vermeidet Kant die Vermischung der Bereiche und kann dennoch zeigen, daß das Schöne eine Art „Realisierung" des Sittlich-Guten ist. Denn mit dem Begriff Hypotypose ist insbesondere auf die realitätsbildende Funktion des Darstellens verwiesen.[339] Was bedeutet nun „Hypotypose" und welche spezifische Funktion kommt ihr im Zusammenhang der „Deduktion des ästhetischen Urteils" zu? Im § 59 weist Kant eine Verbindung zwischen dem reinen ästhetischen Wohlgefallen an der sinnlichen Darstellung (nicht Vorstellung – der Begriff Repräsentation umgreift beide Bedeutungen) von Gegenständen und dem sittlichen Empfinden auf. Diese Beziehung ist das notwendige Ergebnis der Begründung der Allgemeingültigkeit des reinen ästhetischen Urteils; denn

335 Marquard 1987, S. 138f.

336 Kant 1974, S. 241 (B 180, 181). Es ist darauf hinzuweisen, daß der Geniebegriff bei Kant wiederum die Dimensionen Natur/Freiheit, Natur- bzw. Kunstschönes, Intelligibles und Sinnliches verklammert. Allerdings tut er dies asymmetrisch. Die Natur *bestimmt sich* im Genie zur Freiheit. Im „Genie" wird auch das Konstruktionsprinzip des „als-ob" eigentümlich gebrochen, weil die Natur *sich* bestimmt.

337 Gasché hat überzeugend nachgewiesen, daß Kant für die Begründung seiner Behauptung, das Schöne sei „Symbol des Sittlich-guten", auf die rhetorischen Konnotationen des Begriffs Hypotypose zurückgreifen muß, so wie ihm dies noch aus der rhetorischen Tradition des Begriffs bekannt war. Kants Ablehnung der Rhetorik in der „Kritik der Urteilskraft" sei somit nur explizit. Implizit werde über das Verständnis des Begriffs Hypotypose gleichzeitig die Rhetorik aufgewertet. Vgl. Gasché in: Nibbrig 1994. S. 152-175, hier S. 161ff.

338 Kant 1974, S. 295 (B 255, 256).

339 Gasché in: Nibbrig 1994, S. 161.

nur ein apriorisches Prinzip (in diesem Falle die Zweckmäßigkeit) und nicht eine empirische (etwa eine soziale) Notwendigkeit, kann die allgemeine Mitteilbarkeit eines solchen Urteils, welches sich nicht auf Begriffe bezieht, begründen. Die Antinomien des reinen Geschmacksurteils wurden von Kant dahingehend gelöst, daß die Allgemeingültigkeit des Urteils auf einem Begriff gründet, der unbestimmt sein muß. Das Prinzip, auf dem die Allgemeingültigkeit des reinen Geschmacksurteils beruht, ist insofern nicht objektiv, sondern subjektiv. Der unbestimmte Begriff ist, wie bereits erwähnt, der der „unbestimmten Idee“[340] des Übersinnlichen. Das reine ästhetische Urteil gründet also letztlich auf einem Vernunftbegriff.[341] Die Idee des Übersinnlichen gehört jedoch als Vernunftbegriff nur der Sphäre der Sittlichkeit an und ist „indemonstrabel“[342], also nicht darstellbar, denn für einen Vernunftbegriff gibt es keine Anschauung. „Die Realität unserer Begriffe darzutun werden immer Anschauungen erfordert. Sind es empirische Begriffe, so heißen die letzteren Beispiele. Sind jene reine Verstandesbegriffe, so werden die letzteren Schemata genannt. Verlangt man gar, daß die objektive Realität der Vernunftbegriffe, d.i. der Ideen, und zwar zum Behuf des theoretischen Erkenntnisses desselben dargetan werde, so begehrt man etwas Unmögliches, weil ihnen schlechterdings keine Anschauung angemessen gegeben werden kann.“[343] Die Verbindung zwischen dem Schönen und dem Sittlichen, die Kant im § 59 der „Kritik der Urteilskraft“ behauptet, ergibt sich nun nicht aus einer direkten Veranschaulichung, sondern aus der *indirekten „Darstellung“*, Versinnlichung oder auch Veranschaulichung eines Vernunftbegriffs durch eine „ästhetische Idee“, die ihrerseits wiederum „inexponibel“ ist, die sich also, wie bereits gezeigt wurde, auf keinerlei Begriff bringen läßt. Diese indirekte „Darstellung“ bezeichnet Kant nun nicht als Darstellung, sondern als „Hypotypose“. „Alle Hypotypose (Darstellung, subjectio sub adspectum), als Versinnlichung, ist zwiefach: entweder schematisch, da einem Begriffe, den der Verstand faßt, die korrespondierende Anschauung a priori gegeben wird, oder symbolisch, da einem Begriffe, den nur die Vernunft denken, und dem keine sinnliche Anschauung angemessen sein kann, eine solche unterlegt wird, mit welcher das Verfahren der Urteilskraft demjenigen, was sie im Schematisieren beobachtet, bloß analogisch, d. i. mit ihm bloß der Regel dieses Verfahrens, nicht der Anschauung selbst, mithin bloß der Form der Reflexion, nicht dem Inhalte nach übereinkommt.“[344] Im Bezug auf den Zusammenhang von Schönheit und Sittlichkeit ist nun die Hypotypose als Symbolisierung gemeint, die anders als bei der Erfahrung des Erhabenen ihre Realisation über die indirekte Darstellung einer Symbolisierung behaupten kann. Demgegenüber scheitert beim Erhabenen die Darstellung des Ver-

340 Kant 1974, S. 282 (B 238).
341 Kant 1974, S. 282 (B 238).
342 Kant 1974, S. 284 (B 241).
343 Kant 1974, S. 294f. (B 254, 255).
344 Kant 1974, S. 293 (B 252, 253).

nunftbegriffs als Versuch einer Schematisierung eines solchen durch die Einbildungskraft und kann insofern nur als *negative Darstellung* bezeichnet werden. Im Hinblick auf die Darstellung von Vernunftbegriffen, und damit im Hinblick auf eine mögliche Realisation der Freiheit in der Sinnenwelt, ist also das Schöne vom Erhabenen strikt zu unterscheiden.[345]

Obwohl Kant immer betont, daß das Schöne bei weitem wichtiger sei als das Erhabene, ist dennoch anzumerken, daß Kant das Erhabene braucht, um die Frage nach einer möglichen Darstellbarkeit von Vernunftbegriffen aufzuwerfen, die erst jenseits der Verhandlung des Erhabenen im § 59 wichtig werden wird. Das Erhabene ist im Gegensatz zum harmonischen Spiel der Erkenntnisvermögen in der ästhetischen Reflexionsbewegung eine Art Ernstfall, bei dem die Grenzen der menschlichen Erkenntnisvermögen aufgezeigt werden. Der Ernst des Erhabenen im Gegensatz zum „Spiel" beim Schönen liegt darin, daß bei der Erfahrung des Erhabenen das Subjekt „auf dem Spiel" steht. Während das Schöne ein Gefühl der Beförderung und Steigerung sowie der Belebung des Gemüts mit sich führt, fühlt sich das Subjekt in der Erfahrung des Erhabenen nur indirekt gesteigert und zwar durch das Gefühl einer augenblicklichen Hemmung der Lebenskräfte und einer sogleich darauf folgenden, jedoch desto stärkeren Entfaltung derselben. Dadurch werde die „Idee des Übersinnlichen"[346] in uns geweckt. Es handelt sich hierbei um eine negative Darstellung, sozusagen um eine „Ästhetik des Scheiterns"[347]. Die Einbildungskraft als das Vermögen der Versinnlichung von Begriffen scheitert bei ihrem Versuch einer positiven, direkten Darstellung von Vernunftbegriffen (im Sinne der Hypotypose als Schematisieren[348]). Allein die Erfahrung des Scheiterns einer Darstellung führt zu der Erfahrung des Erhabenen, des schlechthin Undarstellbaren. Im Erhabenen findet insofern keine Versinnlichung der Vernunftbegriffe statt, sondern die Erfahrung des Übersinnlichen drängt sich uns nur angesichts unseres Unvermögens, etwas derartiges darzustellen, auf. Da aufgrund des Scheiterns der Einbildungskraft in dieser negativen Darstellung keinerlei Sinnlichkeit beigemischt ist, bezeichnet Kant diese negative Darstellung auch als „rein". „Diese reine, seelenerhebende, bloß negative Darstellung der Sittlichkeit bringt dagegen keine Gefahr der Schwärmerei, welche ein Wahn ist, über alle Grenzen der Sinnlichkeit hinaus etwas sehen, d.i. nach Grundsätzen zu träumen (mit Vernunft rasen) zu wollen; eben darum, weil die Darstellung bei jener bloß negativ ist. Denn die Unerforschlichkeit der Idee der Freiheit schneidet aller positiven Darstellung gänzlich den Weg ab: das moralische Gesetz aber ist an sich selbst in uns

345 Vgl. die instruktive Einführung in die „doppelte Ästhetik" des Schönen und Erhabenen in der Moderne von Zelle 1995.
346 Kant 1974, S. 194 (B 116, 117).
347 Marquard 1987, S 185.
348 Vgl. Kant 1974, S. 295 (B 255, 256).

hinreichend und ursprünglich bestimmend, so daß es nicht einmal erlaubt, uns nach einem Bestimmungsgrunde außer demselben umzusehen."[349]

Führt man sich die Grundproblematik der „Kritik der Urteilskraft" noch einmal vor Augen, also Kants Aufweis der Notwendigkeit einer Realisierung des Intelligiblen im Bereich des Sinnlichen, so kann die negative Art der Darstellung des Intelligiblen in der Erfahrung des Erhabenen aufgrund ihrer unsinnlichen reinen Form der Darstellung nicht die Lösung sein. Hat Kant also, worauf im Zusammenhang der Aufwertung des Erhabenen in der Diskussion um die „Postmoderne" hingewiesen wurde, zwar mit der Einführung der Kategorie des Erhabenen quasi zugleich das Scheitern seines Konzepts des Schönen eingebaut[350], so sucht er dennoch den Schlüssel zur Lösung des Problems gerade im Bereich des Schönen. Da die Hypotypose im Bezug auf die Darstellung oder Versinnlichung von Vernunftbegriffen als Schematisieren notwendig scheitern muß, bietet sich die Hypotypose im Sinne einer Symbolisierung als Ausweg an. Insofern ist das Schöne als die indirekte Darstellung der Vernunftbegriffe qua Symbolisierung durch eine „ästhetische Idee" zu verstehen. In der Aufklärung dieses Verhältnisses dürfte sich insofern auch Kants Vorstellung von Kunst verdeutlichen lassen, da diese sich aus dem Vermögen des Genies[351] (des Künstlers) ergibt, „ästhetische Ideen"[352] zum Ausdruck (und insofern zur Darstellung) zu bringen. Die Erfahrung des Schönen beispielsweise durch die Dichtkunst kann nun insofern als „Symbol des Sittlich-guten" angesehen werden, als daß über die durch das Genie zum Ausdruck gebrachten „ästhetischen Ideen", die Gemütskräfte, vor allem aber die Einbildungskraft in der Art zweckmäßig in Schwung gebracht wird, daß die so erweiterte Einbildungskraft in die Lage versetzt wird, das Vermögen intellektueller Ideen in Bewegung zu bringen und dabei mehr bei Veranlassung einer Vorstellung zu denken, als in ihr aufgefaßt und deutlich gemacht werden kann. Die Urteilskraft, für die das Schöne zum „Symbol des Sittlich-guten" wird, hat bei der Hypotypose zweierlei zu tun. Erstens muß sie den Begriff auf den Gegenstand einer sinnlichen Anschauung anwenden, um dann zweitens die bloße Regel der Reflexion über jene Anschauung auf einen ganz anderen Gegenstand, von dem der erstere nur das Symbol ist, anzuwenden. Kant verdeutlicht im § 59 diesen Vorgang mit einem Beispiel. „So wird ein monarchischer Staat durch einen beseelten Körper, wenn er nach inneren Volksgesetzen, durch eine bloße Maschine aber (wie etwa eine Handmühle), wenn er durch einen einzelnen absoluten Willen beherrscht wird, in beiden Fällen aber nur symbolisch vorgestellt. Denn, zwischen einem despotischen Staate und einer Handmühle ist zwar keine Ähnlichkeit, wohl aber zwischen der Regel, über beide und ihre Kausalität zu reflektie-

349 Kant 1974, S. 202 (B 125).
350 Siehe Marquard 1987, S. 185f; Lyotard 1986, S. 26f; Lyotard 1984, S. 151-164.
351 Vgl. zum Geniebegriff, Kant 1974, S. 241-257 (B 180, 181-B 203, 204).
352 Kant 1974, S. 249 (B 192, 193).

ren."[353] Es zeigt sich, daß Kunst für Kant in diesem Zusammenhang vor allem insofern bedeutsam ist, als sich die „ästhetischen Ideen", deren realisierte Darstellung als Kunstwerk bezeichnet werden kann, dazu eignen, einer indirekten Darstellung der Vernunftbegriffe nahezukommen und ihnen dadurch immerhin den Anschein einer objektiven Realität zu geben. Die Autonomie der Kunst, die Kant begründet, scheint bei kritischer Betrachtung dabei wiederum gefährdet zu sein. R. Gasché hat in einem Aufsatz über die Bedeutung der Hypotypose bei Kant auf diese Problematik und das Gewaltsame der Vermittlung hingewiesen. Zugleich betont Gasché aber auch die vornehmlich rhetorische Qualität der Hypotypose bei Kant. Vor dem Hintergrund der Interpretation Gaschés stellt sich die Vermittlung von Schönem und Sittlichem bei Kant als das Ergebnis eines *rhetorischen Kunstgriffs* dar[354], der das Gemüt durch die Belebung der Einbildungskraft quasi dazu überredet, die lediglich symbolisierende indirekte Veranschaulichung des Vernunftbegriffs als real anzusehen. Aus einem solchen Blickwinkel interpretiert, würde sich das Intelligible in der Sinnlichkeit also nur im Sinne einer rhetorisch motivierten Fiktion „realisieren"[355]

Jedoch auch angesichts einer solch radikalen Lesart, wie sie Gasché vorgeschlagen hat, und nicht zuletzt in Anbetracht derjenigen Kritik, die bereits an früherer Stelle dieser Rekonstruktion der Ansatzpunkte für die „Versprechungen des Ästhetischen" in der „Kritik der Urteilskraft" geführt wurde, erweist es sich als höchst problematisch, der Kantischen Konzeption kritiklos weiterhin unangreifbare und uneingeschränkte Aktualität zu bescheinigen. Auch wäre es problematisch, die moderne oder gar die sogenannte „postmoderne" autonome Kunst und die ihr korrespondierende „ästhetische Erfahrung" ausschließlich mit Kantischen Kategorien beschreiben zu wollen. Es sei denn, daß beispielsweise die Dichtkunst der Moderne und der „postmodernen" Moderne immer noch darin aufginge, „Vernunftideen von unsichtbaren Wesen, das Reich des Seligen, das Höllenreich, die Ewigkeit, die

353 Kant 1974, S. 296 (B 255, 256).

354 Es muß allerdings beachtet werden, daß das Symbol wieder die Rolle des „als-ob" spielt und ihm insofern große Bedeutung für das transzendentale System zukommt. Vgl. auch Kant 1974, S. 193f. (B 115, 116) und S. 295 (B 255, 256), wo er den dreifachen Sinn von „Darstellung" expliziert.

355 Liest man Kant in dieser Art, wie Gasché sie durchaus überzeugend vorgeführt hat, ist Nietzsche Kant, zumindest dem Kant der „Kritik der Urteilskraft", näher als er glaubte! Kant selbst war dagegen zeitlebens davon überzeugt jegliche Rhetorik verbannt zu haben. Wäre Kant jedoch Rhetoriker, wenn auch wieder Willen, so wäre er auch ein Kritiker der Metaphysik im Sinne Nietzsches, für den – ebenso wie in seiner Nachfolge für Derrida und de Man – die Rhetorik ein Indiz für die Möglichkeit der Destruktion respektive Dekonstruktion der Metaphysik ist. Auch Gadamer sieht in der Kantischen Symbolkonzeption im § 59 einen großen Fortschritt im Hinblick auf Metaphysikkritik, allerdings in einem anderen Zusammenhang, denn Kant sei einer theologischen Wahrheit gerecht geworden, die sich im Gedanken der analogia entis ihre scholastische Gestalt gegeben habe, insofern sie von Gott die menschlichen Begriffe fernhielte. Gadamer 1986, S. 81.

Schöpfung u.d.gl. zu versinnlichen"[356], oder die etwa das, was „zwar Beispiele in der Erfahrung findet, z.B. den Tod, den Neid und alle Laster, imgleichen die Liebe, den Ruhm u.d.gl. über die Schranken der Erfahrung hinaus, vermittelst einer Einbildungskraft, die dem Vernunft-Vorspiele in Erreichung eines Größten nacheifert, in einer Vollständigkeit sinnlich zu machen, für die sich in der Natur kein Beispiel findet."[357] Wenn dieser Kunstbegriff jedoch keine oder nurmehr marginale Gültigkeit beanspruchen kann[358], so kann auch eine produktive Verwendung solcher Formeln, wie, die Kunst sei die Darstellung „ästhetischer Ideen", „die viel zu denken geben", ohne je auf den Begriff gebracht werden zu können, oder das ästhetische Reflexionsurteil (bei H.-G. Gadamer und H.-R. Jauss später in „ästhetische Erfahrung"[359] umbenannt) sei ein „harmonisches Spiel der Erkenntniskräfte", allenfalls durch die radikale Ausblendung des Kontextes ermöglicht werden, in den diese in der „Kritik der Urteilskraft" eingeführt wurden. Zumindest werden, wenn auch implizit, dann Vorstellungen mitgeführt, die nicht mehr ohne weiteres vertretbar sind. So etwa die Vorstellung, Kunst sei qua Symbolisierung die indirekte Darstellung von Vernunftideen, oder der weitreichende Geltungsanspruch des reinen ästhetischen Urteils, der impliziert, daß man von einer „allgemeinen Mitteilbarkeit" ästhetischer Urteile ausgehen könne, da über das apriorische Prinzip der reflektierenden Urteilskraft die Zweckmäßigkeit, der Zusammenhang von Welt und Individuum und damit aller Individuen, garantiert sei. Ebenso würde man die Konstruktion des reinen ästhetischen Urteils als einer „unsinnlichen Sinnlichkeit" und damit letztlich die Konzeption eines Urteils akzeptieren, welches jeglichen Bezug zu lebensweltlicher oder leiblicher Erfahrung verneint und sich von der aktiven Synthesisleistung der Sinne unabhängig erklärt. Spätestens jedoch mit den Überlegungen der phänomenologisch orientierten philosophischen Anthropologie, der philosophischen Hermeneutik, der Leibphänomenologie oder der analytischen Sprachphilosophie sind diese Vorstellungen als unhaltbar verworfen worden. Zudem wurde deutlich, daß ein solches, an *Erfahrung* gebundenes, Urteil, als Konzept, der transzendentalphilosophischen Hauptaufgabe der „Kritik der Urteilskraft, der Begründung der Einheit des Systems, entgegensteht.

---

356 Kant 1974, S. 250 (B 194).

357 Kant 1974, S. 250 (B 194).

358 Dies zu klären wäre Thema einer eigenen Arbeit, die sich konkret mit Kunstwerken auseinanderzusetzen hätte. Es kommt zudem sehr auf den Kunstbegriff an, den man anlegt, um Kunstwerke zu beurteilen. So kann man etwa bei Gehlens Interpretation der Werke Klees, durchaus so etwas finden, was einem Vernunftbegriff gleichkommt, Gehlen 1960. Andere Interpretationen, etwa diejenige Derridas, sehen Kunst als etwas an, das solche Vernunftideen geradezu „dekonstruiert", Derrida 1992.

359 Im Bezug auf das Kantische ästhetische Reflexionsurteil ist der Erfahrungsbegriff allerdings problematisch, vgl. dazu Kapitel 1. 6 in dieser Arbeit, insbesondere die Ausführungen über die Kritik Merleau-Pontys und das Problem der Parallelisierungsstrategie Kants.

1.9 Zusammenfassung[360] der rekonstruierten Ansatzpunkte für die „Versprechungen des Ästhetischen" und der Analyse der transzendentalen Grundlegung des Ästhetischen als Voraussetzung für eine Bildungsaspiration der Moderne

Folgt man nun der hier vorgenommenen Rekonstruktion der Bedeutung und Funktion des Ästhetischen in der „Kritik der Urteilskraft", so lassen sich zusammenfassend folgende relevante *Ansatzpunkte* für die „Versprechungen des Ästhetischen" identifizieren:

1.) Die Idee einer Freiheit im Spiel der Erkenntnisvermögen im ästhetischen Urteil wird für die Bildungsvorstellung des Neuhumanismus aber auch für nachfolgende Konzeptionen ästhetischer Bildung zur prägenden Formel.

2.) Das Diktum vom Schönen als „Symbol des Sittlich-guten" legitimiert in der Folge die Annahme einer Beförderung des sittlichen Verhaltens durch Ästhetik.

3.) Durch die strukturelle Analogie von sittlichem Urteil und ästhetischer Einstellung und des „Übergangs" von Natur und Freiheit durch das apriorische Prinzip der Urteilskraft und der damit begründeten Einheit der Vernunft wird in der Folge der Rezeption der „Kritik der Urteilskraft" die Möglichkeit nahegelegt, den Menschen als in sich vollendete Totalität oder versöhnte Ganzheit zu imaginieren, der die Zerissenheit in Theorie und Praxis, Sinnlichkeit und Vernunft innerlich überwunden habe oder diese überwinden werde.

4.) Die „Kritik der Urteilskraft" bietet als Ansatzpunkt die Vorstellung eines spezifischen sensus communis (aestheticus) an, der, gleichwohl bei Kant monologisch konzipiert und gerade nicht über Kommunikation oder Perspektivenübernahme legitimiert, eine im Gefühl oder in der Kommunikation begründete „Intersubjektivität" anzunehmen nahegelegt hat, die zu allerlei Hoffnungen auf eine „gesellige" versöhnte Gesellschaft Anlaß gegeben hat.

5.) Weiterhin konnte durch das Auftauchen eines „dritten Naturbegriffs"[361], der ursprünglich nur im Modus eines „als-ob" des subjektiven Idealismus gedachten „Romantiknatur"[362], ein neues ästhetisches Naturverständnis

---

360 Da die Kantische „Kritik der Urteilskraft" die Folie für die begrifflichen Modifikationen der weiteren Theorien ist, steht die Zusammenfassung der Ergebnisse der Rekonstruktion der Argumentationslogik der „Kritik der Urteilskraft" sowie die der Ansatzpunkte für die „Versprechungen des Ästhetischen" in der Moderne bereits am Ende des ersten Kapitels. Die Zusammenfassungen der Ergebnisse der Rekonstruktionen der weiteren Kapitel dieser Arbeit werden gesammelt in der Zusammenfassung im Kapitel 5 gegeben.

361 Lukács 1988, S. 248.

362 Marquard 1987, S. 57.

entwickelt werden, welches die Natur als Organismus, als schöne bzw. erhabene Lebendigkeit“[363] *oder als Landschaft vorstellbar macht.*[364]

6.) *Im Ansatz ist über die Thematisierung „inexponibler“ ästhetischer Vorstellungen bzw. Ideen im Bezug auf das Natur- und Kunstschöne auch die Idee einer nicht auf Begriffe zu bringenden, letztlich inkommensurablen Erfahrung von Schönheit oder Kunst vorgedacht.*
7.) *Mit der Vorstellung, daß das Ästhetische auf das Intelligible verweise, wird weiterhin deutlich, daß das Ästhetische auch ein Versprechen auf den Ersatz der verlorengegangenen Transzendenz oder einer verlorenen metaphysischen Einheitsinstanz ist. Das Ästhetische ist als immanente Transzendenz deren Surrogat. Metaphysische und religiöse Konnotationen, wie sie oftmals explizit oder implizit die Rede vom Ästhetischen begleiten, müssen vor diesem Hintergrund interpretiert werden.*[365]
8.) *Somit erweist sich das „Ästhetische“ in seiner Eigenschaft als systemschließende Kapazität nicht zuletzt auch als Rettung einer Philosophie, welche sich als systematische begreift.*

Wie in *Kapitel eins* nachgewiesen werden konnte, beruhen diese „Versprechungen des Ästhetischen“ auf einer Reflexionsfigur, die aus verschiedenen erkenntnistheoretischen Überlegungen heraus nicht mehr uneingeschränkt nachvollziehbar ist. So konnte gezeigt werden, daß die Autonomie der Sphäre des Ästhetischen mit ihren spezifischen Qualitäten durch die Begründungsnotwendigkeit der Einheit der drei Kritiken zu einem System konterkariert wird. Es zeigte sich, daß es Kants vorrangige Intention war, ein Mittelglied für seine beiden ersten Kritiken zu finden. Die Begründung einer autonomen „Ästhetik“ war insofern eher ein Nebenprodukt dieses Vorhabens. Es war deshalb die leitende These der Interpretation der „Kritik der Urteilskraft“, daß die Äußerungen Kants über „Ästhetik“ grundsätzlich vor dem Hintergrund seiner transzendentalphilosophischen Fragestellung gesehen und beurteilt werden müssen. Die Verifikation dieser Hypothese wurde dargelegt durch die ausführliche Rekonstruktion der Argumentationslogik

---

363 Marquard 1987, S. 57.

364 Das „Naturschöne“ wird spätestens seit der Romantik zu einem besonderen Medium ästhetischer Sensibilisierung stilisiert, das zu einer Einstellung nötigen soll, die die Bewahrung der Natur garantiert. Daraus ergibt sich allerdings die paradoxe Figur, daß über die Installierung dieses romantischen Begriffs von Natur diese überhaupt erst als eine heile Natur vorgestellt werden kann. Die Vorstellung von einer heilen, in sich zweckmäßigen Natur und der Gedanke an eine mögliche Gefährdung der Natur sowie der Impuls die Natur zu schützen, gehen demnach Hand in Hand. Dies trifft sich mit der weiteren Paradoxie, daß Natur als heile und unberührte und damit für den Menschen ungefährliche Natur erst durch gesteigerte Naturbeherrschung denkbar ist. Zudem wird damit eine Differenz von Mensch und Natur aufgemacht, die widersinnig ist, da der Mensch selbst auch der Natur angehört.

365 Vgl. Lesch 1994, S. 1-25 und Rentsch 1987, S. 329-353. Vgl. auch die metaphysischen Implikationen der Kunst bei Dewey 1988, Wittgenstein 1968, Adorno 1973 und Heidegger 1960.

Kants bezüglich der „allgemeinen Mitteilbarkeit“ oder „subjektiven Allgemeinheit“ des „reinen ästhetischen Urteils“. Hierbei konnte insbesondere die Technik der Analogisierung des reinen ästhetischen Urteils mit Bestimmungen der theoretischen, wie der praktischen Vernunft aufgewiesen werden und es konnte unter anderem gezeigt werden, wie diese Technik des Analogisierens, die die Einheit des Systems mitbegründet, in Aporien bezüglich der „allgemeinen Mitteilbarkeit“ respektive der Erfahrungshaltigkeit des ästhetischen Urteils führt. So muß Kant im Interesse seines transzendentalphilosophischen Systems der subjektiven ästhetischen Erfahrung eine formal allgemeine Struktur unterstellen, die er aus der Analogie zum Erkenntnisurteil ableitet. Damit wird jedoch die Sprengkraft der Kategorien der „ästhetischen Erfahrung“ gleichsam entschärft. Die Implikationen dieser Konstruktion werden insofern bei fragloser Übernahme entsprechend mitgetragen. Weiterhin wurde gezeigt, daß über das apriorische Prinzip der Urteilskraft die Einheit von Natur und Freiheit begründet wird. Im Zweckbegriff der „reflektierenden Urteilskraft“, der als ein heuristisches und notwendiges Denkprinzip konstruiert wird, findet Kant dieses Prinzip apriori seiner „dritten Kritik“ und zugleich die Möglichkeit des „Übergangs“ von einem Bereich zum anderen. Dabei erfährt der Zweckbegriff und das reflektierende Urteil in beiden Teilen des Werks, der „Kritik des ästhetischen Urteils“ und der „Kritik des teleologischen Urteils“, eine jeweils unterschiedliche Bestimmung. Untersucht Kant im ersten Teil den Geltungsanspruch ästhetischer formal-subjektiver Urteile, die einen subjektiv-allgemeinen Charakter haben, und äußert er sich zum Erhabenen, so reflektiert Kant in der „Kritik der teleologischen Urteilskraft“ auf eine materielle und objektive Zweckmäßigkeit einer Teilklasse von Naturgegenständen, des Lebendigen und des Organischen. Neben der Plausibilisierung der Möglichkeit eines „Übergangs“ von Natur und Freiheit wird in der Kritik der Urteilskraft die autonome Sphäre des Schönen und damit die Autonomie des Ästhetischen konstituiert und von metaphysischen[366] aber auch wissenschaftlichen[367] Grundlegungen des Ästhetischen unterschieden, und es wird dargelegt, welcher Art teleologische Urteile über Organismen sind.[368] Indem die „Ästhetik“ Kants durch ihr Prinzip apriori der Zweckmäßigkeit die Einheit der Vernunft garantiert, nimmt sie als einheitsstiftendes Element letztlich den Platz und die Funktion ein, die vormals die Theologie besetzt hielt. Dadurch wird „Ästhetik“ zum

366 Wie bei Leibniz. Siehe dazu Cassirer 1989.

367 Vgl. Baumgarten. Kant versucht dagegen zu zeigen, daß Ästhetik nur als Kritik, nicht aber als Wissenschaft begründet werden kann. Ästhetik zu einer Wissenschaft zu machen, wird erst wieder von der psychologischen Ästhetik zu Beginn des 20. Jahrhunderts versucht. Vgl. Allesch 1987.

368 Bei Schiller, in der Romantik und in der Lebensphilosophie werden diese beiden Teile in der Konzeption der „Romantiknatur“ zusammengeführt. Noch Diltheys Trennung einer erklärenden und einer verstehenden Psychologie bezieht sich im Hinblick auf das Verstehen des Lebendigen auf eine Verknüpfung von ästhetischer und teleologischer Urteilskraft bei Kant.

„Surrogat", sie wird zum Gottesersatz in der säkularen Welt der Moderne und zum Ersatz für die vernünftig-geschichtliche Verwirklichung der Freiheit in der Notwendigkeit. Es ist insofern nicht verwunderlich, daß fortan die Heilsversprechen nicht mehr nur von theologischer, sondern nunmehr von ästhetischer Art sind. „Ästhetik" ist bei Kant demzufolge das Medium, welches die, durch die Umstellung von Theologie auf Vernunft und Bewußtseinsphilosophie verunmöglichte, Einheit des Wahren, Guten und Schönen garantiert. Das Problem, auf das die Ästhetik der Moderne die Reaktion darstellt, ist insofern ursprünglich ein philosophisch-theoretisches Problem der Kantischen Bewußtseins- und Transzendentalphilosophie[369], wobei die „dritte Kritik" Kants die Reaktion auf die Grundproblematik der beiden vorangegangen „Kritiken" darstellt. Ästhetik wird in der „Kritik der Urteilskraft" insofern als ein Medium konstituiert, welches diese Begründungsprobleme des transzendentalphilosophischen Systems auflösen soll. In der „Kritik der Urteilskraft" werden entsprechend die grundlegenden Ansatzpunkte für die „Versprechungen des Ästhetischen" formuliert. Es ist festzustellen, daß diese Versprechungen letztlich metaphysische Implikationen haben, die nur vor dem Hintergrund der These vom „Surrogatcharakter"[370] des Ästhetischen verständlich werden. Diese „Wende zur Ästhetik"[371] um 1800 bedeutet also nicht nur eine Konstituierung einer neuen ausdifferenzierten Teildisziplin der Philosophie[372], die sich mit dem fortan autonomen Bereich des Schönen, des Geschmacks, der Phantasie, des Erhabenen oder dem Genie auseinandersetzt, sondern diese neue Philosophie hat, wie O. Marquard betont hat, eine universelle Absicht. Marquard faßt dies dahingehend zusammen, daß die philosophische Ästhetik des ausgehenden 18. und beginnenden 19. Jahrhunderts nicht die Kunst um der Kunst willen deute, sondern um die Welt zu verstehen, und sie deute den Künstler nicht, um den Künstler, sondern um den Menschen zu verstehen. Man sehe nicht mehr im metaphysisch-theologischen Blick auf Gott, was den Mensch als Mensch ausmache, sondern am Ästhetischen, dem ästhetisch reflektierenden Individuum oder am Genie.[373] Vor allem diese Überzeugung habe letztlich dazu geführt, daß die

369 Daß es sich hierbei letztlich um eine Krise der Transzendentalphilosophie handelt, wird von Marquard gezeigt. Marquard 1987, S. 4 und S. 135ff. Die „Wende zur Ästhetik" durch die „Kritik der Urteilskraft" interpretiert Marquard als die „erste Depotenzierung der Transzendentalphilosophie". Marquard 1987, S. 131.

370 Hier folgt die Untersuchung den Überlegungen Marquards zum Surrogatcharakter des Ästhetischen. Vgl. Marquard 1987, S. 135ff. Marquard bezieht sich hierbei unter anderem auf Lukács.

371 Marquard 1987, S. 131.

372 Die Autonomie des Ästhetischen (auch als Reflexionstheorie) begründet erst Kant. Baumgarten ist zu sehr der traditionellen Metaphysik verhaftet und nimmt deshalb Kontinuitäten zwischen dem Bereich der Vernunft und dem der Ästhetik an. Dies ist bei Kant ausgeschlossen. Baumgarten kommt allerdings das Verdienst zu, Ästhetik und Aisthesis aufgewertet zu haben. Vgl. Ehrenspeck in: Mollenhauer/Wulf 1996, S. 201-231.

373 Marquard 1987, S. 136.

Ästhetik seit dem Ende des 18. Jahrhunderts und dem Anspruch nach bis heute zur „amtierenden Grundphilosophie“[374] geworden sei. In der Kantischen Philosophie, die vor dem Hintergrund der Ästhetik Baumgartens diese Aufwertung des Ästhetischen mitvollzieht und die die erste systematische moderne Begründung des Ästhetischen und deren Differenzierung vom Aisthetischen[375] leistet, wird also Ästhetik nicht um ihrer selbst willen thematisiert, wie oftmals angenommen. Es ging Kant weniger darum, eine autonome Ästhetik zu begründen, als darum, seine beiden Kritiken zu verbinden. Die durch eine Ästhetik ermöglichte Lösung des grundlegenden Problems, einen „Übergang“ von dem Bereich der Natur zu dem der Freiheit zu finden und damit die Einheit der Vernunft zu garantieren, begründet jedoch den (gemessen an der widersprüchlichen Argumentation und der Ausblendung wichtiger Begründungen heute nicht mehr zu vertretenden) universalen Anspruch, der seither der Ästhetik anhaftet und sie zu einem vielversprechenden Unternehmen der Moderne gemacht hat. Der in der „Kritik der Urteilskraft“ begründete „Übergang“[376] von Natur in Freiheit, bedeutet in der Kantischen Theoriekonstruktion jedoch keine tatsächliche Verwirklichung, sondern nur ein „als-ob“. Denn das Schöne und das ästhetische Reflexionsurteil, als die „sinnlichkeitsfreie Sinnlichkeit“[377] symbolisieren die Sittlichkeit, also die Vernunftwirklichkeit nur, sie realisieren sie nicht, bzw. genauer: das Schöne als „Symbol des Sittlich-guten“ ist lediglich das Ergebnis einer Reflexionsform, der Hypotypose. Mit „Übergang“ ist insofern bei Kant auch nicht eine „Brücke“ von einem Bereich zum anderen oder eine tatsächliche Realisierung der Freiheit in der Natur oder der Geschichte gemeint, sondern entweder nur eine Hypotypose bzw. lediglich eine sich im Bewußtsein vollziehende Verknüpfung von Vorstellungen über das apriorische Prinzip der Urteilskraft, den Begriff der Zweckmäßigkeit. Denn der Zweckbegriff ist der Begriff, der auf der einen Seite der praktischen Vernunft, dem Vermögen, sich selbst eine Regel vorzuschreiben, angehört und auf der anderen Seite der Grund der Wirklichkeit eines Objekts in der Sinnenwelt, also der Natur ist. Nur indem die Urteilskraft sich dieses Begriffs als eines regulativen Begriffs bedient, macht sie den „Übergang“ vom Gebiete des Naturbegriffs zu dem des Freiheitsbegriffs möglich. Da es sich insofern nur um ein Urteil, als der Verknüpfung von Vorstellungen in einem Bewußtsein und nicht um eine tatsächliche Verwirklichung von Freiheit in der Notwendigkeit handelt, leidet diese Konstruktion und insofern auch das Schöne als „Symbol des Sittlich-guten“[378] an „Wirklichkeitsmangel“[379]. Dieser „Wirklichkeitsmangel“ führt die Ästhetik, die als Bearbeitungsmedium eines Problems der Kantischen

---

374 Marquard 1987, S. 137.

375 Vgl. Ehrenspeck in: Mollenhauer/Wulf 1996, S. 201-231.

376 Was hier mit „Übergang“ gemeint ist, wurde ausführlich in Kapitel 1. 2 dieser Arbeit erläutert.

377 Marquard 1978, S. 108.

378 Kant 1974, S. 294ff. (B 254ff.).

379 Marquard 1978, S. 109.

Transzendentalphilosophie angetreten war, also selbst in ein Dilemma. In Kants transzendentalphilosophischer Grundlegung des reinen Geschmacksurteils und des teleologischen Urteils, sowie der des Erhabenen ging es dabei nie um die Frage, inwieweit dieses ästhetische Reflexionsurteil oder das Schöne *empirisch in der Zeit* die Kultivierung oder Versittlichung des Individuums oder der Gattung bewirken könnten. Das Schöne war lediglich als Symbol im Sinne der *Reflexionsform* der Hypotypose eine *indirekte* „Darstellung" des Sittlichen. Zwar waren die Bestimmungen der „Kritik der Urteilskraft" eine Voraussetzung für die Annahme, daß dem Schönen oder Erhabenen eine konkret – empirische Funktion für die Bildung von Individuum und Gattung zukommen könne, aber ein solch empirisch-pädagogischer Anspruch wird in der „Kritik der Urteilskraft" nicht formuliert. Diesen Gedanken einer *empirischen Anschlußmöglichkeit* und *bildungsrelevanten Funktionalität des Ästhetischen* spricht erst Schiller aus. In seinen Schriften dient die Kunst als „Werkzeug"[380], mit welchem die Veredelung des Charakters, die Bildung des Menschen und der Menschheit und sogar eine Verbesserung im Politischen bewirkt werden soll. Das Erhabene und das Schöne sollen dementsprechend Sittlichkeit nicht nur (negativ oder indirekt) darstellen, sondern sie sollen sie *bewirken.* Entsprechend übt Schiller in der Folge an der Konstruktion Kants Kritik, bzw. er sucht den mangelnden Wirklichkeitsbezug der Kantischen Konstruktion zu bearbeiten. Eine theoretische Reaktion auf diesen „Wirklichkeitsmangel" und eine Bearbeitung dieses Problems stellen insofern die „Ästhetischen Schriften" Schillers dar. Schiller wird es, wie später auch Herbart, darum gehen, den realen genetischen Übergang von der Natur zur Freiheit im Medium des Ästhetischen zu begründen. Und auch die Romantik sucht den Dualismus von Natur und Freiheit aufzulösen. Kants Kritiken ließen einen solchen Gedanken nicht zu. Der „Sprung"[381] zu Moralität und Freiheit war dort als spontane Setzung gedacht und konnte nicht in der Zeit und mithilfe des Mediums einer ästhetischen Bildung oder gar Erziehung bewirkt werden.[382] Natur und Freiheit bleiben bei Kant grundsätzlich strikt getrennte Bereiche, für die es *keinerlei Vermittlung in der Zeit* gibt. Ein „Übergang", und zwar lediglich als Verknüpfung von Vorstellungen in einem Bewußtsein, besteht nur durch das apriorische Prinzip der Urteilskraft nicht aber als reale Vermittlung oder als „Übergang" in der Zeit. Die Notwendigkeit diese aus „Wirklichkeitsmangel" der Konzeption Kants hervorgerufene Theoriekrise zu bearbeiten, stellte sich für Schiller insbesondere vor dem Hintergrund einer politisch-gesellschaftlichen Krise. Eine Bearbeitungsmöglichkeit des „Wirklichkeitsmangels" der Kantischen Konstruktion, sowie der durch die gesellschaftliche Krisenerfahrung der Französischen Revolution und der durch ihre Folgen aufgeworfenen Probleme fand Schiller in seinem Konzept einer „ästhetischen Erziehung", welches ein Bildungsprojekt

380 Schiller 1984, S. 160.
381 Vgl. dazu Sommer 1988, S. 177.
382 Siehe dazu Kapitel 1.

initiierte, das seine eigentümliche Attraktivität durch die ständige Perpetuierung seiner Versprechungen ohne Beachtung seiner realen Umsetzungsmöglichkeiten bis heute erhalten hat.

2. Krisenerfahrung und „Wirklichkeitsmangel". Schillers neuhumanistische Bildungstheorie des Ästhetischen als Antwort auf die Kantische Transzendentalphilosophie

Den geschichtlichen Hintergrund der Schillerschen „Wende zur Ästhetik"[1] bildet die Französische Revolution[2]. Im Zusammenhang dieser gesellschaftlich-politischen Krisenerfahrung versuchte Schiller im kritischen Anschluß an Kant, dessen Schriften der wohl wichtigste theoretische Einfluß auf seine Ästhetikkonzeption waren[3], den „Wirklichkeitsmangel"[4] von dessen Transzendentalphilosophie zu bearbeiten und dem Ästhetischen reale, d. h. sich in der Zeit vollziehende Wirkmacht zu verschaffen. Zudem setzte Schiller auf Ästhetik, genauer auf „ästhetische Erziehung"[5], angesichts der maroden Zustände seiner Zeit. Schiller stellt bei seinen Zeitgenossen, je nach Zugehörigkeit zu den „niedern und zahlreichern"[6] oder zu den wenigen „zivilisierten Klassen"[7], „Verwilderung"[8] oder „Erschlaffung"[9] und „Depravation des Charakters"[10] fest und hält diesen Verirrungen das Ideal eines durch Ästhetik ganzheitlich und harmonisch gebildeten Menschen entgegen. Seine Kulturkritik ist dabei getragen von der Hoffnung, durch „ästhetische Erziehung" den unfreien und unreifen sowie inhumanen Zustand der Gesellschaft auf kontinuierliche und humane Weise verändern und in sein Gegenteil verkehren zu können. Der Glaube, den Schiller in die von ihm angenommene reale Wirkmacht des Ästhetischen setzt, führt ihn dazu, die Konstruktion des Ästhetischen bei Kant einer folgenreichen Kritik und Umstellung zu unterzie-

1 Marquard 1987, S. 135.
2 Kurz in: Herrmann/Oelkers 1989, S. 305-315.
3 Düsing in: Bolten 1984, S. 185-229. Vgl. ebenso Schütze 1993, S. 72ff. Einen Vergleich der Positionen Kants und Schillers bietet Muehleck-Müller 1989. Vgl. ebenso die Passagen zu Kant und Schiller bei Menzer 1955/56, S. 113-147 und S. 234-272; Scheible 1988, S.98-190 und Eagleton 1994, S.73-125.
4 Marquard 1978, S. 109.
5 Schiller 1984, S. 139.
6 Schiller 1984, S. 148.
7 Schiller 1984, S. 149.
8 Schiller 1984, S. 148.
9 Schiller 1984, S. 148.
10 Schiller 1984, S. 149.

hen. *Ästhetik wird in der Folge dieser Kritik bei Schiller erstmals an Bildungsphilosophie angeschlossen und – bildungstheoretisch akzentuiert – als „ästhetische Erziehung" konzipiert.* Ähnlich wie später Fichte[11] in seinen „Reden an die deutsche Nation" (1808) verfolgte Schiller mit seinen 27 Briefen „Über die ästhetische Erziehung des Menschen" (1793)[12] eine volkserzieherische Absicht. Und auch er widmet der Freiheitsidee seine ganze Aufmerksamkeit. Im Gegensatz jedoch zu Fichte, für den die „ästhetische Bildung" nur die Aufgabe hatte, den „transzendentalen Gesichtspunkt zum allgemeinen"[13] zu machen, der aber der Kunst für die Erreichung der transzendentalen Freiheit keine Bedeutung zumaß, sind für Schiller Kunst und Ästhetik geradezu *das* privilegierte Mittel zur Erreichung dieser Freiheit. Beeinflußt von der durch Winckelmann, Lessing, Herder und Wieland angeregten Antikenverehrung[14] seiner Zeit, wird Ästhetik bei Schiller zum Medium einer neuhumanistischen Bildungsaspiration[15] erklärt, die auf den Fortschritt[16], die Vervollkommnungsfähigkeit[17] und auf die Humanisierung der Menschheit abzielt.

2.1 Schillers Umdeutung des Begriffs „Übergang"

Die Überlegung, daß durch Ästhetik eine Verbindung von Natur und Freiheit gegeben sein könnte und daß sie in einer Verbindung zur Sittlichkeit oder zur moralischen Humanität des Menschen steht, übernimmt Schiller jedoch von Kant. Dieser war von dem Schönen als „Symbol des Sittlich-guten" ausgegangen. Wie kann Schiller nun aber die mit dem Verdikt des „Wirklichkeits-

---

11 Fichtes „Reden an die deutsche Nation" (1808) waren ein Ausdruck gegen die napoleonische Herrschaft. Die Romantiker Jahn und Arndt haben diesen volkserzieherischen Gedanken weiterverfolgt.

12 Der genaue Titel dieser Schrift lautet: „Über die ästhetische Erziehung des Menschen in einer Reihe von Briefen" (hier zitiert als: „Über die ästhetische Erziehung des Menschen"). Schiller schrieb diese Briefe an den Herzog Friedrich Christian von Schleswig-Holstein-Augustenburg. Diese Briefe wurden dann 1795 in überarbeiteter Form in der Zeitschrift „Die Horen" veröffentlicht.

13 Fichte 1845/46, S. 353.

14 Ein wichtiger Anstoß zur Antikenverehrung des Neuhumanismus waren Winckelmanns Gedanken über die „Nachahmung der griechischen Werke in der Malerei und Bildhauerkunst" (1755).

15 Zur Entwicklung des Bildungsbegriffs, wie auch speziell zum Bildungsbegriff bei Herder, Schiller oder Humboldt siehe Lichtenstein 1966 und Rauhut/Schaarschmidt 1965. Ebenso Böhme 1976, Pleines 1978 und Buck 1984.

16 Insbesondere Herders Schrift „Auch eine Philosophie der Geschichte zur Bildung der Menschheit" (1744) ist ein historisches Dokument des Fortschrittsdenkens der Aufklärung.

17 Insbesondere festgehalten in Humboldts Ideal einer allseitig und „proportionierlich" gebildeten Persönlichkeit in der Schrift „Über öffentliche Staatserziehung" (1792).

mangels“ belegte „Ästhetik“ Kants, dessen Schönes lediglich symbolisch auf die Sittlichkeit des Menschen verweist, so verändern, daß Ästhetik tatsächlich, d. h. *in der Zeit*, zu der von Schiller in Aussicht gestellten Versittlichung und Humanisierung von Individuum und Gattung beitragen kann? Schiller löst dieses Problem dadurch, daß er die bei Kant lediglich begrifflich gefaßte Differenz von Natur und Freiheit bzw. von Phänomenalem und Noumenalem als genetisches Problem ihres *realen Übergangs* und damit als Problem der Praxis und der Bildung[18] umdeutet.[19] Um diesen *Übergang* als einen *in der Zeit* sich vollziehenden plausibel zu machen, geht Schiller von der *Idee einer der Natur selbst eigenen Freiheit* und damit von einer Entwicklungsmöglichkeit aus, die als phylo- wie ontogenetisch realer Übergang von einer unbestimmten Natur hin zur Freiheit der Selbstbestimmung führt. Diese Vorstellung war noch von Kant durch die Trennung von empirischem und intelligiblem Charakter des Menschen kategorisch ausgeschlossen worden, denn für Kant kann die intelligible Struktur des Menschen keinem zeitlichen Prozeß unterliegen. Die Moralität ist deshalb das Ergebnis einer spontanen Setzung und wird von Kant als „Revolution“[20] der Denkungsart oder als „Sprung“[21] zur Moralität gekennzeichnet. Bei Kant bleibt also das sich in seiner „Pädagogik“ ergebende Paradox einer vorbereitenden Wirkung der Erziehung auf die Selbstsetzung der Moralität unaufgelöst.[22] Erziehung kann diesen „Sprung“ in der phänomenalen Welt nicht kausal erzeugen. Der Akt der moralischen Selbstbestimmung bleibt damit in seiner Diskontinuität unfaßbar und unplanbar. Ebensowenig ist bei Kant über „Ästhetik“ oder „ästhetische Bildung“ ein Übergang von Natur zu Freiheit in der Kontinuität der Zeit möglich. In der „Kritik der Urteilskraft“ wird im Hinblick auf „Ästhetik“ lediglich von einem „Übergang“ im Sinne einer Vereinigung der Vorstellungen in einem Bewußtsein durch das transzendentale Prinzip apriori der Urteilskraft ausgegangen. Schiller sieht dagegen in der Ästhetik eine Möglichkeit auch im empirisch-zeitlichen Sinne einen „Übergang“ zu schaffen. *Schiller geht dabei von einer realen Wirkmacht des Ästhetischen auf die Gründung des moralischen Charakters aus,* welchem er an anderer Stelle jedoch auch Unabhängigkeit von solchen Erfahrungen unterstellt, was sein Konzept widersprüchlich werden läßt. Von diesen Ungenauigkeiten abgesehen, läßt sich Schillers Position, die er in kritischem Anschluß an Kant ein-

---

18 Nicht aber der Pädagogik. Zwar unterscheidet Schiller eine Erziehung zur Einsicht, eine Erziehung zur Gesundheit und eine Erziehung zur Schönheit. Schiller 1984, S. 197. Erziehend wirken im Falle der Erziehung zur Schönheit allerdings nur die Kunst und das Schöne oder Erhabene selbst. Es ist damit keine pädagogische Anleitung gemeint. Insofern wäre der Begriff „ästhetische Bildung“ angemessener als „ästhetische Erziehung“.

19 Im Anschluß daran entwickelt Schiller seine Idee einer „ästhetischen Erziehung“.

20 Kant 1983, S. 245.

21 Vgl. zu diesem Begriff Sommer 1988, S 52.

22 Vgl. Sommer 1988, S. 59; Hellekamps 1991, S. 49 und Kapitel 1.1 und 1.2 dieser Arbeit.

nimmt, genauer beschreiben. Schiller löst sich von der Kantischen Trennung des empirischen und intelligiblen Bereichs insoweit, als er eine über Ästhetik herstellbare Kontinuität von Phänomenalem und Intelligiblem in der Zeit in Aussicht stellt. Schiller nimmt an, daß sich der Vernunft *bereits im Bereich der Natur* ein Spielraum eröffnet, in dem sie unter endlichen, also zeitlichen Bedingungen die Wirksamkeit dessen, was sie vorschreibt, absichern muß. „Durch die ästhetische Gemütsstimmung wird also die Selbsttätigkeit der Vernunft schon auf dem Felde der Sinnlichkeit eröffnet, die Macht der Empfindung schon innerhalb ihrer eigenen Grenzen gebrochen und der physische Mensch so weit veredelt, daß nunmehr der geistige sich nach Gesetzen der Freiheit aus dem selben bloß zu entwickeln braucht."[23]

Schiller geht davon aus, daß sich dies in drei Stufen vollzieht, die von der beherrschenden und determinierenden Natur über den ästhetischen Zustand, dem „Spiel"[24], zu einer freien Selbstbestimmung führen: „Es lassen sich also drei verschiedene Momente oder Stufen der Entwicklung unterscheiden, die sowohl der einzelne Mensch als auch die Gattung notwendig und in einer bestimmten Ordnung durchlaufen müssen, wenn sie den ganzen Kreis ihrer Bestimmung durchlaufen sollen. Durch zufällige Ursachen, (...), können zwar die einzelnen Perioden verlängert, bald abgekürzt, aber keine ganz übersprungen, und auch die Ordnung, in welcher sie aufeinanderfolgen, kann weder durch die Natur noch durch den Willen umgekehrt werden. Der Mensch in seinem physischen Zustand erleidet bloß die Macht der Natur; er entledigt sich dieser Macht in dem ästhetischen Zustand, und er beherrscht sie in dem moralischen."[25] Das Medium, welches es ermöglicht, in der Zeit von dem einen Pol – dem Verhaftetsein in der materiellen Sinnlichkeit- zum anderen, als Zielpunkt gesetzten Pol – der Persönlichkeit oder dem Personsein als Freiheit der Selbstbestimmung – überzugehen, ist also das Schöne und die Kunst. Die dadurch erreichte ästhetische Haltung ist das von Schiller so bezeichnete „Spiel"[26]. Das „Spiel", als der ästhetische Zustand, eröffnet dabei *noch vor* jeder Selbstbestimmung der Person die Möglichkeit einer ersten Freiheit. Insofern hat Schiller den gesuchten empirischen, in der phänomenalen Welt wirksam werdenden Modus des *Übergangs* von Natur zur Freiheit gefunden: „wir dürfen also nicht mehr verlegen sein, einen Übergang von der sinnlichen Abhängigkeit zu der moralischen Freiheit zu finden, nachdem durch die Schönheit der Fall gegeben ist, daß die letztere mit der ersteren vollkommen zusammen bestehen könne, und daß der Mensch, um sich als Geist zu erweisen, der Materie nicht zu entfliehen brauche."[27] Hier deutet sich zugleich ein weiteres Modell eines Übergangs an. Denn Schiller plädiert gleichzeitig zum stufenhaften und unumkehrbaren, vertikal gedach-

23 Schiller 1984, S. 205.
24 Zum Begriff „Spiel" siehe Schiller 1984, S. 181f.
25 Schiller 1984, S. 208.
26 Schiller 1984, S. 181.
27 Schiller 1984, S. 216.

ten Übergang von Sinnlichkeit zur Vernunft für einen horizontalen Übergang zwischen den Sphären sowie für einen Erfahrungstypus, der es erlaubt, eine „gemischte Natur" zu realisieren, welche weder nur reine Materie noch ausschließlich zeitlose Form als „Person" ist. Diese gemischte Wesensart kann der Mensch ebenfalls nur über das Ästhetische erreichen. Es ist insofern zu beachten, daß Schiller *zwei Vorstellungen in einem Konzept* verknüpft. Zum einen ist die durch Ästhetik ermöglichte erste Freiheit die Voraussetzung und das Medium für die Freiheit der Selbstbestimmung als Zielpunkt der Entwicklung und zum anderen wird die „gemischte Natur"[28] oder der „mittlere Zustand"[29] als die eigentliche und höchste harmonische Form des menschlichen Daseins vorgestellt. In diesem Falle gilt der zum Topos gewordene Schillersche Satz, daß der Mensch nur da wirklich Mensch sei, wo er spiele, wo er sich also im ästhetischen Zustand befinde. Wie im ersten Fall ist auch hier eine die Individual- und Gattungsgeschichte verbindende geschichtsphilosophische Vorstellung unterlegt, denn der ästhetische Zustand ist die nach der „Entfremdungserfahrung" der Moderne auf höherer idealischer Ebene wiederhergestellte natürliche Einheit, die Schiller bereits vor der Moderne bei den Griechen in unmittelbarer und ungebrochener Weise realisiert sah.

Zudem hält Schiller in den Briefen „Über die ästhetische Erziehung des Menschen" auch eine interessante kulturanthropologische Theorie bereit, in der er die These vertritt, daß die Kultivierung der menschlichen Gattung genau zu dem Zeitpunkt einsetze, wo sie sich aus den ersten physischen Zwängen befreit habe und begänne, eine uninteressiert freie Schätzung des Scheins[30] zu entdecken, d. h. sich für das Phänomen des Schönen zu interessieren. Das Zulassen des „überflüssigen" Schönen sehe der Mensch dabei in der Natur vorgeprägt, die selbst ein Vorspiel des Unbegrenzten gebe, indem sie etwa bei einem Baume unzählige Keime produziere, die unentwickelt verderben und die so bei einem Baum weit mehr an Wurzeln oder Blättern produziere als dieser „zur Erhaltung seines Individuums und seiner Gattung"[31] eigentlich brauche. Das gleiche Zulassen von Überflüssigem und Unbegrenztem sei auch beim Menschen zu beobachten, wobei Schiller im Bezug auf die Herausprägung des Ästhetischen in der Kulturgeschichte ebenfalls eine Stufenfolge annimmt, die von dem Spiel einer „freien Ideenfolge"[32] der Einbildungskraft zum „Versuch einer freien Form"[33] bis zum Herstellen „gefallender" Gegenstände und zum Bedürfnis, selbst zu gefallen reiche, was sich in „zierlichen Trinkhörnern"[34] oder in der Schmückung von Körper, Haus oder von Hausgeräten abzeichne.[35] Dieser kulturanthropologischen

28 Liebsch 1992, S. 102.
29 Schiller 1984, S. 189.
30 Vgl. Schiller 1984, S. 218.
31 Schiller 1984, S. 224.
32 Schiller 1984, S. 225.
33 Schiller 1984, S. 225.
34 Schiller 1984, S. 226.
35 Vgl. Schiller 1984, S. 226.

Herleitung des Schönen tritt bei Schiller eine Theorie der Bedeutung des Ästhetischen für die Individualgenese zur Seite, in der, wie bereits angedeutet, auf die Bedeutung des Schönen für das einzelne Individuum eingegangen wird. In der Rezeption der Schillerschen Briefe „Über die ästhetische Erziehung des Menschen“ hat sich darüber hinaus noch eine weitere, jedoch in Schillers Ästhetik selbst nicht angelegte Deutung ergeben, die sich ebenfalls auf die Individualgenese bezieht. So wird unter Schillers Begriff „Spiel“ in der Pädagogik oftmals auch das Kinderspiel[36] verstanden, welches ebenfalls das Resultat der sich in der Kindheit entwickelnden „uninteressierten freien Schätzung“ sei. Diese Interpretation von „Spiel“ sei beispielsweise bei dem Pädagogen der Romantik, F. Fröbel, im Entwurf seiner Spieltheorie zu finden.[37] Das Konzept einer gemischten Natur bzw. einer der Natur eigenen Freiheit macht demnach mehrere Deutungen eines geschichtsphilosophischen oder kulturanthropologischen bzw. anthropologischen Ästhetisierungsprojektes möglich. Diese Modelle wurden in der Pädagogik ebenso rezipiert wie die Vorstellung einer Versittlichung des Menschen durch Kunst, die wesentlich zur Popularisierung der ästhetischen Bildung als Gegenstand der pädagogischen Aspiration beitrug, wobei im Laufe der Theoriegeschichte der Pädagogik neben der Versittlichung auch die Verwirklichung anderer Leitziele über die ästhetische Bildung und Erziehung avisiert wurde, so etwa das geschichtsphilosophische Projekt Emanzipation oder die Erreichung anderer „Endzwecke“, wie etwa Ich-Identität[38], die Ausbildung von Sensibilität gegenüber Grausamkeit[39] oder die Ausbildung des Empfindungsvermögens, welches angesichts der Schrecken des Jakobinismus bereits für Schiller das „dringende Bedürfnis seiner Zeit war“[40].

2.2 *Schillers Idee einer „gemischten Natur“ als Versuch einer Aufhebung des Kantischen Dualismus*

Auch bezogen auf das Interesse am Verlauf und an den Bedingungen von Bildungsprozessen wurde die Schillersche Idee einer ästhetischen Erziehung sowie das Konzept einer der Natur selbst eigenen Freiheit für die Bildungstheorie bedeutsam. Und zwar in dreierlei Hinsicht. Zum e*rsten* findet sich Schillers Vorstellung einer der Natur eigenen Freiheit in der Figur einer, allerdings verzeitlichten, ontogenetischen Vermittlung von Natur und Geist in

---

36 Vgl. Scheuerl 1975, der jedoch zu recht konzediert, daß Schillers „Spiel“ ein sehr weit gefaßter Begriff sei.

37 Vgl. Baader 1995. Baader übersieht allerdings die radikale Veränderung des Spielbegriffs durch Fröbel. Bei Fröbel ist Spiel weniger mit Freiheit, denn mit Arbeit konnotiert.

38 Richter-Reichenbach 1983, S. 195 und 1992 sowie Blohm 1984.

39 Lenzen in: Selle/Zacharias/Burmeister 1994, S. 17-30, hier S. 28.

40 Schiller 1984, S. 160.

der organologischen Philosophie Schellings[41] wieder, die von einem „Trieb zu unendlicher Entwicklung"[42] und gleichzeitig „generischer Präformation"[43] ausgeht und damit der erzieherischen Aspiration, auf Bildungsprozesse Einfluß nehmen zu können, entgegensteht. Zum *zweiten* konnte aber auch durch Schillers Annahme eines sich über das Medium des Ästhetischen vollziehenden ontogenetischen Übergangs von einer realen unbestimmten Natur zur Freiheit der Selbstbestimmung und der daraus resultierenden Kontinuität von Sinnlichkeit und Vernunft die Maßgabe der Gründung des sittlichen Charakters mit der Vorstellung der „Bildsamkeit"[44] des Menschen in der Art verbunden werden, daß Pädagogik und Ästhetik als Medien vorstellbar wurden, die den Prozeß der Humanontogenese zu regulieren und zu steuern in der Lage wären, so daß in der Vermittlung von Heteronomie und Autonomie über diese Medien die selbsttätige Autonomie und die Gründung des moralischen Charakters des Zöglings ermöglicht werden könnte. Im Hinblick auf Schillers Versuch einer Aufhebung des Kantischen Dualismus[45] sowie seiner Konzeption einer gemischten Natur entstehen zum *dritten* im 20. Jahrhundert Konzeptionen, die die Prozesse der Humanontogenese jenseits der metaphysischen oder naturphilosophischen präformistischen Vorstellungen und jenseits des Kantischen Dualismus einer Zweiweltenlehre denken. Zu nennen wären hier die phänomenologische Anthropologie H. Plessners sowie die leibphänomenologische Revision der Husserlschen Bewußtseinsphilosophie durch M. Merleau-Ponty[46] und dessen Idee einer „situierten Vernunft". Plessners wie Merleau-Pontys Konzeptionen leisten jeweils eine Überwindung der Kantischen Transzendentalphilosophie und dessen dualistischer Trennung von Sinnlichkeit und Vernunft. Schillers Argumentation bezüglich seiner Vorstellung einer der Natur selbst eigenen Freiheit, einer „mittleren Stimmung" oder „gemischten Natur"[47], sowie einer ästhetischen Erziehung blieb

---

41 Vgl. Liebsch, 1992, S. 147.

42 Schelling 1967, S. 60.

43 Schelling 1967, S. 61.

44 Zum Begriff „Bildsamkeit" vgl. Langewand in: Lenzen 1989, S. 204-208; Buck 1984, S. 135-150 und 1985 sowie Liebsch 1992, S. 88ff.

45 Vor Schiller unternahm auch Herder einen Versuch, Sinnlichkeit und Vernunft zu vermitteln. Er plädiert dabei gegen Kant und für die Baumgartensche Ästhetik. Herder macht dabei den Begriff Aisthesis stark und wendet sich gegen Kants „anästhetische" aprioristische Kritiken. Herder koppelt die Vernunft damit an Aisthesis. Indem Erkenntnis insofern bei Herder immer schon aisthetisch grundiert ist, eröffnet er die Möglichkeit auf die Bedingungen der Möglichkeit der Erkenntnisfunktionen zu reflektieren und wendet sich damit gegen die *vor aller Erfahrung* ansetzende Erkenntnistheorie Kants. Siehe dazu auch Adler 1994, S. 67-76. Zum Verhältnis Kant und Herder vgl. ebenfalls Jacoby 1907. Des weiteren zur Ästhetik Herders vgl. Solms 1990. Solms zeigt, daß Herder auch ein naturwissenschaftliches Interesse an Ästhetik als Aisthetik hatte. Zur Ästhetik Herders siehe ebenso Müller in: Koch/Marotzki/Peukert 1994, S.39-58.

46 Vgl. Merleau-Ponty 1966; 1973; 1986; 1994.

47 Vgl. Liebsch 1992, S. 103.

allerdings zu widersprüchlich, als daß eine wirkliche Lösung des Problems, wie ein sich in der Zeit vollziehender Übergang von der Natur zur Freiheit möglich sein solle, gefunden gewesen wäre. Denn letztlich weicht Schiller vor den Konsequenzen seiner Idee doch zurück[48] und bleibt, indem er behauptet, daß die Selbstbestimmung auf sich selbst beruhen müsse und ausschließlich das Resultat der spontanen Setzung des intelligiblen Ich und seiner Personalität sei, Kantianer und damit Verteidiger der Kantischen Dualität von Sinnlichkeit und Vernunft.

Den Dualismus Kants transportiert Schiller insbesondere über den Kantischen Begriff „Person". Denn dieser impliziert Kants Voraussetzung, daß die durch den kategorischen Imperativ geleitete Selbstsetzung des sittlichen Charakters der intelligiblen Sphäre angehört. Insofern ist Person-Sein unabhängig von der Naturkausalität der phänomenalen Welt. Indem Schiller an diesem Begriff der Person festhält, verstrickt er sich in *Widersprüche*, welche auch nicht durch seinen Wechsel zwischen unterschiedlichen Interpretationen von „Personalität" zu lösen sind, wie etwa der „natura-naturans"-Vorstellung, die in den „Kallias-Briefen" wichtig wird[49]. Denn Schiller geht von einer der Natur eigenen Freiheit und von einer Vermittlung von Sinnlichkeit und Vernunft aus, welche, anders als bei Kant, in einem Kontinuum zur Gründung des sittlichen Charakters steht. Es ist deshalb darauf hinzuweisen, daß Schiller seine ästhetische Bildungsvorstellung durch diesen Personbegriff gefährdet. Diese Beobachtung macht auch Th. Schütze, der deshalb zur adäquaten Komplettierung von Schillers Ästhetik ein „leibapriorisches Personverständnis"[50] empfiehlt. Schütze zeigt, daß sich der von Kant übernommene reflexive Personbegriff Schillers nicht mit seiner Vorstellung einer Vermittlung von Sinnlichkeit und Vernunft decken kann. Diese Beobachtung Schützes ist ein weiterer Ausweis für die Widersprüche, die sich durch Schillers Unentschiedenheit der Kantischen Philosophie gegenüber ergeben. Erst Herbart, der von Schillers Vorstellung einer Verbindung von Sinnlichkeit und Vernunft beeinflußt war, gelingt es, Schillers Idee eines genetischen Übergangs von Natur in Freiheit über das Medium des Ästhetischen, und zwar im Sinne von

48 Vgl. Liebsch 1992, S. 98-108.

49 Siehe Kapitel 2.3 dieser Arbeit.

50 Schütze 1993, S. 260f. Schütze verteidigt dennoch Schillers Theorie. Zwar spricht Schütze von einer notwendigen leibapriorischen Ergänzung der Schillerschen Philosophie, konstatiert aber zugleich, daß Schillers Theorie bis heute richtungsweisend sei. Würde man allerdings Schillers Theorie tatsächlich um eine solche leibapriorische Sicht ergänzen wollen, würde man scheitern. Denn trotz Schillers Versuchen, die Sinnlichkeit zu berücksichtigen und für eine „gemischte Natur" zu plädieren, bleibt seine Theorie dennoch Bewußtseinsphilosophie, und ist damit das absolute Gegenteil zu dem, was man unter einer Phänomenologie des Leibes zu verstehen hätte, wie sie etwa Merleau-Ponty vorgelegt hat, auf den sich Schütze im übrigen bezieht, wenn er vom „leibapriorischen Personbegriff" spricht. Vgl. zu der Frage, warum Schütze inkonsequent bleiben muß, auch die Anmerkungen in der Einleitung über das Problem der rekonstruktiven Aktualisierungsversuche von klassischen Bildungstheorien.

„Aisthesis“[51] und im kritischen Rekurs auf die transzendentale Freiheitsphilosophie und die Zweiweltenlehre Kants konzise auszuführen. Schiller selbst schwankt dagegen noch zwischen Kants Dualismus und seinen eigenen Versuchen, diesen zu überwinden. Da er der Kantischen Philosophie verpflichtet blieb, wie unter anderem an seiner Übernahme des Kantischen Personbegriffs gezeigt werden konnte, vermochte er sein Vorhaben nicht konsequent zu Ende zu denken und mußte diese Aufgabe schließlich im Hinblick auf Philosophie und Ästhetik dem objektiven Idealismus der romantischen Philosophie sowie im Hinblick auf den Bildungs- und Erziehungsprozeß Herbart überlassen. Dennoch ist es eben dieser Versuch einer Kritik an Kants Vorstellung einer Selbstgesetzgebung der Vernunft und deren Rigorismus gewesen, der Schillers Modifikation jener Vorstellung durch seine Idee einer „ästhetischen Erziehung“ und eines über Ästhetik möglichen Übergangs von unbestimmter Natur zu selbstbestimmter Freiheit für die Pädagogik so attraktiv gemacht und der wichtige Anstöße zur weiteren Ausarbeitung dieser Theorie gegeben hat.

2.3 Ästhetische Urteilskraft und praktische Vernunft. „Schönheit als Freiheit in der Erscheinung“

Der entscheidende Ansatz für die Modifikation der Kantischen Transzendentalphilosophie bestand darin, daß Schiller die transzendentale Bestimmung der ästhetischen Urteilskraft, die bei Kant in die Nähe der theoretischen Vernunft gekommen war[52], in Teilen an die praktische Vernunft[53] knüpfte und so umformulierte, daß sich ein Bildungsprogramm in politischer Absicht ergab. Schillers Bildungsprogramm, welches in den Briefen „Über die ästhetische Erziehung des Menschen“ ausgeführt ist, wurde allerdings in seinen, dieser Abhandlung vorhergehenden, Schriften bereits vorbereitet. Insbesondere die Bestimmungen der praktischen Philosophie Kants sowie dessen „Kritik der Urteilskraft“ werden dabei von Schiller anthropologisch und geschichtsphilosophisch transformiert. Grundsätzlich lassen sich in allen „Ästhetischen Schriften“ Schillers geschichtsphilosophische, anthropologische und transzendentalphilosophische Argumentationselemente ausmachen, die oftmals in paradoxaler Verknüpfung vorkommen – was die Lektüre seiner Theorien er-

---

51 Vgl. Kapitel 4 dieser Arbeit. Allerdings muß Herbarts Aisthesis-Auffassung von derjenigen Merleau-Pontys unterschieden werden. Die Leibdimension ist bei Herbart nicht vorgesehen. Bei Herbart geht es vielmehr um eine vernehmende Vernunft, die bewußtseinsphilosophisch konstruiert ist.

52 Zur Begründung dieser These siehe Kapitel 1.6 dieser Arbeit.

53 Vgl. Böversen 1964, S. 446-461 und Frank 1989. Auf diese Umstellung soll an dieser Stelle nur hingewiesen werden. Wie sie von Schiller theorietechnisch und argumentationslogisch plausibilisiert wurde, wird das Thema des Kapitels 2.3 dieser Untersuchung sein.

heblich erschwert.[54] Dazu trägt auch der Umstand bei, daß Schiller in seiner Kritik der Transzendentalphilosophie Kants deren Begrifflichkeiten übernimmt oder, wie bereits gezeigt, diesen sogar folgt, was seine eigene Theorie in Widersprüche führt. Dies soll im folgenden an den „Ästhetischen Schriften" Schillers gezeigt werden. Dabei soll gleichzeitig deutlich gemacht werden, wie Schiller die transzendentale Grundlegung des Ästhetischen durch Kant derart modifiziert, daß sie zu einem für die Bildungsphilosophie und die Pädagogik so attraktiven Modell werden konnte.

Die sogenannten „Kallias-Briefe"[55], die Schiller in den Jahren 1792/1793 an seinen Freund Körner sendet, sind das Resultat einer intensiven Beschäftigung mit den Ästhetikkonzeptionen seiner Zeit. Diese kulturkritisch-philosophisch orientierten Studien können zunächst als ein Versuch der Vergewisserung gewertet werden, zu der Schiller sich nach einer längeren Zeit dichterischer Produktion veranlaßt sah. Neben der Lektüre der Schriften von Burke, Sulzer, Winckelmann, Aristoteles, Reinhold, Voltaire und Diderot fokussiert sich das Interesse Schillers, welchem er auch im Rahmen eines Kollegs über Ästhetik an der Universität Jena[56] Ausdruck gab, jedoch insbesondere auf jene zwei Denker, die der Ästhetik in zweierlei Hinsicht zu Bedeutung verholfen haben, Baumgarten und Kant.[57] Daß die Auseinandersetzung mit Baumgarten nicht in der ausführlichen Weise ausfiel, wie sie von Schiller noch zu Beginn des Jahres 1792 geplant gewesen war, ist der Tatsache geschuldet, daß die beiden ersten Kritiken Kants, vor allem aber die „Kritik der Urteilskraft" Elemente aufweisen, die für Schillers Hauptinteresse an der Ästhetik von so eminenter Bedeutung waren, daß eine ausführlichere Be-

---

54 Bereits W. v Humboldt teilte Schiller mit, daß Herz sich nach der Lektüre der Briefe „Über die ästhetische Erziehung des Menschen" wie folgt geäußert habe: „Jemand sagte mir, nach dem gewöhnlichen Tribut des Lobes, er verstehe sie nicht, und es sei eine schlimmere Undeutlichkeit als zum Beispiel in Kant. In diesem läse man mit großer Schwierigkeit und bleibe bei jedem Satz zweifelhaft stehen, aber wenn man sich durchschlüge, nun so wisse man deutlich, was man gelesen habe. Bei ihnen empfinge man sehr leicht jeden einzelnen Satz und glaube alles gleich zu fassen; aber frage man sich hernach, was man gelesen habe, so wisse man nicht es auszudrücken. Humboldt in: Seidel 1962, Bd. 1, S. 86.

55 Der genaue Titel der Schrift lautet: „Kallias oder Über die Schönheit". Schiller 1984, S. 7-44. Sie wird hier als „Kallias-Briefe" zitiert.

56 Schiller hatte seit 1788 eine Professur (für Geschichte) an der Universität Jena inne. Seine Beschäftigung mit Fragen der Ästhetik im weitesten Sinne, deren Ergebnisse er auch in seinen Vorlesungen und Kollegs veröffentlichte, nahm ihren Ausgang allerdings bereits in seinen beiden frühen medizinischen Dissertationen, in denen er sich mit der Frage nach dem Verhältnis des Körper-Geist-Dualismus auseinandergesetzt hatte. Weiterhin lag eine intensivere Beschäftigung nicht nur wegen seiner dichterischen Produktion nahe. Das Interesse an Ästhetik im weitesten Sinne war durchaus auch ein Modethema seiner Zeit. Vgl. dazu Jean-Pauls Äußerungen in seiner „Vorschule der Ästhetik" (1804).

57 Baumgarten begründete die Ästhetik als Wissenschaft und Kant schuf die Grundlegung der modernen autonomen Ästhetik.

schäftigung[58] mit dem Begründer der (wissenschaftlichen) Ästhetik, Baumgarten, nicht mehr stattfand. Schillers Hauptaugenmerk lag dabei auf dem Begriff der Freiheit sowie auf der Frage, wie Freiheit sich realisieren könne. So faßt Goethe im Jahre 1827 gegenüber Eckermann zusammen, daß durch alle Werke Schillers die Idee der Freiheit gehe, wobei diese Idee in der persönlichen Entwicklung immer wieder eine andere Gestalt angenommen habe. Sei es am Anfang die konkrete physische Freiheit gewesen, die sein Interesse bestimmt habe, so habe sich dieser Gedanke immer mehr in einen ideellen bis hin zu einem ästhetischen Freiheitsbegriff verwandelt.[59] Die Lektüre der „Kritik der Urteilskraft", die Schiller seit Anfang 1792 intensiv betrieben hatte, war für Schiller schon deshalb eine besondere Herausforderung, da sie von Kant als Mittelglied der systematischen Verbindung der beiden ersten Kritiken eingeführt wurde. Besonders jedoch der Gedanke, daß das Schöne das Symbol des Sittlich-Guten[60] sei, hatte Schiller affiziert, da er in dieser Konstruktion einen Ansatzpunkt sah, wie die Menschheit über Ästhetik zur Moralität und Freiheit geführt werden könne. Damit ergibt sich für Schiller im Hinblick auf Ästhetik eine neue Konstellation, die ihn einerseits von den früheren Überlegungen Baumgartens, aber auch von den Vorstellungen Kants selbst entfernt. In dem Brief vom 8. Februar 1793, der den „Kallias-Briefen" zugehört, nimmt Schiller das Erstaunen Körners über diese neue Wendung vorweg und richtet an ihn die Erklärung: „Ich vermute, Du wirst aufgucken, daß Du die Schönheit unter der Rubrik der theoretischen Vernunft nicht findest und daß Dir ordentlich bange dafür wird. Aber ich kann Dir einmal nicht helfen, sie ist gewiß nicht bei der theoretischen Vernunft

---

58 Vgl. Wilkinson/Willoughby 1977, S. 26 und der Brief Schillers vom 1. Januar und dem 25. Mai 1792 an Körner in: Berghahn 1973, S. 153; ebenso Schütze 1993, S. 73.

59 Zitiert in: Cassirer 1991, S. 303.

60 Schütze weist darauf hin, daß Schiller diesbezüglich die Kantische Erkenntnislehre anerkenne und von dem im § 59 dargestellten Verfahren der Analogisierung einer Vernunftregel auf anschauungslose Vorstellungen ausgehe, um zu einer spezifischen Auffassung von freier Selbstbestimmung eines Subjekts zu gelangen. Schütze 1993, S. 93, Anm. 253. Schütze unterlaufen hierbei einige gravierende Interpretationsfehler. So spricht er im Bezug auf Kant von dem analogisierenden Verfahren der praktischen Vernunft. Die praktische Vernunft ist jedoch in diesem Falle nicht tätig. In der „Kritik der Urteilskraft" ist ausschließlich von der reflektierenden Urteilskraft als selbständiger Urteilsform die Rede. Diese ist auch im Zusammenhang der Symbolisierung qua Hypotypose tätig. Die praktische Vernunft ist bei Kant dagegen nur bestimmend tätig. Vgl. jedoch Höffes (Höffe 1977) Ausweis von reflektierenden Anteilen der praktischen Vernunft sowie Arendts (Arendt 1985) Versuch, die reflektierende Urteilskraft Kants als die eigentliche praktische Vernunft auszugeben. Diese Interpretation sieht allerdings eine Kontinuität von Urteilskraft und aristotelischem Phronesisbegriff vor. Dies ist bei Kant jedoch nicht vorgesehen. Schütze übersieht diesen Unterschied zwischen Kant und Schiller. *Schiller, der kein eigenes Urteilsvermögen für die Ästhetik reserviert hatte, geht in der Tat von dem analogisierenden Verfahren der praktischen Vernunft aus* und erweitert die bestimmende Urteilskraft der praktischen Vernunft um eine weitere Dimension und spricht damit der praktischen Vernunft auch reflektierende Anteile zu.

anzutreffen, weil sie von Begriffen schlechterdings unabhängig ist; und da sie doch zuverlässig in der Familie der Vernunft muß gesucht werden und es außer der theoretischen keine andere als die praktische gibt, so werden wir sie wohl hier suchen müssen und auch finden. Auch denke ich, sollst Du, wenigstens in der Folge, Dich überzeugen, daß ihr diese Verwandtschaft keine Schande macht."[61] Wird bei Schiller Ästhetik demnach im Feld der praktischen Vernunft angesiedelt, so war sie bei Baumgarten und bei Kant in konstitutiver Hinsicht einem anderen Bereich angenähert worden. Baumgartens Versuch, Ästhetik zu einer Wissenschaft[62] zu erheben, durch welche er ein besseres Verständnis des Zusammenhangs von Sinneswahrnehmungen und intellektueller Einsicht sowie Erkenntnis von Wahrheit erreichen wollte, ohne dabei die Sinne von vornherein als untere „Seelenkräfte" zu desavouieren und Kants sogenannte „Kopernikanische Wende" mit seiner in der „transzendentalen Ästhetik" der „Kritik der reinen Vernunft" vollzogenen Trennung des Vermögens der Anschauungen und der Begriffe, sowie die in der

61 Schiller 1984, S. 11.

62 Wilkinson und Willoughby (1977) weisen darauf hin, daß durch Baumgartens Ästhetica-Ansatz Ästhetik von Anbeginn in der Psychologie wurzelt, da er diejenigen Fragen verhandelt, die in den Bereich von Wahrnehmungs- und Erkenntnistheorie oder in den der sogenannte Apaulistik, der Untersuchung des Verhältnisses von Lust und Unlust, gehören. Baumgarten ebnet mit seinem Projekt einer Ästhetik als Wissenschaft den Weg für einen Forschungszweig, der sich über die Theorien und Forschungen von Herder, Moritz und Herbart Ende des 19. und zu Beginn des 20. Jahrhunderts als experimentelle Psychologie des Ästhetischen (vgl. Fechner 1978) etablieren wird. Jedoch wird sich der von Fechner begründete Forschungszweig von jeglicher spekulativen Metaphysik verabschieden, die bei Baumgarten trotz dessen Orientierung an einem rationalen Wissenschaftsbegriff im Hintergrund steht. Fechner orientiert sich entsprechend nur noch an naturwissenschaftlichen Standarts. Vgl. Pauen 1995, S. 54ff. Diese Art der Auseinandersetzung mit Ästhetik wurde jedoch auch heftig kritisiert. Adorno etwa folgt der Argumentationstradition Kants und Hegels, die Ästhetik als rein philosophisches Problem verhandelten. So versucht auch Adorno in seiner „Ästhetischen Theorie" (Adorno 1973) plausibel zu machen, daß man über „ästhetische Erfahrungen" nur im Zusammenhang einer (letztlich philosophischen) Auseinandersetzung mit konkreten Kunstwerken etwas erfahren kann und nicht etwa durch psychologische Experimente, vgl. Adorno 1973, S. 362ff. Zu einer ähnlich strikten Ablehnung der Psychologie kommt auch Wittgenstein, allerdings nicht vor dem Hintergrund des „Deutschen Idealismus" sondern aufgrund seiner Orientierung an der Sprachphilosophie. Wittgenstein, der zu Beginn seines Interesses für Ästhetik zuerst sogar die Psychologie zu Rate rief, verwarf diesen Weg in seinen späteren Schriften und verwies darauf, daß ästhetische Erfahrung nicht mit Psychologie erklärbar sei, da die Psychologie den Kontext der jeweiligen Lebensform und deren Sprachspiele außer acht lasse, Wittgenstein 1968, S. 41ff. Vgl. auch Bulloughs Kritik der experimentellen Ästhetik, 1906-8 und 1921, sowie dagegen Abercombie 1960. Eine Gesamtdarstellung der Geschichte der Psychologischen Ästhetik bietet Allesch 1987. Eine wichtige Arbeit, die Gestaltpsychologie und Ansätze der frühen experimentellen Psychologie verbindet, stellt die Schrift zur „Psychologie der Kunst" von Arnheim (1980) dar. Zu neueren Arbeiten in der Pädagogik und Psychologie siehe auch Sprinkart 1982 und Kattenstroh 1983.

„Kritik der Urteilskraft" verhandelte Betrachtung des Schönen unter dem Blickwinkel der reinen Verstandesbegriffe erweisen sich dagegen als Ansätze, die die Ästhetik dem Bereich der Erkenntnistheorie bzw. der theoretischen Vernunft annähern. So hat M. Frank im Bezug auf Kants „Kritik der Urteilskraft" darauf hingewiesen, daß die Kategorien, an deren Leitfaden sich die „Analytik des Schönen" orientiert, nicht den Bereich der Handlungen, sondern den der Erkenntnisse determinieren und insofern dem Bereich der theoretischen Vernunft angehören.[63] Weiterhin wurde in der vorliegenden Arbeit bereits nachgewiesen, daß das reine Geschmacksurteil letztlich als eine nur relativ selbständige Vorform des theoretischen Erkenntnisurteils konstruiert ist und es hat sich herausgestellt, daß Kant im Hinblick auf die Begründung der „allgemeinen Mitteilbarkeit" des reinen ästhetischen Urteils nicht nur Analogien zu Bestimmungen des Bereichs der theoretischen Vernunft sondern auch zu solchen der praktischen Vernunft herstellt.[64] Indem Schiller dagegen über eine *Umformulierung* des Kantischen Diktums, das Schöne sei „Symbol des Sittlich-guten", die Ästhetik in Teilen an die praktische Vernunft bindet und sie damit für die Dimension des Handelns anschlußfähig macht, verläßt er den Bereich solcher analogischer Argumentationen und fundiert die Ästhetik im Bereich der praktischen Vernunft. Damit ist der Weg geebnet, auf dem Ästhetik in Richtung Bildungstheorie und Pädagogik geführt werden kann. Da sich Pädagogik vor allem auch als praktische Wissenschaft bzw. als Handlungswissenschaft[65] versteht, ist die bis in die heutige Zeit erhalten gebliebene Attraktivität[66] der Schillerschen Verbindung von Ästhetik und praktischer Vernunft für die Pädagogik nicht mehr erstaunlich. Aus der von Schiller vorgeschlagenen Perspektive erweist sich „Ästhetik" für Bildungstheorie und Pädagogik als absolut paßgerecht.

Wie muß man sich nun diesen, den Kantischen Ansatz so entscheidend verändernden, „Kunstgriff" vorstellen, der es Schiller erlaubt, die Ästhetik an die praktische Vernunft und damit an die Dimension der Freiheit zu binden? War von Kant eine strukturelle Analogie von ästhetischem und sittlichem Urteil behauptet worden, die das freie Spiel der Einbildungskraft im reinen Geschmacksurteil als Symbol der freien Gesetzmäßigkeit der praktischen Vernunft plausibel machte und insofern die Einheit der Bereiche von Natur und Freiheit über den Modus eines subjektiven Reflexionsurteils zur Darstellung bringen konnte, so versucht Schiller in Anlehnung an diesen Gedanken die Einheit von Natur und Freiheit in einem objektiven Kriterium zu suchen, um damit den Übergang von einem Bereich zum anderen als *real vollzogener*

63 Frank 1989, S. 110.

64 Vgl. dazu auch Lukács 1975, S. 122f.

65 Zur Neukonzeptionierung der „ehemaligen" Handlungswissenschaft siehe allerdings Lenzen 1996, S. 199ff.

66 Schiller kann als der in der Pädagogik wohl meistzitierteste Ästhetiktheoretiker angegeben werden. Die Auseinandersetzung mit seinen Schriften reicht in der Pädagogik von Herbarts Jugendschriften bis in die jüngste Debatte um die Möglichkeit einer bildenden Wirkung des Ästhetischen.

und nicht nur symbolisierter vorstellbar zu machen. Es ist damit Schillers erklärte Absicht, eine *objektive Begründung* des Schönen und dessen Verbindung zur praktischen Vernunft zu liefern und damit die von Kant vollzogene Subjektivierung des Schönen zu transzendieren. Kants „Kritik der Urteilskraft“ dient ihm dabei als Folie seiner eigenen Argumentation. Daraus ergeben sich einige Probleme, die eine Interpretation des Gedankengangs Schillers erschweren und die auf begriffliche Inkonsistenzen deuten, auf die in der Schiller-Philologie mehrfach hingewiesen wurde.[67]

Eine besondere Irritation ruft Schillers Angewohnheit hervor, die Kantische Begrifflichkeit zu übernehmen, ohne darauf zu reflektieren, ob diese in systematischer Hinsicht überhaupt mit dem zusammenstimmen kann, was er selbst als systematische Ästhetik anstrebt. A. v. Kessel, ein Schiller-Interpret der 30er Jahre dieses Jahrhunderts, geht sogar so weit zu sagen, daß Schiller nicht den „echten“ Kant in sein Denken aufgenommen habe, sondern bloß seine Vokabeln, wie Freiheit, Sinnlichkeit, Stoff oder Form.[68] Die Umstellung der konstitutiven Verbindung von Ästhetik und theoretischer Vernunft auf die Kombination Ästhetik – praktische Vernunft stellt ein nicht geringeres Hindernis dar. Das von Schiller durchgearbeitete Handexemplar[69] der „Kritik der Urteilskraft“ bestätigt einem Hinweis D. Henrichs zufolge, daß Schillers besondere Aufmerksamkeit nur jenen Stellen galt, die ihm eine Verbindung des Ästhetischen mit dem Sittlichen zu garantieren schienen.[70] So zeigt sich, daß: „offensichtlich schon der Gesichtspunkt des Interesses und damit die Dimension des philosophischen Fragens, mit dem Schiller an die Kantische Ästhetik herantritt, ein ganz anderer als der Ansatz von Kant selbst (ist, Anm. Y. E.). Das transzendentaltheoretische Problem der Möglichkeit der Erkenntnis hat für Schiller kein wirkliches Gewicht. Er trägt ihm Rechnung, aber er orientiert sich nicht an ihm. Es ist die Problematik des menschlichen Wesens, seine sinnlich-vernünftige Doppelnatur, der sittliche Maßstab seines Handelns und die Möglichkeit seiner Vollendung, durch die Schiller in das Philosophieren genötigt ist.“[71] Diese Orientierung an der Sittlichkeit hat im Zusammenhang der Schillerschen Übernahme der von Kant aufgestellten Charakteristika des Schönen eine weitere, insbesondere für die Bildungstheorie weitreichende Konsequenz. Indem das Schöne aus Kriterien der praktischen Vernunft hergeleitet wird, unterläuft Schiller durch die *Leugnung einer selbständigen (ästhetischen) Urteilskraft* implizit den Autonomieanspruch des Ästhetischen, wie er noch von Kant legitimiert wurde und verwandelt damit Kants Lehre vom Schönen, die eine Theorie der ästhetischen

67 Vgl. etwa bei Böhm 1927.

68 V. Kessel 1933.

69 Schillers Handexemplar der „Kritik der Urteilskraft“ befindet sich im Schiller-Nationalmuseum in Marbach.

70 Henrich 1957, S. 527-547; hier S. 534 Anmerkung 4.

71 Henrich 1957, S. 527-547; hier S. 533.

Urteilkraft ist, in eine Art Lebenslehre.[72] Kant hatte die ästhetische Urteilskraft von der theoretischen und praktischen Vernunft fernzuhalten versucht. Gelang ihm dies in konsequenter Weise zwar nur für die praktische Vernunft, so nimmt doch die Begründung einer autonomen Sphäre des Schönen einen zentralen Platz innerhalb seines Systems ein. Bei Schiller stellt sich das Autonomieproblem in anderer Weise. Die Funktion der ästhetischen Urteilskraft übernimmt bei Schiller die praktische Vernunft.[73] Schiller überträgt den Freiheits- respektive den Autonomiebegriff der praktischen Vernunft auf den Bereich des Ästhetischen und verfremdet dadurch den Begriff von Autonomie, den Kant für das reine ästhetische Urteil[74] reserviert hatte. Bei Kant hatte dieses keine bzw. allenfalls eine analogische Verbindung mit dem Freiheitsbegriff der praktischen Vernunft. Kants Dualismus schloß zudem eine empirische Verifizierung des Intelligiblen aus. Schiller, der auf einen objektiven Begriff des Schönen zielt und für den Schönheit nicht mehr nur eine Vorstellung ist, die sich über das subjektive, „freie" Spiel der Erkenntniskräfte ergibt, sieht dies anders. „Es gibt also eine solche Ansicht der Natur oder der Erscheinungen, wo wir von ihnen nichts weiter als Freiheit verlangen, wo wir bloß darauf sehen, ob sie das, was sie sind, durch sich selbst sind. Eine solche Art der Beurteilung ist bloß wichtig und möglich durch die praktische Vernunft, weil der Freiheitsbegriff sich in der theoretischen gar nicht findet und nur bei der praktischen Vernunft Autonomie über alles geht."[75]

Schiller bezieht den Gedanken des Selbstzwecks, wie er in der „Kritik der Urteilskraft" für das reine Geschmacksurteil und das teleologische Urteil formuliert worden ist, auf den Gedanken der ethischen Selbstgesetzgebung und auf den Bereich des Intelligiblen. Hierdurch ergeben sich für Schiller zwei Probleme. Einerseits versucht Schiller, diese beiden Formen von Autonomie in einer „höheren Synthese"[76] zu vereinigen, andererseits muß er ausweisen, inwiefern die Differenz zwischen dem Bereich des Schönen und dem des Sittlichen dennoch gewahrt bleibt. Entsprechend muß Schiller das ästhe-

---

72 Vgl. Cysarz 1934, S. 188. Dies ist vor allem in der Schrift „Über Anmut und Würde", wie auch in den Briefen „Über die ästhetische Erziehung des Menschen" der Fall. Hier tritt die lebenspraktische Bedeutung des Ästhetischen besonders in den Vordergrund. Schiller spricht selbst sogar von „Lebenskunst"; Schiller 1984, S. 183.

73 Vgl. Düsing in: Bolten 1974 S. 197. Schillers Bestimmung des Schönen als Nachahmung weist nach Düsing zurück auf den von Leibniz geprägten Begriff analogon rationis, der von Baumgarten übernommen wurde. Die unteren Erkenntnisvermögen (aisthesis) wurden als ein solches analogon rationis bezeichnet. Die Analogie wurde vormals für den Bereich des Theoretischen aufgestellt. Schiller wendet den Analogiegedanken nun für den Bereich der praktischen Vernunft an. Allerdings überschreitet er diese Dimension, indem er auch von einer konstitutiven Tätigkeit der praktischen Vernunft ausgeht. Dies unterscheidet ihn von Kant.

74 Bei Kant wurde die Autonomie des reinen ästhetischen Urteils durch das apriorische Prinzip der Urteilskraft, die „Zweckmäßigkeit", legitimiert. Ein solches Prinzip gibt es in Schillers Konzeption nicht.

75 Schiller 1984, S. 13.

76 Vgl. Cassirer 1991, S. 284.

tische Urteil vom theoretischen und auch vom praktischen Urteil unterscheiden. Da er jedoch keine eigene Urteilsform für das Schöne reserviert hat, sondern die Beurteilung von Schönheit an das Vermögen der praktischen Vernunft bindet, muß er eine Binnendifferenzierung in der Beurteilungsart der praktischen Vernunft selbst darlegen. Diese Verbindungen und Differenzierungen bestimmt Schiller wie folgt: „Beurteilung von Begriffen nach der Form der Erkenntnis ist logisch (theoretisch, Anm. Y. E.); Beurteilung von Anschauungen nach eben dieser Form ist teleologisch. Eine Beurteilung freier Wirkungen (moralischer Handlungen) nach der Form des reinen Willens ist moralisch; eine Beurteilung nichtfreier Wirkungen nach der Form des reinen Willens ist ästhetisch. Übereinstimmung eines Begriffs mit der Form der Erkenntnis ist Vernunftmäßigkeit (Wahrheit, Zweckmäßigkeit, Vollkommenheit sind bloß Beziehungen dieser letztern), Analogie einer Anschauung mit der Form der Erkenntnis ist Vernunftähnlichkeit (Teleophanie, Logophanie möchte ich sie nennen), Übereinstimmung einer Handlung mit der Form des (reinen) Willens ist Sittlichkeit. Analogie einer Erscheinung mit der Form des reinen Willens oder der Freiheit ist Schönheit (in weitester Bedeutung). Schönheit also ist nichts anderes als Freiheit in der Erscheinung.“[77] Mit Hilfe dieser begrifflichen Differenzierungen glaubt Schiller den objektiven Begriff des Schönen gefunden zu haben. Die für Schillers Ästhetik entscheidende Differenzierung liegt dabei in der Möglichkeit einer doppelten Anwendungsform der praktischen Vernunft. Als Übereinstimmung einer Handlung mit der Form des reinen Willens zeigt sie sich als Sittlichkeit. Man kann insofern von einer „vernunftidentischen“ oder „vernunftgemäßen“[78] Anwendungsform sprechen. Demgegenüber handelt es sich bei der ästhetischen Beurteilungsform um eine „vernunftanaloge“ oder „vernunftähnliche“[79] Anwendungsform der praktischen Vernunft. „Entdeckt nun die praktische Vernunft bei Betrachtung eines Naturwesens, daß es durch sich selbst bestimmt ist, so schreibt sie demselben (wie die theoretische Vernunft im gleichen Fall einer Anschauung Vernunftähnlichkeit zugestand) Freiheitähnlichkeit oder kurzweg Freiheit zu. Weil aber diese Freiheit dem Objekte von der Vernunft nur geliehen wird, da nichts frei sein kann als das Übersinnliche und Freiheit selbst nie als solche in die Sinne fallen kann- kurz- da es hier bloß darauf ankommt, daß ein Gegenstand frei erscheine, nicht wirklich ist: so ist diese Analogie eines Gegenstandes mit der Form der praktischen Vernunft nicht Freiheit in der Tat, sondern bloß Freiheit in der Erscheinung, Autonomie in der Erscheinung.“[80] Nach Schiller spielt es in dieser Definition der ästhetischen Beurteilung (die allerdings durch spätere Aussagen relativiert wird) keine Rolle, ob etwas tatsächlich frei ist, sondern es geht nur darum, ob ein Gegenstand als frei *erscheint*. Insofern versucht Schiller, die ästhetische Be-

77 Schiller 1975, S. 12f.
78 Vgl. Schütze 1993, S. 84; siehe auch Düsing in: Bolten 1976, S. 185-229.
79 Vgl. Schütze 1993, S. 84.
80 Schiller 1984, S. 12.

urteilung von der theoretischen, die immer nach den Kausalbedingungen der Existenz eines Gegenstandes, also nach seiner Determiniertheit fragt, genauso abzusetzen wie von der moralisch-sittlichen Beurteilung, die sich nur auf Handlungen, nicht aber auf Gegenstände beziehen kann. In der ästhetischen Beurteilung wird ein Gegenstand im Hinblick darauf beurteilt, inwieweit er der ihm unterstellten Autonomie gerecht wird.[81] Körner, der Empfänger der „Kallias-Briefe", zeigte sich skeptisch darüber, ob ausgehend von Schillers Bestimmungen tatsächlich von einem objektiven Begriff des Schönen gesprochen und der Kantische Subjektivismus dadurch überwunden werden könne. Vielmehr scheint ihm Schiller nicht überzeugend genug vorgeführt zu haben, inwiefern das subjektive Urteil in ein objektives überführt werden könne. Schiller stellt sich diesen Zweifeln in seinem Brief vom 18. Februar 1793 und versucht sie zu zerstreuen. Gleichwohl bedeutet dieser Brief eine Art Einschränkung seines Unternehmens. Schiller konzediert, daß das Prinzip des Schönen auch subjektiv sei. Er macht sogar darauf aufmerksam, daß sein Prinzip der Schönheit bis jetzt nur subjektiv sei, da er sich bisher auf die Objekte der Beurteilung noch gar nicht eingelassen, sondern nur aus der Vernunft selbst heraus argumentiert habe. Dennoch sei es „nicht mehr subjektiv, als alles, was aus der Vernunft a priori abgeleitet wird."[82] An einer ausführlichen Erläuterung Schillers über die Art des ästhetischen Urteils läßt sich eine gewisse *Unentschiedenheit* bezüglich des subjektiven und des objektiven Gehalts dieses Urteils feststellen: „Die praktische Vernunft auf freie Handlungsweise angewendet, verlangt, daß die Handlung um der bloßen Handlungsweise (Form) willen geschehe, und daß weder Stoff noch Zweck (der immer auch Stoff ist) darauf Einfluß gehabt habe. Zeigt sich nun ein Objekt in der Sinnenwelt bloß durch sich selbst bestimmt, stellt es sich den Sinnen so dar, daß man an ihm keinen Einfluß des Stoffes oder eines Zwekkes bemerkt: So wird es als ein Analogon der reinen Willensbestimmung (ja nicht als Produkt einer Willensbestimmung) beurteilt. Weil nun ein Wille, der sich nach bloßer Form bestimmen kann, frei heißt, so ist diejenige Form in der Sinnenwelt, die bloß durch sich selbst bestimmt erscheint, eine Darstellung der Freiheit; denn dargestellt heißt eine Idee, die mit einer Anschauung so verbunden wird, daß beide eine Erkenntnisregel miteinander teilen. Die Freiheit in der Erscheinung ist also nichts anderes als die Selbstbestimmung an einem Dinge, insofern sie sich in der Anschauung offenbart. Man setzt ihr jede Bestimmung von Außen entgegen, ebenso wie man einer moralischen Handlungsart jede Bestimmung durch materielle Gründe entgegensetzt. Ein Objekt erscheint aber gleich wenig frei – es mag nun seine Form entweder von einer physischen Gewalt oder von einem verständigen Zwecke erhalten haben, sobald man den Bestimmungsgrund seiner Form in einem von diesen beiden entdeckt; denn alsdann liegt ja derselbe nicht in ihm, sondern außer ihm, und er ist ebensowenig schön, als eine Handlung aus Zwecken eine mo-

81 Vgl. Schütze 1993, S. 84.
82 Schiller 1984, S. 13. Vgl. auch Cassirer 1991, S. 284

ralische ist. Wenn das Geschmacksurteil völlig rein ist, so muß ganz und gar davon abstrahiert werden, was für einen (theoretischen oder praktischen) Wert das schöne Objekt für sich selbst habe, aus welchem Stoff es gebildet und zu welchem Zweck es vorhanden sei. (...) Nicht zwar, als ob Zweckmäßigkeit und Regelmäßigkeit an sich mit der Schönheit unverträglich wären; jedes schöne Produkt muß sich vielmehr Regeln unterwerfen: sondern darum, weil der bemerkte Einfluß eines Zwecks und einer Regel sich als Zwang ankündigt und Heteronomie für das Objekt bei sich führt. Das schöne Produkt darf und muß sogar regelmäßig sein, aber es muß regelfrei erscheinen.“[83] Einerseits sieht es so aus, als ob es allein die Leistung des Subjekts sei, welches von den theoretischen und praktischen Formen des Urteilens gänzlich abstrahiert, die eine Freiheit in der Erscheinung als Ausdruck von Schönheit zu produzieren imstande ist. Andererseits spricht Schiller von einer Selbstbestimmung an einem Dinge, welche sich in der Anschauung offenbarte. Der Offenbarungsbegriff verweist auf eine mögliche Objektivität des Schönen. Im weiteren Verlauf seiner Argumentation wird deutlich, wie sehr Schiller auf der Suche nach den objektiven Bedingungen des Schönen ist, welche auch unabhängig von der Reflexionsleistung des Subjekts bestimmt werden können. Schiller versucht damit zu beweisen, daß diejenige Eigenschaft der Dinge, die wir mit dem Namen Schönheit bezeichnen, mit dieser Freiheit in der Erscheinung eins und dasselbe sei. Schiller spricht in diesem Zusammenhang sogar von einer notwendigen Nötigung[84], die vom Objekt ausgehen müsse, um auf ein objektiv ausweisbares Prinzip des Schönen verweisen zu können: „Wenn aber die Dinge, insofern sie in der Erscheinung vorkommen, Freiheit weder besitzen noch zeigen, wie kann man einen objektiven Grund dieser Vorstellung in den Erscheinungen suchen? Dieser Grund müsste eine solche Beschaffenheit derselben sein, deren Vorstellung uns schlechterdings nötigt, die Idee der Freiheit in uns hervorzubringen und auf das Objekt zu beziehen.“[85]

Im Rekurs auf Kants Bestimmung der „subjektiven Allgemeingültigkeit“[86] des reinen Geschmacksurteils prüft nun auch Schiller, inwiefern und wodurch von einer notwendigen Beistimmung aller im Bezug auf das ästhetische Urteil gesprochen werden kann. „Frei sein und durch sich selbst bestimmt sein, von innen heraus bestimmt sein, ist eins. Jede Bestimmung geschieht entweder von außen oder nicht von außen (von innen), was also nicht

---

83 Schiller 1984, S. 13.

84 Schiller 1984, S. 21. Eine derart komplizierte Subjekt-Objekt-Konstruktion findet sich noch bei Lukács in seiner „Heidelberger Ästhetik“. Lukàcs 1975. Auch er spricht von einer Nötigung, die vom Objekt ausginge, die aber gleichwohl als Gegenüber die Konstruktionsleistung des Subjekts habe. Insgesamt kann man zusammenfassen, daß Schiller durch diese Notlösung einer doppelseitigen Konstruktion ein Grundproblem der modernen Ästhetik benannt hat: das bislang ungeklärte Verhältnis von Rezipient und Kunstwerk. Vgl. dazu auch Bensch 1994.

85 Schiller 1984, S. 21.

86 Kant 1974, S. 129 (B 23).

von außen bestimmt erscheint und doch als bestimmt erscheint, muß als von innen bestimmt vorgestellt werden. Sobald also das Bestimmtsein gedacht wird, so ist das Nichtvonaußenbestimmtsein indirekte zugleich die Vorstellung des Voninnenbestimmtseins oder der Freiheit. Wie wird nun dieses Nichtvonaußenbestimmtsein selbst wieder vorgestellt? Hierauf beruht alles; denn wird dieses an einem Gegenstand nicht notwendig vorgestellt, so ist auch gar kein Grund da, das Voninnenbestimmtsein oder die Freiheit vorzustellen. Notwendig aber muß die Vorstellung des letztern sein, weil unser Urteil vom Schönen Notwendigkeit enthält und jedermanns Beistimmung fordert. Es darf also nicht dem Zufall überlassen sein, ob wir bei der Vorstellung eines Objekts auf seine Freiheit Rücksicht nehmen wollen, sondern die Vorstellung desselben muß auch die Vorstellung des Nichtvonaußenbestimmtseins schlechterdings und notwendig mit sich führen. Dazu wird nun gefordert, daß uns der Gegenstand selbst durch seine objektive Beschaffenheit einladet, oder vielmehr nötigt, auf die Eigenschaft des Nichtvonaußenbestimmtseins an ihm zu merken. (...) Etwas muß an dem Gegenstande sein, was ihn aus der unendlichen Reihe des Nichtssagenden und Leeren heraushebt und unsern Erkenntnistrieb reizt, denn das Nichtssagende ist dem Nichts beinahe gleich. Es muß sich als ein Bestimmtes darstellen, denn er soll uns auf das Bestimmende führen."[87] Schiller geht es also um den Nachweis, inwiefern die Freiheitsidee notwendige Folge der Betrachtung eines Gegenstandes ist, der auf eine Form der Selbstbestimmtheit verweist.

Wie führt nun aber der Gegenstand den Betrachter auf das Bestimmende? Schiller führt aus, daß der Verstand, um nicht nach dem Grund eines Objekts zu suchen und insofern in ein theoretisches Urteil zu verfallen, durch ein Objekt veranlaßt werden müsse, über dessen *Form* zu reflektieren. Da der Verstand es immer mit Regeln zu tun habe, müsse der Gegenstand selbst eine Regel aufweisen, wobei diese nicht erkannt, sondern nur angenommen werden könne. Schiller bezeichnet dies im Gegensatz zum theoretischen Urteil als „unmittelbare Reflexion"[88] über den Anblick des Objekts. Eine solche Form, welche auf eine Regel deutet, nennt Schiller im folgenden „kunstmäßig" oder „technisch"[89]. Diese Technik oder Kunstmäßigkeit, die die Negation des Vonaußenbestimmtseins einschließe, veranlasse den Verstand, die Vorstellung des Voninnenbestimmtseins oder der Freiheit zu entwicklen. Schiller faßt diesen Sachverhalt wie folgt zusammen: „Freiheit kann also nur mit Hilfe der Technik sinnlich dargestellt werden. (...) Mit anderen Worten: der negative Begriff der Freiheit ist nur durch den positiven Begriff seines Gegenteils denkbar. (...) Hieraus ergibt sich nun eine zweite Grundbedingung des Schönen, ohne welche die erste bloß ein leerer Begriff sein würde. Freiheit in der Erscheinung ist zwar der Grund der Schönheit, aber „Technik ist

87 Schiller 1984, S. 21f.
88 Schiller 1984, S. 22.
89 Schiller 1984, S. 22.

die notwendige Bedingung unserer Vorstellung von der Freiheit."[90] Die objektive Voraussetzung für die subjektive Idee der Freiheit ist demnach die „Technik" oder „Kunstmäßigkeit". Die Definition, „Schönheit ist Freiheit in der Erscheinung" wird ergänzt um den Technikbegriff, der anzeigt, daß dieser Vorstellung der Idee der Freiheit eine vom Objekt ausgehende Notwendigkeit korrespondiert, die erstere evoziert. Schiller führt diese beiden Aspekte zusammen: „Vereinigt man beide Grundbedingungen der Schönheit und der Vorstellung von Schönheit, so ergibt sich daraus folgende Erklärung: Schönheit ist Natur in der Kunstmäßigkeit."[91] Diese Komprimierung zweier Definitionen in einer, erleichtert jedoch nicht das Verständnis. Schiller ersetzt nämlich den Freiheitsbegriff durch den Naturbegriff und vollzieht damit eine *kategoriale Verschiebung*, die weitreichende Folgen hat. Denn mit dieser Definition in den „Kallias-Briefen", in der der Begriff Freiheit durch den der Natur ersetzt worden ist[92], unternimmt Schiller implizit den Versuch, den Kantischen Dualismus von Natur und Freiheit zu überwinden.

2.4 Die Mehrdeutigkeit des Begriffs „Freiheit" als argumentationslogisches Problem

Im Gegensatz zu Kant behauptet Schiller eine Freiheit, die sich bereits im Sinnlichen darstellt. Allerdings gelingt ihm dies nur rhetorisch. Schiller operiert mit dem Begriff Freiheit, als habe er ein eindeutiges Verständnis davon. Es finden sich in seinen einzelnen Ästhetischen Schriften jedoch mindestens vier unterschiedliche Freiheitsbegriffe, die zum Teil sehr widersprüchlich sind. Die folgende Aufzählung richtet sich nach einer Analyse M. Franks, der die unterschiedlichen Freiheitsbegriffe in einer seiner Vorlesungen herausgearbeitet hat und der konstatiert, daß aufgrund dieser vier verschiedenen Be-

90 Schiller 1984, S. 23.

91 Schiller 1984, S. 23.

92 Schütze, der sich um eine rekonstruktive Interpretation der Schriften Schillers bemüht, mißt dieser kategorialen Verschiebung keine große Bedeutung zu. Vgl. Schütze 1993. Dadurch entgehen ihm allerdings die Implikationen, die eine solche Begriffsverschiebung mit sich bringt. So problematisiert Schütze etwa nicht die unterschiedlichen Freiheitsbegriffe, die bei Schiller ständig durcheinander gehen. Er weist lediglich darauf hin, daß es sich bei Schillers Naturbegriff um einen aristotelischen handele. Er übersieht, daß mit diesem Naturbegriff zugleich ein neuer Freiheitsbegriff auf den Plan tritt und die Bedeutung von Selbstbestimmung eine neue Bedeutung gewinnt, die mit der Kantischen Selbstbestimmungsidee der praktischen Vernunft nichts zu tun hat. Schützes These von der Ästhetisierung des Selbstbestimmungspostulats durch Schiller ist insofern ungenau. Es handelt sich nicht um eine Ästhetisierung des Selbstbestimmungspostulats, sondern um die Integration mehrerer Auffassungen von Autonomie, Freiheit bzw. Selbstbestimmung in *einem* Ästhetikkonzept.

griffe Schillers Ästhetikansatz letztlich nicht einsichtig sei.[93] Für eine konsistente und überzeugende Argumentation hätte Schiller sein Projekt erkenntnistheoretisch neu fundieren müssen. Die *vier Bedeutungen von „Freiheit“* lassen sich wie folgt zusammenfassen:

1.) Zunächst findet man bei Schiller den Kantischen Freiheitsbegriff vor, der *Freiheit als sittliche Selbstbestimmung* definiert. Freiheit ist dabei strikt unterschieden von der durch Kausalität determinierten Natur.

2.) Die zweite Bedeutung des Freiheitsbegriffs bezeichnet Frank als *„synthetische Freiheit“*, da sie aus der „freiwilligen Zusammenstimmung (...) zwischen Sinnlichkeit und Moralität“[94] bestehe. Hier scheint sich die Natur quasi freiwillig in die von der Vernunft vorgegebene sittliche Ordnung zu fügen. Der Kantische Dualismus von Sinnlichkeit und Vernunft wird in dieser Vorstellung allerdings nicht überwunden, da die Sinnlichkeit nicht wirklich die Objektivierung der Freiheit darstellt, sondern diese nur erscheinen läßt.[95] Allerdings geht vom schönen Objekt eine Nötigung aus, Freiheit vorzustellen. Hierin liegt der Anspruch begründet, einen objektiven Begriff des Schönen gefunden zu haben.

3.) Des weiteren spricht Schiller von der *Freiheit der Einbildungskraft*, die auch bei Kant (relativ) frei sein kann, und zwar im „Spiel“ der Erkenntnisvermögen. Allerdings gehört die Einbildungskraft bei Kant zum intellektuellen Vermögen und nicht wie bei Schiller zur Naturausstattung. Hier folgt Schiller Aristoteles.

4.) Aristotelisches Gedankengut trifft man auch bei dem vierten „Freiheits“-Begriff an, der insbesondere für die Bildungstheorie Schillers bedeutsam sein wird. Es handelt sich um *eine der Natur eigene Freiheit, die Freiheit des phyein*, der Möglichkeit einer von jeglicher äußeren Hemmung freien Entfaltung etwa der Pflanzen aus ihren Keimen nach Maßgabe ihres inneren Bauplans, den Aristoteles „Entelechie“ nennt. Der Begriff kann sich auch auf das Naturwesen Mensch beziehen. Allerdings darf hier nicht übersehen werden, daß es sich um eine metaphysische Vorstellung handelt, die von einer kosmologischen Ordnung ausgeht, die allen Lebewesen ein solches selbstdeterminierendes Prinzip gegeben hat. Ontogenese wird hier teleologisch gedacht, d.h. immer auf ein „natürliches Ziel“ hin bezogen, in dessen Realisierung der ganze Sinn der Entwicklung liegt.

---

93 Frank 1989, S. 118f.

94 Frank 1989, S. 118f.

95 Der Mittel-Zustand zwischen Sinnlichkeit und Vernunft bedarf nach Frank einer Fundierung in einer Identität beider. Erst Schelling habe im „Ältesten Systemprogramm des deutschen Idealismus“, als dessen Autor er gilt, eine solche absolute Identität des Reellen und Ideellen denken können und als Voraussetzung beider Relata und ihres Widerspiels angenommen. Schiller habe dagegen das Kantische „als-ob“ der Vermittlung von Natur und Freiheit lediglich rhetorisch überwunden. Frank 1989, S. 119f.

Es ist deutlich, daß diese aristotelische Theorie der Ontogenese nichts zu tun hat mit dem Kantischen Begriff der Selbstbestimmung durch das Sittengesetz, der für Schiller in gleicher Weise grundlegend ist. Für Kant kann sich der selbstbestimmte Mensch gerade nicht als natürliches Wesen verstehen. Hieraus ergibt sich die für die Pädagogik problematische Aporie, daß Selbstbestimmung niemals eine zwanglos natürliche Form annehmen kann, obgleich ein solches Ziel erstrebenswert ist. Schillers Projekt einer ästhetischen Erziehung, welches er in unmittelbarer Folge auf die „Kallias-Briefe" und die Abhandlung „Über Anmut und Würde" entworfen hatte, zielt demgegenüber auf die Beschreibung eines Zustandes, in der sich eine „Geneigtheit" der Natur zur Freiheit entwickeln soll und die insofern als *Ausdruck dieser Aporie* gewertet werden kann. Bereits in den „Kallias-Briefen" deuten sich solche Überlegungen an und machen das Ausweichen auf Ansätze, in denen eine Selbstbestimmungsmöglichkeit der Natur als Freiheit gedacht werden kann, erklärlich. Der Begriff der Selbstbestimmung wird dabei metaphorisch gebraucht und muß vorerst als rhetorische Lösung des Problems angesehen werden.[96] Es verwischen sich dabei auf der einen Seite die Unterschiede zwischen einer „natürlichen Bestimmung" aus sich heraus und in der ästhetisch erfahrenen Natur, sowie auf der anderen Seite die moralische Selbstbestimmung. Dadurch wird eine Übertragbarkeit nahegelegt, die bei genauerem Hinsehen aus begrifflich-systematischen Gründen nicht gegeben sein kann. Dieses Problem ist Schiller nicht entgangen. In den Briefen „Über die ästhetische Erziehung des Menschen" versucht er, diese unterschiedlichen Freiheitsbegriffe über eine temporale Konstruktion zu vermitteln. Während bei Kant die natürlich-kausale Determination und autonome Selbstnötigung einer „mittleren Stimmung" gar keinen Spielraum lassen können, da nichts Unbestimmtes durch die Maschen einer heteronomen oder autonomen Gesetzlichkeit gelangt, eröffnet der ästhetische Zustand, wie ihn Schiller konzipiert, noch vor jeder Selbstbestimmung (durch das Sittengesetz) die Möglichkeit einer ersten Freiheit. Diese begreift Schiller als die „natürliche Möglichkeit und genetische Voraussetzung der aus ihr zu entwickelnden (zweiten) Freiheit der Selbstbestimmung".[97] Diese Konstruktion bietet jedoch auch keine Lösung, da Schiller, trotz aller Kritik an dem Dualismus Kants und dessen

96 Cassirer zeigt in „Freiheit und Form", inwiefern die beiden Gebiete, in denen der Gedanke des Selbstzwecks grundlegend ist, ineinander reflektiert werden. Schiller bilde Analogien um eine Verbindung zwischen Sittlichkeit im Sinne Kants und der Idee einer Selbstbestimmung im Bereich des Natürlichen herzustellen. Schiller betrachte dabei die organische Natur durch das Medium des Freiheitsbegriffs und er gewinne eine neue Bestimmung des Freiheitsbegriffs, indem er sie mit dem Gedanken des organischen Werdens zusammenhalte. Alles Organische erweise sich deshalb als Analogon des Sittlichen und umgekehrt sei das Sittliche das Analogon des Organischen. In ästhetischer Einstellung könne deshalb dem Subjekt das Sittengesetz als etwas erscheinen, was nicht mehr Zwang sondern eigenste Natur sei. Cassirer 1991, S. 286.

97 Liebsch 1992, S. 103.

ethischem Rigorismus, an der Vorstellung festhält, daß die Selbstbestimmung (der praktischen Vernunft orientiert am Sittengesetz) schlechterdings auf sich selbst ruhen und mit Kant als Autonomie bezeichnet werden müsse. Die Möglichkeit eines zwanglosen Ausgleichs von Bestimmendem und Bestimmten im mittleren Zustand – einer „gemischte Natur" gegen die Tyrannei der Vernunft und den ethischen Rigorismus des Sittengesetzes – ist zwar Schillers großes Anliegen. Er ist jedoch nicht so konsequent, von den Voraussetzungen des Kantischen Systems Abstand zu nehmen.[98]

2.5 *„Natur", „Kunst", „Freiheit" und „Person"*

Dieser Problematik, sowie der hier dargestellten vier Freiheitsbegriffe (insbesondere des letzten, von Aristoteles – Entelechie-Vorstellung angeregten) eingedenk, kann man sich nun der spezifischen Ersetzung des Freiheits- durch den Naturbegriff zuwenden, wie sie Schiller in den „Kallias-Briefen"

98 Der Neukantianer Cassirer versucht dieses Problem auf eigene Weise zu lösen. Er geht davon aus, daß das Schöne und das Sittliche für Schiller gleich ursprüngliche und gleich selbständige Ausprägungen des Gedankens der Autonomie seien. Durch die Vermittlung des Schönen, welches auf Autonomie verweise, sei dem Menschen deshalb eine Kraft gegeben, die ihn über die „Bedingtheit der materialen Reize und Ziele zum Standpunkt des Unbedingten, zum Standpunkt des reinen Selbstbewußtseins" erhebe. Cassirer 1991, S. 286f. Auf die verschiedenen Bedeutungen von „Autonomie" geht Cassirer allerdings nicht ein, sondern er weist nur darauf hin, daß Schiller eine neue Bestimmung der Freiheitsidee erhalten habe indem er die Freiheitsidee mit dem Gedanken des organischen Werdens zusammengehalten habe. Insofern erweise sich das Organische als Analogon des Sittlichen und das Sittliche gleichermaßen als Analogon des Organischen, da es zu seiner Verwirklichung keines äußerlichen Zwanges bedürfe, sondern aus den Gesetzen der Natur selbst unabhängig erwachse. Nach Cassirer verändert diese Forderung dennoch nicht den Inhalt des Sittengesetzes, wie ihn Kant gefaßt habe, denn es ginge nicht um dasjenige, was das Gesetz für sich sei und bedeute, sondern um die Art seiner Durchführung und Anwendung innerhalb der empirischen Wirklichkeit. Und dies sei nicht in ethischer sondern nur in ästhetischer Einstellung der Fall. Hier wird deutlich, wie Cassirer in Schillers Konzeption Kantisches Gedankengut retten will. Er gerät deshalb in ähnliche Schwierigkeiten wie Schiller selbst, der bei aller Kritik an Kant dennoch an der Grundarchitektonik des Kantischen Systems festhält. Denn die Vorstellung, daß es in ästhetischer Einstellung zur Verwirklichung des „Sittlichen" keines Zwanges bedürfe und es aus den Gesetzen der Natur selbst unabhängig erwachse, ist mit der Kantischen Philosophie nicht vereinbar. Vielmehr sieht es so aus, als ob Cassirer in seinen Ausführungen den Kantischen Begriff „Sittlichkeit" als „Selbstbestimmung" mit dem organizistischen Selbstbestimmungsbegriff verwechselt oder diesen jedenfalls nicht nur im Sinne einer Analogie benutzt. Immerhin handelt es sich eben nicht, wie Cassirer behauptet, „um verschiedene Ausdrücke für ein und dasselbe gedankliche Verhältnis". Auch kann man angesichts des mehrfachen Bedeutungshorizontes des Begriffs „Freiheit" kaum von einer „klar erfaßten und scharf bestimmten Idee der Freiheit" seitens Schiller sprechen. Vgl. Cassirer 1991, S. 286f.

im Bezug auf die dem schönen Gegenstand notwendige Form der Regelhaftigkeit vornimmt. Schönheit ist „Freiheit in der Erscheinung“[99] oder „Natur in der Kunstmäßigkeit“[100]. Den Begriff „Natur“ bestimmt Schiller folgendermaßen: „Ehe ich aber von dieser Erklärung einen sichern und philosophischen Gebrauch machen kann, muß ich erst den Begriff Natur bestimmen und vor jeder Mißdeutung sicherstellen. Der Ausdruck Natur ist mir darum lieber als Freiheit, weil er zugleich das Feld des Sinnlichen bezeichnet, worauf das Schöne sich einschränkt, und neben dem Begriffe der Freiheit auch sogleich die Sphäre der Sinnenwelt andeutet. Der Technik gegenübergestellt, ist Natur, was durch sich selbst ist, Kunst ist, was durch eine Regel ist. Natur in der Kunstmäßigkeit, was sich selber die Regel gibt – was durch seine eigene Regel ist. (Freiheit in der Regel, Regel in der Freiheit.) Wenn ich sage: die Natur des Dinges: das Ding folgt seiner Natur, es bestimmt sich durch seine Natur: so setzte ich darin die Natur allem demjenigen entgegen, was von dem Objekt verschieden ist, was bloß als zufällig an demselben betrachtet wird und hinweggedacht werden kann, ohne zugleich sein Wesen aufzuheben. Es ist gleichsam die Person des Dings, wodurch es von allen andern Dingen, die nicht seiner Art sind, unterschieden wird. Daher werden diejenigen Eigenschaften, welche ein Objekt mit allen anderen gemein hat, nicht eigentlich zu seiner Natur gerechnet, obgleich es diese Eigenschaften nicht ablegen kann, ohne daß es aufhörte zu existieren. Bloß daßjenige wird durch den Ausdruck Natur bezeichnet, wodurch es das bestimmte Ding wird, was es ist.“[101] Schillers Auffassung von Natur(schönheit), als das, was durch sich selbst ist, folgt dem metaphysischen Begriff der „natura naturans“, der erstmals in dem lateinischen Kommentar des Averroes zu Aristoteles' „De caelo“-Schrift zu finden ist. Weiterhin spielt auch das Verhältnis von Substanz und Akzidenz der Aristotelischen Metaphysik eine Rolle. Natur wird als Substantia verstanden, von der das bloß zufällige, die Akzidenzien, zu unterscheiden sind. Bei Schiller wird der klassische metaphysische Naturbegriff, der eine allgemeine Bedeutung hatte, jedoch verkürzt zu einem rein ästhetischen Begriff. Das zeigt sich auch in der Verbindung des Schönheits- bzw. Naturbegriffs mit dem Begriff der Person, des Organismus und des Kunstwerks. E. Cassirer zufolge ist die Idee des Selbstzwecks das tertium comparationis, welche die Analogie von Ästhetik und praktischer Vernunft möglich macht. Schiller stört es wenig, daß er hier Begriffe in Zusammenhang bringt, die aus unterschiedlichen Kontexten kommen. Klassische Metaphysik und Transzendentalphilosophie werden ohne Kommentar in Verbindung gebracht. Dies zeigt sich in der *Doppeldeutigkeit des Personbegriffs*. Einmal wird Natur als Person im Sinne von Substantia bezeichnet. Es klingt im Personbegriff aber auch die Kantische Bestimmung von „Person“ an, bei der die Betonung auf dem der Sittlichkeit verpflichteten Selbstbestimmungsgedan-

99 Schiller 1984, S. 12.
100 Schiller 1984, S. 27.
101 Schiller 1984, S. 23.

ken liegt. Nach Kant kann der Mensch als Person den Naturnotwendigkeiten (also der Natur) enthoben vorgestellt werden, was es ihm ermöglicht, als nicht-determiniertes intelligibles Wesen in freier Selbstbestimmung den Vernunftgesetzen zu folgen. „Person" ist gerade das, was nicht Natur (-kausalität und insofern Determiniertheit) ist. Schiller, der Natur als Sinnlichkeit und Selbstbestimmung als Selbstzweck in der Ästhetik zusammenführen will, muß den Begriff „Person" in dieser Doppeldeutigkeit konstruieren, in dem Selbstbestimmung als sittliche Kategorie zusammengedacht wird mit dem natura naturans-Gedanken, dem Substantia-Gedanken, in denen Natur als „Person" eine andere Art von Selbstzweck und Selbstbestimmung nahelegt, die zugleich Natur sein kann, also nicht wie bei Kant naturfern, weil intelligibel ist. Eine weitere Neuerung ergibt sich daraus, daß er zwar den Naturbegriff, der hier erläutert wurde, als einen ästhetischen Begriff versteht[102] und dabei von Kantischen Bestimmungen aus der „Kritik der Urteilskraft" ausgeht. Dennoch vollzieht er auch hier grundlegende Umdeutungen. Der Begriff der Naturschönheit war reserviert für das reine Geschmacksurteil und wurde unterschieden von einem Naturbegriff, der im teleologischen Urteil als Organismusgedanke auftaucht. *Schiller schließt diese beiden Dimensionen kurz.*[103] War bei Kant einzig der Organismus als von innen her belebt und objektiv zweckmäßig gestaltet vorgestellt, so überträgt Schiller diesen Gedanken auf alle möglichen Gegenstände ästhetischer Betrachtung. Zudem unterschlägt Schiller, daß bei Kant der Begriff einer objektiven Zweckmäßigkeit in Ansehung des Gegenstandes lediglich als ein kritisches, regulatives Prinzip für die reflektierende Urteilskraft zulässig ist. Bei Schiller hingegen läßt die bloße Faktizität des schönen Gegenstandes den Menschen zu einer Anschauung kommen, die die Idee einer nur dem eigenen Zweck gehorchenden Selbstbestimmung, seiner Personalität, gewährt. Die objektive Zweckmäßigkeit kann bei Schiller insofern nicht mehr ausschließlich als subjektives Reflexionsurteil gewertet werden. Sie ist Ergebnis einer Vernunftähnlichkeit, die nicht nur in der analogisierenden Tätigkeit der praktischen Vernunft zu liegen, sondern dem Objekt selbst zu entspringen scheint. Das schöne Objekt erscheint dem Betrachter einmal wie ein Naturding, das „aus sich und durch sich seinen Bestand hat"[104] und welches zugleich einer Regel folgt und zwar einer Regel, die es sich selbst gegeben zu haben scheint. Es wird aber auch auf die objektive Seite des Urteils abgehoben. „Was ist also Natur in der Kunstmäßigkeit? Autonomie in der Technik? Sie ist die reine Zusammenstimmung des innern Wesens mit der Form, eine Regel, die von dem Dinge selbst zugleich befolgt und gegeben ist."[105] Natur oder Personalität des Schönen bezeichnet demnach das „innere Prinzip der Existenz an einem Dinge, zugleich als der Grund seiner Form betrachtet; die innere Notwendigkeit der

102 Vgl. Schütze 1993, S. 104.
103 Vgl. Feger 1995, S. 28-70. Hier S. 46.
104 Schiller 1984, S. 14.
105 Schiller 1984, S. 27f.

Form. Die Form muß im eigentlichen Sinne zugleich selbstbestimmend und selbstbestimmt sein; nicht bloße Autonomie, sondern Heautonomie muß da sein."[106] Nach Schiller gilt diese Forderung einer *Heautonomie* nicht nur für das Schöne der Natur, sondern auch für Werke der Kunst. Ein Gebilde der Natur wird dann als schön bezeichnet, wenn alles an seiner Erscheinung als Ausdruck eines eigenen Lebens erscheint, das sich selbst entfaltet. Es darf nichts auf „den Zwang bloß äußerer Ursachen, die es zufällig bestimmen"[107], hindeuten, sondern in ästhetischer Einstellung muß es als ein „tätig durch sich selbst Gestaltetes"[108] von uns betrachtet werden. In gleicher Weise muß das Kunstwerk affizieren. Diese Strukturidentität von Natur- und Kunstschönem legt nahe, daß bei Schiller die Suggestion des „tätig durch sich selbst Gestalteten" das Verbindende der beiden Modi von Schönheit ist. „Das gleiche Moment ist es, das allem Schönen der Kunst seinen Charakter und seinen Gehalt verleiht. Die Bewältigung des Stoffes durch die Form, die von jedem wahrhaften Kunstwerk gefordert wird, ist mit der Aufhebung der Heteronomie durch die Autonomie gleichbedeutend. Der Marmor ist erst dann zum Götterbild geworden, wenn alles an ihm ausgetilgt ist, was daran erinnert, daß er eine schwere Masse, daß er ein physisches Ding unter der Einwirkung anderer Dinge ist. Mag er dies immerhin sein, mag er nach dem bloßen Gesetz der Natur und der Kausalität so angesehen werden müssen, so soll er doch für unsere Betrachtung als ein anderes erscheinen."[109] Die Idee der Selbstbestimmung spiegelt sich dementsprechend gleichermaßen im Natur- wie im Kunstgebilde. Schiller reformuliert damit in abgewandelter Form den Gedanken Kants aus der „Kritik der Urteilskraft", daß Natur schön sei, wenn sie wie Kunst aussehe und umgekehrt die Kunst dann schön sei, wenn sie wie Natur erscheine.[110] „Schön ist ein Naturprodukt, wenn es in seiner Kunstmäßigkeit frei erscheint. Schön ist ein Kunstprodukt, wenn es ein Naturprodukt frei darstellt."[111] Neben dieser Reminiszenz an eine Kantische Definition führt Schiller eine Differenzierung ein, die auch im Hinblick auf den Heautonomiegedanken Kunst- und Naturschönheit unterscheidbar macht. Im Gegensatz zum Naturschönen kommt im Kunstwerk die Idee der Selbstbestimmung nicht zur Erscheinung, sondern sie wird *dargestellt*. Es handelt sich im Zusammenhang von Kunstwerken insofern nicht um „Freiheit in der Erscheinung", sondern um „Freiheit der Darstellung"[112]. Als *frei dargestellt* bezeichnet Schiller einen Gegenstand, wenn dieser der „Einbildungskraft als durch sich selbst bestimmt vorgehalten wird"[113]. Das Schöne der Form oder

106 Schiller 1984, S. 27.
107 Cassirer 1991, S. 285.
108 Cassirer 1991, S. 285.
109 Cassirer 1991, S. 285.
110 Vgl. Kant 1974, S. 240 (B 179).
111 Schiller 1984, S. 37.
112 Schiller 1984, S. 37.
113 Schiller 1984, S. 37.

der Darstellung eignet allein der Kunst. Es wird weiter unterschieden zwischen:

a) Schönem der Wahl oder des Stoffes – Nachahmung des Naturschönen[114]
b) Schönem der Darstellung oder der Form – Nachahmung der Natur[115]

Bei dem Schönen der Wahl, so führt Schiller aus, werde darauf gesehen, was der Künstler darstellt. Bei dem Schönen der Form (der Kunstschönheit im strengen Sinne) werde bloß darauf gesehen, wie er darstellt. Das erste sei deshalb eine freie Darstellung der Schönheit, das zweite eine freie Darstellung der Wahrheit.[116]

Vor dem Hintergrund dieser grundlegenden Differenzierungen stellt sich für Schiller nun die Frage, inwiefern der Gegenstand der Einbildungskraft als durch sich selbst bestimmter überhaupt erscheinen oder dargestellt werden kann.[117] Denn das Schöne ist nicht durch sich selbst da, sondern es kann erst durch ein Medium repräsentiert werden. So wird die „Natur" des Gegenstandes in der Kunst nicht selbst in ihrer Individualität, sondern durch ein Medium vorgestellt, welches wiederum, so differenziert Schiller weiter aus, a) eine eigene Individualität und Natur habe und b) von einem Künstler abhinge, der gleichfalls als eigene Natur zu betrachten sei.[118] War im Zusammenhang des Naturschönen die Personalität eines Dings als seine „Natur" bezeichnet worden, und wurde durch den Begriff „Person" die Möglichkeit der Übertragung des Freiheitsbegriffs auf den Bereich des Schönen garantiert, so gerät Schiller dieser relativ eindeutige Gebrauch des Begriffs „Natur" im Zusammenhang der Übertragung der allgemeinen Bestimmung des Schönen als Heautonomie auf den Bereich der Kunst durcheinander. Ähnlich wie bei der bereits nachgewiesenen Mehrdeutigkeit des Freiheitsbegriffs selbst hat der Begriff „Natur" im Kontext von Kunst einen dreifachen Bedeutungshorizont. Schiller unterscheidet:

a) die Natur des Darzustellenden,
b) die Natur des darstellenden Stoffes und,
c) die Natur des Künstlers, der die beiden ersten in Übereinstimmung bringen solle[119].

114 Schiller 1984, S. 37.
115 Schiller 1984, S. 37.
116 Schiller 1984, S. 37. Menzer erläutert in seinem Aufsatz: „Schiller und Kant", daß der Begriff „Wahrheit" am besten zu verstehen sei, wenn man ihn auf Schillers kritische Betrachtungen zur Dichtkunst beziehen würde. Denn in diesem Zusammenhang habe sich Schiller gefragt, ob die Handlungen einer Person und der Ablauf des Geschehens aus natürlichen Bedingungen verständlich seien. Menzer 1955/56, S. 234-272, hier S. 247. Wahrheit meint hier also offensichtlich so etwas wie Natürlichkeit als Wahrhaftigkeit oder Plausibilität.
117 Schiller 1984, S. 37.
118 Schiller 1984, S. 38.
119 Schiller 1984, S. 38.

Es sei bloß die „Natur“ des Nachgeahmten, was der Rezipient an einem Kunstprodukt vorfinden möchte. Dies allein sei mit dem Ausdruck gemeint, daß das Kunstwerk als durch sich selbst bestimmt der Einbildungskraft vorgestellt werde. Die Schönheit, die sich durch dieses spezifische Verhältnis ergibt, kann allerdings auf besondere Weise zerstört oder vereitelt werden. Es dürfen sich deshalb weder die Natur des Stoffs noch die Natur des Künstlers „einmischen“. Denn die Natur des Dargestellten erleide von dem Darstellenden Gewalt, wenn dieses seine eigene „Natur“ in den Vordergrund dränge. Die Natur des Mediums müsse von der Natur des Nachgeahmten völlig „vertilgt“[120] sein. Deshalb muß sich der Stoff (die Natur des Nachahmenden) in der Form (des Nachgeahmten), der Körper in der Idee, die Wirklichkeit in der Erscheinung verlieren, denn es sei einzig die Form des Nachgeahmten, die nach Schiller auf das Nachahmende übertragen werden kann und die als Form in der Kunstdarstellung den Stoff „besiegt“[121]. Diese sehr abstrakten Ausführungen werden in Schillers folgenden Bemerkungen über das Schöne in der Kunst an einigen Beispielen veranschaulicht. Bei diesen Exempeln wird allerdings deutlich, daß aus heutiger Sicht sein Kunst- und Schönheitsbegriff als überholt gelten muß, bzw. daß dieser extrem eingeschränkt ist. So führt er am Beispiel der Kunst der Plastik aus, daß die Schönheit einer Skulptur leide, wenn an einer Bildsäule ein einziger Zug, der den Stein verrate, der also nicht in der Idee, sondern in der Natur des Stoffes gegründet sei, vorhanden wäre. Denn hier sei nicht Heautonomie, sondern nur noch Heteronomie vorzufinden. Die Marmornatur, der Stoff, welcher „hart und spröd ist“[122] müsse in der „Natur des Fleisches“[123], also in der Natur des Nachgeahmten, „welches biegsam und weich ist“[124], völlig untergegangen sein. Weder das Gefühl noch das Auge dürften daran erinnert werden. Schiller schwebt als Ideal des Schönen eine jener typischen Plastiken vor, die etwa im 5. Jahrhundert vor Christus in Griechenland oder auch zu Zeiten der Renaissance in Italien entstanden waren und die von Winckelmann, Lessing oder Herder als vollkommene Kunstwerke beschrieben und bewundert wurden. Spätestens jedoch seit Ende des 19. Jahrhunderts deutet sich mit den die Kunst der Plastik revolutionierenden Arbeiten eines A. Rodin eine völlig andere Art des Umgangs mit der „Natur des Nachahmenden“[125] an. Bei Rodin gewinnt das Material, aus dem das Kunstwerk geschaffen wird, große Bedeutung. Der Stoff wird nicht gänzlich getilgt um die reine Idee darzustellen. Er bleibt in weiten Teilen der Skulptur unbearbeitet und wirkt allein durch sich selbst. Die Natur des darstellenden Stoffes, die Schiller in einer solchen Form als störendes Element abgelehnt hätte, tritt bei Rodin in den Vordergrund und

120 Schiller 1984, S. 39.
121 Schiller 1984, S. 39.
122 Schiller 1984, S. 39.
123 Schiller 1984, S. 39.
124 Schiller 1984, S. 39.
125 Schiller 1984, S. 39.

begründet aufgrund ihrer Materialität eine neue Art von „Schönheit".[126] Des weiteren weisen die Beispiele, die die Malerei oder die Zeichnung zum Gegenstand haben, das gleiche Problem auf. Auch hier ist die Materialität von Farbe oder deutliche Kennzeichen, die etwa auf das Malwerkzeug hinweisen könnten, nicht kunst-, respektive schönheitswürdig. Würde man Schillers Definition heute noch folgen, könnte man über die moderne Malerei von P. Cézanne bis J. Pollock oder A. Kiefer nichts Freundliches mehr sagen. Es sei denn, man würde Schillers Bestimmungen so umfunktionieren, daß auch die Natur des Nachahmenden den gleichen Stellenwert bekäme, wie die Natur des Nachgeahmten. Oder wenn man davon sprechen könnte, daß die Materialität oder der Stoff das eigentlich Nachzuahmende seien und daß insofern nicht das Material „an sich" im Vordergrund stünde, sondern das Material als Nachgeahmtes. Dennoch könnte auch dann nicht die Wirkung erklärt werden, die in der modernen Plastik oder Malerei vom Stoff, vom Material, ausgeht. Das Gleiche gilt auch für die Poesie. Literaturwissenschaftliche Theorien sind besonders seit Ende der 60er Jahre dieses Jahrhunderts darauf eingestellt, daß die Materialität des Signifikanten durchaus vorrangig vor dem Signifikat behandelt werden sollte. Daß der Körper (der Sprache) in der Idee, das Zeichen in dem Bezeichneten unterzugehen hätte oder gar die Wirklichkeit in der Erscheinung, wie Schiller meint, gilt insofern nicht mehr.[127] Für alle drei Bereiche könnte man Ästhetische Theorien stark machen, die die Ästhetik der sogenannten Klassik Schillers überwunden haben und mit denen sich, nicht zuletzt aufgrund der seit dem Ende des 18. Jahrhunderts beginnenden Ausdifferenzierung der Kunsttheorien in den einzelnen Bereichen bis hin zu den differenzierten Ästhetikwissenschaften und empirischen Kunstwissenschaften[128] des 20. Jahrhunderts, ein wesentlich feinmaschigeres Begriffs- und Interpretationsnetz spinnen läßt. So führen etwa Th. W. Adornos Überlegungen in der „Ästhetischen Theorie"[129] zum Verhältnis von Mimesis und Konstruktion oder J. Lacans Sprachanalyse, ebenso der Strukturalismus R. Barthes oder das Verfahren der „Dekonstruktion"[130] im Anschluß an J. Derrida in jenen Punkten sehr viel weiter, als die doch sehr eingeschränkte Theorie des Ästhetischen bei Schiller. Dieser kann insofern kein Aktualitätsprädikat ausgesprochen werden. Vielmehr bleibt Schiller einem Kunstbegriff verhaftet, der schon Kants Theorie des reinen ästhetischen Urteils zu heute nicht mehr nachvollziehbaren Einschränkungen veranlaßt hat.[131]

Kehrt man zurück zur Argumentation Schillers in den „Kallias-Briefen", so läßt sich im Bezug auf das Verhältnis von Natur- und Kunstschönheit vorerst zusammenfassen, daß sich als deren gemeinsamer Nenner – wenn auch

---

126 Dieses Phänomen wird von Simmel in seinem Aufsatz über Rodin bzw. dessen Balzacskulptur hervorgehoben. Simmel in: Böhringer/Gründer 1976, S. 231-237.

127 Vgl. Götz 1994, S. 19-44.

128 Vgl. Allesch 1987; Wiesing 1997.

129 Adorno 1973.

130 Vgl. Culler 1988 und Ehrenspeck 1993, S. 75-94.

131 Vgl. Kapitel 1 dieser Arbeit.

differenziert in den Modi der Erscheinung und der Darstellung – lediglich der Gedanke der Heautonomie festhalten läßt. Im Allgemeinen gilt ein Objekt nach den Ausführungen in den „Kallias-Briefen" dann als schön oder heautonom, wenn: „die Technik (Regeln, Bestimmungen), der seine Form, seine Gestalt existentiell unterliegt, seinem Betrachter wie frei und in Selbstbestimmung gewählt zu seinem Naturell gehörend erscheint."[132] Th. Schütze hat darauf verwiesen, daß diese Definition Schillers lediglich in logischer, teleologischer und moralischer Hinsicht ein Paradoxon darstellt. Denn die ein Objekt heteronom bestimmenden Regelhaftigkeiten, seine Technik, könne nicht zugleich selbstbestimmte Regelhaftigkeit (Person) sein. Schütze betont, daß sich dieses Paradox nur im ästhetischen Urteil auflösen könne, da das Objekt dem Betrachter in einer ästhetischen Beurteilung als frei und selbstbestimmt erscheinen könne, aber dennoch notwendig von den Gesetzmäßigkeiten seiner Existenz abhängig sei.[133] Dies wäre dann eine plausible Beschreibung, wenn das Verhältnis von subjektiven und objektiven Anteilen des Schönen bei Schiller wirklich eindeutig zu klären wäre. Das ist indes nicht der Fall. Es bleibt trotz Schillers definitorischer Eingrenzungen unklar. Denn: Schillers Ausführungen lassen zwei mögliche Interpretationen zu. Einmal ist nicht die Freiheit objektiv gegeben, sondern nur der Anlaß, die Technik. Freiheit bleibt insofern eine Projektion des Subjekts, die angeregt wird von einer bestimmten Form der Dinge, der die Einheit von Freiheit und Notwendigkeit im Sinne von Selbstbestimmung gegeben erscheint. Ein anderes Mal, völlig entgegen der Kantischen Transzendentalphilosophie, sagt Schiller über das Schöne, daß „diese Natur und diese Heautonomie objektive Beschaffenheiten der Gegenstände sind, denn sie bleiben ihnen, auch wenn das vorstellende Subjekt ganz hinweggedacht wird."[134] Ist das so, so eignet Selbstbestimmung und Personalität den schönen Dingen auch ohne ästhetische Beurteilung und ist insofern objektiv. Es ist deshalb nicht verwunderlich, daß Schiller in der Rezeption einerseits als Kantianer bezeichnet wird, dessen Versuche, ein objektives Prinzip des Schönen zu finden, etwa von Seiten des Neukantianismus aus als Irrtum gewertet wurden, und der andererseits, wegen dieses „Irrtums" als derjenige erscheinen kann, der, wie G. W. F. Hegel vermerkte, den Übergang vom subjektiven zum objektiven Idealismus vorbereitet hat.[135] Lukács wiederum interpretiert Schillers „Wendung zum Objekt" sogar als Materialismus hinter der Maske einer „ideali-

---

132 Schütze 1993, S. 106.
133 Schütze 1993, S. 107.
134 Schiller 1984, S. 28.
135 Vgl. Hegel, Bd. 13, 1986, S. 89. Hegel gesteht Schiller das „große Verdienst" zu, die Kantische Subjektivität und Abstraktion des Denkens durchbrochen und den Versuch gewagt zu haben, „über sie hinaus die Einheit und die Versöhnung denkend als das Wahre zu fassen und künstlerisch zu verwirklichen." Hegel benutzt im Zusammenhang seiner kurzen Interpretation der Schriften Schillers übrigens auch den Begriff „ästhetische Bildung". Hegel, Bd. 13, 1986, S. 91.

stischen Verschleierung".[136] In jedem Falle kann man festhalten, daß Schiller trotz Konzessionen an den subjektiven Idealismus Kants davon überzeugt war, den objektiven Grundsatz des Geschmacks qualifiziert zu haben, den Kant verworfen hatte. Kant sprach lediglich von einer „subjektiven Allgemeingültigkeit"[137] oder Notwendigkeit, die es erlaubt, von Schönheit als allgemeingültigem Urteil auszugehen. Schiller dagegen geht in seinen forcierten Bestimmungen davon aus, daß Schönheit als „Freiheit in der Erscheinung" eine Eigenschaft des Objekts ist und daß es insofern eine objektive Allgemeinheit gibt, die vom Objekt her erzwungen wird. Damit versucht Schiller den Kantischen Begriff der „subjektiven Allgemeingültigkeit" zu verobjektivieren, die durch die subjektive Zweckmäßigkeit des Spiels der Erkenntnisvermögen angezeigt wurde, welches eine Einstellung darstellt, die a priori jedem unterstellt werden kann. Mit dieser Umstellung ergibt sich ein weiteres Einfallstor der Ästhetik für die Bildungstheorie und die Pädagogik. Im Gegensatz zu Kant, für den das ästhetische Reflexionsurteil den (ästhetischen) Gemeinsinn (der die Allgemeingültigkeit garantiert) nicht erzeugt, sondern diesen a priori voraussetzt, bringt bei Schiller das Schöne als „Freiheit in der Erscheinung" den Gemeinsinn erst hervor.[138] Denn die Allgemeinheit ist eine Nötigung, die vom Objekt ausgeht. Diese Wendung bereitet die erzieherische Funktion des Schönen in Schillers Briefen „Über die ästhetische Erziehung des Menschen" vor. Das Schöne fördert den Gemeinsinn, weil sie den Einzelnen dazu nötigt. Erst durch Schillers Idee einer objektiven Nötigung zur Idee der Freiheit durch den schönen Gegenstand wird es möglich, von einer allgemeinen erzieherischen (oder genauer, bildenden) Qualität des Schönen auszugehen, die den Menschen auf den rechten Weg der Moralität und Freiheit als sittlicher Selbstbestimmung bringt. Insofern muß W. Welschs These widersprochen werden, daß im Bezug auf den Gemeinsinn bereits bei Kant und nicht erst bei Schiller solch ein „pädagogischer Ton"[139] zutage trete. Welsch meint, auch Kant habe die Analytik des Geschmacks – entgegen seiner anfänglichen Definition – als Beitrag zu einer geschichtlichen Kultivierungsaufgabe verstanden.[140] Welsch legitimiert seine These mit der Tatsache, daß Kant den Gemeinsinn als eine „Idee von einem noch zu erwerbenden und künstlichen Vermögen"[141] ausgewiesen habe. Welsch übersieht allerdings, daß es sich bei dieser Äußerung in § 22 der „Kritik der Urteilskraft" um eine Frage handelt und nicht um eine Feststellung. Kants, in § 22 formulierte Frage nach den Modi des Gemeinsinns wird erst in § 40 und § 57 aufgelöst. Dort wird deutlich, daß es sich beim ästhetischen Gemeinsinn nicht um etwas handeln kann, daß erst ausgebildet werden muß, sondern um

136 Vgl. Düsing 1988, S. 194.
137 Kant 1974, S. 129 (B 23).
138 Vgl. Gaier in: Bachmaier/Rentsch 1987, S. 207-272.
139 Welsch 1996, S. 468.
140 Siehe Welsch 1996, S. 468.
141 Welsch 1996, S. 469.

eine spezifische konstitutive Einstellung, die man bei jedem als möglich zu vollziehen voraussetzen muß, um davon ausgehen zu können, daß es sich um ein reines Geschmacksurteil handelt. Im Sinne der in Kapitel eins herausgearbeiteten doppelten Parallelisierungsstrategie Kants, durch die er die Bestimmungen des reinen Geschmacksurteils in Analogie zu denen der theoretischen wie zu denen der praktischen Vernunft setzen kann, wird der ästhetische Gemeinsinn aber auch als regulative Norm gesetzt. Die Einstimmigkeit in Geschmacksfragen ist mithin kein Produkt der Erziehung, sondern einer als transzendental, universal und konstitutiv vorgestellten ästhetischen Einstellung, zu der jeder befähigt ist und die nach Kant bei allen Völkern und in allen Kulturen gleichermaßen möglich ist oder sie stellt, in Analogie zu Bestimmungen der praktischen Vernunft, eine regulative idealische Norm dar.[142] Kant bleibt also in der Auflösung der Frage, was der ästhetische sensus communis sei, seinem rein analytischen Interesse treu. Entgegen Welschs Auffassung schlägt also erst Schiller den „pädagogischen Ton“[143], oder genauer den bildungsphilosophischen Ton[144], an und erklärt die Kultivierung des Geschmacks und des Gemeinsinns, aber auch die Versittlichung des Menschen zu einem allgemeinen *Bildungsprojekt.* Dabei kann man im Bezug auf Schillers Suche nach einem objektiven Prinzip des Schönen festhalten, daß das Schöne bildend wirkt, indem es dazu anregt, Freiheit zu denken und daß sich diese zugleich in einer konkreten sinnlichen Erscheinung zu realisieren scheint. M. Frank hat darauf hingewiesen, daß bei Schiller das Bild, welches uns das Schöne zurückspiegelt, nicht mehr, wie noch bei Kant das Symbol (die indirekte Darstellung) des Sittlich-Guten ist, sondern es enthülle sich scheinbar als sinnliche Selbstdarstellung der Vernunft, die selbst über den Gegensatz von Theorie und Praxis hinausgehe. Dadurch sei das „innere, zum Scheitern verurteilte Kreisen der Kantischen Philosophie, der Zirkel, der darin bestehe, theoretisch das Wesen der Praxis und mithin die Einheit der Vernunft zu begründen“[145] aufgebrochen und das Problem insofern gelöst und versöhnt durch das anschauliche Faktum der Schönheit. Das Schöne wird zu einer Art *Selbstdarstellungsform der Praxis* stilisiert. In einer Rezension zu F. Matthisons Gedichten wird dies von Schiller deutlich ausgesprochen. Allerdings ist hier ein gewisses moralisches Gefühl sogar die Voraussetzung für die Betrachtung des Schönen.[146] Schiller scheint also nicht in allen seinen Schriften davon auszugehen, daß erst über den Weg des Schönen der Mensch

---

142 Vgl. Kant 1974, S. 149 (B 53, 54).

143 Welsch 1996, S. 468.

144 Den „pädagogischen Ton“ schlägt eigentlich erst Herbart an. Bei Schiller handelt es sich vielmehr um Bildungsphilosophie und nicht um Pädagogik im engeren Sinne.

145 Frank 1989, S. 111.

146 Ähnliche Äußerungen finden sich auch in Kants „Kritik der Urteilskraft“: so leuchtet ein, daß die „wahre Propädeutik zur Gründung des Geschmacks die Entwickelung sittlicher Ideen und die Kultur des moralischen Gefühls sei; *da, nur wenn* mit *diesem* die Sinnlichkeit in Einstimmung gebracht *wird*, der echte Geschmack eine bestimmte unveränderliche Form annehmen kann.“ Kant 1974, S. 301 (B 264).

zur Moralität und Freiheit angeregt wird: „In tätigen und zum Gefühl ihrer moralischen Würde erwachten Gemütern sieht die Vernunft dem Spiele der Einbildungskraft niemals müßig zu; unaufhörlich ist sie bestrebt, dieses zufällige Spiel mit ihrem eigenen Verfahren übereinstimmend zu machen. Bietet sich ihr nun unter diesen Erscheinungen eine dar, welche nach ihren eigenen praktischen Regeln behandelt werden kann; so ist ihr diese Erscheinung ein Sinnbild ihrer eigenen Handlungen, der tote Buchstabe der Natur wird zu einer lebendigen Geistersprache, und das äußere und innere Auge lesen dieselbe Schrift der Erscheinungen auf ganz verschiedene Weise."[147]

2.6 *Das Schöne als Selbstdarstellung der praktischen Vernunft*

Das Schöne ist insofern nicht mehr nur Hypotypose, also indirekte Darstellung des Sittlichen, Intelligiblen, sondern das Schöne ist über das Faktum einer anschaulichen Nötigung die Selbstdarstellung der praktischen Vernunft. M. Frank räumt deshalb ein, daß bei Schiller das Sinnliche nicht mehr wie für Kant entgegengesetzter Pol des Intelligiblen ist, sondern das Sinnliche sei nunmehr „*dasselbe* wie das Geistige, das Andere der Vernunft selbst, ihr eigenes (nicht mehr indirektes oder unvollkommenes), sondern adäquates Bild."[148] Die Schönheit bestehe, so Frank, in Schillers Augen darin, daß ein freiwilliges Einverständnis zwischen der Vorstellung-Willen-Synthesis und dem vom Sittengesetz Geforderten bestehe. Bei Schiller ist Freiheit an einem Objekt aufweisbar, sie scheint sich im schönen Objekt vergegenständlichen zu können. Das Schöne präsentiere sich bei Schiller so, als ob sich in ihm „von weitem ein Vernunftbegriff ankündigen"[149] wolle; in solchen Überlegungen sieht Frank den Übergang zur Frühromantik vollzogen, die den sinnlich-vernünftigen Dualismus Kants überwinden und ihn in einer Identitätsphilosophie versöhnen wird. Schillers ästhetische Schriften liefern allerdings nur Ansätze zu einer solchen identitätsphilosophischen Konzeption. Schiller verläßt nie ganz den Kantischen Dualismus. Dennoch wendet er sich gegen die Strenge des Kantischen Sittengesetzes, welches die Sinnlichkeit unterjocht; er ist insofern auf eine Versöhnung von Sinnlichkeit und Vernunft aus. Die Versöhnung von praktischer Vernunft, Selbstbestimmung und Natur kann dabei als Schillers erklärtes Ziel angegeben werden.[150] Dieser Anspruch führt Schiller zu einigen Überlegungen, die der Kantischen Philosophie sehr fern liegen. Neben der metaphysischen Vorstellung der Entelechie, in der die Natur eine eigene Freiheit als das Prinzip einer Selbstbestimmung aufweist, denkt er sich das Schöne als eine Form, in der sich die Materie gleichsam

147 Schiller zitiert nach: Frank 1989, S. 112.
148 Frank 1989, S. 112.
149 Frank 1989, S. 114.
150 Vgl. Liebsch 1992, S. 98.

freiwillig in eine Form schickt, die die Vernunft und der Verstand für sie vorsehen. In der Schönheit als der Selbstdarstellung der Vernunft respektive der Freiheit scheint die Möglichkeit eines Sich-Spiegelns der Freiheit gegeben, in dem, was nicht Freiheit, sondern Sinnlichkeit ist. Da Schiller jedoch dem Dualismus Kants verhaftet bleibt und für ihn Sinnlichkeit und Vernunft weiterhin getrennte Vermögen sind, erklärt sich daraus ebenso seine *Unentschiedenheit* zwischen einem subjektiven oder objektiven Schönheitsbegriff, wie sein Schwanken in der Beschreibung des Schönen als bloßer Erscheinung und als etwas Realem, Objektiviertem. Alle Vermittlungsformen, die in seinen „Ästhetischen Schriften" auftauchen, sei es die Schönheit, die „schöne Seele"[151] oder der ästhetische Zustand als mittlerer Zustand, der ein Ideal wie auch ein Übergangsphänomen darstellt, können nicht als Identitätsprinzip beschrieben werden. So bleibt, wie Frank betont, etwa die „schöne Seele" in Schillers Schrift „Über Anmut und Würde"[152] als Idealzustand auf ein quantitatives Gleichgewicht zwischen Vermögen beschränkt, die an ihnen selbst durch kein inneres Band identifiziert sind.[153] Ebenso ist der ästhetische Zustand nur ein Balanceakt zwischen Sinnlichkeit und Vernunft, Zustand und Person oder Realität und Ideal. Auch die Temporalisierung des Verhältnisses von Sinnlichkeit und Vernunft bietet da keine Lösung. Denn das Ideal wird nie erreicht. Die Suche nach Versöhnung bleibt auf Dauer gestellt. Diese Konstruktionen einer Balance und einer Temporalisierung wären nicht weiter problematisch, würden sie sich nur auf einen Versuch beziehen, eine Ästhetik in analytischer Absicht zu schreiben, wie es Kant unternommen hatte. Problematisch im Sinne von *normativ* wird es dann, wenn von der Analyse auf Praxis umgestellt wird und das „Schöne" in den verschiedenen Ausprägungen, die sich in Schillers „Ästhetischen Schriften" finden lassen, von einer Vermittlungs- und Versöhnungsinstanz zum *Imperativ* mutiert.

2.7 Schillers ästhetische Anthropologie

Dieser *ästhetische Imperativ* wird bereits in den „Kallias-Briefen" formuliert. Er wird im Zusammenhang des in den „Kallias-Briefen" ausgeführten Gedankens, Schönheit sei quasi Ausdruck einer freien Selbstbestimmung, die auf das Naturell oder auf die Personalität des Gegenstandes verweise, eingeführt. Der ästhetische Imperativ ist die Forderung, die das Schöne aufstellt. Dies gibt Schiller quasi als Zusammenfassung für die Wirkung des Schönen an, welche er an allerlei Beispielen zu veranschaulichen sucht. Dabei beschränkt sich Schiller vorerst auf die Schönheit der Natur (und wie hier bereits dargestellt wurde, auch auf die Kunst) und konzediert gegenüber Kör-

151 Schiller 1984, S. 75.
152 Schiller 1984, S. 44-93.
153 Frank 1989, S. 119.

ner, daß er noch der Versuchung widerstehe, diese Definition des Schönen auch im Bezug auf die menschliche Schönheit zu veranschaulichen. Erst in seinen Ausführungen über das Verhältnis von „Anmut" und „Würde"[154], wird er diese Einschränkung aufgeben und seine Ausführungen auch auf den Menschen übertragen. Diese Übertragung bildet dann die Voraussetzung für seine ästhetische Anthropologie in „Über Anmut und Würde"[155] und in den Briefen „Über die ästhetische Erziehung des Menschen"[156]. Den Implikationen dieser Vorstellung eines ästhetischen Imperativs und seiner Übertragung auf die menschliche Schönheit soll im folgenden nachgegangen werden.

Die entschiedenste Kritik an Kants moralischem Rigorismus übt Schiller in seiner den Briefen „Über die ästhetische Erziehung" unmittelbar vorangehenden Abhandlung „Über Anmut und Würde" die ebenfalls im Jahre (1793) entstanden war. Während Kant die Moralität einer Handlung ausschließlich auf das Bewußtsein ihrer Pflichtgemäßheit und zwar unter Absehung von allen affektiven oder emotiven Komponenten gründet, konzipierte Schiller das Ideal einer *Habitualisierung des Sittlichen* als *„schöne Seele"*[157], die es dem Individuum ermöglichen soll, die Pflicht auch zu begehren und zur Neigung werden zu lassen, um sie so mit dem Gefühl und der Sinnlichkeit zu versöhnen. So versucht Schiller in „Über Anmut und Würde" bei allem Einverständnis mit der Kantischen Reflexionsform des Handelns, also eines Handelns, das nicht nur *gemäß* der Pflicht, sondern *aus* Pflicht agiert, für die Notwendigkeit der Anerkennung der Ansprüche einer vorreflexiven Sinnlichkeit und zwar im Felde der Erscheinugen und bei der wirklichen Ausübung der Sittenpflicht einzutreten. Schillers Auseinandersetzung mit der Ethik wird dabei von der Ausarbeitung des Verhältnisses von Pflicht und Neigung bestimmt. Da nach Schiller der Wille ohnehin einen unmittelbareren Zusammenhang mit dem Vermögen der Empfindungen als mit dem der Erkenntnis hat, so wäre es gemäß seiner Vorstellung problematisch, wenn sich dieser Wille immer erst an der Vernunft orientieren müßte. Es erweckt nach Schiller „kein gutes Vorteil für einen Menschen, wenn er der Stimme des Triebes so wenig trauen darf, daß er gezwungen ist, ihn jedesmal erst vor den Gesetzen der Moral abzufragen; vielmehr achtet man ihn hoch, wenn er sich demselben, ohne Gefahr, durch ihn mißgeleitet zu werden, mit einer gewissen Sicherheit vertraut. Denn das beweist, daß beide Prinzipien in ihm sich schon in derjenigen Übereinstimmung befinden, welche das Siegel der vollendeten Menschheit und dasjenige ist, was man unter einer schönen Seele versteht."[158] Schiller fordert deshalb im Gegensatz zu Kant, daß das Nichtreflexive der Neigung an der Sittlichkeit wenigstens einen Anteil gewinnt, was bedeutet, daß die Neigung selbst zu einem positiven Prinzip der Sittlichkeit

154 Schiller 1984, S. 44.
155 Schiller 1984, S. 44-93.
156 Schiller 1984, S. 139-222.
157 Schiller 1984, S. 75.
158 Schiller 1984, S. 74f.

wird bzw. daß sie in der Lage ist, die Sittlichkeit zu befördern. Für Kant war eine solche Vorstellung nicht denkbar, da doch die Neigung von allem, was Sittlichkeit ist, verschieden ist. So ist bei Kant im Hinblick auf die Sittlichkeit die sinnliche Natur des Menschen immer nur die unterdrückte, aber nie die mitwirkende Seite. Demgegenüber fordert Schiller, daß Pflicht und Neigung in eine produktive Verbindung gebracht werden sollen. Schiller stellt damit zugleich Überlegungen an, wie ein bereits in der Erscheinungswelt angelegter Übergang zum Intelligiblen der Sittlichkeit im Kontinuum der Zeit möglich ist. Der Kantische Dualismus von der empirischen und intelligiblen Bestimmung des Menschen, in der es unmöglich war, die übersinnlichen Vernunftideen, wie etwa die der Freiheit, auch empirisch zu verifizieren oder zu erfahren, wurde damit transzendiert. Eine sittliche Haltung erwirbt nach Schiller der Mensch nicht nur über das Selbstbewußtsein des reinen Geistes, sondern dieses ist auch auf die unterstützende Versicherung der Empfindungen und Neigungen angewiesen. Diese Form einer Neigung zur Pflicht ist allerdings nur im ästhetischen Zustand möglich. Denn in diesem Zustand ist der Mensch gleichermaßen von einer moralischen Nötigung durch das Sittengesetz, wie von einer Nötigung der Sinne durch die Bedürfnisse befreit, die bei Schiller auf die naturgesetzliche Determiniertheit der menschlichen Existenz zurückgeführt werden. Diese Idee eines möglichen ästhetischen Übergangs zur Reflexionsform des Sittlichen wird später Herbart von Schiller übernehmen, um sie für die Pädagogik in modifizierter Form brauchbar zu machen. So gründet auch bei Herbart das vorreflexive Moment – wie etwa die Neigung – die Moralität positiv mit.[159] Der Einfluß dieser kritisch gegen den Kantischen ethischen Rigorismus gewandten Überlegungen Schillers auf die Herbartsche Konzeption einer „ästhetischen Nötigung" zur Sittlichkeit darf in diesem Zusammenhang deshalb nicht unterschätzt werden.[160]

Die „schöne Seele", aber auch die in den Briefen „Über die ästhetische Erziehung des Menschen" konzipierte ästhetische Haltung, das „freie Spiel", ermöglichen nach Schiller die bei Kant undenkbare *empirische Verifizierung der Freiheit in der Erfahrung.* Schiller unterscheidet diesbezüglich drei Grundverhältnisse zwischen Vernunft und Sinnlichkeit. Die Vernunftforderungen können zum ersten die sinnlichen Triebe unterdrücken, dann zeigt der Mensch Würde, d.h. sittliche Größe. Dies hatte Kant in seiner „Kritik der praktischen Vernunft" gefordert. Schiller entdeckt darin aber eine „Barbarei" der Vernunft[161]. Ordnet der Mensch zum zweiten dagegen den vernünftigen Teil dem Sinnlichen unter, bleibt er ein „Wilder"[162]. Im ersten Fall kommt der Mensch zwar zur sittlichen Freiheit, aber nur um den Preis der Unter-

159 Vgl. Buck, S. 118.

160 Diesen Einfluß der Schriften Schillers auf Herbart findet man bei Ziechner bestätigt. Ziechner 1908, S. 76ff.; ebenso bei Wegner 1918, S. 49ff. und Seusing 1922. Auch Buck läßt diesen Zusammenhang nicht unerwähnt. Buck 1985, S. 116f.

161 Schiller 1984, S. 147.

162 Schiller 1984, S. 147.

drückung der Sinnlichkeit. Schiller sieht hierin eine Gefahr, da die Triebe nur unterdrückt, nicht aber überwunden würden. Für Schiller gewinnt der Mensch wirkliche Freiheit deshalb nur im dritten Verhältnis, also dann, wenn er Vernunft und Sinnlichkeit versöhnt oder harmonisiert. Nur in diesem dritten Zustand ist der Mensch im übrigen auch ein „gebildeter"[163] Mensch. Gelingt dies, dann zeigt sich in diesem Falle „Anmut" oder „Grazie". Im Verhältnis der „Anmut" stimmen Pflicht und Neigung so überein, daß eigentlich gar nicht mehr von Pflicht gesprochen werden kann, sondern die Pflicht quasi zur Neigung geworden ist. Das Gute wird dann wie aus einem Instinkt heraus getan. Eben dies macht dann die „schöne Seele" aus. Diese Vorstellung hat allerdings auch *problematische Implikationen*, die sich nur vor dem Hintergrund einer begriffsgeschichtlich informierten Analyse[164] verdeutlichen lassen. So verkörpert etwa Schillers „schöne Seele" den christlichen Charakterzug, der in der Aufhebung des Gesetzes liegt, an dessen Stelle das Christentum eine freie Neigung gesetzt haben will. Diese christlichen aber auch die *christlich-platonischen bzw. neuplatonischen Spuren* dieses Konstrukts werden jedoch zumeist überlagert von der impliziten und expliziten Anthropologie Schillers. Jedoch auch diese anthropologische Fassung des Begriffs partizipiert letztlich von der originär theologischen Bedeutung der Seelenschönheit. So ist es etwa das Grundverständnis Schillers, daß eine „schöne Seele" nichts ist, was man haben kann, sondern was man ist. Ihr Wesen erweist sich insofern als etwas Inkommensurables und deutet damit auf seine Herkunft aus dem Attribut göttlicher Schönheit hin, der es als solche nachzustreben gilt. Die Seelenschönheit verspricht dabei die Vervollkommnungsfähigkeit des Einzelnen und verbindet diese in der Verknüpfung von Geschichts- und Bildungszielen mit dem Heilsweg der Gattung, der in der säkularen geschichtsphilosophischen Vorstellung Schillers in seinen Briefen „Über die ästhetische Erziehung des Menschen" dann als Weg vom „Naturstaat" oder „Staat der Not" zum „ Staat der Freiheit"[165] gekennzeichnet wird. Diese nach dem normativen Ideal göttlicher Schönheit ausgerichtete Vervollkommnungsvorstellung ist insofern auch noch Schillers anthropologischer Übersetzung dieser christlich-platonischen Idee inhärent. Des weiteren ist Schillers Begriff der „schönen Seele" vom platonischen *Kalagogathiagedanken* abgeleitet, den schon Leibniz, aber auch die anthropologisch moralistische Tradition rezipiert haben. Mit dem Kalagogathiagedanken wird die Verbindung von Schönheit und Moral betont. Kalagogathie (von gr. kalós, das Schöne und agathós, das Gute) heißt wörtlich das Schön-Gute und hatte sich über den Terminus des Moralisch-Schönen im 18. Jahrhundert als Übersetzung des griechischen Begriffs eingebürgert. Als Verbindung von Schönheit und Sittlichkeit stellte die „Kalagogathia" bereits das Ideal der platonischen Paideia dar. Über Shaftesbury und die französische Aufklärungsphi-

163 Schiller 1984, S. 147.
164 Eine solche Analyse hat Konersmann vorgelegt. Konersmann 1993, S. 145-173.
165 Schiller 1984, S. 148.

losophie (Diderot) wurde der Begriff auch in Deutschland rezipiert. Bei Schiller nimmt das Moralisch-Schöne den Charakter eines moralischen Sollens an. Seelenschönheit soll aus der Selbstbildungskraft menschlicher Personalität sowie aus der Ausbildung innerer Anlagen hervorgehen, an der im Neuhumanismus dann insbesondere die Kunst ihren Anteil hat. So beschreibt auch Schiller die „schöne Seele" als Ergebnis eines Bildungswegs, der unterstützt durch „ästhetische Erziehung" zu dem „werde der du bist"[166] führen soll. Moral und Schönheit seien dann in vollendeter Versöhnung begriffen. Denn als „schöne Seele" hätte sich „der Mensch seinem sittlichen Gefühl in dem Maße versichert, daß es dem Gefühl die Leitung seines Willens überlassen kann, ohne Gefahr zu laufen, mit den Entscheidungen desselben in Konflikt zu geraten."[167] Die „schöne Seele" drückt insofern über den Ausdruck ihrer Anmut die Tugendhaftigkeit des Menschen aus. Schillers Idee einer „Schönheit als Freiheit in der Erscheinung", die er in den „Kallias-Briefen" (1793) entwickelt[168] hatte und die merkwürdig zwischen subjektiver Zuschreibung und objektivem Ausdrucksmoment schwankt, wird in „Über Anmut und Würde" von dem Gebiet der Natur und der Kunst auf den Menschen übertragen und zu einer „Pflicht" erklärt. Diese weist allerdings *normative Implikationen* auf, die bis heute im Bewußtsein der Menschen ihren Einfluß geltend machen. Auf diese Implikationen muß hier deshalb kurz eingegangen werden.

Die im ästhetischen Urteil über die Natur- und Kunstschönheit erfolgte Analogisierung von Vernunftideen und objektiver Erscheinung, die er in den „Kallias-Briefen"[169] ausgeführt hatte, definiert Schiller in „Über Anmut und Würde" wie folgt: „Diese Idee (der Vernunft, wie etwa Freiheit, Anm. Y. E.) und das ihr korrespondierende sinnliche Merkmal an dem Objekte müssen miteinander in einem solchen Verhältnis stehen, daß die Vernunft durch ihre eigenen unveränderlichen Gesetze zu dieser Handlung genötigt wird. In der Vernunft selbst muß also der Grund liegen, warum sie ausschließlich nur mit einer gewissen Erscheinungsart der Dinge eine bestimmte Idee verknüpft, und in dem Objekte muß wieder der Grund liegen, warum es ausschließlich nur diese Idee und keine andere hervorruft."[170] Bezogen auf Schillers ästhetisches Menschenbild heißt dies, daß die körperliche Erscheinung „Anmut", einer Vernunftidee (wie etwa die der Freiheit) und damit der sittlichen Personalität des Menschen korrespondiert. Die Schönheit des Menschen ist dabei der *sinnliche Ausdruck* eines Vernunftbegriffs. Diese Art der menschlichen Schönheit als Ausdrucksphänomen wird von Schiller als das Ergebnis der Handlungen und Entscheidungen einer selbsttätigen Personalität verstanden.

166 Vgl. Konersmann 1993, S. 164.
167 Schiller 1984, S. 75.
168 Zur näheren Bestimmung dieses Begriffs sowie der gesamten Argumentationslogik der „Kallias-Briefe" siehe Kapitel 2.2 und 2.3.
169 Zur Argumentation der „Kallias-Briefe" siehe Kapitel 2.2 und 2.3.
170 Schiller 1984, S. 52.

Diese Idee Schillers basiert auf der Vorstellung einer basalen Differenz zwischen Gottheit und Tierheit, wobei der Mensch beide Seiten in seiner ihm eigenen Dualität in sich vereint. Einerseits unterliegt der Mensch – wie das Tier – den determinierenden Naturgesetzlichkeiten; andererseits ist der Mensch – anders als das Tier – nicht nur Angehöriger der kreatürlichen, sondern auch Angehöriger der intelligiblen Welt und befindet sich damit in Gottesnähe. Dadurch ist der Mensch freigesetzt zur Selbstbestimmung. Im Hinblick auf die menschliche Schönheit unterscheidet Schiller deshalb die sogenannte „architektonische Schönheit"[171], als das, was der Mensch allein seinen natürlichen Anlagen verdankt, sowie eine Schönheit, die dagegen auf der personalen Selbstbestimmung beruht. Der Mensch ist also dazu freigesetzt zu entscheiden, mit welcher Art von (auch äußerlicher) Erscheinung er den anderen Menschen gegenübertritt. Das einzelne Individuum ist insofern der *Verursacher* seiner eigenen Erscheinungsweise. Der Mensch kann nach Schiller innerhalb derjenigen Naturdeterminiertheit, die ihm von Geburt an gegeben ist, seine Erscheinung frei wählen und gestalten. Die „Anmut" als Ausdruck der „schönen Seele" ist nach Schiller deshalb das Ergebnis der „Regierung"[172] der Freiheit der Person über die ihn determinierenden sinnlich-leiblichen Anteile. Mit dieser Idee einer durch Selbstbestimmung erreichbaren Schönheit formuliert Schiller ein *Bildungsideal*, welches dem Menschen wie der Gattung als Pflicht aufgegeben ist. Dieses Ideal erschöpft sich jedoch für Schiller nicht in dieser autonomen Vernunftbestimmung zur Personalität, wie noch bei Kant, sondern er bezieht die Sinnlichkeit und den Leib über den in seinen Ausführungen über die „Anmut" als Ausdruck einer Vernunftidee wirksam werdenden Kalagogathiagedanken mit ein. Dieses, die *„Ganzheit"* des Menschen einbeziehende Ideal wird Schiller in seinen Briefen „Über die ästhetische Erziehung des Menschen" weiterverfolgen. Auch die Briefe „Über die ästhetische Erziehung des Menschen" sind insofern Ausdruck der Schillerschen Vermittlung von menschlichen Verhaltensidealen, teleologischer Geschichtsphilosophie und Politik[173], wobei Schiller genau wie in „Über Anmut und Würde" Körperpolitik und Politik zusammenziehen wird.[174] Dies wird insbesondere dann deutlich, wenn man auf die Rhetorik des Schönen bei Schiller, etwa in „Über Anmut und Würde", aber auch in den Briefen „Über die ästhetische Erziehung des Menschen" achtet. So hat R. Riecke-Niklewski in ihrer „Dekonstruktion" der Briefe „Über die ästhetische Erziehung des Menschen" gezeigt, wie Schillers kriegerische Rhetorik sich gegen seine philosophischen Versöhnungsintentionen wendet. Denn rhetorisch fasse Schiller, so die Analyse Riecke-Niklewskis, seine Versöhnungs-

171 Schiller 1984, S. 53.

172 Dieser Begriff der „Regierung", präziser der „liberalen Regierung" ist bei Schiller allerdings nur in einem, gleichwohl sprechenden, Vergleich eingeführt worden. Vgl. Schiller 1984, S. 67.

173 Vgl. Zelle 1996, S. 166.

174 Vgl. Zelle 1996, S. 166.

visionen immer in eine Metaphorik des Krieges, der Unterdrückung, des Kampfes oder der Vernichtung. So ist im schönen Kunstwerk der Stoff durch die Form „vertilgt“[175]. Und die Anmut wird bei Schiller mit dem aus der Politik stammenden Begriff einer „liberalen Regierung“[176] parallelisiert.[177] C. Zelle wiederum hat diese Art der „Regierung“ mit einem Argument Macchiavellis in Zusammenhang gebracht, der meinte, daß man denjenigen, den man nicht besiegen könne, zu seinem Freund machen müsse.[178] Diesem Vergleich entsprechend geht auch Schiller davon aus, daß der „bloß niedergeworfene Feind wieder aufstehen“ könne, aber „erst der versöhnte Feind wirklich überwunden“[179] worden sei. Zelle betont vor dem Hintergrund dieser „kriegerischen Rhetorik“ Schillers, daß mit Schillers Konzeption des Schönen insofern keineswegs eine, wie H. Marcuse es noch in „Triebstruktur und Gesellschaft“[180] betont hatte, Vision „einer unterdrückungsfreien Kultur auf der Ebene einer reifen Zivilisation“[181] gegeben sei. Vielmehr entlarve sich das Spiel der Schönheit als „Kriegsspiel im Dienste der Vernunft“[182]. Neben dieser von Riecke-Niklewski und Zelle herausgearbeiteten agonalen Rhetorik Schillers ist in „Über Anmut und Würde“ zudem eine normative Anthropologie der Geschlechter festzustellen, die sich, wie R. Immerwahr gezeigt hat, in der Zuschreibung Schillers von „Sublime Manliness and Lovely Feminity“[183] äußert. In der Tat wird die erhabene sittliche Würde eher dem Mann und die harmonische anmutige Schönheit eher der Frau zugeschrieben, wobei angedeutet wird, daß die männliche Würde und damit die Vorstellung des Erhabenen – soll es zum Vernunftstaat kommen – die Herrschaft übernehmen müsse. Diese kulturgeschichtlich wirksam gewordene Entgegensetzung von „schöner Seele“ als Ausdruck „weiblicher“ Anmut versus männlicher Sittenstärke und erhabener Würde, ist hier in auffälliger Weise wieder zum Ideal[184] erhoben worden. Ein weiteres, in der Geistesgeschichte einflußreich gewordenes *normatives Ideal*, welches sich ebenfalls hinter dieser Konzeption einer „liberalen Regierung“ der Anmut verbirgt, liegt im bereits erwähnten Kalagogathia-Gedanken begründet. Diese Vorstellung hatte Schiller schon in seinen frühen medizinischen Dissertationen[185] entwickelt, wo er sich auf den Physiologen A. Haller beruft, der von dem Menschen als einem Mittelding zwischen „Engel“ und „Vieh“ ausgeht. In der 1779 verfaßten „Phi-

175 Schiller 1984, S. 39.
176 Schiller 1984, S. 67.
177 Vgl. Riecke-Niklewski 1986, S. 101f. und Zelle 1995, S. 167.
178 Zelle 1995, S. 167.
179 Schiller 1984, S. 72.
180 Marcuse 1979.
181 Marcuse 1979, S. 195.
182 Zelle 1995, S. 167.
183 Immerwahr 1978, S. 46-62.
184 Diesem *Ideal* ! wird bis heute einiges zugetraut. Vgl. Winterhager-Schmidt 1994, S. 32.
185 Eine instruktive Interpretation dieser Schriften hat Riedel vorgelegt. Riedel 1985.

losophie der Physiologie"[186] stellt der Medizinstudent Schiller Überlegungen über eine „Mittelkraft" an, die zwischen Geist und Materie treten solle, und zeigt damit schon früh sein Interesse an einer die Dualität des Menschen versöhnenden Kraft an, die er dann später in der „Anmut", im „Spieltrieb"[187] und in der „Ästhetik" finden wird. Eine andere Sicht auf die Einheit der Dualität gibt seine Schrift „Versuch über den Zusammenhang der tierischen Natur mit seiner geistigen"[188], in der er in dem Kapitel über Pathognomik, also der Physiognomik der Empfindungen, von einer Korrespondenz der beiden Naturen ausgeht. Damit erweist sich Schiller als Anhänger einer die Kartesianische Trennung von res extensa und res cogitans aufhebenden „influxionistischen Anthropologie"[189], die in der Medizin, wie in der Schul- und Popularphilosophie des 18. Jahrhunderts geläufig war. Insofern nehmen seine frühen Schriften die physiognomische Grundthese von „Über Anmut und Würde" vorweg, in der Schiller davon ausgeht, daß die äußere Erscheinung wesentlich von der menschlichen Selbstbestimmung abhängig sei und insofern der Geist die Erscheinung des Körpers bilde. In diesen frühen Abhandlungen geht Schiller weiterhin davon aus, daß sich die Gemütsbewegungen immer tiefer in die „Körpermaschine" eingraben würden, bis diese gänzlich zur Natur geworden seien. Der physiognomische Ausdruck ist nach Schiller eine Folge der psycho-neurologisch vermittelten Leib-Seele-Sympathie. Mimik und Gestik sind Bewegungen der „Körpermaschine", die ein jeweiliger Seelenaffekt sympathetisch erweckt. Durch ständige Wiederholung verfestigt sich dieser Körper-Ausdruck. So formiert sich dann die feste Physiognomie des Menschen. Hier folgt Schiller der zu dieser Zeit äußerst populären Physiognomik J. C. Lavaters, der davon ausging, daß die Schönheit und Häßlichkeit des Angesichts in einem direkten Verhältnis zur Schönheit oder Häßlichkeit der Moralität eines Menschen stehe.[190] Der enthymemische Schluß, den diese Annahme nach sich zieht, ist der, daß schöne Menschen auch moralisch, häßliche Menschen dagegen notwendigerweise unmoralisch sind. Diese, aus einem analytisch-"wissenschaftlichen" Kontext stammenden Aussagen Schillers, werden dann normativ, wenn diese Vorgänge mit einer sittlichen Bewertung belegt werden, die darauf beruht, daß man die tugendhafte Seele letztlich an der Freiheit ihrer Erscheinung erkennen könne. Moralische Redlichkeit knüpft sich dann (unter anderem) an körperliche Schönheit und Anmut und umgekehrt. Schiller übernimmt allerdings nicht nur Lavaters Gedankengut, er setzt sich auch kritisch davon ab. So übernimmt er ebenso Anregungen des Lavater-Gegners G. Ch. Lichtenberg, der versucht hatte, gegen eine derartige Theorie der Menschenkenntnis anzugehen bzw. der dagegen andere Akzente zu setzen versuchte. Lichtenberg macht deshalb den Vor-

186 Schiller 1943, Bd. XX.
187 Schiller 1984, S. 178.
188 Schiller 1943, Bd. XX.
189 Vgl. Riedel 1985, S. 63.
190 Lavater 1776, Bd. 2, S. 143-173.

schlag, grundsätzlich zwischen der Deutung der konstanten Physiognomie der organischen festen Formen, der Physiognomik, und der Interpretation des jeweiligen Ausdrucks, also dem Flüchtigen, der Pathognomik zu unterscheiden.[191] Aber auch Lichtenberg räumt ein, daß von den flüchtigen pathognomischen Zeichen durch Wiederholung physiognomische Eindrücke zurückbleiben können und daß so unter Umständen auch auf einen moralischen oder unmoralischen Charakter geschlossen werden könne. Trotz der vorsichtigeren Theorie über den Zusammenhang des Äußeren und des Inneren des Menschen kann auch Lichtenberg und mit ihm Schiller nicht die normativen Implikationen einer solchen Sicht vermeiden.[192] Schiller hat insofern mit „Über Anmut und Würde", in der diese Physiognomik eingeflossen ist, einem Vorurteil weitere Nahrung gegeben, welches besagt, daß der schöne, anmutige Mensch gut und damit im Gegenschluß der nichtanmutige, häßliche ein schlechter Mensch sei. Daß eine solche Vorstellung nicht nur in Schillers, von der Lehre der Physiognomik[193] äußerst beeinflußten Zeit wirksam war, sondern es bis in die heutige Zeit hinein ist, zeigt sich daran, daß nach neuesten psychologischen Testergebnissen diese Vorstellungen immer noch präsent sind.[194] Die Ideen der Schillerschen *Anthropologie*[195], insbesondere die Idee einer der Pflicht geneigten Natur, in der Sinnlichkeit und Vernunft in harmonischem Einklang stehen, welches noch heute als (auch pädagogisches) Vorbild[196] für Bildungsprozesse gepriesen wird, erweist sich bei näherem Hinsehen als unhaltbar normative Konzeption. Des weiteren ist die geschichtsphilosophisch teleologisch orientierte Verknüpfung von Individual- und Gattungsgeschichte, sowie die in Schillers Briefen „Über die ästhetische Erziehung des Menschen" angelegte heteronome Bestimmung des Ästhetischen[197] durch die Idee eines Moralisierungsprojektes durch die Kunst spätestens nach dem Ende der „großen Erzählungen"[198] und der Einsicht in die unhintergehbare „Autonomie" des Ästhetischen nicht mehr tragbar. Demgegenüber wäre vielmehr auf die *Differenz* von ästhetischer und praktischer Sphäre hinzuweisen, um zu vermeiden, die spezifische Bedeutung des Äs-

---

191 Lichtenberg 1778, Bd. 3, S. 256-295.

192 Ausführlich berichtet Riedel über das Verhältnis Schillers zu den Positionen Lavaters und Lichtenbergs in: Riedel 1985, S. 142-151.

193 Lavater nimmt hier eine Gegenposition zu Lichtenberg ein. Vgl. Riedel 1985, S. 142-151.

194 Vgl. Zimmer 1996; Guggenberger 1995.

195 Zu Schillers Anthropologie vgl. auch Tschierske 1988. Zur „Anthropologie des jungen Schiller" vgl. Riedel 1985.

196 Vgl. Schütze 1993; In der Pädagogik ist jüngst sogar die Empfehlung gemacht worden, daß Männer! wie Frauen sich an dem Ideal der „schönen Seele" orientieren sollten. Davon verspricht man sich eine andere, bessere, womöglich „weibliche" Art der Moral, vgl. im Anschluß an Gilligan, Winterhager-Schmidt 1994, S. 32.

197 Die freilich zugleich mit einem Versuch der Bestimmung der Autonomie und Selbstzweckhaftigkeit des Ästhetischen einhergeht. Vgl. hierzu insbesondere die Studie von Schütze. Schütze 1993.

198 Lyotard 1982.

thetischen für individuelle Bildungsprozesse vor allem in dessen Vernutzung innerhalb einer geschichtsphilosophischen Teleologie oder einem bildungstheoretischen Universalismus zu sehen.[199] Gerade jedoch diese enge Verklammerung von ästhetischer und praktischer Sphäre, die Schiller bereits in den „Kallias-Briefen" vollzogen hatte, haben die „Versprechungen des Ästhetischen" – so vor allem diejenigen, die in den Briefen „Über die ästhetische Erziehung des Menschen" formuliert wurden – für die Pädagogik so attraktiv werden lassen, wie insbesondere im Kapitel 4 zu zeigen sein wird.

Ein weiterer Kritikpunkt, den man gegen das Konstrukt der „schönen Seele" in „Über Anmut und Würde" anführen könnte, ließe sich aus der Perspektive Hegels anführen. Denn Hegel hatte gezeigt, daß es sich bei der Vorstellung einer „schönen Seele" um eine spezifische Form des Antimodernismus handele, der sich als Alternative zur rein vernunftvermittelten Geschichte und Zivilisationsentwicklung anbiete, wie er sich in der Moderne abzuzeichnen beginnt.[200] Übernimmt man diesen Begriff der „schönen Seele" Schillers in affirmativer Absicht, so scheint man also Gefahr zu laufen, einem unreflektierten Antimodernismus zu verfallen. Dies wäre allerdings eine äußerst verkürzte Sicht. Denn bereits Hegels pointierte Interpretation des Phänomens des Antimodernismus hatte gezeigt, daß seit Rousseau der Antimodernismus einer Dialektik unterworfen ist, die ihn geradezu als die „modernere Moderne" erscheinen läßt. Gerade die Modernitätskritik Rousseauscher Provenienz sichert ihre modernitätsspezifische Leistung.[201] Antimodernismus läßt sich bei Schiller jedoch nur im Hinblick auf das Ideal der „schönen Seele" feststellen. Ist Schiller in „Über Anmut und Würde" noch ein impliziter Nachfolger Rousseaus, so wird in seinen späteren Schriften, wie den Briefen „Über die ästhetische Erziehung des Menschen" oder in „Über naive und sentimentalische Dichtung"[202] deutlich, daß Schiller eine antirousseauische Haltung einnimmt. Denn anders als bei Rousseau ist für Schiller kultureller Fortschritt ein begrüßenswertes Faktum. Zwar übernimmt er die Rousseausche Entfremdungsdiagnose der Moderne; wie hier aber noch gezeigt werden wird, ist seine, gegen die Entfremdungen der Moderne gesetzte Utopie im Gegensatz zu derjenigen Rousseaus vorwärts gerichtet. Dies zeigt sich insbesondere in seinen Briefen „Über die ästhetische Erziehung des Menschen"[203].

---

199 Zu diesem Gegensatz vgl. Mollenhauer 1990, 1993 und Hellekamps/Musolff 1993.
200 Vgl. Konersmann 1993, S. 147.
201 Vgl. Konersmann 1993, S. 147.
202 Schiller 1984, S. 230-309.
203 Schiller 1984, S.139-230.

2.8 Die „ästhetische Erziehung des Menschen“

In den Briefen „Über die ästhetische Erziehung des Menschen“ (1793) deutet Schiller das von Kant transzendentalphilosophisch beschriebene Dual von Vernunft und Sinnlichkeit neu. Unter dem Einfluß der Fichteschen Trieblehre[204] wurde das bei Kant als apriorische Bedingung der Möglichkeit des reinen ästhetischen Urteils aufgefaßte rein formale „Spiel“ der Erkenntnisvermögen bei Schiller zu einem „quasiempirischen“[205], anthropologisch verankerten Trieb umformuliert. Neben den als „Form-“ und „Stofftrieb“[206] umformulierten Begriffen der Vernunft und der Sinnlichkeit repräsentiert der hypothetisch angenommene „Spieltrieb“[207] jene Kraft, die im ästhetischen Zustand wirksam wird, und die den Widerstreit zwischen Form- und Stofftrieb aufheben sowie den Einzelnen zur Erfahrung einer harmonischen Totalität oder Ganzheit führen soll. Schiller greift im Hinblick auf Stoff- und Formtrieb begrifflich auch auf die aus der aristotelisch-scholastischen Metaphysik stammenden Ausdrücke materia und forma, also hylé und eidos zurück, wobei hylé das wesenlose Vorliegen zu Sein und eidos das wesenhafte Sein oder Wesen bezeichnet. Hylé wird bei Aristoteles als das bestimmbare und eidos als das bestimmende Prinzip konzipiert. Das Verhältnis der beiden Prinzipien zueinander muß als ein konsekutives gedeutet werden. Denn obgleich beide für ein Werden im Übergang aus einem jeweiligen Möglichsein zu einem Wirklichsein gleichrangige Prinzipien sind – d.h. ohne Materie ist keine materielle Form und ohne Form ist keine geformte Materie möglich – so kommen sie im Hinblick auf ihre Realisation nur nacheinander zum Vollzug. Die Form bestimmt die Materie, diese liegt aber als bestimmbare vor. Die Zeit ist dabei die Bewegung der Verwirklichung in der Wechselwirkung beider Prinzipien. Der Stoff, die Materie, wird dem Formprinzip, der Form, unterworfen. Geformter Stoff, der formlose Inhalt der Zeit, wird dagegen zu einer geformten Zeit und die leere Form wird mit Materie und dadurch mit Gehalt gefüllt.[208] Bei Schiller stellen sich die beiden Prinzipien als Stoff- und Formtrieb entsprechend wie folgt dar:

Der Mensch wird in der Erfüllung der doppelten Aufgabe, „das Notwenige in uns zur Wirklichkeit zu bringen und das Wirkliche außer uns dem Gesetz der Notwendigkeit zu unterwerfen“[209], ebenfalls durch zwei antagonistische Kräfte angetrieben.

---

204 Vgl. zum Einfluß Fichtes auf Schiller, Hogrebe in: Bolten 1984, S. 276-290. Ebenso Barnouw in: Bolten 1984, S. 261-276.

205 Plumpe 1993, S. 118.

206 Schiller 1984, S. 177. Nähere Erläuterungen zu den Begriffen „Stoff“-, „Form“- und „Spieltrieb“ liefert auch Schurr 1982, S. 154ff.

207 Schiller 1984, S. 178.

208 Vgl. Schurr 1982, S. 156f.

209 Schiller 1984, S. 170.

Der *Stofftrieb* oder der „sinnliche Trieb“[210], wie Schiller ihn auch bezeichnet, geht von dem physischen Dasein des Menschen und von seiner sinnlichen Natur aus. Er wirkt, indem er versucht ist, den Menschen in die Schranken der Zeit zu setzen und zur Materie zu machen. Materie bedeutet dabei Veränderung oder „Realität, die die Zeit erfüllt“; mithin fordert dieser Trieb, daß „Veränderung sei, daß die Zeit einen Inhalt habe. Dieser Zustand der bloß erfüllten Zeit heißt Empfindung, und er ist es allein, durch den sich das physische Dasein verkündigt.“[211]

Da alles, was in der Zeit sei, nacheinander ist, so werde dadurch, daß etwas sei, alles andere ausgeschlossen. Wo dieser Trieb wirke, sei deshalb notwendig die höchste Begrenzung vorhanden. Insofern sei die Persönlichkeit des Menschen da, wo allein dieser Trieb beherrschend ist, noch gar nicht vorhanden, da er nur von der Empfindung determiniert und von ihr in der Zeit fortgerissen werde. Obwohl er die Anlagen des Menschen wecke und entfalte, untergrabe dieser Trieb in seiner Alleinherrschaft die „Vollendung“ des Menschen, d. i. seine Freiheit und „Identität“ im Wechsel der Zeit.

Hier kommt der *Formtrieb* als entgegengesetzter Trieb ins Spiel. Denn der Formtrieb gehe von dem „absoluten Dasein des Menschen oder von seiner vernünftigen Natur aus“, und er sei „bestrebt, ihn in Freiheit zu setzen, Harmonie in die Verschiedenheit seines Erscheinens zu bringen und bei allem Wechsel des Zustands seine Person zu behaupten.“[212] Da dieser Trieb als absolute und unteilbare Einheit mit sich selbst nie im Widerspruch sein könne, hebe er die Veränderung, d.i. die Zeit, auf.[213] Er gehe dahin, die Wirklichkeit ewig und notwendig zu machen. Da er vom absoluten Dasein der Substanz der Person herrühre, gehe der Formtrieb darauf aus, den Menschen durch seine vernünftige Natur frei zu setzen und ihn aus der Übermacht des Stofftriebs zu befreien, wobei er dem Wechsel dieses Triebs die Tendenz zur Einheit und „Identität“[214] gegenüberstelle.

Den Antagonismus der beiden Triebe versucht Schiller nun dahingehend aufzulösen, indem er zu zeigen versucht, daß die beiden Prinzipien zwar einander entgegengesetzt sind, aber sozusagen nicht in demselben Objekt. Schiller hält sich hier wieder an die Zweiweltenlehre Kants, d.i. die Trennung von empirischem und intelligiblem Charakter des Menschen. Entsprechend bezieht sich weder der sinnliche Trieb auf die Person noch der Formtrieb auf die Empfindung. Der Stofftrieb könne in seinem Bereich nach Veränderung und Wechsel streben, wohingegen der Formtrieb auf Einheit und Dauer bestünde. „So notwendig es also ist, daß das Gefühl im Gebiet der Vernunft nichts entscheide, ebenso notwendig ist es, daß die Vernunft im Gebiet des Gefühls sich nicht zu bestimmen anmaße. Schon indem man jedem von bei-

210 Schiller 1984, S. 171.
211 Schiller 1984, S. 171.
212 Schiller 1984, S. 172.
213 Vgl. Janke in: Bolten 1984, S. 229-261.
214 Vgl. zum identitätsorientierten Bildungsbegriff Schillers, Buck 1984, S. 212ff.

den ein Gebiet zuspricht, schließt man das andere davon aus und setzt jedem eine Grenze, die nichts anders *als zum Nachteil beider* überschritten werden kann."[215] Und weiter: „Über diese (Sphären, Anm. Y. E.) zu wachen und einem jeden dieser beiden Triebe seine Grenzen zu sichern, ist die Aufgabe der Kultur, die also beiden eine gleiche Gerechtigkeit schuldig ist und nicht bloß den vernünftigen Trieb gegen den sinnlichen, sondern auch diesen gegen jenen zu behaupten hat."[216] Die Kultur hat dabei einerseits die Aufgabe, das Empfindungsvermögen auszubilden, um die Aufnahmefähigkeit des Menschen im Hinblick auf seine Umwelt zu steigern. Andererseits hat sie auch darauf zu achten, daß ebenso das Vernunftvermögen zu seinem Recht kommt und damit sichergestellt ist, daß die Person eine *„Identität"*[217] trotz der wechselnden Empfindungszustände auszubilden im Stande ist und diese wahren kann.

Der *Stofftrieb* garantiert entsprechend die Möglichkeit, daß der Mensch für seine Umwelt offen ist und bleibt. J. F. Herbart wird diesen Gedanken später im Zusammenhang seiner Lehre von der „Vielseitigkeit des Interesses" und der Erweiterung des „Gedankenkreises" aufnehmen. In seiner „Allgemeinen Pädagogik"[218] (1806) ist die mannigfaltige Empfänglichkeit eine Komponente für die ebenfalls von Schiller übernommene Forderung nach der harmonischen Ausprägung und Ausbildung aller Kräfte des Menschen. Nach Schiller ermöglicht der sinnliche Trieb die Empfindung und Aufnahme der Umweltreize sowie die Veränderung des Individuums durch solche. Schiller bezeichnet diesen Sachverhalt als Extensität, von lat. extendere: sich erweitern, ausdehnen. „Je vielseitiger sich die Empfänglichkeit ausbildet, je beweglicher dieselbe ist, und je mehr Fläche sie den Erscheinungen darbietet, desto mehr Welt ergreift der Mensch, desto mehr Anlagen entwickelt er in sich."[219] Extensität als Empfänglichkeit, Sinnlichkeit und Rezeptivität zeigt sich dabei in dreifacher Weise an, in: 1.) Vielseitigkeit; 2.) Beweglichkeit und 3.) Offenheit.[220]

Der *Formtrieb* hingegen zielt auf „größtmögliche Selbständigkeit und Intensität"[221] des Bestehens der Person bei aller Veränderung. Die Intensität als Ausrichtung des Formtriebs hat ebenfalls drei Komponenten. Es sind dies 1.) die Kraft; 2.) die Tiefe und 3.) die Freiheit.[222]

Zur *Bildung* braucht der Mensch allerdings notwendig beide Triebe. Denn ohne die korrelative Synthesis der Wirksamkeit beider Triebe sei der Mensch entweder nur Materie ohne Form oder bloße Form ohne Materie und in beiden Fällen wäre er „nichts im doppelten Sinne. *Er* wäre nichts: Er wäre

---

215 Schiller 1984, S. 174, Anmerkung 1.
216 Schiller 1984, S. 173f.
217 Zum Problem der „Identität" bei Schiller, siehe das Kapitel 2. 11 in dieser Arbeit.
218 Herbart in: K2, S. 5-139.
219 Schiller 1984, S. 174.
220 Zur näheren Ausführung über diese Begriffe siehe Schurr 1982, S. 163-166.
221 Schiller 1984, S. 174.
222 Zu diesen Begriffen ebenfalls Schurr 1982, S. 166f.

alles Mögliche, bloß nicht er; und er wäre *nichts*. Er wäre zwar. Aber was wäre er? Nichts."[223]

Das Verhältnis der beiden Triebe ist nicht konfliktfrei und zudem immer von einer einseitigen Betonung je eines Triebes bedroht. So beschreibt Schiller jene Individuen als „Wilde"[224], bei denen der Stofftrieb überwiegt, was bedeutet, daß diese den wechselnden Zuständen der Sinne ausgeliefert sind. Ebenso führe die einseitige Betonung des Formtriebs zur „Barbarei"[225] der Vernunft. Denn in diesem Falle herrsche die Vernunftdiktatur, die auf einer zeitlosen Identität des rationalen Gesetzes beruhe, welches jegliche Natur als Widerstand und Hemmung in dem Individuum auszumerzen versuche. Diesen anthropologisch interpretierten[226] Trieben und ihren Auswirkungen im Falle der Extreme korrelieren Schillers politische Kategorien vom „Naturstaat"[227] und von der „Vernunftdiktatur". Schiller versucht deshalb, den beiden Extremen einen „mittleren Zustand"[228] gegenüberzustellen, den er anthropologisch als „*Spieltrieb*"[229] und politisch als „Idealstaat" oder „ästhetischen Staat"[230] bezeichnet. Als „*Spieltrieb*" bezeichnet Schiller denjenigen hypothetisch gesetzten Trieb, in welchem Stoff- und Formtrieb verbunden wirken. Der Spieltrieb sei dabei dahin gerichtet, „die Zeit in der Zeit aufzuheben"[231] sowie „Werden mit absolutem Sein, Veränderung mit Identität zu vereinbaren."[232] Es bleiben nach Schiller im Spieltrieb stets beide Seiten respektiert. Beide Triebe arbeiten miteinander und vermeiden dadurch Willkür und Gewalt. Dieser Zustand, in den der Spieltrieb den Menschen nach Schiller zu versetzen vermag, ist bestimmt als ästhetischer Zustand, bzw. er ist ein Zustand, der nur in der Erfahrung der Schönheit und der Kunst möglich wird. „Der Gegenstand des sinnlichen Triebes, in einem allgemeinen Begriff ausgedrückt, heißt Leben in weitester Bedeutung; ein Begriff, der alles materiale Sein und alle unmittelbare Gegenwart in den Sinnen bedeutet. Der Gegenstand des Formtriebes, in einem allgemeinen Begriff ausgedrückt, heißt Gestalt, sowohl in uneigentlicher als in eigentlicher Bedeutung; ein Begriff, der alle formalen Beschaffenheiten der Dinge und alle Beziehungen derselben auf die Denkkräfte unter sich faßt. Der Gegenstand des Spieltriebs, in einem allgemeinen Schema vorgestellt, wird also lebende Gestalt heißen können: ein Begriff, der allen ästhetischen Beschaffenheiten der Erscheinungen, und

---

223 Schurr 1982, S. 170.
224 Schiller 1984, S. 147.
225 Schiller 1984, S. 147.
226 Schiller glaubt zwar im Hinblick auf diese Begriffe einen „transzendentale(n) Weg" zu gehen, letztlich argumentiert er jedoch anthropologisch. Vgl. Schiller 1984, S. 167f.
227 Schiller 1984, S. 143.
228 Schiller 1984, S. 189.
229 Schiller 1984, S. 179.
230 Schiller 1984, S. 228.
231 Schiller 1984, S. 178. Zu dieser Figur vgl. Janke in: Bolten 1984, S. 229-261.
232 Schiller 1984, S. 178.

mit einem Worte dem, was man in weitester Bedeutung Schönheit nennt, zur Bezeichnung dient."[233] Hier wird zudem deutlich, das Schiller die Vorstellungen der Gegenstände des Kantischen reinen Geschmacksurteils und des teleologischen Urteils zusammenlegt und daraus eine lebende schöne Gestalt macht. Die „lebende Gestalt"[234] als Einheit von Stoff und Form zeigt somit an, daß eine Identität von Bestimmtheit (Stoff) und Bestimmung (Form) möglich ist. Diese Identität realisiere sich im Zustand des „Spiels". Das Spiel, bei dem das Individuum sich selbst in Freiheit das Gesetz geben kann, ohne dabei die Sinnlichkeit zu unterjochen, mache deshalb den Menschen erst zum Menschen. Denn nach Schiller „spielt der Mensch nur, wo er in voller Bestimmung des Worts Mensch ist, und er ist nur da ganz Mensch, wo er spielt."[235] Dabei soll der Mensch „mit der Schönheit nur *spielen*, und er soll *nur mit der Schönheit* spielen."[236] Das „Spiel" ist insofern für Schiller eine privilegierte Möglichkeit menschlicher Selbstverwirklichung. Dabei ist Schönheit das Ideal des Menschen in der Harmonie seiner Vermögen, wobei diese Harmonie nur im Zustand des „Spiels" möglich ist. Nur im Zustand des „Spiels" vereint der Mensch nach Schiller beide Triebe und wird dadurch zur versöhnten „Ganzheit". Die Einheit der Erfahrung, die bei Kant nur symbolisiert werden konnte, wird bei Schiller also zu einer *erfahrenen Einheit oder Ganzheit* uminterpretiert. Der Topos der Einheit/Ganzheit wird insofern weitergeführt, aber in andere erkenntnistheoretische Kontexte gestellt. Diesen Zustand des „Spiels", wo der Mensch Subjekt und Objekt der freien Gesetzgebung ist, nennt Schiller auch den „ästhetischen Zustand"[237]. Dieser mittlere Zustand bzw. die „mittlere Stimmung"[238] kann bei Schiller eine entweder phylo- oder ontogenetische[239] Entwicklungstufe auf dem Weg von der Natur zur sittlichen Vernunft sein, oder aber er wird als ein autonomer Zustand zwischen Sinnlichkeit und Vernunft vorgestellt. Allgemein beschrieben heißt es bei Schiller: „Der Mensch kann unmittelbar vom Empfinden zum Denken übergehen; er muß einen Schritt zurück tun, weil nur, indem eine Determination wieder aufgehoben wird, die entgegengesetzte eintreten kann. Er muß also, um Leiden mit Selbsttätigkeit, um eine passive Bestimmung mit einer aktiven zu vertauschen, augenblicklich von aller Bestimmung frei sein und einen Zustand der bloßen Bestimmbarkeit durchlaufen. (...) das Gemüt geht also von der Empfindung zum Gedanken durch eine mittlere Stimmung über, in welcher Sinnlichkeit und Vernunft zugleich tätig sind, eben deswegen aber ihre bestimmende Gewalt gegenseitig aufheben und durch eine Entgegenset-

233 Schiller 1984, S. 179.
234 Schiller 1984, S. 179.
235 Schiller 1984, S. 182.
236 Schiller 1984, S. 182.
237 Schiller 1984, S. 198.
238 Schiller 1984, S. 197.
239 Ontogenetisch verläuft die Entwicklung vom Kind über den ästhetischen Zustand zum vernünftigen Erwachsenen. Phylogenetisch vom Griechen zum harmonischen Menschen der Zukunft.

zung eine Negation bewirken. Diese mittlere Stimmung, in welcher das Gemüt weder physisch noch moralisch genötigt und doch auf beide Art tätig ist, verdient vorzugsweise eine freie Stimmung zu heißen, und wenn man den Zustand vernünftiger Bestimmung aber den logischen und moralischen nennt, so muß man diesen Zustand der realen und aktiven Bestimmbarkeit den ästhetischen heißen."[240] Aus dieser Bestimmung des ästhetischen Zustands, sei es als Übergangszustand, der von der Natur zur Freiheit führt oder als Idealzustand, in dem die Kräfte des Menschen in Harmonie zueinander stehen können, ergibt sich die *lebenspraktische Funktion der „Ästhetik", der Schönheit und der Kunst.* Daraus leitet sich nach Schiller zudem die Notwendigkeit bzw. die Forderung nach einer „ästhetischen Erziehung des Menschen" ab. Denn nach Schiller ist „Ästhetik" die Möglichkeit einer phylo- wie ontogenetisch notwendigen Stufe zur Erreichung des „Endzwecks" von Individuum und Gattung, der Sittlichkeit und Freiheit und zugleich das Versprechen einer immer wieder aufs Neue erreichbaren temporären Aufhebung aller Einseitigkeiten im Streit der Kräfte und Triebe miteinander. „Durch die ästhetische Gemütsstimmung wird (...) die Selbsttätigkeit der Vernunft schon auf dem Felde der Sinnlichkeit eröffnet, die Macht der Empfindung schon innerhalb ihrer eigenen Grenzen gebrochen, und der physische Mensch so weit veredelt, daß nurmehr der geistige sich nach Gesetzen der Freiheit aus demselben bloß zu entwickeln braucht. Der Schritt von dem ästhetischen Zustand zu dem logischen und moralischen (von der Schönheit zur Wahrheit und zur Pflicht) ist daher unendlich leichter, als der Schritt von dem physischen Zustande zu dem ästhetischen (von dem bloßen blinden Leben zur Form) war. (...). Der ästhetisch gestimmte Mensch wird allgemein gültig urteilen und allgemein gültig handeln, sobald er es wollen wird."[241] Es findet insofern im ästhetischen Zustand zugleich eine Vermittlung von Besonderem und Allgemeinem statt. Diese *„Versprechungen des Ästhetischen"* haben ihre Suggestionskraft bis heute nicht verloren. Es wäre allerdings zu prüfen, ob eine derartige Konzeption nicht immanente Widersprüche aufweist.

Der ästhetische Zustand, in der der Mensch durch den Spieltrieb versetzt werden kann, wird als ein die „Triebnatur"[242] *„sublimierender"* Zustand vorgestellt, der sich von einer die Sinnlichkeit zerstörenden „Kontrollnatur"[243] entfernt hat. Damit nimmt Schiller einen gegen Ende des 19. Jahrhunderts von Freud entwickelten Ansatz vorweg, der von einer notwendigen Triebbeherrschung und Sublimierung als Voraussetzung für Kultur und Kunst ausgeht. Allerdings hat Kunst für den Menschen bei Freud eher kompensatorische Bedeutung. Schiller sieht dagegen in der Kunst ein Medium, welches

240 Schiller 1984, S. 197.

241 Schiller 1984, S. 205. Siehe dagegen Kants Konzeption des ästhetischen Gemeinsinns. Vgl. die Ausführungen über den sensus communis aestheticus in Kapitel 1. 6 dieser Arbeit.

242 Marquard 1987, S. 55f. Zur Erläuterung des Begriffs „Triebnatur" und „Kontrollnatur" siehe Kapitel 1.

243 Marquard 1987, S. 56f.

Individuum und Gattung voranbringen und welches die krisenhafte Erfahrung der Moderne überwinden helfen kann. Die erziehende oder bildende Funktion kommt also der Kunst selbst zu und muß nicht etwa durch pädagogische Anleitung angeregt oder geregelt werden. Der Gedanke einer pädagogischen Anleitung zu einer emphatisch verstandenen „ästhetischen Bildung" oder einer „ästhetischen Erziehung" im engeren Sinne wird erst in der Pädagogik des 19. Jahrhunderts entwickelt und im 20. Jahrhundert[244] institutionalisiert. Die in diesem Zusammenhang zu beobachtenden direkten, auf Legitimation eines solchen Vorhabens abzielenden Bezugnahmen der Pädagogik auf Schillers Idee einer „ästhetischen Erziehung des Menschen" sind insofern auf ein Mißverständnis bezüglich des Begriffs „Erziehung" bei Schiller zurückzuführen. Die diesbezügliche pädagogische Rezeption der Schillerschen Schrift „Über die ästhetische Erziehung des Menschen" dürfte aber auch durch ihre expliziten „Versprechungen des Ästhetischen" begünstigt worden sein. Eine für die Pädagogik bedeutsame Transponierung der Ideen Schillers in die Pädagogik wird dann Herbart vornehmen.

Die über den „Spieltrieb" erfolgende *bildende Erfahrung* mit dem Schönen und der Kunst konzipiert Schiller einmal als Voraussetzung für den notwendigen Übergang vom Naturstaat zum sittlichen Staat. In der zweiten Hälfte der Briefe „Über die ästhetische Erziehung des Menschen" findet man zum anderen dann allerdings auch das verselbständigte Modell eines zum Humanitätsideal bzw. zur gesellschaftlichen Utopie erhobenen „ästhetischen Staates"[245]. Allein diesem „ästhetischen Staat" wird dann die Möglichkeit zugesprochen, Individuum und Gesellschaft zu humanisieren. Der „dynamische Staat"[246] mache dagegen die Gesellschaft bloß möglich, indem er die Natur durch die Natur bezähme. Ebenso mache der „ethische Staat"[247] die Gesellschaft bloß moralisch notwendig, indem er den einzelnen Willen dem allgemeinen unterwerfe. Im „ästhetischen Staat"[248] schließlich könne die Gesellschaft dagegen „wirklich" werden, da dort der Wille des Ganzen durch die Natur des Individuums vollzogen werde.[249] Diese Verwirklichung des „ästhe-

---

244 Insbesondere in der Reformpädagogik, vgl. Selle 1981, S. 124ff. Selle betont, daß es nie zuvor ein so umfassendes ästhetisches Erziehungsprogramm für die staatliche Schule mit dem Versuch allseitiger sinnlicher Bildung gegeben hätte, wie in der Epoche der Kunsterziehungstage. Dabei sei es nicht nur um eine Erneuerung der künstlerischen Erziehung, sondern sogar um die allgemeine ,Wiedergeburt der Erziehung aus dem Geiste der Kunst, gegangen. Die Epoche der Reformpädagogik habe insofern einen Durchbruch zu neuen Formen des sinnlichen Erfahrungslernens gebracht. Durch die Reformpädagogik (insbesondere die Kunsterziehungsbewegung) erfolgte insofern die Umwandlung des Zeichenunterrichts in ein künstlerisches Gestaltungs- und Erziehungsfach.

245 Vgl. zu Schillers Idee eines „ästhetischen Staates" Broecken in: Schurr/Broecken/Broecken 1988, S. 101-118.

246 Schiller 1984, S. 227.

247 Schiller 1984, S. 227

248 Schiller 1984, S. 227

249 Schiller 1984, S. 228.

tischen Staates“ setze allerdings einen freien und „geselligen Charakter“[250] voraus, der wiederum nur durch die Schönheit und die Kunst ausgebildet werden könne. Die durch die Erfahrung des Schönen erreichte Harmonie des ästhetischen Zustands wird damit einerseits zur Voraussetzung einer die Sinnlichkeit mit der Vernunft versöhnenden Individualität, in der die „Schalen der Waage“[251] gleich stehen, also Sinnlichkeit und Vernunft ausbalanciert sind[252] und andererseits einer „geselligen“ Gesellschaft. Letztlich bleibt diese Konzeption von Freiheit allerdings auf ein „Reich des ästhetischen Scheins“ verwiesen, welchem nur in „einigen wenigen auserlesenen Zirkeln“[253] gehuldigt wird, welches aber nicht, wie noch zu Beginn der Briefe „Über die ästhetische Erziehung des Menschen“ nahegelegt wurde, die Gesellschaft als Ganzes beschäftigt. Das Ideal des „ästhetischen Staates“ findet sich zu Ende der Briefe „Über die ästhetische Erziehung des Menschen“ in eine Bildungsenklave verbannt und bleibt als eigentlich allumfassend gemeintes Konzept widersprüchlich elitär oder, weniger wertend, singulär. Die Briefe brechen allerdings nach Ausführung dieser Gedanken ab. Daran deutet sich an, daß Schiller sich in seiner Konzeption unsicher geworden sein muß und an der Umsetzbarkeit seiner Idee wohl gezweifelt hat. Die Erziehung durch die Kunst wird am Ende seiner Schrift auf einmal zu einer Erziehung zur Kunst[254]. Diesen zwei unterschiedlichen Konzeptionen entspricht die Vorstellung, daß einerseits die Kunst zur Versittlichung des Menschen beitragen soll und insofern heteronomen Zwecken unterstellt ist, ihr andererseits aber auch Autonomie, also eine, wie Kant diese Autonomie unter anderem bezeichnet hatte, Zweckmäßigkeit „ohne Vorstellung eines Zwecks“[255] zukommt. Im Hinblick auf den Eigenwert des Schönen, der mit einer möglichen moralischen Haltung verknüpft werden kann, spricht Schiller sogar davon, daß die Schönheit als die „höchste aller Schenkungen, als die Schenkung der Menschheit“[256] betrachtet werden müsse, bzw. daß sie der „Menschheit zweite Schöpferin“[257] sei, da sie wie die Natur das Vermögen zur Menschheit[258] erteile, den Gebrauch desselben aber auf unsere eigene Willensbestimmung ankommen ließe. So setzt die Kunst nach Schiller den Menschen dadurch frei, indem sie ihn einerseits in einen Zustand führt, der jenseits aller Bestimmung und Determinierung ist, sei es der der Naturkausalität

250 Schiller 1984, S. 228.
251 Schiller 1984, S. 197. Zu dieser Metaphorik siehe Früchtl 1996, S. 80ff.
252 Dieses Gleichgewicht ist allerdings nur hypothetisch gesetzt. Schiller betont sogar, daß dieses Gleichgewicht immer nur Idee bleiben müsse. Es könne in der Wirklichkeit nie ganz erreicht werden. Vgl. Schiller 1984, S. 184.
253 Schiller 1984, S. 230.
254 Vgl. Böversen 1964, S. 446-461, hier S. 453.
255 Kant 1974, S. 155.
256 Schiller 1984, S. 199.
257 Schiller 1984, S. 199.
258 Nach Schiller hat jedes Individuum die Aufgabe, sich dem Ideal der Menschheit anzunähern. Hier ist Individual- und Gattungsgeschichte in eins gesetzt.

oder der des moralischen Gesetzes, und andererseits ermöglicht dieser, durch ästhetische Erfahrung herbeigeführte Zustand, auch die Freiheit einer zweiten Unbestimmtheitserfahrung und beinhaltet insofern eine von der Bestimmung zur Moralität unabhängige Qualität. Aus dieser *doppelten* und bei Schiller oftmals auch in widersprüchlicher Weise ausgearbeiteten *Ästhetikkonzeption* ergibt sich vor dem Hintergrund einer systemtheoretischen[259] Perspektive das folgende, grundsätzliche, der Schillerschen Argumentation immanente, Problem: wie nämlich die sich in der Moderne zu einer autonomen Wertsphäre ausdifferenzierende Kunst zugleich zu einem Bildungsmedium mit Anspruch auf allgemeine Wirksamkeit werden kann, und wie dieses Kunstsystem auch andere gesellschaftliche Teilsyssteme, wie etwa das Erziehungssystem oder das Politische System, qua Humanisierung der Individuen nachhaltig beeinflussen könne.[260] Schillers Idee einer ästhetischen Erziehung durch die Kunst muß demnach von einer „Souveränität"[261] und nicht bloß von einer Autonomie[262] der Kunst sowie von deren tatsächlicher Wirksamkeit ausgehen. Dieser geschichtsphilosophische Optimismus der Briefe „Über die ästhetische Erziehung des Menschen" mit ihrem Ideal einer in der Zukunft zu erwartenden zwanglosen Versöhnung des Getrennten und Widerstrebenden wird allerdings von Schiller nicht durchgehalten.

2.9 Das Erhabene als „Ästhetik des Scheiterns" und der sentimentalische Blick auf die Natur

Schiller stellt dem Schönen alsbald das Erhabene gegenüber und malt damit ein eher pessimistisches Bild der Geschichte. Seine Schriften „Über die tragische Kunst" (1792), „Vom Erhabenen" (1793), „Über das Pathetische" (1793), aber auch in der Konzeption der erhabenen Würde in „Über Anmut und Würde" (1793) sowie in „Über das Erhabene"(1801) predigen einen „heroischen Idealismus", in dem die Würde, als Komplement zur Anmut, Ausdruck eines Selbstbewußtseins ist, welches sich trotzig dem Übermächtigen, Bizarren und dem Gesetzlos-Chaotischen im Geschichtslauf entgegenstellt. Das Erhabene muß nach Schiller zum Schönen hinzutreten, damit die „ästhetische Erzie-

---

259 Vgl. Disselbeck 1987.

260 Dies wäre eine Frage, die man aus systemtheoretischer Sicht an die Briefe „Über die ästhetische Erziehung des Menschen" von Schiller stellen müßte. Disselbecks systemtheoretische Analyse der Schriften Schillers versucht dies mit dem Dual der Systemreferenzen von Funktion und Leistung zu lösen. Disselbeck 1987, S. 170f.

261 Vgl. Bataille 1978; Menke 1992; implizit aber auch Luhmann 1995 und Bourdieu 1995, vgl. zu diesem Problem auch Rustemeyer 1997.

262 Zum Unterschied zwischen Souveränität und Autonomie der Kunst vgl. Menke 1992, S. 9f.

hung“ zu einem vollständigen Ganzen wird.[263] Wie pessimistisch Schiller letztlich seine Zeit beurteilt, drückt sich in dem aufschlußreichen Satz aus, daß die „Schönheit für ein glückliches Geschlecht“ da sei, daß aber ein „unglückliches“ nur erhaben zu rühren sei.[264] Solche Zuschreibungen mögen auch erklären, warum die Kategorie des Erhabenen die der Schönheit immer mehr in den Hintergrund verweist.[265] Diese Komplementärkonzeption, die zur Schönheit die Erhabenheit, zur Anmut die Würde oder der „schmelzenden“ die „energische“[266] Schönheit hinzutreten lassen und die der „schönen Seele“ die „erhabene Gesinnung“[267] zur Seite stellen, hat O. Marquard als „Verdoppelung“ der Ästhetik[268] bezeichnet. Im Zuge dieser Ästhetik, so stellt Marquard fest, entwickelt sich eine Art „Ästhetik des Scheiterns“[269], die der Ästhetik der Versöhnung entgegensteht. An die Stelle der Erlösungs- und Versöhnungsästhetik trete die „Rückzugsästhetik der ausgehaltenen Widersprüche“[270].

Des weiteren ist neben dieser Umstellung auf ein negatives Geschichtsbild jenseits von ästhetischen Versöhnungsutopien in einer von Schillers späteren ästhetischen Schriften, „Über naive und sentimentalische Dichtung“ (1795/96) zu lesen, wie Schiller dort den Dichter weniger durch sein Verhältnis zur Geschichte oder zur Politik bestimmt sein läßt, als durch sein Verhältnis zur Natur. Der Dichter wird damit zum Bewahrer der fernen, idealischen, später als *„Romantiknatur“*[271] bezeichneten Natur. J. Ritter und mit ihm C. Zelle haben mit Blick auf Schiller darauf hingewiesen, das diese Romantiknatur immer schon Landschaft[272] und daß die sentimentalische Rührung über die schöne Natur immer schon Kultur sei und damit auch Naturbeherrschung voraussetze. Mit dieser Konstruktion eines „sentimentalischen“ Blicks auf Natur vollzieht Schiller nach Marquard zugleich die „Wende“ zur Naturphilosophie der Romantik.[273] Novalis und Schelling werden deshalb

---

263 Diese Äußerungen Schillers in seiner Schrift „Über das Erhabene“ sind zitiert in: Zelle 1995, S. 183f.

264 So äußert sich Schiller in einem Brief an Süvern vom 26. Juli 1800, hier zitiert aus: Zelle 1995, S. 184.

265 Diese Äußerungen Schillers lassen Zelle von „Schillers tragischer Anthropologie“ sprechen. Zelle 1995, S. 184. Vgl. dazu ebenso Marquard 1987, S. 187ff. Vgl. zur prominenten Stellung des Erhabenen in der Postmodernedebatte Lyotard 1984 und 1986 sowie Pries in: Pries 1989, S. 1-30 und Welsch 1987 und 1990, S. 143ff. Ebenso Zelle 1995, S. 8ff.

266 Schiller 1984, S. 185.

267 Schiller 1984, S. 77.

268 Marquard 1987. Zelle hat diese These ausgeführt in: Zelle 1995. Die These Lyotards, daß das Erhabene in der Moderne das Schöne abzulösen beginne, scheint sich als richtig zu erweisen. Vgl. dazu Zelle 1995.

269 Marquard 1987, S. 185.

270 Marquard 1987, S. 186.

271 Marquard 1987. Siehe auch Zelle 1995, S. 194.

272 Vgl. auch Ritter 1974, S. 141-166.

273 Vgl. Marquard 1987, S. 145-179.

diese Schrift Schillers aus ihrer Kritik des subjektiven Idealismus aussparen und die Romantiker werden sogar ein Motiv übernehmen, welches die romantische Konzeption der Natur und des Kindes bzw. der Kindheit andeutet. So spricht bereits Schiller von einer „heiligen" und unschuldigen Kindheit[274] und korreliert die sentimentalische Sehnsucht nach ihr mit dem sentimentalischen Gefühl für die Natur[275] und setzt diese moderne Haltung zur Natur zu der „alten", antiken Naturauffassung in Differenz. Während die Griechen und die Kinder einen „naiven" ungebrochenen Bezug zur Natur gehabt hätten und sich diese noch in jeder Kindheit bewahre, zeichne sich die moderne Auffassung der Natur und der Kindheit durch ihren „sentimentalischen" Blick aus, der im wesentlichen von einer sehnsüchtigen Rührung im Bezug auf das verlorene Naive oder Unschuldige getragen sei.[276] An dieser Stelle muß jedoch darauf hingewiesen werden, daß diese beiden Begriffe weder Epochenbezeichnungen zuzuordnen sind noch daß Schiller mit ihnen eine ontologische Differenz fixieren oder gar die Zuschreibungen wie heilig, unschuldig oder naiv substanzialisieren wollte. Denn das Naive ist bei Schiller lediglich das Produkt eines Subreptionsvorgangs.[277] Nicht der Gegenstand selbst, sondern nur die in ihn hineinprojizierte Idee versetzt uns in Rührung. D. h. erst durch den „sentimentalischen" Blick *entsteht* überhaupt diese Differenz. Die naive Einstellung ist keine eigenständige reflektierte Sicht auf Welt, sondern das Produkt einer Projektion der sentimentalischen Einstellung. Die naive Einstellung wäre nur als reine Unmittelbarkeit möglich, nicht aber als bewußt erlebtes Weltverhältnis mit all den normativen Implikationen, wie etwa Unschuld oder Heiligkeit. Die in der Romantik erfolgte, und dann über die Reformpädagogik bis heute zu beobachtende *Substanzialisierung* dieser Kategorien des Naiven, Heiligen, Reinen oder Unschuldigen im Bezug auf die Natur oder die Kindheit und die Kinder führte deshalb auch zu einer Heiligung der Natur und zu einem Mythos der Kindheit und des Kindes.[278] Schillers Theorie des Sentimentalischen besitzt wegen seiner Einsicht in den Projektionscharakter des Sentimentalischen insofern als kritischer Blick auf solche Substanzialisierungen bis heute Aktualität. C. Zelle hat Schillers Auffassung des Naiven sogar mit derjenigen A. W. Schlegels verglichen[279], der das Naive als einen Verhältnisbegriff definiert hat, der sein Gegenteil – das sentimentalische Interesse daran – immer schon präsupponiert, denn „für wen

274 Schiller 1984, S. 233: „Dem Menschen von Sittlichkeit und Empfindung wird ein Kind deswegen ein *heiliger* Gegenstand sein, ein Gegenstand nämlich, der durch die Größe einer Idee jede Größe der Erfahrung vernichtet."

275 Vgl. Schiller 1984, S. 233f.

276 Schiller 1984, S. 246f.

277 Vgl. dazu auch Zelle 1995, S. 220f.

278 Vgl. zu diesem Phänomen Lenzen 1985. Lenzen hat diesen Text Schillers im übrigen nicht rezipiert. Dagegen aber Alefeld 1996, die sich ebenfalls zur Vergöttlichung der Kindheit in der Romantik äußert.

279 Zelle 1995, S. 203.

ist denn das sogenannte Naive naiv, außer für den Sentimentalen"[280]. In der Tat kann man im Bezug auf „Über naive und sentimentalische Dichtung" anmerken, daß Schiller als ein Romantiker avant la lettre wahrgenommen wurde. Dennoch, Schillers Ästhetik ist ansonsten weit entfernt von der Philosophie der Romantik vor allem der des „objektiven Idealismus" eines F. W. J. Schelling. Denn dieser sah im Zusammenhang seiner Naturphilosophie die „Romantiknatur", als objektive Realität an und nicht nur, wie Schiller oder Schlegel, als Projektionsfläche eines (im übrigen moralischen) Interesses an der Natur. Seine Naturphilosophie geht im Gegensatz zum Dualismus Kants, der Natur und Spontaneität getrennt hatte, von einer tätigen produktiven Natur aus, deren höchste Ausformung der Organismus ist. Daß Schiller, trotz seiner Einsicht in die „Romantiknatur" so vieles von der Romantik trennt, resultiert nicht zuletzt aus der Tatsache, daß er letztlich dem subjektiven Idealismus Kants und seiner Zweiweltenlehre verhaftet blieb und sich nicht wirklich zu einem objektiven Idealismus[281] entschließen konnte, wie er dann in der Philosophie der Romantik, insbesondere bei Schelling, aber auch bei F. Hölderlin und Novalis, vollzogen wurde. Insofern blieb seine Konzeption widersprüchlich und die angestrebte Konstruktion einer Einheit von Natur und Freiheit, sei es als Zielpunkt eines Bildungsprozesses oder als Vorstellung einer erfüllten ganzheitlichen ästhetischen Existenzweise oder sein Versuch, einen objektiven Begriff von Schönheit zu finden, wurde durch die dualistische, von Kants Philosophie beeinflußte Grundkonzeption seiner Ästhetik konterkariert.[282] Es bleibt aber anzumerken, daß diese Nähe zu Kant auch die Kritik an den Substanzialisierungen und Projektionen der Romantiker bezüglich der Natur, der Vergangenheit oder der Kindheit ermöglicht hat, denn auch Kant kann, wie Schiller in seiner Schrift „Über naive und sentimentalische Dichtung", als Kritiker der Romantik(-natur) avant la lettre bezeichnet werden.[283]

---

280 Schlegel 1989, S. 765.

281 Schillers Position bleibt in sich widersprüchlich. Diese Widersprüchlichkeit zeigt sich nicht zuletzt in den verschiedenen Versuchen Schillers, Ästhetik als einerseits dem subjektiven und andererseits dem objektiven Idealismus zugehörig zu interpretieren. Die wohl bekannteste Zurechnung Schillers zum objektiven Idealismus stammt von Hegel, der es als Schillers größtes Verdienst ansah, den Kantischen Subjektivismus überwunden zu haben. Mit gleichem Recht kann man jedoch auch zeigen, daß Schiller dies nie wirklich gelungen ist.

282 Zu diesen speziellen Problemen siehe Teil 2.2 dieser Untersuchung. In 2.2 und 2.3 wurde auch gezeigt, wie sich der Übergang von Ästhetiktheorie in Bildungsphilosophie vollzieht.

283 Vgl. dazu Marquard 1987, S. 148 sowie das Kapitel 1 dieser Arbeit.

2.10 Ästhetik als Bildungsprojekt

Abgesehen von der nicht erfolgten Überwindung des Kantischen Dualismus, ist Schillers Vorstellung, die er erstmals in den sogenannten „Kallias-Briefen“ (1793) entwickelt hatte, nach wie vor ein nicht nur für Bildungsphilosophen und Pädagogen faszinierender Gedanke. Diese Vorstellung Schillers bestand darin, daß in der ästhetischen Erfahrung der Natur und der Kunstschönheit eine Freiheit und zwar als „Freiheit in der Erscheinung“ wahrnehmbar sei, die zum Vorbild eines praktischen Selbstverhältnisses werden könne. Daraus resultierte die Konsequenz, Ästhetik, trotz ihrer konzeptionellen Widersprüchlichkeiten und der impliziten Unentschiedenheit zwischen subjektivem und objektivem Schönheitsprinzip zu einem allgemeinen Bildungsprojekt zu erklären. Schillers Ästhetik war deshalb eine wichtige Gelenkstelle für die Popularisierung des „Krisenbearbeitungsmediums“ Ästhetik für theoretische wie für außertheoretische Zwecke. Das liegt sicherlich daran, daß Schiller, anders als Kant, Ästhetik nicht nur zur Bearbeitung einer Theoriekrise (der auf ein System hin angelegten Transzendentalphilosophie) anbietet, sondern auch und insbesondere zur Bearbeitung politischer und gesellschaftlicher Probleme. Denn Schiller setzt auf „Ästhetik“ angesichts des beginnenden Zweifels an der geschichtlichen Realisation der Vernunft, die sich kurz nach Beginn der Französischen Revolution mit den einsetzenden Barbareien des Jakobinismus in ihr Gegenteil verkehrte. Schiller verknüpft dabei die verschiedenen Ebenen, für die Ästhetik jeweils ein Medium zur Krisenbearbeitung sein kann. Einerseits ist es die Theoriekrise der Kantischen Transzendentalphilosophie, die er bearbeitet, andererseits sind es die Probleme der Gesellschaft und der Individuen. Die Überlegungen Kants in der „Kritik der Urteilskraft“ sind dabei jeweils die Folie, auf der Schiller seine eigene Ästhetikkonzeption entwickelt. Die „Ästhetischen Schriften“ Schillers sind insofern nicht nur eine Reaktion auf eine gesellschaftliche Krisenerfahrung, die sich durch die Französische Revolution ergeben hatte, sondern sie sind auch eine Reaktion auf die durch Kants Versuch der Verbindung der Bereiche der Natur und der Freiheit und deren „Wirklichkeitsmangel“[284] erneut in die Krise geratene Konzeption der Transzendentalphilosophie. Entgegen Kants Auffassung ist Ästhetik für Schiller das Medium, wodurch sich Freiheit in der Natur zeigen und verwirklichen kann. Schiller verläßt trotz seiner Orientierung an Kants transzendentaler Grundlegung des Ästhetischen die auf einer „als-ob“ Konstruktion beruhende Konzeption Kants und erklärt das Ästhetische als real in der Zeit wirksam werdendes Mittel, welches zur Erziehung des Menschen und zu seiner Hinführung zu einem freien und selbstbestimmten Leben das einzig taugliche Medium darstelle. Schiller stellt insofern im Gegensatz zu Kant die bildungsrelevante und lebenspraktische Funktionalität des Ästhetischen in den Vordergrund. Das Schöne und die

---

284 Marquard 1978, S. 109.

Kunst, aber auch das Erhabene sind für Schiller quasi das „Werkzeug“[285], mit welchem die Veredelung des Charakters, die Bildung des Menschen und der Menschheit und nicht zuletzt eine Verbesserung der politischen Lage und der Gesellschaft erzielt werden sollen. Bildungstheoretisch gesehen, wird das Sittliche durch das Schöne und die Kunst nicht mehr nur symbolisiert, bzw. das Erhabene stellt die Sittlichkeit nicht nur negativ dar, sondern Schiller geht davon aus, daß sie die Sittlichkeit tatsächlich *bewirken*. Diese neue Art und Dimension der Bildung sollte nach Schiller endlich garantieren, daß die Menschen entsprechend vorbereitet sind, das große Versprechen, daß von der Französischen Revolution ausging – nämlich politische und individuelle Freiheit herzustellen oder möglich zu machen – auch tatsächlich einzulösen. Dies sei aber nur realisierbar, wenn der Einzelne dazu bereit und in der Lage sei. Der „herrliche Bau Freiheit“[286] kann nach Schillers Auffassung nur auf dem „festen Grund“ eines veredelten Charakters entstehen und man müsse deshalb für die neue Verfassung zuerst die passenden Bürger erschaffen, ehe man den Bürgern eine neue Verfassung geben könne. Diesen neuen Menschen „erschaffen“ zu können, der nicht nur politisch frei ist, sondern der sich und die Gattung auch in jeweils harmonischer Weise zu vollenden suche, sah Schiller nur *ein* Mittel und nur *einen* Weg, den er bereits in einem seiner früheren Gedichte, „Die Künstler“, angedeutet hatte. Schon in dieser frühen Äußerung wurde Schillers Überzeugung deutlich, daß im Grunde nur die Künstler und die Kunst als wahre Erzieher der Menschen und der ganzen Menschheit als Gattung berufen sind. Nach Schiller wird die Kunst zum Erzieher, weil sich im Kunstwerk selbst und zwar in der Verschmelzung von Stoff und Form eine Verbindung von Geist und Materie repräsentiert, die dem Betrachter als Vorbild seiner eigenen anzustrebenden Synthese von Vernunft als Formtrieb und Sinnlichkeit als Stofftrieb erscheint und ihm dergestalt eine Vorstellung seiner eigenen, möglichen harmonischen Totalität vermittelt. Schiller geht es insofern um die durch die ästhetische Erfahrung zu stiftende Einheit und Ganzheit des Menschen. Dieses *Ganzheitsideal* einer Versöhnung von Sinnlichkeit und Vernunft entspringt jedoch nicht nur der anthropologischen Konzeption eines antagonistischen Triebdualismus, der erst durch einen dritten hypothetisch gesetzten Trieb, den „Spieltrieb“ versöhnt werden soll, sondern es resultiert auch aus einer von Rousseau[287] inspirierten Kultur- und Gesellschaftskritik, die sich gegen die zunehmende (Selbst-) Entfremdung des Menschen wendete. Diese Interpretationsmöglichkeit hat G. Buck stark gemacht, der weiterhin darauf hingewisen hat, daß

285 Schiller 1984, S. 160.
286 Schiller 1984, S. 148.
287 Zu Rousseau und Schiller vgl. Buck 1984, S. 168. Buck zufolge, hat Schiller das Rousseausche Motiv der Selbstentfremdung in die deutsche Bildungsphilosophie eingeführt.

in der Nachfolge Rousseaus, im Neuhumanismus, die Idee der Bildung und der Ganzheit vom Identitätskonzept abgelöst wird.[288]

2.11 Ästhetik und „Identität"

In der Tat kann man die Vorstellung Schillers in den Briefen „Über die ästhetische Erziehung des Menschen" über das Verhältnis von „Person", als dem Bleibenden, und „Zustand", als dem Wechselnden[289], für ein Denkkonzept halten, welches von dem Ideal des Menschen als einer „beharrlichen Einheit" ausgeht, „die in den Fluten der Veränderung ewig diesselbe bleibt".[290] Die Ganzheitsidee, die sich bislang nur auf die Vermittlung von Sinnlichkeit und Vernunft bezogen hatte, erhält dadurch eine weitere Bedeutungsdimension, nämlich die der *„Identität"*. Dieses Denken beruht dabei nicht, wie W. Noetzel[291] in seiner Studie über die Geschmackspädagogik Schillers behauptet hat, auf einer frühen Definition und Vorwegnahme des interaktionistischen Gedankens einer Ich-Identität[292], also einer sich ständig

288 „Die Idee der Identität, das Residuum des vorausgegangenen Telosschwundes, wird dabei aufs neue, durch objektive Metaphysik nicht mehr begründbare Weise, zum Telos der entworfenen Bildungsgeschichte. Aber damit wird der Zustand des Denkens im Rahmen der alten naturalen, objektiven Teleologie nicht wiederhergestellt. Vielmehr ist nun, im Unterschied zum substanzialistischen Bildungsbegriff, dessen geheimer Naturalismus ausdrücklich überwunden zugunsten einer neuen Konzeption der Geschichtlichkeit und Offenheit des menschlichen Seins und insofern einer neuen Konzeption der Bildungsmöglichkeit und Bildungsbedürftigkeit des Seins." Buck 1984, S. 17.

289 Vgl. Schiller 1984, S. 168. Er spricht im Zusammenhang von Person und Zustand auch vom „Selbst" und seinen „Bestimmungen". Schiller 1984, S. 168.

290 Schiller 1984, S. 169.

291 Noetzel 1992, S. 155.

292 Vgl. Buck, der den interaktionistischen Identitätsbegriff von dem identitätstheoretischen Bildungsbegriff Schillers unterscheidet und auf den Einfluß des Schillerschen identitätstheoretischen Bildungsbegriffs bis zu Eduard Spranger hinweist. „Der gesamte Neuhumanismus im 19. Jahrhundert und die gesamte, bis in unser Jahrhundert hinein an der Leitidee der gebildeten, allseitig entfalteten Person orientierte Pädagogik von Herbart bis Eduard Spranger argumentieren auf der Basis des von Schiller begründeten identitätstheoretischen Bildungsbegriffs. Die „Briefe über die ästhetische Erziehung des Menschen" sind der Grundtext einer Tradition, die philosophisch im Deutschen Idealismus bis hin zu Hegel aufgenommen und weitergeführt worden ist. Die ganze Generation der kurz nach 1800 hervortretenden Philosophen – einschließlich Herbarts – hat die „Briefe", neben den großen Kritiken Kants, schon in der Schulzeit als eine Art philosophische Lehrschrift gelesen. Man muß daran heute wieder erinnern – heute, d.h. zu einem Zeitpunkt, wo „Identität" als bildungstheoretischer Leitbegriff *aus ganz anderer Herkunft* (Hrvhg. Y. E.), nämlich aus der Sozialpsychologie, wieder in Mode gekommen ist." Buck 1984, S. 212. Wie jedoch Lenzen und Luhmann/Schorr zeigen konnten, scheint aber auch der moderne Begriff der „Ich-Identität" ein Ersatz für die verlorene Einheit mit Gott bzw. ein Ausdruck für

zwischen „I“ und „Me“[293] bzw. zwischen individueller und sozialer Identität ausbalancierenden personalen Identität, sondern man muß das Identitätsdenken des Neuhumanisten Schillers vor dem Hintergrund der „imago dei“-Lehre und dem „imitatio Christi“[294]-Gedanken interpretieren. Denn Schiller sieht in dem Streben nach diesem Ideal einer beharrlichen Einheit eine „göttliche“ Tendenz[295], die das eigentliche Merkmal der Gottheit, die absolute Verkündigung des Vermögens (Wirklichkeit alles Möglichen) und absolute Einheit des Erscheinens (Notwendigkeit alles Wirklichen), zu ihrer unendlichen Aufgabe habe. Diese legitimierte sich darüber, daß der Mensch „die Anlage zu der Gottheit“[296] in sich trage und daß der – allerdings unabschließbare – „Weg zur Gottheit“, ihm „in den Sinnen“[297] aufgetan sei. Den wechselnden Leidenschaften, denen der Mensch in seinem „weltlichen“[298] Zustand unterworfen ist, stellt Schiller die Idee einer auf ihrer Einheit beharrenden Person gegenüber, die beide „in ihrer höchsten Erfüllung gedacht, (...), zu dem Begriff der Gottheit“[299] zurückführen, von dem Schiller ausgegangen war.

2.12 *„Ästhetische Erziehung“ als Kultivierung und „Sublimation“*[300]

Über die Erfahrung des Schönen und der Kunst verklammert Schiller den letztlich mit religiösen Vorstellungen verbundenen Vollendungsgedanken[301] mit einem Kultivierungsprojekt; dabei entwickelt er im Gegensatz zur äußeren Romantiknatur als Landschaft auch im Hinblick auf die innere Natur des Menschen einen zweiten Naturbegriff, den er von der „bloßen“ Natur, der „Triebnatur“[302] abgrenzt. So ersetzt er im Hinblick auf sein Bildungsprojekt auch hier die „Triebnatur“ durch die *„Romantiknatur“*[303], denn nur diese, im

---

die quasi religiöse Suche nach der eigenen Individualität zu sein. Lenzen in: Kamper/Wulf 1987, S. 318-327 und Luhmann/Schorr in: Dies.: 1982, S. 224-261. Das heißt aber nicht, daß man, wie Noetzel es tut, Noetzel 1992, S. 155, die beiden unterschiedlichen Herkünfte der Identitätsbegriffe diffundieren darf.

293 Mead 1973, S. 216f. Vgl. zur Kritik am Identitätskonzept, Lenzen in: Kamper/Wulf 1987, S. 318-327.

294 Lenzen in: Kamper/Wulf 1987, S. 318-327.

295 Schiller 1984, S. 169.

296 Schiller 1984, S. 169.

297 Schiller 1984, S. 170.

298 „Um also nicht bloß Welt zu sein“. Schiller 1984, 170.

299 Schiller 1984, S. 170.

300 Schiller nimmt in seiner Konzeption begrifflich einen Vorgang vorweg, den Freud später mit dem Terminus „Sublimation“ bezeichnen hat.

301 Vgl. zum „religiösen Sinn der Klassik Schillers“ bzw. zum Verhältnis von Idealismus und Christentum, Fricke 1968.

302 Marquard 1987, S. 55.

303 Marquard 1987, S. 57.

Medium des Ästhetischen gestimmte Natur, ermöglicht den Übergang zur Freiheit und zum sittlichen oder auch „ästhetischen Staat“. Mit „Natur“ ist hier also die menschliche Natur gemeint. Die bloße Natur macht den Menschen noch nicht zum humanen Menschen. Nach Schiller kann sich der Mensch im Prozeß der allmählichen Diziplinierung und Kultivierung des Einzelnen und der Gattung zu einem solch humanen Wesen nur dann machen, wenn er sich einen „Naturzustand in der Idee“ bilde, der ihm zwar durch keine Erfahrung gegeben, aber durch seine Vernunftbestimmung notwendig gesetzt sei. Er leihe sich in diesem idealischen Naturzustand einen „Endzweck“, der ihm in seinem wirklichen Naturzustand verschlossen bleibe. Im Gegensatz zu Rousseaus Idee eines in die Vergangenheit projizierten idealen Naturzustandes[304], wird hier der ideale Naturzustand in die Zukunft projiziert. Denn, anders als der Kulturkritiker Rousseau, ist Schiller davon überzeugt, daß Kultur und Kultivierung eine notwendige und unhintergehbare Voraussetzung zur Erreichung des „Endzwecks“ Freiheit sind. Diese idealische Natur ist des Menschen Bestimmung und als solche durch Gott in ihn eingebildet. Auch hier ist der „imago dei“- Gedanke zu identifizieren und insofern der religiöse oder theologische Horizont[305] der ästhetischen Bildungskonzeption Schillers ausgemacht. Ästhetische Bildung entpuppt sich insofern als auf Dauer gestellter Versuch der *Annäherung des Menschen an Gott im Medium des Ästhetischen.* Die durch ästhetische Bildung zu erreichende idealische Natur ist die Bestimmung des Menschen, der sich immer gegen die beiden Extreme, die „Verwilderung“ und die „Erschlaffung“, dem Zustand des „Wilden“ oder der „Barbarei“ zu wehren hat.[306] Ästhetische Bildung muß deshalb doppelt wirken, sie muß auf der einen Seite die rohe Natur depotenzieren und auf der anderen Seite die selbsttätige Vernunft wecken und den Geist stärken. Die doppelte Wirkung erhofft sich Schiller insofern vom Schönen wie vom Erhabenen, wobei das Erhabene in seinen späteren Schriften gegenüber dem Schönen die wirksamere und vielversprechendere Konzeption sein wird und Schillers Ästhetik in die Aporie von „schöner Bildung“ oder „erhabener Freiheit“ führen wird. Denn die ästhetische Erziehung zum Schönen wird durch das Erhabene weniger ergänzt als begrenzt. Zeigt die spätere Bevorzugung des Erhabenen das negative Geschichtsbild Schillers an, so ist in der pädagogischen Rezeption seiner Schriften eher das positive, mit der klassischen Antike verbundene Geschichtsbild hervorgehoben und weiterverfolgt und den auch negativen Implikationen des Erhabenen vorgezogen worden.[307] Die für die damalige Zeit typische Idealisierung der

304 Über die Fiktionalität des Rousseauschen Naturzustandes, vgl. Ehrenspeck 1993, S. 75-94.

305 Zu den religiösen Implikationen der Klassik Schillers siehe Fricke 1968.

306 Schiller 1984, S. 147f.

307 Dies ist eine These von Noetzel, der dafür eintritt sich auch in der Pädagogik mehr dem Erhabenen zuzuwenden. Noetzel 1992.

Griechen[308] und ihrer Kultur übernimmt Schiller von Winckelmann, Herder und Humboldt, deren emphatische Bezugnahmen auf die Bildungsvorstellungen des Altertums das Zeitalter der „Klassik" wesentlich beeinflußten und bestimmten. So hat auch bei Schiller der Mensch die Aufgabe, sich dem idealischen Menschen, als dessen Vorbild die Griechen angesehen wurden und deren Existenz mit Begriffen wie Individualität, Verfeinerung, Kultur und Harmonie konnotiert wurde, anzunähern und möglichst mit dessen Einheit übereinzustimmen. Diese Einheit ist vor allem eine Einheit von Sinnlichkeit und Vernunft, die Schiller, wie viele seiner Zeitgenossen, bereits einmal schon bei den Griechen realisiert sah. So entwickelte etwa W. v. Humboldt 1795 in seinen „Betrachtungen über die Weltgeschichte" sein *Griechenideal* sogar in Absetzung vom üblichen Geschichtsverstehen seiner Zeit, die, wie er meinte, nur eine fortschreitende Vervollkommnung im Kopfe gehabt hätte. Dabei habe sie aber die wichtigsten „Keime" übersehen, so daß man die Geschlechter zu sehr als Vernunft- und Verstandeswesen angesehen und zu wenig als Naturprodukte betrachtet habe und daß man die Vollendung des Menschengeschlechts nur im Erreichen einer großen, allgemeinen und abstrakten Idee gesehen habe, und nicht im Reichtum großer, individueller Formen. Demgegenüber setzt Humboldt als wichtigsten „Keim" die Schöpfungskraft der Griechen, die eine „anfangende Nation" gewesen seien, etwas, aus dem sich Großes entsponnen habe.[309] Zweitens betont er die Totalität der Kräfte des Menschen. Nicht nur Vernunft, sondern auch die Bedürfnisse, Leidenschaften und die Einbildungskraft werden gewürdigt. Und drittens hebt Humboldt das Ideal der Individualität hervor, für die die Griechen Vorbild seien.[310] In seinem Briefwechsel mit Humboldt hatte Schiller bereits auf eine frühere Abhandlung Humboldts zum Griechentum, nämlich auf die Thesen „Über das Studium des Altertums und des griechischen insbesondere" (1793) reagiert und Humboldt ebenfalls um 1793 mit einem abstrakten Dreischritt zum idealischen Griechentum beeindruckt, den dieser wiederum in einem Brief an Wolf vom 31. März 1793 als „genievolle Idee" bezeichnete[311]. Zuerst, so führt Schiller aus, sei der Gegenstand ganz vor uns gestanden, aber verworren und ineinanderfließend. In der zweiten Stufe hätten sich die Merkmale getrennt und unterschieden. Unsere Erkenntnis sei dann deshalb vereinzelt und begrenzt gewesen. Im idealischen Zustand gelänge es wieder, die Gegensätze zu verbinden und die Einheit nicht mehr verworren, sondern von allen Seiten her beleuchtet zu sehen. In der ersten Periode seien die Griechen gewesen. Die zweite Periode sei gekennzeichnet durch die moderne Entfremdungserfahrung. Die dritte Periode solle in der

308 Vgl. Paulsen 1921, Bd. 2, S. 191-210. Paulsen führt in das Zeitalter Herders und Goethes ein und erläutert das neue Bildungsideal und dessen Verhältnis zum Altertum.

309 Humboldt 1795. Zitiert bei Nieser 1992, S. 245.

310 Humboldt 1795. Zitiert bei Nieser 1992, S. 245.

311 Zitiert bei Nieser 1992, S. 245.

Gegenwart erreicht werden. Die Griechen hätten Naivität besessen, „wir dagegen sollten eine Naivität auf höherer Stufe gewinnen".[312] Dieser Blick auf das Griechentum, auf die verlorene „Kindheit" der Menschheit, nennt Schiller in einer seiner späteren Schriften „Über naive und sentimentalische Dichtung" „sentimentalisch"[313]. Das Beschwören des Griechentums ist also weniger einem historischen denn einem, auf ein Ideal zielendes Interesse geschuldet. Im Griechentum und seiner Kultur sehen Schiller und Humboldt das *Modell einer versöhnten Menschheit.* Im Gegensatz zur Moderne waren nach Schiller bei den Griechen Sinnlichkeit und Vernunft vereint. Entfremdung und Entzweiung seien insofern eine Erfahrung der Moderne. In ihr gebe es die Trennung der Stände, der Wissenschaften, die Menschen seien nur noch „verkrüppelte Gewächse"[314] und der Staat sei bloßer „Notstaat"[315]. Die Idee des „idealischen Griechentum" als die dritte Stufe und als deren Medium die klassische Kunst, sind deshalb ein möglicher Weg[316] aus der Entfremdung hin zu wahrer Humanität, also zum sittlichen Staat[317] bzw. zum „ästhetischen Staat"[318], d.h. sie sind ein Weg zu einer versöhnten harmonischen Totalität des Menschen und der Gesellschaft. Die Kunst ist dabei Ausdruck und Medium dieser harmonischen Totalität und wird deshalb von Schiller zum wichtigsten Bildungsmedium erklärt, da es über die konstatierte Entfremdung hinweghelfen könne. Die Kunst ist „Freiheit in der Erscheinung" und insofern das Vorbild für eine mit der Sinnlichkeit kompatiblen Freiheitserfahrung des Menschen. Sie ist das Spiegelbild der Freiheit des Menschen. Der zwischen „Form"- und „Stofftrieb" vermittelnde Trieb ist der „Spieltrieb", aus dem Kunst hervorgeht und welcher Kunst erfahrbar macht. Der Mensch ist insofern bei Schiller nur da Mensch, „wo er spielt"[319], wo er etwa eine ästhetische Erfahrung mit der Kunst des klassischen Altertums macht, die als Ausdruck der Harmonie zwischen Form und Stofftrieb für Schiller wie für Humboldt *das* ideale Bildungsmedium ist. Der Spieltrieb, der sich bei der Anschauung des Schönen ins Werk setzt, vermittelt dabei zwischen Person und Zustand, bzw. „Formtrieb" und „Stofftrieb". Denn durch die Schönheit werde der Mensch zur Form und zum Denken geleitet; durch die Schönheit werde weiterhin der geistige Mensch zur Materie zurückgeführt und der Sinnenwelt wiedergegeben. Im Zustand der Ansehung des Schönen würden sich die entgegengesetzten Zustände des Empfindens und des Denkens, des Gefühls und der Reflexion verknüpfen, und deren Entgegensetzung werde auf-

312 Schiller zitiert in: Seidel 1962, Bd. 1, S. XXXI.
313 Schiller 1984, S. 244.
314 Schiller 1984 S. 151.
315 Schiller 1984 S. 143.
316 Dabei handelt es sich allerdings nicht um einen „Rückweg" – wie Bucks Titel (Buck 1984) nahelegt – sondern im Gegensatz zu Rousseaus Konzeption um einen Weg durch die Kultur hindurch nach vorne in die Zukunft.
317 Schiller 1984, S. 227.
318 Schiller 1984, S. 227.
319 Schiller 1984, S. 183.

gehoben.[320] „Ästhetik" garantiert für Schiller insofern auch einen *Kultivierungs- und „Sublimierungs"-vorgang*, in dem die „rohe" Triebnatur in eine *höhere Sinnlichkeit* verwandelt wird, ohne daß die Sinnlichkeit gänzlich dem Rigorismus der Vernunft zum Opfer fiele. Neben der christlich-jüdischen Tradition des Bildungsgedankens, aus der die „imago-dei"-Vorstellung herrührt, deren Einfluß auf die neuhumanistische Bildungsidee oftmals übersehen wird, sowie neben der Vorstellung der griechischen Paideia[321], insbesondere vermittelt über den Kalagogathiagedanken, findet man in Schillers Bildungskonzeption insofern auch die antik-hellenistische sowie die antik-römische Tradition vor und zwar in der Vorstellung einer „cultura animi"[322]. Verdeckt bleibt allerdings die erst im 20. Jahrhundert durch Nietzsche, Freud, Elias und Foucault herausgearbeitete Tatsache, daß der bildungstheoretisch begründeten Sublimierungsforderung[323] selbst eine gesellschaftlich-historische Entwicklung zugrundeliegt, die durch die Beherrschung der Triebe, Wünsche und Leidenschaften gekennzeichnet ist.

In den Briefen „Über die ästhetische Erziehung des Menschen" wurde der Gedanke, daß Ästhetik und die Kunst die wahren Erzieher des Menschen seien, soweit konkretisiert, daß er zu einem *Bildungsprojekt* werden konnte, welches bis heute nicht an Attraktivität verloren hat und welches immer wieder einmal neu in Angriff genommen wird. Die Vorstellung, daß Ästhetik, die Künstler und die Kunst die wahren Erzieher sind, läßt sich entsprechend in jeweils modifizierter Weise in den verschiedenen Kontexten und pädagogischen Theorien oder Schulen und zu unterschiedlichen Zeiten wiederfinden.[324] Friedrich Schillers Briefe „Über die ästhetische Erziehung des Menschen" sind vor dem Hintergrund der „Kritik der Urteilskraft" Kants deshalb

---

320 Schiller 1984, S. 180ff.

321 Jaeger 1954.

322 Zum Begriff cultura animi, sowie der Verbindung der imago-dei Vorstellung mit dem cultura animi Begriff im deutschen Bildungsdenken und der Figur der „inneren Bildung" vgl. Schwenk in: Lenzen 1989, Bd. 1, S. 208-221. Ebenso Rauhut/Schaarschmidt 1965 und Böhme 1976, hier insbesondere das Kapitel 4 zu Kunst und Ästhetik, S. 143-172. Insofern liegen in der neuhumanistischen Version des Bildungsbegriffs bei Schiller antik-hellenistische bzw. antik-römische wie auch christlich-religiöse Elemente in einer spezifischen Mischung vor. Allerdings wurden in der Rezeption des Neuhumanismus die antik-hellenistischen Bezüge in den Vordergrund gestellt, so daß der gleichermaßen wichtige Einfluß religiöser Vorstellungen weitgehend unbeachtet blieb. In der Tat kann aber der Bildungsbegriff unter anderem als die säkulare Verlängerung dieser Vorstellungen angegeben werden. Dies gilt insbesondere für den christlichen imago-dei Gedanken. Vgl. Lichtenstein 1966.

323 Vgl. Marcuse, der sich positiv auf Schillers Konzeption bezieht. Marcuse 1979, S. 171f.

324 Schiller gehört zu den meistzitierten Autoren der Pädagogik. Seit dem 19. Jahrhundert beschäftigen sich die Pädagogen und Erziehungswissenschaftler mit Schillers Schriften und mit seiner Idee einer ästhetischen Erziehung. Als kleine Auswahl sei hier hingewiesen auf: Herbart 1804; Sallwürk 1918; Dilthey 1957; Nohl 1961; Spranger 1941; Menze 1980, S. 73-106; Kerbs 1970, S. 17-21; Otto 1982, S. 115-132; Schütze 1993.

die wohl bekannteste Ausformulierung einer Hoffnung, die nach dem Scheitern der „vernünftigen Vernunft"[325] auf die Ästhetik setzte, und die Schiller zugleich veranlaßt hatte, ein, für diese Erfahrung angemessenes, Bildungs- und Erziehungsprogramm zu entwerfen. Dieses regte auch W. v. Humboldt[326], der mit Schiller in Briefkontakt[327] stand, zu einer neuen Bildungskonzeption an und wurde dann vom jungen Herbart in einer seiner Frühschriften[328] philosophisch-pädagogisch weitergedacht. Dieser Glaube an die Kunst und an die Ästhetik als der im 18. Jahrhundert entstandenen Reflexionssemantik wurde, vorbereitet von der deutschen Klassik, für die neben Schiller weitere Namen stehen, wie Winckelmann, Herder, Humboldt und Goethe, jedoch insbesondere in der Romantik als expliziter Gegenbewegung zur Klassik in ungeahnte Höhen getrieben. Wurde mit der neuhumanistischen Klassik Schillers und Humboldts[329] Ästhetik mit Bildungstheorie verbunden oder gar synonym gesetzt – wobei allerdings Ästhetik damit noch nicht in die wissenschaftliche Pädagogik implementiert war[330] – so kann auch bei der Romantik von einer Überführung von Kunsttheorie und Ästhetik in Bil-

325 Marquard 1987, S. 132f. In der Psychoanalyse Freuds ist das Ästhetische höchstens ein Surrogat, nicht jedoch das Ziel der Entwicklung oder gar das Antimittel gegen Entfremdungen jeglicher Art; vgl. Freud 1987. Anders sieht dies allerdings Marcuse, der die Gedanken Freuds mit den (Ziel-) Vorstellungen Schillers zu verbinden sucht. Marcuse 1979, S. 171ff.

326 Zu Humboldts Ästhetik, vgl. Menze 1980, S. 73-106 und Menze in: Fabro 1969, S. 125-150; ebenso Schütze 1989.

327 Vgl. Seidel Bd. 1 und 2, 1962.

328 Herbart 1804.

329 Humboldts Bildungstheorie verbindet Ästhetik und den Bildungsgedanken über das Medium der Sprache und der griechischen Kunst der Antike. Insbesondere die griechische Sprache wird wegen ihres ihr angeblich inhärenten Humanitätscharakters bzw. ihrer humanisierenden Potenz zum Bildungsmedium par excellance promoviert. Diese Vorstellung, daß die griechische Sprache eine der wichtigsten Voraussetzungen gelungener (Gymnasial-) Bildung sei, wurde mindestens bis Ende der 60er Jahre dieses Jahrhunderts geteilt. Humboldts Bildungsreform, die wesentlich auf solchen Vorstellungen aufbaute, ist insofern ein prominentes Beispiel dafür, wie wirksam ein ästhetisches Bildungsideal sein kann, wenn es wie im Falle Humboldts, der geheimer Staatsrat und Direktor der Sektion des Kultus und des Unterrichts im preußischen Innenministerium war, mit politischer und institutioneller Autorität in den Vorgaben für den allgemeinbildenden Unterricht installiert wird. Zur Bedeutung der Humboldtschen Bildungstheorie des Ästhetischen vgl. auch Kemp 1976, S. 188-192; Fischer in: Fischer/Ruhloff 1976; Menze 1980, S. 73-106; Menze in: Fabro 1969, S. 125-150; sowie Schütze 1987.

330 In der Rezeption dieser Theorien wird allerdings oftmals Bildung mit (Kunst-) Pädagogik gleichgesetzt. Vgl. Fischer in: Ruhloff/Fischer 1976, S. 30f. Einzig Humboldt versuchte den neuhumanistischen Bildungsgedanken auch pädagogisch bzw. bildungspolitisch durchzusetzen, was allerdings nicht gelang oder nur in modifizierter Form möglich war. Humboldt mußte sich deshalb im Zusammenhang der Reform des Zeichenunterrichts in Preußen Anfang des 19. Jahrhunderts mehr auf Pestalozzis pädagogische Methode als auf die bildungsphilosophischen Versprechen Schillers beziehen. Vgl. Kemp 1976, S. 188-192.

dungstheorie[331] gesprochen werden. Im Gegensatz zum Neuhumanismus wird es im Zusammenhang der Romantik jedoch auch Verbindungen und Einflußnahmen von *Pädagogik*[332] und Ästhetik geben, die bis ins 20. Jahrhundert hinein wirksam gewesen sind. Als philosophische und poetologische Theorie setzt man in der Romantik allerdings weniger auf Kontinuität mit den Ästhetik- und Bildungsvorstellungen der Klassik als man vermuten könnte. Denn letztlich bedeutet insbesondere der „objektive Idealismus" eines Schelling, Hölderlin und Novalis die Ablösung der dualistischen Konzeption des subjektiven Idealismus Kants und Schillers. „Ästhetik" gewinnt dadurch eine neue Bedeutung. Trotz dieser konzeptionellen Veränderungen bleibt „Ästhetik" jedoch als Versprechen bestehen. Dieses erfährt sogar in der romantischen „Kunstreligion"[333] und in der romantischen Forderung der Verbindung von Kunst und Leben[334] noch eine Steigerung. Für die Pädagogik der Romantik und im 20. Jahrhundert auch für die Reformpädagogik wird jedoch insbesondere die Transformation der transzendentalphilosophischen Grundlegung des reinen Geschmacksurteils und des teleologischen Urteils bei Kant durch die Wende zum objektiven Idealismus durch Schelling bedeutsam. Neben anderen Vertretern der Romantik nimmt insbesondere Schelling die Verknüpfung dieser beiden Urteilsformen vor und substanzialisiert die von Schiller in „Über naive und sentimentalische Dichtung"[335] analysierten Subreptionen. Darüber hinaus sind geistes-, ideen- und mentalitätsgeschichtliche Veränderungen zu verzeichnen, die auch auf neue gesellschaftliche Erfahrungen hindeuten. Darauf wird in der Romantik in unterschiedlicher Weise mit „Versprechungen des Ästhetischen" reagiert.

---

331 Vgl. Lenzen in: Winkel 1987, S. 163ff. Lenzen merkt dies ausschließlich für die Klassik an. Erweitert man jedoch Bildungstheorie auch auf die ästhetisch-philosophischen Theorien der Romantiker, so kann man sagen, daß in der Romantik Ästhetik (als Philosophie) auch Bildungstheorie ist. Allerdings nicht explizit, wie bei Schiller, sondern implizit etwa in der Philosophie oder den Romanen und der Poesie der Romantik. Vgl. Korte 1993. Zumindest läßt sich die Romantik unter bildungstheoretischem Aspekt interpretieren. Vgl. Mollenhauer 1990a, S. 481-494 und Parmentier 1993, S. 180-193.

332 Also nicht ausschließlich Bildungsphilosophie sondern auch Pädagogik im engeren Sinne.

333 Zum Begriff „Kunstreligion" vgl. Halder in: Ritter/Gründer, Bd. 4, 1976, S. 1458-1459. Ebenso Rohls 1985, S. 1-24. Der Begriff „Kunstreligion", der in unterschiedlicher Weise von Novalis, Schleiermacher und Hegel geprägt wurde, bezeichnet unter anderem die Tendenzen der Ästhetisierung des Religionsverständnisses und der Theologisierung des Kunstverständnisses.

334 Vgl. Hein 1992, S. 23-28.

335 Schiller 1984, S. 230-309.

3. Romantische „Kunstreligion“ und die Ablösung des subjektiven Idealismus der Transzendentalphilosophie Kants und Schillers durch die identitätsphilosophische Ästhetik und Naturphilosophie Schellings und ihr Einfluß auf die Pädagogik der Romantik und die Reformpädagogik

3.1 Ästhetik und romantische „Bewegung“

Die „Romantik“[1] ist nicht nur die Gegenbewegung[2] zur Klassik, sondern auch die kritische Entgegnung auf das Zeitalter der Aufklärung und ihrer Folgen. Als Gegenbewegung des durch die Aufklärung in Gang gesetzten Prozesses der „Entzauberung der Welt“, war ihr bereits ein implizites Wissen um die später so bezeichnete „Dialektik der Aufklärung“ bzw. des Rationali-

---

1 Angesichts der Vielzahl der Bedeutungen, die „Romantik“ haben kann und hat, muß hier darauf hingewiesen werden, daß die Rekonstruktion einer Epoche immer auch eine Konstruktion ist, insofern auch die Rekonstruktion einer als Romantik bezeichneten Epoche. Ebenso ist „Romantik“ oder „romantisch“ nicht nur als Epochenbezeichnung zu gebrauchen. Und letztlich entzieht sich, wie bereits Weiß gezeigt hat, die romantische Denkform grundsätzlich einer „stringenten, kohärenten und einheitlichen Systematisierung“. Weiß in: Neidhardt/Lepsius 1986, S. 286-301, hier S. 287. Klinger schlägt angesichts dieser Begriffslage deshalb vor, die Romantik unter dem Begriff der „Bewegung“ zu verhandeln. Klinger 1995, S. 69. Vgl. auch das Stichwort: „Romantik“ von Behler im „Historischen Wörterbuch der Philosophie“. Behler in: Ritter/Gründer, Bd. 9, 1989, S. 1076-1085. Die gängigste Phasierung der Romantik dürfte die in Frühromantik (Ende des 18. bis Beginn des 19. Jahrhunderts im wesentlichen in Jena) und in Spätromantik (Beginn bis Mitte des 19. Jahrhunderts vornehmlich in Heidelberg und Dresden) sein.

2 Nohl und andere (vgl. etwa die Einleitung von Bollnow über die „Pädagogik der deutschen Romantik“ Bollnow 1952, insbesondere S. 13 oder das Kapitel zur Romantik in Blättners „Geschichte der Pädagogik“ Blättner 1973, S. 191-201) sehen in der Romantik keine Gegenbewegung zur Aufklärung. Dies ist allerdings eine Interpretation die nur im Rekurs auf Nohls besondere geschichtsphilosophische Konstruktion von einer „deutschen Bewegung“ möglich ist, über die er eine Kontinuitätslinie vom deutschen „Sturm und Drang“ über die „Romantik“ zur „Reformpädagogik“ annimmt. Nohl 1970. Diese Konstruktion dient jedoch vor allem der Identifizierung der Reformpädagogik als einheitlicher Konzeption. Der Interpretation Nohls, Bollnows oder Blättners wird hier nicht gefolgt. Denn in den Selbstzeugnissen der Romantiker ist zu ersehen, daß sie sich durchaus als Gegenbewegung zur Aufklärung und zur Klassik verstanden haben.

sierungsprozesses inne.[3] Es handelt sich bei der „Romantik" um eine Erscheinung, welche, wie die Aufklärung, nationenübergreifend und zwischen 1790-1840 fast überall in Europa zu beobachten war. So findet sich romantisches Gedankengut auch in der französischen, englischen oder russischen Kultur. Im Zusammenhang dieser Untersuchung soll die Behandlung dieser geistigen Strömung allerdings auf deren Auswirkungen in Deutschland und zwar insbesondere auf den ästhetischen, philosophischen und pädagogischen Diskurs beschränkt bleiben. Den Hintergrund, vor dem die Aufwertung des Ästhetischen und der Kunst im Hinblick auf die Bildung des Menschen zu beobachten ist, stellt die durch die Französische Revolution ermöglichte Emanzipation und Herausbildung des Bürgertums dar. Dabei muß der sich abzeichnende Individualismus in dieser bürgerlichen Schicht, aber auch in der des Adels[4], bereits als Reaktion auf die oftmals jegliche Unterschiede nivellierende Tendenz in den politischen, institutionellen aber auch mentalen Umsetzungen und Verarbeitungen der Ideale der Französischen Revolution angesehen werden. Überhaupt zeigt sich in der Romantik ein eher antiinstitutioneller Habitus. Die Romantik hat den Charakter einer „Gegenbewegung", die sich gegen die herrschenden Normen, Regeln und Vorstellungen der Zeit wendet. Man könnte die Romantik in manchen Teilen sogar als die erste „Protestbewegung"[5] der Moderne bezeichnen, in der sich bereits einige Elemente der Protest- oder Reformbewegungen des 20. Jahrhunderts finden lassen, wie etwa die Wendung der jüngeren gegen die ältere Generation, die Entwicklung neuer Lebensformen, aber auch neuer politischer[6] oder gesellschaftlicher Konzepte. Als weitere Merkmale, die die Romantik kennzeichnen, können die enge Bindung an die Natur oder die Hoffnung auf neue transzendente Wahrheiten angegeben werden, die man allerdings neben der üblichen Orientierung an einem metaphysischen, pantheistischen oder göttlichen Prinzip in anderen Surrogatformen suchte, wie etwa in der romantischen Liebe, in der Natur, in Drogen[7] und nicht zuletzt im Ästhetischen und in der Kunst. Dabei ist „Ästhetik" nicht einfach nur ein Element unter anderen, sondern „das eigentliche Medium, in dem sich das Romantisieren und Poetisieren der Weltbestände überhaupt vollzieht"[8]. Auch wäre auf die Rhe-

---

3 Dieses Wissen wurde explizit erstmals von Nietzsche und in systematischer Weise von Adorno/Horkheimer ausgesprochen. Adorno/Horckheimer 1971. Vgl. dazu auch Weiß 1986, S. 288.

4 Siehe die Salonkultur der Romantik, in der Adlige und Bürgerliche gleichermaßen verkehrten und sich über die Kultur und Politik ihrer Zeit austauschten. Als einer der bekanntesten Salons dieser Zeit kann derjenige Rahel Varnhagens angegeben werden.

5 Dafür sprechen auch die Ausführungen von Weiß in: Neidhart/Lepsius 1986, S. 286-302. Weiß zeigt auf, daß sich in kulturkritischen und alternativ- oder gegenkulturellen Strömungen der Gegenwart in den westlichen Gesellschaften ein Wiederaufleben romantischer Kulturideale beobachten läßt.

6 Dies war allerdings vor allem Frankreich vorbehalten vgl. dazu Fourier 1808.

7 Hierfür dürfte Baudelaire ein bekanntes Beispiel sein.

8 Weiß in: Neidhart/Lepsius 1986, S. 288.

torik der Befreiung des „Verdrängten“[9] zu verweisen, sei es die Befreiung des Körpers von disziplinierenden Kleiderregeln[10] oder die Befreiung und Anerkennung von Bewußtseinsformen, die bislang durch die regelnde Vernunft niedergehalten werden mußten, wie der Traum oder das neu entdeckte „Unbewußte“[11]. Was das Naturverhältnis angeht, richten sich Teile der Romantik gegen das mechanistische Naturbild der neuzeitlichen Naturwissenschaften. Die Natur wird in der Romantik nicht zum Objekt, sondern selbst zum Subjekt gemacht oder in animistischer Tradition als lebendige „Personalität“ betrachtet. Der Dichter und Künstler wird dabei als derjenige vorgestellt, der die Natur wirklich erkennt und an ihrer Wahrheit teilhaben kann.[12] Des weiteren stehen die Subjektivität und Individualität des Menschen und seine mitmenschlichen Beziehungsformen wie Liebe, Freundschaft oder Gemeinschaft im Vordergrund. Diese Vorstellungen hatten allerdings nicht nur private, sondern auch politische Bedeutung, sollten sie doch auch zur Veränderung oder Herbeiführung einer besseren Gesellschaft beitragen. All dieses wird in der romantischen „Bewegung“[13] bereits erfunden und in vornehmlich exklusiven Zirkeln gelebt. Entsprechend dem erwähnten impliziten Wissen um die „Dialektik der Aufklärung“[14] treten in der Romantik auch die von der Aufklärung „verdrängten“, „dunklen“ Seiten des Menschlichen in den Fokus der Aufmerksamkeit. War in der Aufklärung das „Licht“[15] der Vernunft das Ideal, so interessiert nun das Zwielicht, und das Dunkel der Seele tritt an die Oberfläche. Themen wie die Nacht, der Tod, das „Unbewußte“[16] oder der Traum und das Phantastische werden populär und sind vor allem Gegenstand

9 Daß es erlaubt ist, im Falle der Beschreibung romantischer Topoi auf psychoanalytisches Vokabular zurückzugreifen, hat Marquard gezeigt, indem er die These plausibilisieren konnte, daß die Psychoanalyse Freuds letztlich das Ergebnis der begrifflichen Transformationen einiger Elemente der romantischen Philosophie ist. Was früher in philosophischen Begriffen abgehandelt worden sei, sei durch Freud in die Sprache der Psychoanalyse übergegangen. Dies ist die, hier natürlich ausgesprochen verkürzt zusammengefasste These Marquards; vgl. Marquard 1987.

10 Man beachte die Mode der Romantik, beispielsweise die fließenden Kleider der Frauen, die weitgehend auf Korsagen verzichteten. Aber auch die fließenden Übergänge in den sonst geschlechtsattributiv konformen Kleidern. So kann man eine Verweiblichung der männlichen Kleidung in der Romantik beobachten. Auch die Figur des Dandy weist eine gewisse Tendenz zur Androgynität auf. Vgl. auch Lenzens Hinweis auf die Mädchenkleidung der männlichen Kinder in der Romantik. Vgl. Lenzen 1985, S. 198.

11 Carus 1846. Vgl. auch Marquard 1987.

12 Vgl. Novalis 1988.

13 Zur Romantik als „Bewegung“ siehe Klinger 1995, S. 68-82. Vgl. zum Begriff „Bewegung“ in der Pädagogik Nohl 1949 und 1970. Zur Kritik dieses Begriffs vgl. Finckh 1977.

14 Horkheimer/Adorno 1971.

15 Zur Metaphorik und Dialektik von Licht und Schatten im Zeitalter der Aufklärung vgl. Starobinki 1989, S. 122f.

16 Carus 1846; Marquard 1987.

romantischer Dichtung, Malerei und Musik. Progressive[17] wie regressive Tendenzen gehen im Zeitalter der Romantik Hand in Hand. Diese Tendenzen liegen allerdings quer zu den üblichen historischen Sequenzierungen in progressive Frühromantik und reaktionäre oder antimoderne Spätromantik. Man findet in der Frühromantik ebenso wie in der Spätromantik revolutionäre Auffassungen über die Neugestaltung des gesellschaftlichen, politischen und individuellen Lebens und in gleichem Maße sentimentalische Hoffnungen auf die Wiedergewinnung einer verlorenen Einheit mit Gott, Natur und Volk oder, abstrakter, mit dem Absoluten und Unendlichen. Auch die Restitution eines einheitlichen Glaubens, den die Romantiker durch den Protestantismus zerstört sahen – was sie zur Idealisierung des Katholizismus führte – sowie die Versuche, die Einheit des Volkes aus seiner Sprache und den entsprechenden Mythen und Sagen zu (re-)konstruieren, gehörten zu dieser „sentimentalischen" Seite der Romantik. So wurde Einheit oder der Ursprung von Einheit aus der indogermanischen Ursprache der Menschheit und aus den germanischen Mythen und Sagen (re-)konstruiert oder mit einem Verweis auf das zum „goldenen Zeitalter" stilisierte Mittelalter[18] legitimiert. Der bis in die heutige Zeit kursierende Vorwurf des Reaktionären und Irrationalen der Romantik speist sich aus diesen sentimentalischen Tendenzen. Die modernen, „progressiven" Tendenzen der Romantik werden, mit Ausnahme einiger Ansätze zu Beginn des 20. Jahrhunderts – wie etwa im Surrealismus[19] – erst in den letzten Jahren und zwar insbesondere im Kontext der Postmodernedebatte[20] beachtet und gewürdigt. Einige Vorstellungen der Frühromantik werden in diesem Zusammenhang besonders hervorgehoben, wie etwa die Entgrenzung von Wissenschaft und Kunst, die sich in der Idee einer „Universalpoesie"[21] artikulierte, oder die Aufwertung des Mythos und seiner Erklärungs- und Integrationskraft. Auch die romantische Vorstellung einer spezifisch „ästhetischen Subjektivität"[22] gewinnt immer mehr Beachtung.

---

17 Zum progressiven Geschichtsbild der Romantik, vgl. Bolz in: Behler/Hörisch 1987, S. 75-84, hier, S. 80: „Progressiv heißt, gemäß dem romantischen Messianismus, die qualitative Unendlichkeit des Erfüllungsgegensatzes zum leeren, homogenen Fortschritt."

18 Im Gegensatz zur Orientierung von Klassik und Neuhumanismus an der Antike, setzte man in der Romantik auf das Mittelalter.

19 Siehe Bohrer zur (positiven) Rezeption der Romantik bei Dilthey, Benjamin und Breton. Bohrer 1991 sowie Kiwitz 1989 zum Einfluß der Romantik auf den Surrealismus.

20 Bohrer 1991, S. 18.

21 Vgl. Schlegels 116. Athenäum-Fragment. Schlegel 1985, S. 37. Der Begriff der „Universalpoesie" schließt alle Gattungen der Literatur ein und vermischt sie. Romantische Universalpoesie versteht sich dabei als Gesamtkunstwerk, zu dem Philosophie, Rhetorik und Kritik gehören, aber auch die Naturwissenschaft. Es wird darüberhinaus gefordert, daß das ganze Leben selbst zur Dichtung werden solle. Die romantische Dichtkunst wird dabei als die Dichtkunst par excellance angenommen.

22 Bohrer 1989.

Die politische und gesellschaftliche Krise, auf welche die Romantik die Reaktion ist, muß in der Umstellung auf eine bürgerliche Gesellschaft gesehen werden, sowie in der zunehmenden Freisetzung der Individuen aus ihrem durch die frühere ständische Organisation determinierten Lebenslauf. Viele Romantiker wenden sich gegen die Unterordnung des einzelnen unter ein System und werben für Individualität; allerdings geht dieser Individualismus oftmals auch mit der Sehnsucht nach einer höheren Einheit oder Vereinigung oder gar Auflösung des Individuellen, etwa in der Natur, mit Gott oder dem Volk einher. Insofern ist die Romantik ein Phänomen der Moderne, da die Kontingenz der Geburt eines Individuums, welches in eine bestimmte Kultur oder Gesellschaft hineinkam, nicht mehr zugleich die Festlegung der individuellen Biographie bedeutete. Es mußte als dessen Folge jedoch auch mit dieser auf Dauer gestellten Kontingenzerfahrung umgegangen werden, bzw. es mußten neue Formen der Kontingenzverarbeitung entwickelt werden. Ein solcher Modus war neben den Sehnsüchten nach einer Einheit im Glauben oder in der Sprache, die Kunst bzw. der romantische Künstler als Originalgenie[23]. Er war der Garant für die Darstellung des Absoluten und der verlorenen Einheit von Kunst und Leben, und ihm kam das Privileg zu, die „letzte kohärenzstiftende Instanz"[24] zu sein. Als mentalitätsgeschichtlicher Hintergrund trat der beginnende Zweifel an dem bislang ungebrochenen Vernunftglauben und an den Maximen der Aufklärung hinzu. Als theoretische Krise muß wiederum die Krise der Aufklärung sowie der Aufklärungsphilosophie angegeben werden. Für deutsche Verhältnisse bedeutete dies eine krititische Auseinandersetzung mit der Philosophie Kants.

3.2 Die Überwindung der Dualismen von Sinnlichkeit und Vernunft, Geist und Natur und das Versprechen auf ästhetische Versöhnung

Entsprechend erfahren die „Versprechungen des Ästhetischen", deren Ansatzpunkte in Kants „Ästhetik" grundgelegt waren und die von Schiller als explizite Versprechungen lanciert wurden[25], einige Zuspitzungen und Modifikationen. Bereits Schillers „Ästhetik" ist, wie gezeigt wurde, eine Reaktion auf den „Wirklichkeitsmangel"[26] der Kantischen Konzeption eines „Über-

23 Bereits bei Kant oder Goethe war der Künstler als Genie aufgefasst worden. Zum Geniebegriff und seiner Geschichte vgl. Baeumler 1981 und Schmidt 1985.

24 Vgl. Makropoulos 1991. Makropoulos parallelisiert die Totalitäts- und Kontingenzbearbeitungsansprüche der Romantiker mit denen der Avantgardebewegungen der sogenannten „Klassischen Moderne" zu Beginn des 20. Jahrhunderts.

25 Zur Rekonstruktion der Ansatzpunkte dieser Versprechungen siehe Kapitel 1, zu Schillers „Ästhetik" vgl. Kapitel 2 dieser Arbeit.

26 Marquard 1978, S. 119.

gangs“ von Natur in Freiheit. Schiller versuchte diesen „Wirklichkeitsmangel“ über die Konstruktion einer in der Natur und der Kunst selbst erscheinenden Freiheit zu überwinden. Da er jedoch dem Kantischen Dualismus verhaftet blieb und letztlich diese Freiheitsdimension keinen objektiven, sondern nur subjektiven Charakter hatte, bleibt das Problem ungelöst und Schillers Äußerung in seinen „Kallias-Briefen“ gegenüber seinem Adressaten Körner, er habe nun das objektive Prinzip des Schönen gefunden, bleibt bloße Rhetorik. Die Philosophie der Frühromantik, insbesondere die Philosophie Schellings, an dessen Beispiel die „Versprechungen des Ästhetischen“ der romantischen Philosophie exemplarisch dargestellt werden sollen, reagiert auf dieses Dilemma des unüberwundenen Dualismus von Sinnlichkeit und Vernunft, von Natur und Freiheit mit einer Wende zum „objektiven Idealismus“ sowie mit dem Konzept einer *„Identitätsphilosophie“*. Die Fundierung einer Identität von Vernunft und Sinnlichkeit, welche Schiller im Grunde zur Legitimierung seines Projekts gebraucht hätte und welche erst den Gedanken einer der Natur selbst eigenen Freiheit plausibel gemacht hätte, wird erst von Schelling realisiert. Eine solch absolute Identität des Reellen und des Ideellen, der Natur und der Vernunft nimmt Schelling als notwendige Voraussetzung beider Relata an. Wenn sich tatsächlich die Existenz einer solchen Identität erweisen ließe, könnte das bloß rhetorische „als-ob“ überwunden werden. Im „Ältesten Systemprogramm“[27] des Deutschen Idealismus, als dessen Autor Schelling vermutet wird, heißt es, daß der höchste Akt der Vernunft, der, indem sie alle Ideen umfasse, ein ästhetischer Akt sei, und daß Wahrheit und Güte nur in der Schönheit verschwistert seien.[28] Hiermit ist angezeigt, daß auch Schelling die Einheit von Sinnlichkeit und Vernunft, von Natur und Freiheit, aber auch theoretischer und praktischer Vernunft in einer Ästhetik sucht. Hier unterscheidet sich die romantische Philosophie Schellings also noch nicht von Kants oder auch Schillers Versuchen, die den „Übergang“ bzw. die Einheit von Sinnlichkeit und Vernunft ebenfalls mit einer Ästhetik zu begründen versuchten. Der Unterschied liegt jedoch in der Art, wie der „Übergang“ respektive die Einheit jeweils konzipiert wird. Bei Kant garantierte die reflektierende Urteilskraft eine allerdings nur symbolisch bzw. als „als-ob“ repräsentierte Einheit. Zwar verweist Kant immer wieder auf einen übersinnlichen Einheitsgrund[29], in dem sich noch diese Einheit fundieren müsse, aber aufgrund seines Kritizismus und der daraus resultierenden dualistischen Separierung der Bereiche von Natur und Vernunft kann und darf er diesen Grund nicht positiv fassen. Schiller wiederum setzt ebenfalls auf eine ästhetische Versöhnung. Er kann diese Versöhnung aufgrund seiner Orientierung am Dualismus Kants jedoch nur als Gleichgewicht oder als genetischen Übergang in der Zeit fassen, nicht jedoch im Sinne einer *realen Synthesis*. Dagegen wird nun in der Philosophie der Frühromantik ei-

---

27 Schelling 1982, S. 96-99.
28 Schelling 1982, S. 97.
29 Vgl. dazu Kapitel 1 dieser Arbeit.

nes Fichte, Schelling, Hölderlin und Schlegels genau diese Synthesis angestrebt. Die Konstruktion geht dabei von einem einheitlichen Prinzip der Vernunft aus, welches „zwei Brückenschläge aus einer einigen Gedankenoperation vollbringt"[30]. Dies wird so vorgestellt, daß zum einen in der Vernunft selbst eine Verbindung von Sinnlichkeit und Vernunft nachgewiesen wird und zwar mit dem Konstrukt einer „intellektualen Anschauung"[31]. Zum anderen wird gezeigt, daß die „intellektuale Anschauung"[32] nicht nur der gemeinsame Grund von Sinnlichkeit und Vernunft ist, sondern daß auch die Verstandes-Spontaneität mit der Aktivität des freien Willen identisch gesetzt werden kann. M. Frank hat dies dahingehend zusammengefaßt, daß in einem solchen Falle „das Prinzip der Philosophie ein freies Tun" sei, das „unmittelbar mit einem theoretischen Selbstbewußtsein dieses Tuns" zusammenfalle.[33] Die als Idee gedachte „intellektuale Anschauung" verbürgt dabei die Intelligibilität des Prinzips der theoretischen und dasjenige der praktischen Vernunft, indem es beide auf ein und dasselbe Selbstbewußtsein zurückverweist, das zugleich Akt und Aktbewußtsein wäre. Diese rein ideele Identität bezeichnen Schelling und Fichte – zunächst noch in einträchtiger Weise – als „absolutes Ich"[34]. Im Gegensatz zu Fichtes[35] „subjektivem Idealismus", der die Überbrückung der Differenz von Subjekt und Objekt nur im Imaginären, als Selbstverkennung absoluter Subjektivität ansetzen konnte, konzipiert Schellings „objektiver Idealismus", der durch Hölderlin[36] und Novalis[37] angeregt wurde und später sogar bei dem sich eigentlich als Fichteaner verste-

30 Frank 1985, S. 131.

31 Zum Begriff „intellektuale Anschauung" bei Kant, Fichte, Hölderlin und Novalis siehe Frank in: Behler/Hörisch 1987, S. 96-126.

32 In der frühromantischen Ästhetik ist die intellektuelle oder wie die Romantiker sagen „intellektuale" Anschauung jedoch anders konzipiert als noch in der „Kritik der reinen Vernunft" Kants und insofern nicht damit zu verwechseln.

33 Die Erläuterung und dieses Zitat folgen der Interpretation Franks in seiner „Einführung in die frühromantische Ästhetik", Frank 1989, S. 131. Franks „Einführung in die frühromantische Ästhetik" kann als eine der besten Einführungen in die Grundproblematik dieser Philosophie angegeben werden.

34 Vgl. Frank 1985, S. 47. Zu speziellen Problemen dieser philosophischen Ästhetik siehe Frank 1989.

35 Für Fichte war ästhetische Bildung ein bloßes Instrument, um den transzendentalen Gesichtspunkt zum gemeinen zu machen. Fichtes instrumentelle Bestimmung des Ästhetischen führte insofern – wie Marquard gezeigt hat – zu einer Bagatellisierung des Ästhetischen. Marquard 1987, S. 141. Im Gegensatz zu Schelling, für den Ästhetik die Stelle der Geschichtsphilosophie einnimmt, was bedeutet, daß allein durch das „Ästhetische" sich Geschichte vollendet, bedarf es nach Fichte im Hinblick auf die Bearbeitung der Krise des transzendentalen Gesichtspunkts keiner Ästhetik. Zu Fichtes Stellung zur Ästhetik vgl. auch Allesch 1987, S. 230-232.

36 Zu „Hölderlins Anregung" Frank 1985, S. 61-71.

37 Vgl. Allesch 1987, 234.

henden F. Schlegel[38] zu beobachten ist[39], diese Überbrückung naturphilosophisch wie ästhetisch. Die Differenz zwischen dem Idealismus Schellings und demjenigen Fichtes[40] ergibt sich aus Schellings Anerkennung der Natur als eigenständigem philosophischen Thema neben dem der Transzendentalphilosophie. Während Natur bei Fichte nur eine Setzung des „Ich" war, ist Natur für Schelling nicht auf die transzendentale Subjektivität zu reduzieren. Das als Polarität konzipierte Verhältnis wird bei Schelling in einer Identitätsphilosophie zusammengeführt.[41] Die Differenz von Natur und Geist hebt sich im Absoluten als der Identität von Subjekt und Objekt auf. Dieses Absolute, als die ideelle Indifferenz von Subjekt und Objekt, ist nur der „intellektualen Anschauung" zugänglich, d.h. bei Schelling der subjektiven Evidenz[42], die nicht begrifflich mitgeteilt werden kann. Das Absolute, welches im Modell des „absoluten Ich" gedacht wird, ist auch insofern ideel, als es eine vollständige Identität von Subjekt und Objekt bedeutet, was dem reflektierenden Ich, welches von diesem absoluten Ich zu unterscheiden ist, nicht gelingen kann. Dieses kann sich nämlich als reflektierendes Ich niemals ganz in die Stellung eines Objekts bringen, da es den Akt der Reflexion im Objekt der Reflexion nicht einholen kann. Deshalb sieht sich Schelling zudem genötigt, ein Medium einzuführen, welches es ermöglicht, dieses Absolute nicht nur subjektiv in der letztlich unzugänglichen „intellektualen Anschauung", sondern auch objektiv präsentierbar zu machen. Dieses Medium ist das „Ästhetische". In der ästhetischen Kunst-Anschauung zeigt sich das Absolute über das Medium des Kunstwerks.[43]

---

38 Eine Rekonstruktion der Bildungstheorie (F.) Schlegels hat P. Korte vorgelegt. Korte 1992. Vgl. insbesondere Schlegel und dessen Begriff „ästhetische Bildung". Schlegel 1985, S. 103, 107, 111 oder 185.

39 Allesch 1987, S. 234.

40 Vgl. Hegel 1968.

41 Vgl. Frank 1985, Kapitel III, 48-61.

42 Hier folgt Schelling Jacobi und unterscheidet sich auch insofern von Fichtes Spinozismus. Vgl. Jacobis Spinozaschrift, die Ausgangspunkt des sogenannten Pantheismusstreits war. Jacobi 1785. Herbart nennt Schelling sogar einen umgekehrten Spinozisten. Vgl. Langewand 1991, S. 128ff.

43 Zur Auseinandersetzung über die Stellung und Funktion der Kunst in der Moderne bei Schelling und Hegel vgl. Bürger 1983, S. 17-25. Kommt bei Schelling der Kunst die Aufgabe zu, die Entzweiung von Freiheit und Notwendigkeit aufzuheben, so erfüllt bei Hegel die Philosophie diese Aufgabe. Die Philosophie löst dabei die Kunst ab. Denn für Hegel kann die Kunst ihre Aufgabe, Freiheit und Notwendigkeit zu versöhnen, nur auf der Grundlage einer Religion leisten. Diese Einheit von Kunst und Religion sieht Hegel aber angesichts der Mythen- und Religionskritik der Aufklärung als überwunden an.

3.3 Kunst als Darstellung des Absoluten und das Problem der Differenz von Darstellung und Begriff

Nach Schelling ist das Kunstprodukt als ästhetische Anschauung die objektiv gewordene intellektuelle Anschauung. Sofern das als Idee der Natur begreifbare Objektive und das als Idee erfaßbare Subjektive jeweils Entwicklungen des einen Absoluten sind, stellt auch das Kunstwerk ein Wissen dar. Denn alles Wissen beruht auf der Übereinstimmung eines Subjektiven mit einem Objektiven. So beruht das Kunstwerk auf der Identität der bewußtlosen und der bewußten Tätigkeit. Das Absolute, in den Spätschriften Schellings als Göttliches gekennzeichnet, erscheint in seiner Objektivierung im Kunstwerk und in der Natur als Schönheit. Kunst ist dabei die Einbildung der unendlichen Idealität ins Endliche. Schellings Philosophie weist insofern den Charakter einer ästhetisierenden Philosophie, aber auch den einer theologisierenden Ästhetik auf. Das Kunstwerk, derart mit Objektivität aufgeladen und zum *Darstellungsmedium* des Absoluten erklärt, wird damit zum realen Vorbild der Philosophie. Kunst steht dabei auf einer höheren Ebene als die Philosophie. Schelling spricht der Kunst unter dem Aspekt, wie das Absolute zu erfassen sei, einen Vorrang über das begriffliche Denken zu. Allerdings benötigen sich Kunst und Philosophie zur Erreichung des Absoluten in einer gegenseitigen Weise, die hier deshalb kurz erläutert werden soll. Die Philosophie verweist auf die Idee des Absoluten in ihrer Idealität, jedoch in der Kunst präsentiert sie sich in ihrer Realität.[44] Allerdings übernimmt die Philosophie wiederum die Aufgabe, das Dargestellte und das über diese Darstellung Erfahrene in Reflexion zu überführen.[45] So muß auch Schelling den Vorrang des Ästhetischen und das Ästhetische selbst mit den Mitteln der theoretischen Reflexion, d.h. mit Begriffen darlegen, was ihr letztlich nie gelingen kann, da das sich im Medium des Ästhetischen präsentierende Absolute der begrifflichen Bestimmung nie restlos verfügbar ist. Die Unendlichkeit des Absoluten zeigt sich deshalb nur im Kunstwerk. Als Konsequenz würde dies bedeuten, daß philosophische Reflexion dieses Dilemma in ihrer eigenen Darstellungsform mitreflektieren oder gar mitdarstellen müßte.[46] In der Beto-

---

44 Schulz beschreibt das Verhältnis von Kunst und Philosophie bei Schelling in ähnlicher Weise: „Um das entscheidende Kriterium der Verbindung von Philosophie und Kunst (...) herauszustellen: ich kann als Philosoph eine letzte Einheit von Natur und Geist postulieren; ich muß es, wenn ich eine einheitliche Seinsdeutung anstrebe. Aber diese Erklärung bleibt abstrakt: ich möchte etwas dahaben, was mir die Einheit beweist. Und dies ist eben das Kunstwerk." Schulz 1985, S. 32.

45 Daß genuine, wahre ästhetische Erfahrung letztlich Philosophie sei, macht noch Adorno, der hier vieles von Schelling übernimmt, zu einer der wichtigsten Bestimmungen seiner Ästhetik. Adorno 1973, S. 391. Vgl. zum Verhältnis der Ästhetik Adornos zu Schellings Ästhetik, Baum 1988.

46 Dies hat im Anschluß an Schelling Adorno in seiner „Ästhetischen Theorie" versucht. Vgl. Adorno 1973 sowie zum Problem: „Kann Theorie ästhetisch werden?",

nung der Vorrangigkeit der Darstellung stellt Romantik vom klassischen Mimesismodell auf Poiesis um und betont die produktive Selbstschöpfungskraft der Einbildungskraft sowie den poietischen Aspekt selbst der Medien des Ästhetischen, wie etwa der Sprache.[47] Zusammenfassend kann man sagen, daß auch in der Romantik die Einheit des Sinnlich-Vernünftigen nur im Ausdruck des Ästhetischen gesehen wird. In der Romantik wird allerdings der Kritizismus und der Dualismus Kants identitätsphilosophisch überboten.

3.4 Fragment, Ironie und „Vernunftkritik"

Diese höchste Identität ist als das Absolute oder die Totalität für die menschliche theoretische Reflexion[48] jedoch nicht faßbar. Sie wird insofern nur indirekt und zwar über das Schöne, die Kunst, etwa durch die Dichtung, oder aber im Medium der „romantischen Ironie"[49], und des Fragments[50], den Inbegriffen aller negativen Verfahren auf das Absolute zu verweisen, als ein letztlich Unerreichbares angezeigt. Die romantische Ironie gibt den Blick frei für das Undarstellbare und ist Medium der Selbstreflexion des Kunstwerks. Die Kunst der Transzendentalpoesie stellt in jeder ihrer Darstellungen sich selbst mit dar, meinte Schlegel. Kunst wird sich insofern als Transzendentalpoesie selbst zum Inhalt der Reflexion. Dieses „ironische" Selbstverhältnis,

---

Bubner in: Lindner/Lüdke 1980, S. 108-138. Auch bei Merleau-Ponty ist dieser Gedanke zu finden, vgl. Merleau-Ponty 1966, 1984 und 1986. Zum Verhältnis von Philosophie, Aisthetik und Ästhetik bei Merleau-Ponty, de Chadarevian in: Gabriel/Schildknecht 1990, S. 166-178.

47 Vgl. Rousseaus Theorie der „ersten" Sprache, der Metapher. Rousseau 1993. Diese Betonung des poietischen, man könnte auch sagen des rhetorischen Charakters der poetisch, metaphorischen Sprache ist einer der vielen Gründe, warum die Ästhetik und die Poesie im poststrukturalistischen Dekonstruktivismus Derridas und de Mans so große Bedeutung haben. Vgl. zum Problem der Metapher bei Rousseau, Derrida und de Man, Ehrenspeck 1993, S. 75-94.

48 Zur Bedeutung des Begriffs „Reflexion" in der Deutschen Romantik siehe Benjamin 1973, S. 14-57.

49 Schlegel etwa sieht in der Ironie nicht mehr die rhetorische Figur der Verstellung oder Vernichtung, sondern er entwickelt ein Verständnis von einem Ganzen, das nicht von dem Einzelnen verwirklicht wird, das aber jeder Einzelne in sich enthält und zu dem jedes individuelle Tun beiträgt. „Aus diesen Überlegungen entspringt der Grundgedanke der romantischen Ironie. Die Idee des Absoluten, dem alle Einzelpositionen unangemessen bleiben, rückt diese in ein ironisches Licht. Andererseits können wir uns in unserer Endlichkeit nur an solchen Einzelpositionen orientieren, während das Absolute ungreifbar bleibt." Frank 1989, S. 301. Zum Begriff der romantischen Ironie bei Schlegel vgl. Frank 1989, S. 287-307. Ebenso Prang 1972, S. 8-16.

50 Zum Begriff Fragment in der Romantik vgl. Frank in: Dällenbach/Nibbrig 1984, S. 212-225.

der stete Wechsel von „Selbstschöpfung und Selbstvernichtung“[51] zeigt sich nicht nur in der Selbstreflexion der Kunst, sondern auch in der Subjekt-Philosophie.[52]

Die Frühromantik kann insofern auch als die erste „Vernunftkritik“[53] im Sinne von Selbstkritik der reinen Vernunft angesehen werden. Denn die Vernunft, wie sie noch von Kant in der Gleichsetzung von Denken und Urteilen konzipiert wurde[54], wird in der romantischen Philosophie, etwa derjenigen Schellings, auf das Konzept der Idee einer *differenztranszendenten Einheit* umgestellt. Dieses Eine, über das die Relation gebildet wird, erscheint jedoch stets in Gestalt der Differenz der Relata. Auch das Ich und das Cogito unterliegen der konstitutiven Differenz aller Bestimmung und Vermögen und können insofern für die Einheit nicht mehr aufkommen.[55] Das „Ich ist im Grunde nichts“[56] meinte Novalis lakonisch. Wenn Novalis davon ausgeht, daß der Mensch zugleich etwas Bestimmtes und Unbestimmtes ist, so verallgemeinert er einen Zustand, der noch bei Schiller nur der ästhetischen Erfahrung zugebilligt wurde und dem als Bildungsziel die identische Persönlichkeit, bzw. später im Anschluß an Schiller bei Herbart der feste Charakter gegenübergestellt wurde. Das romantische Ich ist demgegenüber ständig in der Schwebe, oder genauer gesagt, in dem bereits erwähnten Wechsel von „Selbstschöpfung und Selbstvernichtung“[57]. Insofern tritt auch hier die sogenannte „romantische Ironie“ auf den Plan, in der jede Reflexion durch eine weitere überbietbar ist und sich insofern die Bewegung der Reflexion ins Unendliche steigert.[58] Die Einheit, bzw. das Absolute läßt sich also nicht

---

51 Schlegel 1967, Bd. 2, S. 172. Vgl. auch Langewand in: Lenzen 1990, S. 26.

52 Vgl. zum Zusammenhang von Subjektphilosophie und „romantischer Ironie“ Langewand 1991, S. 193. Langewand weist auch eine „Isomorphie“ der Interpretationen des Problems der Subjektivität von Schlegel, Novalis und Herbart nach. Langewand 1991, S. 193.

53 Vgl. Menke 1992, S. 278f. sowie Parmentier 1993, S. 183-193.

54 Vgl. Frank 1985, S. 62.

55 Hier wird der Interpretation von Rustemeyer gefolgt, Rustemeyer 1997.

56 Novalis 1960, Bd. 2, S. 273, Nr. 568.

57 Schlegel, 1967 Bd. 2, S. 172. Vgl. zum Ich-Begriff der (Früh-)Romantik, Parmentier 1993, S. 183-193.

58 Wie Schlegel vermerkt, stellt die Ironie einen steten Wechsel von „Selbstschöpfung und Selbstvernichtung“ dar. Hieraus ergibt sich für die pädagogische Rezeption der Romantik ein folgenschweres Problem, auf das Langewand hingewiesen hat: Denn die unendliche Überbietung der Ironie erlaube es nicht, unser Gewissen anders als transitorisch zu betrachten. Insofern falle neben dem Bereich des theoretisch-erkennenden Wissens der für die Bestimmung von Subjektivität zentrale Gedanke der Reflexion für eine Begründung normativ bindenden Wissens fort. Des weiteren müsse man davon ausgehen, daß die Art der Nötigung, die das Gute von sich ausgehen lasse, nicht selbst moralisch sein könne, denn Moralität sei ja die Einheit von Einsicht in das Gute und dem Willen es zu tun. Langewand in: Lenzen 1990, S. 26. Herbart wird unter anderem auf dieses Problem der unendlichen romantischen Reflexion reagieren und von einer „ästhetischen Nötigung“ ausgehen, vgl. Kapitel 4.3 dieser Arbeit.

durch theoretische Reflexion einfangen, sondern es vermittelt sich nach Schellings Konzeption ausschließlich negativ über die Ironie oder über das Medium des Ästhetischen, der Kunst, der Darstellung des Undarstellbaren. Dieses Dargestellte kann als Dargestelltes allerdings nur über das Medium des Begriffs der theoretischen Reflexion der Philosophie, bzw. einer ihrer Teildisziplinen, der philosophischen Ästhetik zugänglich gemacht werden.

3.5 Kunst als höchstes „Organon"

Dennoch: im Bezug auf die *Darstellung* des übersinnlichen Einheitsgrundes von Natur und Vernunft sind die Kunst und das Schöne das alleinige und insofern höchste „Organon".[59] In der Dichtung, der Malerei und der Musik der Romantik findet dies seine Umsetzung. Die *Sehnsucht*[60] nach der – letztlich unereichbaren – Einswerdung mit dem Absoluten, Göttlichen, Unendlichen[61] oder Idealen, aber auch die Verbundenheit mit unergründlichen und unaussprechlichen Mächten findet sich in formaler wie inhaltlicher Umsetzung als Leitmotiv von Dichtung, Malerei und Musik der Romantik.[62] Die Kunst ist dabei zugleich das Medium der Perpetuierung dieser Sehnsucht, den „unendlichen Mangel an Seyn"[63] aufgehoben zu sehen, wie auch die Möglichkeit, dieses einzulösen. So wurde in der Philosophie, aber auch der Literatur der Romantik wiederum dem Ästhetischen die Lösung[64] der Aporien der

59 Vgl. zu diesen Problemen Hörisch 1976.

60 „Sehnsucht" ist einer der wichtigsten romantischen Topoi.

61 Schelling definiert: „Das Unendliche endlich dargestellt ist Schönheit", zitiert in: Schulz 1985, S. 32. Ebenso Schelling 1982, S. 295. Schönheit ist insofern „das real angeschaute Absolute", Schelling 1982, S. 182.

62 Vgl. der diesbezüglich aufschlußreiche Text zur romantischen Dichtung, Philosophie und Literatur von Lacoue-Labarthe 1970.

63 Zum Begriff des „Seyns" bei Hölderlin vgl. Frank 1985, S. 63.

64 Menke hat gezeigt, daß Kunst nicht nur, wie noch in der Romantik konzipiert, als Problemlösungsinstanz auftritt, sondern daß sie etwa bei Adorno sogar dazu da ist, die Probleme erst zu schaffen. Denn bei Adorno, so Menke, löse die Kunst nicht vorästhetisch diagnostizierbare Aporien, sondern sie konfrontiere die nicht-ästhetischen Praktiken und Diskurse erst mit einer Krisenerfahrung, angesichts derer sie aporetisch – oder (...) unlösbar dialektisch" würden. Menke 1992, S. 287. Insofern gibt es auch Ansätze, die Kunst als etwas ansehen, was erst zu Krisen führt, statt sie als Medium aufzuführen, diese zu bearbeiten. Der Gedanke, daß Kunst eine Krisenerfahrung herbeiführen kann, muß im Kontext der Bemühungen um eine bessere Art des Lebens gesehen werden. Solche Vorstellungen werden insbesondere dann populär, wenn sich die Individuen oder die Gesellschaft bereits in einer Krise befinden. Insofern ist es nicht erstaunlich, daß auch Adorno, angesichts der von ihm ausgemachten Krise der Metaphysik, letztlich ein Theoretiker ist, der an die „Versprechungen des Ästhetischen" glaubt, bzw. der sogar neue „Versprechungen des Ästhetischen" lanciert. Adorno sieht in der richtigen Kunsterfahrung etwa ein Mittel „Halbbildung" zu umgehen. Man könnte sogar sagen, richtige Kunsterfahrung ist bei Adorno das

modernen Vernunft zugetraut und fungierte insofern als Instanz der „Überwindung der Legitimationskrise der analytischen Vernunft und ihrer Selbstdarstellung“[65]. So formuliert Schelling in seinem „System des transzendentalen Idealismus“ (1800) und später in seiner „Philosophie der Kunst“ (1859) (erstmals als Vorlesungen in Jena 1802/3 und Würzburg 1804/5), in welchem einige seiner Gedanken aus dem „System des transzendentalen Idealismus“ wiederaufgenommen und weiter präzisiert werden, daß die Kunst „das einzige wahre und ewige Organon zugleich und Dokument der Philosophie“[66] sei, weil sie jene Kraft zur „höchsten Potenz“[67] entfalte, auch „das Widersprechende zu denken und zusammenzufassen, – die Einbildungskraft“.[68]

Dieser Auffassung von Kunst sind in der Romantik auch noch andere zur Seite gestellt. So formuliert etwa F. Schlegel den Gedanken der modernen, romantischen, interessanten und auf philosophischen Reflexionsaufwand angewiesenen Künste. In diesen „nicht mehr schönen Künsten“[69] treten das Häßliche, das Böse, der Schock und das Interessante in den Vordergrund. Hier wird Negativität, angesichts eines destruierten positiven Sinns, ästhetisch inszeniert. Schlegel grenzt insofern die moderne romantische Kunst von der „alten“, „klassischen“ und auf Ganzheit, Schönheit und Versöhnung abzielenden Kunst ab[70] und verfährt damit argumentativ strukturell ähnlich wie die „Modernes“ in den „Querelles des Anciens et des Modernes“[71]. Schiller oder Kant, Winckelmann und Goethe sind demnach den „Anciens“ zuzurechnen, da sie die Kunst der klassischen Antike bevorzugten. Nach Schlegel weckt dagegen die moderne romantische Kunst mit ihren utopischen Dimensionen Realisierungswünsche.[72] Dieses sehnsuchtsvolle Angeregtsein von der Kunst widerspreche gänzlich dem Anspruch der klassischen Kunst und des Schönen, welches nur um seiner selbst willen wahrgenommen werden wolle. Im Unterschied zur schönen Kunst der klassischen Antike reiße die interessante Kunst der Moderne eine Kluft zwischen Wirklichkeit und Möglichkeit auf, sie dramatisiere die geschichtliche Zeit zum Medium einer für die Zukunft erhofften Versöhnung.[73] Jedoch bleibt das romantische Kunstwerk notwendigerweise immer „offen“, denn gegenüber der „geschlossenen Totalität“ der klassischen Antike unterliegt das romantische Kunstwerk einer radi-

---

wichtigste Medium für Bildung. Vgl. dazu Kappner 1983. Adornos Vorstellung, daß Kunst die Erfahrung des „Nichtidentischen“ möglich mache, wie auch seine Überlegungen zur Funktion des Erhabenen wurden insbesondere im Zusammenhang der Postmodernedebatte aufgenommen. Vgl. Welsch 1990, S. 114-157.

65 Frank in: Bohrer 1983, S. 15ff.
66 Schelling 1985, S. 121.
67 Schelling 1985, S. 119.
68 Schelling 1985, S. 120.
69 Jauß 1968.
70 Vgl. auch Mandelkow in: See 1982, S. 49-82.
71 Zur Geschichte der „Querelle“ und ihrer Perpetuierung in der Moderne, siehe Zelle 1995.
72 Vgl. Plumpe 1993, Bd. 1, S. 156.
73 Vgl. Plumpe 1993, Bd. 1, S. 156.

kalen Zeitlichkeit. Die Wahrnehmung moderner Werke, so folgert etwa G. Plumpe, löse deshalb ein Interesse an den von ihnen gegebenen „Versprechungen" aus. Die Werke drängten gleichsam über sich hinaus und verwiesen auf eine erfüllte ideale Lebenswirklichkeit.[74] Da sich diese Idealität jedoch immer entziehe, bleibe die romantische Kunst notwendigerweise Fragment, welches im Grunde erst durch praktisches Handeln aufgehoben werden könne[75]. Diesen, dem romantischen Kunstwerk auf der Rezeptionsseite zugesprochenen Implikationen kann man auf der produktionsästhetischen Seite hinzufügen, daß das romantische Kunstwerk scheinbar eine Vermittlung zwischen individueller, kontingenter Sinnperspektive und einem absoluten Sinnhorizont zu leisten versucht. Dies gelingt ihr nach Schlegel jedoch insofern nicht, als daß sie sich nicht, wie noch die klassische Kunst der Antike, auf einen durch den Mythos garantierten geschlossenen Sinnhorizont beziehen kann. Sie muß deshalb um philosophische Reflexion komplettiert werden, die sich als solche jedoch ebenfalls ständig selbst supplementieren muß. Denn philosophische Reflexion ist nur in Begriffen möglich und kann insofern nicht das Ganze sein, d.h. auch das Unbegriffliche miteinbeziehen. Dieses Konstruktionsproblem ist auch bei Schellings Ästhetik und deren Verhältnis zum Kunstwerk zu beobachten. Eine weitere Neuerung der „Versprechungen des Ästhetischen" zeigt sich auch im Begriff der *„Universalpoesie"*[76]. Nach Meinung einiger Vertreter der Romantik könnte es gelingen, in der Fortentwicklung oder Rückkehr der Wissenschaft zur „Universalpoesie", deren Mittelglied die „neue Mythologie"[77] ist, die Überwindung der Widersprüche im „ursprünglichen Grund aller Harmonie des Subjektiven und des Objektiven"[78] herbeizuführen.

3.6 Romantische „Kunstreligion" und auf Dauer gestellte Gottwerdung als ästhetische Bildungsaufgabe

Dieser Glaube an die Kraft der Ästhetik und der Kunst, sowie deren Anbetung als „Problemlösungsinstanz für ihr vorausgesetzte, unabhängig von ihr analysierbare Probleme" und „vorästhetisch diagnostizierte Aporien" „der nicht-ästhetischen Diskurse"[79] führen schließlich in ihrer äußersten Form zu dem, was in der Kulturgeschichte mit dem Ausdruck *„Kunstreligion"*[80] zusammengefaßt wird. So meinte E. Troeltsch zu Beginn des 20. Jahrhunderts

74 Vgl. Plumpe 1993, Bd. 1, S. 156.
75 Vgl. Plumpe 1993, Bd. 1, S. 156.
76 Vgl. Schlegel 1985, S. 37, 116. Athenäums-Fragment.
77 Vgl. Frank 1982; Bürger 1983, S. 31-45.
78 Schelling 1975, S. 626.
79 Menke 1992, S. 287.
80 Zum Begriff „Kunstreligion" vgl. Halder in: Ritter/Gründer, Bd. 4, 1976, S. 1458-1459. Ebenso Rohls 1985, S. 1-24.

mit Blick auf Schellings Philosophie, daß dessen Programm einer Wiedergeburt der Welt durch *Kunstreligion* einen unmittelbaren lebenspraktischen und darüber hinaus politischen Akzent[81] habe: „Alles Soziale und Politische müßte sich (...) von den überindividuellen, organischen und ästhetischen Werten der neuen deutschen Kulturidee aus als Kollektiv-Individualität in dem metaphysisch-pantheistischen Sinne dieses Begriffs organisieren lassen."[82] Kunst gerät in ihrer der Philosophie und der von der Philosophie abgelösten Einheitsinstanz Religion übergeordneten Position sowie durch ihre einheitsstiftende Funktion zum Versprechen einer innerweltlichen Erlösung, zu einer Art *immanenten Transzendenz.*[83] So hat Kunst als Ausdruck des „Absoluten" die Aufgabe, den Menschen aus dem Alltag emporzuziehen, ihn von der Not des Lebens zu erlösen und jene Wunden zu heilen, die ihm durch die sogenannten Geißeln der Moderne (wie gesellschaftliche Entfremdung oder beginnende Industrialisierung) geschlagen wurden, bzw. diese sollten über die Romantisierung der Welt vergessen gemacht werden. Nur noch Kunst und Ästhetik führen in der Semantik dieser Vertreter der „Versprechungen des Ästhetischen" in der Romantik zu einer Harmonie oder Ganzheit des Menschen und zu einer Versöhnung von Mensch, Natur und Volk. So spricht Schlegel – übrigens in Anlehnung an Schillers Briefe „Über die ästhetische Erziehung des Menschen" – davon, daß die Ästhetik die Philosophie über den ganzen Menschen sei. Die Individualität des Kunstwerks wird als die *Repräsentanz* der Individualität des Menschen angesehen. All dies prägt denn auch die Vorstellung von einer spezifisch „ästhetischen Subjektivität"[84], die sich als Individualität einem Kunstwerk gleich macht oder sich im Medium des Symbolischen, in Kunst überhaupt erst konstituiert.[85] Der *Bildungsgedanke der Romantik* ist dabei, wie N. Bolz gezeigt hat, ein Säkularisat des christlichen „imago-dei" Gedankens. Bildung ist eine Bestimmung der Bestimmung des Menschen. Bolz zitiert im folgenden Schlegel: „Denn ‚Gott werden' Mensch sein, sich bilden, sind Ausdrücke, die einerlei bedeuten"[86]. Dabei ist Bildung in der Romantik als auf Dauer gestellte „Gottwerdung" eine ästhetische Bildungsaufgabe und damit als Ästhetik Theologieersatz. So betont J. Oelkers, daß die Subjektivität der Romantik in ihrer Radikalität letztlich religiös gebunden sei und sich insofern nur um den Preis ihrer selbst säkularisieren könne.[87] Allerdings sind solche Säkularisierungsversu-

81 Vgl. Hein 1992, S. 27.

82 Troeltsch 1961, S. 287.

83 Siehe dazu auch die interessante Interpretation von Baum zu den religiösen Implikationen der Ästhetik Schellings. Baum vertritt die überzeugend an Schellings „System des transzendentalen Idealismus" belegte These, daß Ästhetik „säkularisierte Christologie" sei. Baum 1988, S. 220.

84 Bohrer 1989.

85 Vgl. dazu Bohrer.1989.

86 Schlegel zitiert bei Bolz in: Behler/Hörisch 1987, S. 80.

87 Oelkers 1991, S. 17. Neben der in fast allen ästhetischen Theorien der Romantik zu beobachtenden Verbindungen von Religion und Ästhetik ist allerdings oftmals auch

che durchaus festzustellen, so etwa bei Schlegel oder in der romantischen Briefliteratur, in der sich das Modell einer expressiven „ästhetischen Subjektivität" andeutet, die dem Allgemeinen aufkündigt und das Besondere vorzieht.[88] Neben Bildung und Kunst erhält jedoch auch der Naturbegriff in der Romantik eine neue Kontur.

3.7 Das Naturschöne als „Romantiknatur" und der Organismusbegriff der Naturphilosophie Schellings

So zielt etwa Schellings Programm einer *Naturphilosophie* auf eine Überwindung der Kantischen Reflexionsphilosophie. War bei Kant die innere Zweckmäßigkeit eines Organismus eine subjektive Unterstellung des reflektierenden Urteils, so ist bei Schelling diese Zweckmäßigkeit ein objektives Faktum. Schelling geht von einer Identität von Ich und Welt, Subjekt und Objekt sowie Natur und Geist aus. Schelling erhebt darüberhinaus den Anspruch, die lebendige Struktur und den Systemcharakter in den Lebenserscheinungen zu erkennen und Aussagen darüber machen zu können. Aussagen über den Organismus und das Lebendige sind insofern keine Reflexionsurteile mehr, sondern Erkenntnisurteile. Schelling systematisiert die Erscheinungen des Lebendigen nach dem Prinzip der Polarität. Er unterlegt dabei eine dynamische Theorie der Materie, die über den Kampf der polaren Gegensätze und durch die Synthese beider auf einer höheren Stufe immer wieder neue Gegensatzpaare und Synthesen produziert. Jede Einheit wird dadurch durch eine noch höhere Einheitsbildung abgelöst. So entwickelt Schelling eine dynamische Stufenfolge des Seienden, deren Anfänge in der im engeren Sinne zu verstehenden „Natur" liegen und die sich dann in immer höheren Bewußtseinsformen ausprägt. Der Natur wird insofern eine aktive Potenz zugesprochen, was sie zudem extrem aufwertet. Aufgrund ihrer Identitätsphilosophie begreifen die Vertreter der (Früh-) Romantik wie Schelling, Hölderlin und Novalis die Naturerfahrung sogar als „Dialog zwischen zwei Subjekten, der menschlichen Subjekt-Natur und dem Natur-Subjekt"[89].

---

die Tendenz zu beobachten, das ästhetische Subjekt radikal vom religiösen oder moralischen Subjekt zu trennen.

88 Vgl. Bohrer 1981, S. 21 und Bohrer 1989. Kierkegaards Versuch, die romantische ästhetische Subjektivität von der moralischen zu trennen und den Konflikt zwischen ästhetisch-subjektivem Bewußtsein und objektiver Wirklichkeit herausgestellt zu haben, gehört wohl zu den bekanntesten und einflußreichsten Analysen des „ästhetischen Bewußtseins". Vgl. Bohrer 1991, S. 62-72. Zu beachten ist hierbei jedoch, daß bei Kierkegaard das ästhetische Subjekt noch dem moralischen Subjekt untergeordnet ist. Die „Souveränität" des ästhetischen Subjekts wird im Grunde erst gegen Ende des 19. Jahrhunderts insbesondere bei Nietzsche ausgerufen.

89 Groh/Groh 1993, S. 965-980.

Hierin deutet sich zugleich ein Rückfall in die „vorkritische“[90] Zeit der Philosophie an, denn die in der „Kritik der Urteilskraft“ vollzogene Trennung von reinem Geschmacksurteil und teleologischem Urteil wird hier aufgehoben. Im Gegensatz zu Kant, der als Initiator der Idee einer ästhetischen „Romantiknatur“[91] durch die Trennung des reinen Geschmacksurteils vom teleologischen Urteil zugleich als ein Kritiker der Romantiker „avant la lettre“ bezeichnet werden kann, wird der Schönheit und autonomen Zweckmäßigkeit der Natur in der Romantik Hölderlins, Schellings, Novalis' nicht nur subjektive („als-ob“) Geltung zugesprochen oder wird gar wie bei Fichte zum Derivat des transzendentalen Subjekts degradiert, sondern ihr wird eine objektive Geltung unterstellt. Die ästhetische Naturerfahrung[92] (die „Romantiknatur“, als der bereits bei Kant gedachte und von O. Marquard[93] nach der Romantik benannte „dritte Naturbegriff“[94]) eröffnet aus der Sicht dieser Romantiker dem Menschen den Blick auf eine lebendige poietische, organische Ganzheit und gipfelt in der Erfahrung des Unendlichen und Absoluten. Über die Vorstellung des Schöpferischen und Poietischen stellt Schelling den natürlichen Organismus und das Kunstwerk in ein analogisches Verhältnis. Schelling ist insofern der erste, der den Begriff des autonomen Kunstwerks auf den Organismusbegriff übertragen hat. Kunst gilt, wie A. Ebrecht nachweisen konnte, bei Schelling neben dem Organismus als zweiter Bereich, in dem die Kluft zwischen dem natürlich Objektiven und dem vernünftig Subjektiven überwunden werden könne.[95] Die Möglichkeit zur Aufhebung dieser Kluft ergebe sich für Schelling aus der Eigenschaft der Kunst, ebenso wie der Organismus, Einheit und Geschlossenheit repräsentieren zu können. Was die Natur von der Objektivität her realisiere, könne die Kunst vom subjektiv Ideellen aus fertigbringen. Die immanente Teleologie der organischen Intelligenz vollende sich als Aufhebung des Natürlichen im Intelligenten. Der Zusammenhang von Kunst und organischer Natur bestätigt sich für Schelling darin, daß die idealische Welt der Kunst und die reelle Welt der Objekte durch ihre Art der zugleich bewußten und unbewußten Tätigkeit die Produkte einer und der gleichen Tätigkeit seien.[96] Auch in seiner Schrift „System der gesamten Philosophie“ (1804) geht Schelling noch von diesem Zusammenhang aus. So meint er, daß die „Natur in jedem Ding als bewußtlos schaffend,

---

90 Hiermit ist die klassische Metaphysik gemeint, die noch nicht durch die drei „Kritiken“ Kants eingeschränkt wurde.

91 Marquard 1987, S. 57.

92 Vgl. zur Bedeutung der ästhetischen Naturerfahrung, Ritter 1974, S. 141-166.

93 Siehe grundsätzlich zum Problem der romantischen Naturphilosophie Marquard, 1987, S. 145ff. Interessant ist auch Marquards analyseleitende These, daß die vormals (natur-)philosophischen Begriffe der Romantik in die Psychonanalyse eingehen und dort in modifizierter Form weiterwirken.

94 Vgl. Marquard 1987, S. 57 und Lukács 1988, S. 248 sowie die Erläuterungen zum Phänomen „Romantiknatur“ im Teil 1, 2 und 3 der Arbeit.

95 Vgl. Ebrecht 1991, S. 122.

96 Vgl. Ebrecht 1991, S. 122f.

und mehr als Organ oder Gegenbild der Idee" sei, „denn als die Idee selbst; an sich betrachtet ist sie aber die schaffende und produktive Idee selbst. (Erläuterung. Der Begriff der Natur (...) ist der, daß sie sey unendliche, wenn gleich bewußtlose Kunst, ein Bild göttlicher Weisheit, selbst nicht wissend, was sie ausführt, und doch die intelligiblen Formen einer Vernunft in sich ausprägend (...) Offenbar ist in der Natur der Gedanke nicht von der That, der Entwurf nicht von der Ausführung, der Künstler nicht von seinem Werke verschieden, sondern eins."[97] Auf diese letztlich religiös gefärbten Vorstellungen von aus der Idee des Absoluten abgeleiteten ästhetischen oder organismischen Ganzheiten wird später die Lebensphilosophie zurückgreifen, wobei die organische Individualität wie die Kunst dann der Ersatz für die letzte kohärenzstiftende Einheit sein werden. Doch nicht nur die Lebensphilosophie zu Beginn des 20. Jahrhundets greift auf das Gedankengut der Romantik zurück, sondern auch die Reformpädagogik und die Avantgardebewegungen, zu der auch das „Bauhaus" und seine Pädagogik[98] gezählt werden können. Sei es die Tendenz zur Deifizierung des Kindes, die Verbindung von Kunst und Leben, das Lob organischer Ganzheiten, der Künstler und die Kunst als letzte kohärenzstiftende Einheit oder die quasireligiöse Funktion der Kunst – all diese Motive kehren zu Beginn des 20. Jahrhunderts wieder und wenden sich unter anderem gegen diejenige Philosophie und Pädagogik, die nach der Romantik tonangebend war, das System Herbarts und die Pädagogik des Herbartianismus. Auf diese *Wiederkehr der romantischen Motive*[99] zu Beginn des 20. Jahrhunderts soll deshalb in einem kleinen Exkurs eingegangen werden.

3.8 Exkurs: Die Wiederkehr romantisch-ästhetischer Motive in der Reformpädagogik, der Lebensphilosophie und in der Bauhauspädagogik

In der Reformpädagogik wurden die Gedanken und Motive der Romantik in größerem Stil in pädagogische Konzepte überführt. Wie in der Romantik waren in der Reformpädagogik, die einen radikalen Bruch mit bisherigen Vorstellungen von Erziehung und Bildung initiierte, Ästhetik und Kunst wichtige Medien zur Erneuerung der Gesellschaft und zur Schaffung eines „neuen Menschen"[100]. Besonders die Kunsterzieherbewegung[101], die sich als eine

97 Schelling 1962, S. 208f.

98 Vgl. Wünsche 1989 und Wünsche in: Lenzen 1990, S. 45-59. Sowie Wick 1982 und 1985.

99 Zur Wiederaufnahme romantischer Motive um 1900 vgl. Coellen 1906.

100 Vgl. dazu Wilhelm 1994, S. 59-73.

101 Vgl. Lorenzen 1966; Flitner/Kudritzki 1995, S. 101-171; Hein 1991; Brandt 1981; Oelkers in: Winkel 1987, S. 183-228; Solzbacher 1993, S. 523-534.

politisch-gesellschaftliche Erneuerungsbewegung verstand, legitimierte ihre Programme mit Motiven aus der romantischen Ästhetik und Literatur, wie etwa dem der Vorstellung vom Genius des Kindes[102] oder über das Lob der ästhetischen „Romantiknatur"[103]. In diesem Kontext ist auch die Kritik der Reformpädagogik an der Dominanz der intellektualistischen Orientierung der früheren Pädagogik insbesondere des Herbartianismus anzusiedeln. Die Reformpädagogik und ihre „Versprechungen des Ästhetischen" verstanden sich selbst als kritische Antwort auf den Herbartianismus.[104] Seit der Reformpädagogik wird deshalb immer wieder darauf insistiert, der „Intellektualisierung" von Bildungsprozessen, wie sie etwa in den Konzeptionen der Herbartianer zu finden waren, durch die verstärkte Ermöglichung sinnlicher Erfahrungen entgegenzuwirken. K. Mollenhauer hat diese reformpädagogische Orientierung an einer angeblich unverfälschten Sinnlichkeit als einen in der Pädagogik vielbemühten Topos bezeichnet.[105] Seine Persistenz verweise auf einen ungebrochenen Reformwillen, der sich in den Bemühungen artikuliere, in der Kraft der Sinne einen Grund zu finden, um die Reformen in Bewegung[106] zu halten, und zwar in Opposition zu den abstrakteren Formen der Verstandestätigkeit, gar zu der Scheinrationalität der Verhältnisse. Dies sei insofern ein „hartnäckiges Partikel" der pädagogischen Erzählungen, die sich dadurch resistent zeigen würden gegen Erfahrungen der Vergeblichkeit. Dies gelte insbesondere für seine ästhetische Version, die uns seit Herder vertraut sei und die das „Spüren" gegen die Verhältnisse setze, „ausgestattet mit der Hoffnung (oder dem Versprechen, Anm. Y.E.) der Pädagogen, Erziehung, nun besonders ästhetische, könne etwas ausrichten zur Verbesserung der Lebensformen."[107] Solche Hoffnungen auf eine Befreiung der Sinne sind auch Bestandteil der Heilsversprechen der Körperreformer, die in der Jugendbe-

---

102 Vgl. Rech 1973, S. 213-223, hier S. 218. Rech weist darauf hin, daß Hartlaub in seinem Buch „Der Genius im Kinde" bewußt romantische Motive aufgegriffen habe. Diese beruhen auf der Auffassung des kindlichen Genius als, so Hartlaub, „unbewußt wirkender, noch nicht dem Willen unterworfener kosmischer Fülle der Anlagen" Vgl. Hartlaub 1922, S. 66. Das Kind wird als unbefangen und unschuldig konzipiert und zum Medium eines „entschärften" und „risikolosen", Rech 1973, S. 218, Naturbegriffs stilisiert, also wie Marquard sagen würde zum Medium der „Romantiknatur". Zum Begriff „Romantiknatur" vgl. Marquard 1987, S. 57 und die Teile 1, 2 und 3 dieser Arbeit.

103 Auch die Reformpädagogik setzt auf die organische, unberührte, unschuldige und unbearbeitete Natur, kurz: die „Romantiknatur". Zu den problematischen Implikationen der pädagogischen Pflege der inneren und äußeren Natur des Menschen in der Reformpädagogik, siehe König 1989, insbesondere das Kapitel IV zum Thema „Leiborganismus contra Körpermaschine. Die „natürliche" Körperbewegung in der Reformpädagogik von Gaulhofer und Streicher", in: König 1989, S. 104-114.

104 Vgl. Plake 1991, S. 177.

105 Mollenhauer in: Lenzen 1993, S. 18.

106 In dieser Tradition stehen auch noch die Ansätze von zur Lippe, Selle und Rumpf. Zur Lippe 1987; Selle 1988; Rumpf 1994.

107 Mollenhauer in: Lenzen 1993, S. 18.

wegung ihren Ausdruck fanden. Diese „Bewegung“ feierte die „Ursprünglichkeit“ und ungebrochene „Natürlichkeit“ des Menschen. Indem die Reformpädagogik und die ihr nahestehenden Lebensreformbewegungen die Vorstellungen vom „richtigen“ und „guten“ Leben im Sinne einer neuen Ethik *ästhetisch konzipierten* und dies insbesondere über die Vorstellung der „Romantiknatur“ transportierten, was sie auch der Lebensphilosophie annäherte, steht sie auch hier in der Tradition der Romantik und deren Ästhetikkonzeption.[108] Diese Orientierung am ästhetisch konzipierten Organismusbegriff bzw. an den Begriffen „Ganzheit“ und „Leben“ führte dazu, daß auch die duale Semantik der geisteswissenschaftlichen Psychologie und Pädagogik hier ihren Ankopplungspunkt fand. Denn eine Ganzheit kann nicht „erklärt“, sondern nur „verstehend“ angeeignet werden. Auf diesen Zusammenhang hat Marquard in seinem Buch „Transzendentaler Idealismus-romantische Naturphilosophie-Psychoanalyse“[109] hingewiesen. Er zeigt dabei den Zusammenhang der Reästhetisierung der Natur im Sinne der „Romantiknatur“ in der Lebensphilosophie und der verstehenden Psychologie auf, die sich gegen die naturwissenschaftlich orientierte Psychologie wendet, welche auf exakt-experimentelle Erforschung des Seelischen setzte, und die eine Aufstellung von Naturgesetzen der Seele anstrebte. Demgegenüber sei die geisteswissenschaftliche Psychologie darauf ausgerichtet, den „Strukturzusammenhang“ des Seelenlebens verstehend anzugehen. An dem ursprünglichen Verstehen müsse nach W. Dilthey auch die „Nachkonstruktion“ der allgemeinen Menschennatur in der Psychologie festhalten, „wenn sie gesund, lebenskundig, und fruchtbar für das Verständnis des Lebens“ bleiben solle.[110] Marquard weist nach, daß dieses ursprüngliche Verfahren des Verstehens jedoch, so minutiös es sich durch das interpretierend historische Studium der Individualität realisiere, dennoch grundsätzlich ästhetisch orientiert sei.[111] Denn Diltheys anthropologische Forschung sei der Dichtung und der Kunst benachbart[112], weil die Kunst nach Dilthey das Organ des Lebensverständnisses[113] sei. So muß Diltheys philosophisch-geisteswissenschaftliche Psychologie als der Versuch angesehen werden, die innere Natur des Menschen (aber auch die äußere Natur) noch einmal ästhetisch zu fassen und sie dadurch zu verstehen.[114] Die in der Reformpädagogik erfolgte implizite und explizite

108 Zu der romantischen und aktuellen Verknüpfung von Ethik und Ästhetik vgl. Weiß in: Neidhardt/Lepsius 1986, S. 286-302.

109 Marquard 1987.

110 Vgl. Marquard 1987, S. 215.

111 Marquard 1987, S. 215.

112 Marquard 1987, S. 215. Dilthey maß der Kunst und der Ästhetik große Bedeutung bei. Seiner lebensphilosophischen und hermeneutischen Philosophie, verstehenden Psychologie und Pädagogik sind auch einige Abhandlungen über Ästhetik zur Seite gestellt. Vgl. insbesondere Dilthey 1921.

113 Zu Dilthey und seiner Verbindung von Ästhetik und Lebensphilosophie, insbesondere zu o. g. Topos siehe auch Kossolapow 1976, S. 273-280.

114 Marquard 1987, S. 214f.

Orientierung an den ästhetischen Vorstellungen der Romantik ist also auch bei dem Begründer der „Geisteswissenschaften" und dem Vorläufer der „geisteswissenschaftlichen Pädagogik", Dilthey, nicht zu übersehen.[115]

Insbesondere führte die durch die Romantik angeregte Orientierung an Begriffen, wie „Ganzheit" und „Organismus" in der Reformpädagogik zu einem *neuen Körperverständnis*. Der Reformpädagoge Streicher attestierte der Jugendbewegung eine völlig andere Stellung zur Leiblichkeit. Der Körper wird in der Reformpädagogik insofern als ganzheitlicher Leiborganismus und nicht mehr als in bloße Funktionen zerstückelte „Körpermaschine" konzipiert.[116] E. König hat allerdings überzeugend nachgewiesen, daß auch die Wahrheit der Leiborganismuskonzeption der Reformpädagogik in der Körpermaschine liegt. Insofern wäre die Frage, inwiefern dies auch für die von Pestalozzi und dem romantischen Pädagogen Fröbel ausgearbeiten Konzeptionen „richtiger" Körper- und Sinnesübung und -formung, zutrifft, eine Untersuchung wert. Daran ließe sich eine Überprüfung womöglich problematischer Implikationen derjenigen Konzeptionen einer Pädagogik der Sinne anschließen, die sich der von Fröbel[117] beeinflußten Methode M. Montessoris[118] wie auch den Ansätzen der Bauhaus-Pädagogik verpflichtet fühlen.

Es können weitere Zusammenhänge von romantischer und reformpädagogischer Ästhetikorientierung angegeben werden. Die „Versprechungen des Ästhetischen" in beiden pädagogischen Epochen ähneln sich in der Tat sehr. So kam der Kunst, wie bereits in der Romantik, auch in der Reformpädagogik wieder eine besondere Bedeutung zu, nicht zuletzt im Kontext der Entdeckung bzw. Aufwertung der kindlichen Kreativität, nach deren Manifestationen in der nunmehr zugelassenen „freien" Kinderzeichnung[119] gesucht

---

115 Vgl. Bohrers Ausführungen über Diltheys Aufwertung der Romantik in: Bohrer 1991, S. 245-276. Sowie Dilthey 1970.

116 König 1989, S. 113. König erliegt, trotz seiner eigentlich nüchternen Analyse, allerdings seinen eigenen „Versprechungen des Ästhetischen". Er plädiert für den angeblich in der „ästhetischen Idee" aufgehobenen „u-topischen Körper" als Gegenfigur zum anderen Körper, der in manchen Körpertherapien beschworen werde, König 1989, S. 118. Zum Topos des „anderen Körpers" vgl. Wimmer in: Kamper/Wulf 1982, S. 82-97.

117 Heiland 1981, S. 433-453. Vgl. auch das romantische Motiv der „kosmischen Erziehung" bei Montessori; dazu Oswald in: Scheid/Weidlich 1977.

118 Ansätze zu einer solchen Kritik könnten aus einigen Bemerkungen K. Wünsches zu Montessoris Methode der Sinnesschulung konstruiert werden. Vgl. Wünsche in: Kamper/Wulf 1982, S. 97-109.

119 Die Reformpädagogik und die Kunsterzieherbewegung hatten seit dem Ende des 19. Jahrhunderts eine neue Kunstpädagogik entwickelt, die anstelle der rationellen und rein formalen Betreibung des Kunst- bzw. genauer des Zeichenunterrichts auf die Anregung zu freier, ursprünglicher und unbeeinflusster Selbstäußerung des Kindes setzte. Vgl. zu dieser Entwicklung, ihren Ambivalenzen und Widersprüchen, Richter 1981, S. 38ff. und Selle 1981, S. 122ff. Ebenso die Ausführungen über die „Kunstpädagogik vom Kinde aus" im Katalog „Kind und Kunst 1976, S. 109ff. Einer der wichtigsten Vertreter der zu Beginn des 20. Jahrhunderts aufkommenden Programmatik von der schöpferischen und erneuernden Gestaltungskraft des Kindes war

wurde, und die – unter anderem – zu einem erneuten Geniekult[120] des Kindes führte, welcher auch die Lehre von der Orientierung am Kind beeinflußte, die bereits um 1900 von der Pädagogin E. Key[121] als Parole ausgegeben wurde. Wie die Romantiker, so sahen auch einige Vertreter der Reformpädagogik im Künstler als dem schöpferischen Genie[122] oder Genius den *Erneuerer und Erzieher der Gesellschaft*. H. Kupffer sieht die Reformpädagogik – neben der Jugendbewegung und dem Faschismus – deshalb als eine „ästhetisch-orientierte"[123] Pädagogik an. War es nach Kupffer bereits für die Jugendbewegung charakteristisch, politisches Handeln als „schöpferische Tat" zu stilisieren, wobei diese Idee sich aus dem Gedanken speiste, einem „übergreifenden Ganzen" anzugehören, so sei auch in der Reformpädagogik ein „konfliktentschärfender Ansatz zu sehen"[124]. Kupffer zitiert in diesem Zusammenhang H. Nohl, um die ästhetische Dimension dieser Pädagogik zu veranschaulichen.[125] Nohl geht 1935 in seiner Abhandlung über „Die pädagogische Be-

---

Hartlaub. Hartlaub wurde auch Mitveranstalter der Ausstellung „Der Genius im Kinde" von 1921 in der Mannheimer Kunsthalle, in der Kinderzeichnungen- und arbeiten ausgestellt wurden. 1922 legte er ein Buch zum impliziten kunstpädagogischen Konzept dieser Ausstellung unter dem gleichen, äußerst populär gewordenen, Titel, „Der Genius im Kinde" vor. Liest man dieses Buch, sowie das Katalog-Vorwort des damaligen Leiters der Mannheimer Kunsthalle, Wichert, so wird deutlich, daß auch hier *angesichts einer Krisenerfahrung*, nämlich der des ersten Weltkrieges, auf Ästhetik gesetzt wurde. Dabei sollte die Kraft des Naiven, Heiligen und Unverstellten, die sich in den Kinderzeichnungen zeige, durch gezielte kunstpädagogische Anleitung, als „heilender Born gegen eine technisierte, entseelte Umwelt" möglichst lange erhalten werden. Vgl. Kind und Kunst, 1976, S. 110. Der *romantisch- „sentimentalische" Blick auf das so projizierte naive, reine und unschuldig Heilige des Kindes und der Natur*, kommt hier wieder zur vollen Geltung. Da die Dialektik des Sentimentalischen, auf die bereits Schiller hingewiesen hatte, bei diesen Äußerungen der Reformpädagogik und Kunsterzieherbewegung jedoch nicht mitreflektiert wurde, handelt es sich eindeutig um Substanzialisierungen von Subreptionen.

120 Kritisch verhält sich dazu Staudte in: Lenzen 1986, Bd. 7, S. 370f. Staudte interpretiert die in der Reformpädagogik und der Kunsterziehungsbewegung deutlich werdenden „romantisierenden und regressiven Vorstellungen von Kind und Kindheit" im Bezug auf die Vorstellung des Genius im Kinde als Ausdruck einer „Sehnsucht nach einer heilen Welt." Staudte in: Lenzen 1986, Bd. 7, S. 370.

121 Key 1903.

122 Der Geniebegriff des Deutschen Idealismus zeitigt hier seine nachhaltige Wirkung. Vgl. Kants Geniebegriff in der „Kritik der Urteilskraft". Zu einer soziologischen Kritik des Begriffs des „Originalgenies", siehe Bourdieu 1991, S. 125-159. Bourdieu verweist auf die kollektiven, habituellen Implikationen des vorgeblich originellen, individuellen Gebrauchs der Einbildungskraft. Zu diesem Problem siehe auch Bornscheuer 1976.

123 Kupffer 1982, S. 194-207.

124 Kupffer 1982, S. 197.

125 Nohl hatte sich bereits sehr früh mit Problemen der Ästhetik auseinandergesetzt. So habilitierte er sich 1908 mit einer Arbeit über „Die Weltanschauungen der Malerei", die er seinem Lehrer Dilthey widmete. Neben vielen Aufsätzen über Ästhetik schrieb er in den 30er Jahren noch eine größere Abhandlung über „Die Ästhetische Wirklichkeit", eine Art Geschichte der Ästhetik. Vgl. Nohl 1961.

wegung in Deutschland und ihre Theorie"[126] davon aus, daß „es wie ein geschichtliches Gesetz" sei, daß „das neue Lebensgefühl und der neue schöpferische Gestaltungswille einer Zeit sich zunächst in der Kunst offenbaren und es die neuen ästhetischen Erfahrungen sind, die das Erleben von starr gewordenen alten Formen wieder frei machen. Das gilt für die Renaissance wie für den Sturm und Drang (ebenso wie für die Romantik könnte man anfügen, die diesbezüglich ganz ähnlich dachte, Anm. Y. E.), und so hat auch bei uns der neue pädagogische Wille und sein neues Ideal hier zuerst eingesetzt; die Kulturkritik, die seit den 70er Jahren beginnt und gegenüber einer leer gewordenen Zivilisation, einem alles analysierenden Intellektualismus eine neue Bildung aus den produktiven Kräften des Menschen forderte, hatte hier ihre stärkste Quelle."[127] Es ist insofern nicht verwunderlich, daß Nohl in seinem geschichtsphilosophischen Versuch, die Einheit der „Deutschen Bewegung"[128] sowie der „pädagogischen Bewegung"[129] zu stiften, die Romantik in einer Linie mit der Reformpädagogik sieht. Wie in der Romantik wird der Künstler zum Vorbild stilisiert. So geht Nohl auf das einflußreiche Buch von J. Langbehn ein, welches bereits durch den programmatischen Titel „Rembrandt als Erzieher"[130] den Künstler als Vorbild für das Unternehmen einer Erneuerung der Gesellschaft und des Menschen ausweist.[131] Der Künstler wird Erzieher und der Erzieher wird zum „Bildner", wie Kupffer im Bezug auf die Bezeichnung der frühen Pädagogischen Hochschulen als „Bildnerhochschulen" kritisch anmerkt.[132]

Das Lob der Ästhetik und der Kunst kulminiert in den ersten zwei Jahrzehnten des 20. Jahrhunderts in einen „ästhetischen Fundamentalismus" romantischer Prägung, der sogar von seiten der Soziologie mitgetragen wurde, die vor dem Hintergrund der Untersuchungen M. Webers[133] bereits entschieden auf die funktionale Ausdifferenzierung der Kunst und auf die damit einhergehende Autonomisierung des Ästhetischen hingewiesen hatte. Dies bedeutete letztlich eine Einschränkung der Souveränität der Kunst wie auch der Verheißungen des Ästhetischen. Sogar ein nüchterner Analytiker wie G. Simmel, der sich Webers Theorie aufgrund dessen These von der funktionalen Ausdifferenzierung der Wertsphären verpflichtet fühlte, betont in seiner „Soziologischen Ästhetik"[134], daß in der Moderne nur die Kunst die Fähigkeit

126 Nohl 1949.
127 Nohl 1949, S. 30f.
128 Nohl 1970.
129 Nohl 1949.
130 Langbehn 1922.
131 Vgl. zu der Kulturkritik dieser Zeit und zu den „Visionen von Rembrandt-Deutschland" Hein 1991.
132 Kupffer 1982, S 198.
133 Allerdings glaubte auch Weber an die Macht der Kunst, siehe Lepenies 1988, sowie Weiller 1994.
134 Simmel 1992, S. 197-214 Originaltext (1896), vgl. zu Simmels Äußerungen über Ästhetik Breuer 1995, S. 169-184.

besitze, im „Einzelnen den Typus, im Zufälligen das Gesetz, im Disparaten und Fragmentarischen die letzte Einheit der Dinge" hervortreten zu lassen, denn in jedem Punkt berge sie die „Möglichkeit der Erlösung" und aus jedem leuchte für den hinreichend geschärften Blick die „ganze Schönheit, der ganze Sinn des Weltganzen"[135] hervor. Kohärenzerfahrungen angesichts allseitiger Kontingenz scheinen nur noch über die Kunst möglich zu sein.[136] Auch bei Simmel steht die Kunst für ein Reich, in dem die Endlichkeit und Bedürftigkeit des Menschen sich zum „Absoluten und Vollkommenen erlöst."[137] Ästhetik garantiert insofern auch hier (wie in der Romantik) die Erfahrung einer immanenten Transzendenz. Bereits 1907 hatte Simmel sogar auf die strukturelle Analogie der Erfahrung von Kunst und Religion hingewiesen, denn in beiden zeige sich: „Das Andere des Lebens, die Erlösung von ihm durch seinen Gegensatz, indem die reinen Formen der Dinge, gleichgültig gegen ihr subjektives Genossen- oder Nichtgenossen-Werden, jede Berührung durch unsere Wirklichkeit ablehnen. Aber indem die Inhalte des Seins und der Phantasie in diese Distanz rücken, kommen sie uns näher, als sie es in der Form der Wirklichkeit konnten."[138] Simmel, der als Theoretiker der Ausdifferenzierung eigentlich die „Souveränität der Kunst"[139] einschränken müßte, tut dies also nur halbherzig.

Zur vollen Ausprägung der „Souveränität" des Ästhetischen kommt es dann aber bei den zu Beginn des 20. Jahrhunderts entstehenden Avantgardebewegungen[140] der sogenannten „Klassischen Moderne"[141] in der Bildenden Kunst, der Literatur, der Musik und der Architektur. Die Vertreter der Avantgarde der „Klassischen Moderne" plädieren – wie die Romantiker – für die Verschmelzung von Kunst und Leben und wenden sich gegen die Begrenzung der Souveränität der Kunst und des Ästhetischen. Kunst, Architektur, Film, aber auch die neu entstehende Massenkultur[142] der „Kulturindustrie"[143] können sogar als äußerst wirksames Pendant zu den Normalisierungs- und Ordnungsstiftungsversuchen der modernen Sozialdisziplinierung angesehen

135 Simmel 1992, S. 197-214. Zum Verhältnis von Kultursoziologie und Ästhetik zu Beginn des 20. Jahrhunderts vgl. auch Lichtblau 1996, insbesondere S. 203ff.

136 Vgl. dazu Makropoulos 1991.

137 Simmel 1992, S. 197-214.

138 Simmel 1907, S. 108. Diese Gedanken sind von Schopenhauers Ästhetikvorstellungen beeinflußt, allerdings ohne deren Pessimismus zu übernehmen. Vgl. Breuer 1995, S. 178.

139 Vgl. Menke 1991. Diese Wendung lehnt sich an ein Diktum von Bataille an. Bataille 1978, S. 73f. Siehe dazu auch Derrida 1972, S. 395 sowie Menke 1991, S. 208f.

140 Zur Geschichte der Avantgarden des 20. Jahrhunderts Bürger 1974 und Hepp 1987. Siehe auch den Ausstellungskatalog „Tendenzen der 20er Jahre" 1967 und Makropoulos 1991.

141 Zu diesem Begriff siehe v. Maur 1982, S. 9-24.

142 Vgl. Dröge/Müller 1995. Siehe auch Horkheimer 1941, S. 290-304. Ebenso Kausch 1988 und Kracauer 1963.

143 Vgl. Horkheimer/Adorno 1971, S. 108-151 sowie Kausch 1988.

werden.[144] Wie viele Künstler und Theoretiker der Romantik verstanden sich auch die Künstler der „Klassischen Moderne" als die Instanz, von der die Erneuerung der Gesellschaft auszugehen hätte. So machte sich in den 20er Jahren insbesondere die moderne Architekturavantgarde daran, den adäquaten Lebensraum der modernen Gesellschaft zu erschaffen.[145] Es sei nur an die Verschränkung von Kunst und Pädagogik in den Konzepten des „Bauhaus" erinnert, um deutlich zu machen, daß in solchen Kontexten immer auch die Schaffung eines „neuen Menschen"[146] angestrebt wurde. K. Wünsche hat in seinem Aufsatz „Das Bauhaus als Erzieher"[147] auf einen in diesem Zusammenhang stehenden Ausspruch F. Wicherts von 1928 hingewiesen, der als Bau- und Sozialreformer während einer Krise des Bauhauses (1924/1925) beinahe der Nachfolger des Bauhausdirektors W. Gropius geworden wäre. Wichert schrieb in seinem Aufsatz: „Die neue Baukunst als Erzieher"[148], daß diese Baukunst als Gehäuse, Umgebung und als vom Menschen geschaffenes Milieu bildende Kraft[149] ausstrahle und so das Wesen des Menschen gestalte, so werde sie – mit der „Unentrinnbarkeit", die der Architektur zu eigen sei - zum Lehrer, zum Erzieher. Der so Gebildete soll zu einem „neuen Menschen" werden, der die Normen des Bauhauses und der modernen Zeit vollständig internalisiert hat", die da wären „Schlichtheit, Einfachheit, Klarheit, Übersehbarkeit, Bestimmtheit, Strenge"[150]. Diese Werte, die in der Architektur umgesetzt wurden, sollten direkt auf den Menschen wirken und dadurch Sachlichkeit, Sauberkeit, Hygiene oder das Ordnunghalten begünstigen. Diese Pädagogik setzte insofern direkt am Leib[151] an und versuchte so, die neuen

---

144 Vgl. Makropoulos 1991; Makropoulos 1995 und Makropoulos 1997. Ebenso Gehlen 1960.

145 Vgl. Makropoulos 1995 und 1997.

146 Vgl. Wilhelm 1994, S. 59-73. So vermerkte etwa Graf Kessler nach einem Besuch im Weimarer Bauhaus: „Sie suchen (...) vor allem den ‚neuen Menschen'." Kessler in: Pfeiffer-Belli 1982, S. 198.

147 Wünsche in: Lenzen 1990, S. 45-59. Vgl. auch Wünsche 1989.

148 Wichert 1928, S. 233-235.

149 Daß dies auch ein empirisch nachweisbares Faktum ist, hat Rittelmeyer in einigen Studien nachgewiesen. Siehe: Rittelmeyer 1994; ebenso Rittelmeyer/Krappmann 1994. Rittelmeyer in: Mollenhauer/Wulf 1996, S. 138-153. Rittelmeyer untersucht unter anderem empirisch, wie sich bestimmte Raumkonfigurationen auf das Empfinden von Schülern auswirken und kommt dabei zu interessanten Ergebnissen. So könne man feststellen, daß sich bei Schülern, die mit einem architektonischen Milieu, welches dekonstruktiven Charakter habe, konfrontiert würden, eine Irritation des Gleichgewichtsgefühls einstelle. Wenn man sich verdeutlicht, wie unangenehm solche Irritationen sein können und wie sie sich auf das Gesamtbefinden eines Menschen auswirken, dann wird klar, wie prägend Erfahrungen mit Architektur sind. Es wäre also zu fragen und weiter zu untersuchen, von welcher Architektur positive oder negative bildende Kraft ausgeht.

150 Wichert 1928, S. 234.

151 In diesem Zusammenhang wird deutlich, wie wichtig die Erkenntnis Merleau-Pontys ist, daß die Grundlage von Erfahrungen der primordiale Status sinnlicher Wahrnehmung ist. Auf die Tatsache dieses „Leibaprioris" wird allerdings in der Pädagogik

sozialen Ordnungsideen und ethischen Wertsetzungen dem Menschen einzuprägen. Die architektonische Umsetzung der Ideen des Bauhauses kann insofern als ein großes Erziehungsexperiment[152] zur Schaffung des „neuen Menschen" verstanden werden, welches sich über bestimmte „Versprechungen des Ästhetischen" legitimierte. In solchen Konzeptionen der Avantgarde verschränken sich Ästhetik und Pädagogik über die Idee des Künstlers und der Kunst als Erzieher sowie über die „Attitüde des Schöpferischen"[153]. Der Künstler wird zum Schöpfer einer neuen Welt und eines neuen Menschen, und er wird durch den Anspruch, Kunst und Leben[154] ineinander übergehen

---

noch viel zu wenig geachtet. Vgl. Ehrenspeck in: Mollenhauer/Wulf, 1996, S. 228f. Eine wichtige Anregung zu der sich in den letzten Jahren verstärkt zeigenden Bereitschaft, die Thematik des Leibes in die Pädagogik aufzunehmen, sind die Überlegungen von Meyer-Drawe zum Verhältnis von Leiblichkeit und Sozialität gewesen. Meyer-Drawe 1984.

152 Vgl. zu den pädagogischen Vorstellungen von Gropius, Nerdinger in: Wick 1985, S. 28-42, hier S. 30.

153 Lenzen 1994, S. 17-30, hier S. 25.

154 Vgl. Bürger 1974. Diese Vorstellung gewinnt in der Postmodernediskussion neue Aktualität. Dies betrachtet kritisch Kuhlmann, der im Hinblick auf Welschs Konzept einer „Verbrüderung" von Kunst und Leben (insbesondere in: Welsch 1990) darauf hinweist, daß eine solche Konzeption problematisch sein kann. Denn die Mittellage dieser Überlegungen zwischen den agressiven Avantgardeansprüchen der „Klassischen Moderne" und der gleichfalls modernen Anerkennung der Autonomie der Kunst führe dazu, daß die Protagonisten der postmodernen Ästhetikbefürwortung einerseits von dieser radikalen Autonomie moderner Kunst zehren würden, ohne sich aber damit abfinden zu wollen, daß die ausdifferenzierte künstlerische Artikulation und die Alltagsverständigung der Menschen nicht unbedingt vermittelbar sind. Sie wollten vielmehr den sozialen Austausch sowie die individuelle Selbstverständigung gerade von der Kunst befruchten lassen, ohne diese jedoch der Forderung nach kommunikativer Anschlußfähigkeit zu unterwerfen. Kuhlmann 1992, S. 18. Das Argument von Kuhlmann zeigt zudem, wie wenig realistisch Welschs Vorstellung ist, daß die Menschen durch die Wahrnehmung von Kunst in eine Pluralität anerkennende Haltung eingeübt werden könnten. Denn die Autonomie der künstlerischen Artikulation bedeutet ein äußerst großes Hindernis für solche volkspädagogischen Funktionalisierungen von Kunst. Dies gilt auch für Welschs These, daß die Erfahrung der Kunst den Gerechtigkeitssinn fördere. Diesen Gedanken hat Welsch im Anschluß an Adornos Erhabenheitsästhetik entwickelt. Adorno hatte in seiner „Ästhetischen Theorie" auch eine Entwicklungsgeschichte erhabener Kunst integriert. Diese Kunst zeichnet sich nach Welsch insbesondere dadurch aus, daß sie, indem sie den klassizistischen Formanspruch immer entschiedener zurückgewiesen habe, die individuelle und disparate Kraft künstlerischer Gebilde gegen die Einheitsstiftung überlieferter Formen zur Geltung bringe. Die Einsicht des Individuums in seine eigene Naturhaftigkeit werde insofern auf der Ebene des Werks durch die Spannung zwischen rationaler Konstruktion und dem Eindringen ungebändigter, nicht mehr harmonisch zusammengefügter Elemente realisiert. Nach Welsch zeigt dies, daß Adornos Ästhetik der Moderne letztlich eine implizite Ästhetik des Erhabenen sei. Das Erhabene wird von Welsch deshalb zur eigentlichen ästhetischen Form der „Postmoderne" erklärt. Hier trifft sich Welsch im übrigen mit Lyotard, der ebenfalls dem Erhabenen in der „Postmoderne" eine große Bedeutung zumißt. Die Erhabenheitsästhetik Adornos

zu lassen, den die Vertreter der modernen Avantgardebewegungen von der Romantik übernommen hatten, zugleich zum Menschen-"Bildner" und „Erzieher" stilisiert. Der Künstler wird damit zum Ersatz des Schöpfer-Gottes.

Die Wirksamkeit romantischen Gedankenguts in der Zeit der ästhetikorientierten pädagogischen und lebensreformerischen „Bewegungen" Anfang des 20. Jahrhunderts macht deutlich, daß an Ästhetik auch eine politische, gesellschaftliche Aspiration gebunden wurde. Ebenso verhält es sich im Zeitalter der Romantik selbst. Die Veränderung der Gesellschaft, die die meisten Romantiker anstrebten, sollte (insbesondere in Deutschland) vor allem über das Medium der Kunst und der Ästhetik realisiert werden. Der romantische Gedanke, daß das gesamte soziale Leben einem besonderen ästhetischen Anspruch zu genügen habe, zugleich aber weit über das Alltäglich-Pragmatische hinausreichen solle und dabei aber nicht bloß zur Ausschmückung gesellschaftlicher Konventionen dienen dürfe, ist auch für die Entwicklung der modernen Avantgarden und für das Verhältnis von Kunst und Gesellschaft von großer Bedeutung gewesen[155] und resultiert aus dem Plädoyer der Romantiker für die Einheit von Kunst und Leben. A. W. Gouldner merkt dazu kritisch an, daß „in this degree, then, Romanticism was the substitution of aesthetics for politics, of cultural criticism for social criticism; and it was a demand for artistic freedom in place of political freedom".[156] Diese Einschätzung ist allerdings zu einseitig. Denn die Gedanken der Romantik fanden sehr wohl auch Niederschlag in den politischen Bewegungen des 19. und des 20. Jahrhunderts.[157] Es sei hier nur an einige Motive der Revolution von 1848 in Deutschland erinnert.[158] Die Motive und Gedanken der Romantik hatten insofern Einfluß auf viele Bereiche des Gesellschaftlichen. Die Romantik als bloßen „Occasionalismus"[159], „Irrationalismus" oder „Ästhetizismus" auszugeben, wie es insbesondere über die Kritiken von C. Schmitt[160] und G.

---

wird von Welsch weiterhin zu einem Vorbild für eine postmoderne Theorie der Bedeutung der Ästhetik und der Kunst für das Leben stilisiert. Denn Adorno, so Welsch, habe gezeigt, daß erhabene Kunst dem Nicht-Integrierbaren und Heterogenen Gerechtigkeit widerfahren lasse. Adorno habe somit die Gerechtigkeit zur obersten ästhetischen Norm gemacht. Deshalb könne die Wahrnehmung solcher Kunst auch den Gerechtigkeitssinn und den Sinn für die unschlichtbar heterogenen Elemente der modernen Welt schulen und fördern und insofern der Gefahr eines repressiven Einheitsdiktats entgegenwirken. Welsch 1990, S. 150. Welsch übersieht dabei völlig, daß sich Kunst bei Adorno so einfach nicht mitteilt und deren Gehalt erst vom philosophischen Kenner enträtselt werden muß. Adorno hätte eine solch platte Wirkungsästhetik, wie sie Welsch vorführt, nie akzeptiert. Er hat vielmehr auf den Rätselcharakter von Kunst immer wieder hingewiesen. Vgl. Adorno 1973, S. 179ff.

155 Vgl. Hein 1991, S. 24.

156 Gouldner in: Gouldner 1973, S. 323-369.

157 Vgl. Klinger 1995.

158 Romantische Motive finden sich sogar in der 68er-Bewegung dieses Jahrhunderts vgl. Weiß in: Neidhart/Lepsius 1986, S.286-302, sowie Klinger 1995, S. 69ff.

159 Schmitt 1982, S. 134.

160 Schmitt 1982.

Lukács[161] zu einem der hartnäckigsten Gemeinplätze des 20. Jahrhunderts wurde[162], verfehlt die Vielschichtigkeit dieser „Bewegung“[163] und übersieht den immensen – nicht nur negativen – Einfluß der Romantik auf die europäische Kultur und Politik[164].

3.9 Ästhetik und Pädagogik der Romantik

In der Pädagogik zur Zeit der Romantik setzten sich deren Ideen nur langsam, dafür aber nachhaltig durch. Bis auf die Verarbeitung romantischen Gedankenguts in den Erziehungskonzeptionen von Arndt[165] und Fröbel[166] oder in den Bildungsromanen von Jean Paul[167] und den frühen Schriften Schleiermachers[168] ist das Bildungsdenken und die Pädagogik des beginnenden 19. Jahrhunderts zunächst von der Romantik nur sehr vermittelt beeinflußt.[169] Als wichtigste romantische Bildungs- und Erziehungskonzeption ist diejenige F. Fröbels zu nennen. Fröbel ist *der* Pädagoge der Romantik und als solcher beeinflußt von der Philosophie Schellings[170]. Fröbel transferiert die romantische Idee des Kindes, der Natur und der Kunst sowie die organizistischen Bildungsvorstellungen der Romantik in Pädagogik. Besonders hervorzuheben sind seine „Erfindung“ des Kindergartens und seine Theorie des

---

161 Lukács 1947, S. 50ff.

162 Siehe dazu auch den ideengeschichtlichen Vergleich von Kritiken und Aufwertungen der Romantik im 19. und 20. Jahrhundert von Bohrer. Bohrer 1991.

163 Vgl. dazu Nohl, der die Romantik als „deutsche Bewegung“ kennzeichnet. An diese Zuordnung hält sich auch Bollnow. Bollnow 1952. Vgl. ebenso Klinger 1995.

164 Vgl. Friedell 1976; ebenso Kluckhohn 1966; Kiwitz 1986 und Kleßmann 1987 sowie Behler 1989; Bohrer 1991 und Klinger 1995.

165 Vgl. Arndt 1805. Über Arndt vgl. Ballauf/Schaller 1973, S. 134-143. Ebenso Bollnow 1952, S. 98-107 und Blättner 1973, S. 193f.

166 Fröbel 1966. Zu Fröbel vgl. Ballauff/Schaller 1973, S. 103-123. Tenorth 1988, S. 132. Blättner 1973, S. 194f. Ebenso Baader 1995 und Baader in: Liebau/Wulf 1996, S. 190-201.

167 Zu Jean Paul vgl. Ballauf/Schaller 1973, S. 123-134. Ebenso Blättner 1973, S. 193. Vgl. auch die dekonstruktive Lektüre des Textes „Levana oder die Erziehlehre“ von Koller 1990.

168 Zu Schleiermacher, Ballauf/Schaller 1973, S.51-63 und Blättner 1973, S. 201f. Ebenso Mollenhauer 1986, S. 137-160.

169 Vgl. Franz 1937. Die bislang einzige Übersicht zur Pädagogik der Deutschen Romantik hat Bollnow vorgelegt. Bollnow 1952. Einige weitere Ansätze dazu: Vouillème 1986, S. 581-596. Sowie Heiland 1967, S. 151-161. Parmentier 1993, S. 183-193 und die Aufsätze zu Jean Paul und Novalis in Oelkers 1991. Wichtige Hinweise für ein solches Vorhaben finden sich auch in dem literaturwissenschaftlich orientierten Buch von Alefeld 1996. Ebenso bei Lenzen 1985, S. 197, sowie Lenzen in: Winkel 1987, S. 157-181.

170 Blättner 1973, S. 192.

„Spiels“[171] und der „Spielgaben“[172], welche durchaus auch als implizite Theorien über aisthetische und ästhetische Prozesse[173] gewertet werden können. Hierin ist Fröbel eindeutig auch ein Schüler der Elementarmethode Pestalozzis sowie dessen „ABC der Anschauung“[174]. Das „ABC der Anschauung“, welches Pestalozzi insbesondere als eine Vorübung zum Zeichnen und davon abgeleitet, zum Schreiben auffaßte, wurde auch bedeutsam für Fröbels Auffassung der allgemeinbildenden Aufgaben des Zeichenunterrichts. War Zeichnen vor Pestalozzi allein für bestimmte Gewerbe und damit nur für bestimmte Zweige der Berufsausbildung als zweckmäßig angesehen worden, so wird Zeichnen bei Pestalozzi zu einer notwendigen Ausübung, um die allseitige und harmonische Bildung des Menschen zu gewährleisten. Die anthropologische Fundierung des Zeichnens in einer elementaren und natürlichen „Ausmessungskraft“[175] ist dabei die Legitimation zur Einführung eines allgemeinverbindlichen Zeichenunterrichts. Pestalozzi nimmt an, daß die Ausbildung des Kunstsinns durch Zeichenunterricht die Voraussetzung dafür ist, des Menschen Sinn für Wahrheit, Tugend und Religion zu bilden und die Kraft zum Erlernen des Schreibens, Lesens und Auswendiglernens zu erlangen. Die Ausbildung des Kunstsinns und des Zeichnens sind also das entscheidende Moment zur Kultivierung und Versittlichung des Menschen im allgemeinen. Dies erinnert stark an Schillers Hoffnung, die Kunst könne zur „zweiten Schöpferin“[176] der Menschheit werden und alle negativen Tendenzen eindämmen oder gar gänzlich aus der Welt schaffen. Der von Pestalozzis Lehre beeinflußte Fröbel stützte so die Allgemeinheit der Bestimmung des Zeichnens. Er analogisiert gemäß seiner romantischen Gottesverehrung das Kreative dieses Vorgangs mit der schöpferischen Kraft Gottes. So zeigt sich für Fröbel im Zeichnen die Verbindung von Gott und Mensch an. Auch hier

171 Vgl. Fröbel 1966 und Fröbel in: Fröbels Theorie des Spiels I-III, 1963, 1966 und 1967. Ebenso Bollnow 1952, S. 173-200. Baader sieht bezüglich der Theorie des Spiels von Fröbel einen Zusammenhang mit dem Spielbegriff Schillers. Baader 1995. Allerdings meinte „Spiel“ bei Schiller nicht Kinderspiel und auch die Konnotation des Freiheitsbegriffs ist bei Fröbels Theorie des Spiels so nicht mehr gegeben. Bei Fröbel nähert sich „Spiel“ eher dem Oppositionsbegriff „Arbeit“ an. Zum Problem des Begriffs „Spiel“ bei Schiller siehe auch Scheuerl 1975.

172 Fröbel in: Fröbels Theorie des Spiels I-III, 1963, 1966 und 1967. Zu Fröbels „Spielgaben“ und seiner Theorie des Spiels siehe Bollnow 1952, S. 173ff.

173 Aisthesis bezieht sich auf Wahrnehmung im allgemeinen. Ästhetik (seit Kant) umfaßt nur die Erfahrung mit dem Natur- und Kunstschönen und dem Erhabenen. Zur Begriffsgeschichte und Begriffsdifferenzierung in der Moderne und Postmoderne vgl. Ehrenspeck in: Mollenhauer/Wulf 1996, S. 201-231.

174 Fröbel hatte Pestalozzi in der Schweiz besucht und war auch bekannt geworden mit dessen Schüler Schmid, der die Elementarmethode Pestalozzis weiterentwickelte, und der für die methodische Grundlegung des modernen Zeichenunterrichts wichtig wurde. Vgl. dazu Kemp in: Kind und Kunst 1976, S. 12-30. Sowie Kemp 1979, S. 292ff.

175 Pestalozzi 1961, S. 88.

176 Schiller 1984, S. 199.

wird also das Zeichnen zur „zweiten Schöpferin“ des Menschen. Denn nach Fröbel bahne das Zeichnen „in dem Menschen, als vollendete Darlegung seiner Schöpferkraft, die Möglichkeit an, durch die Ausprägung reiner Menschheit in sich und an sich, zweiter Schöpfer seiner selbst, wie ein Schöpfer und Darsteller reiner Menschheit und Menschlichkeit außer sich zu werden, von der richtigen Auffassung und Ausbildung der Körperlichkeit, Sinnlichkeit, Leiblichkeit sich durch Sinnigkeit, Sittigkeit und Sittlichkeit zu wahrer Selbsteinigung, wie Natur-, Menschheits- und Gotteseinigung im Fühlen, Denken, Wollen und Tun zu erheben.“[177] Bei Fröbel wird der Mensch durch das Zeichnen geradezu deifiziert. Allgemeiner, umfassender und vor allem emphatischer kann man die auf das Zeichnen bezogenen „Versprechungen des Ästhetischen“ wohl kaum fassen. Die Analogie von Schöpfergott und Künstler als Schöpfer oder Kunst als „zweiter Schöpferin“ findet sich allerdings nicht nur in der religiösen Romantik Fröbels, sondern sie ist auch in solch modern-rationalen Theorien wie der Bauhauspädagogik[178] zu finden, die sich, wie erwähnt, ja sogar anschickte, den „neuen Menschen“ zu schaffen. Fröbel vertritt in seiner Schrift über „Die Menschenerziehung“[179] die Auffassung, daß „Kunstsinn, Kunst ein allgemeines Eigenthum, eine allgemeine Anlage in dem Menschen“[180] seien. Der Drang nach künstlerischer Darstellung zeige sich beim Menschen schon in frühester Jugend. Deshalb sei auch von einer „allgemeinen, um- und erfassenden Erziehung und Menschenbildung“[181] zu fordern, daß sie den Gesang[182] – ebenso wie Zeichnen, Malen, Formen – frühzeitig, spätestens vom „Knabenalter“ an, als einen wesentlichen Unterrichtsgegenstand zu beachten habe, dessen Vermittlung nicht dem Zufall überlassen werden dürfe. Hierbei geht es allerdings nicht darum, den Menschen zum Künstler zu erziehen, sondern vielmehr zu sichern, daß „jeder Mensch dahin erhoben werde, sich seinem Wesen getreu, vollkommen und allseitig zu entwickeln.“[183] Die Erfahrung des Schönen als einer inneren Einheit und äußeren Mannigfaltigkeit nimmt insofern einen wichtigen Raum in Fröbels Bildungskonzeption ein. Dabei vertritt Fröbel allerdings ein organizistisches, von religiös-mystischen Vorstellungen, wie auch von der spekulativen Naturphilosophie seiner Zeit geprägtes Weltbild. Am deutlichsten wird dieser Einfluß bei Fröbels Symbol- und Sphärentheorie[184]. Wie bei Schelling wird Natur bei Fröbel als beseelter Organismus gedacht, der immer mehr zu sich selbst kommt, um dann im menschlichen Bewußtsein sein Ent-

177 Fröbel zitiert in: Kemp 1976, S. 156.
178 Vgl. dazu Tavel 1994, S. 37-59 und Wilhelm 1994, S. 59-73. Insbesondere S. 60. Hier weist Wilhelm darauf hin, daß Itten nach dem „all-einen Erleben, nach der göttlichen Sendung des Menschen, nach der Göttlichkeit der Kunst“ gesucht habe.
179 Fröbel (Originalausgabe 1833). Hier zitiert nach der Ausgabe von 1966.
180 Fröbel 1966, S. 178.
181 Fröbel 1966, S. 178.
182 Zu den musikpädagogischen Intentionen Fröbels siehe Kurz 1984.
183 Fröbel 1966, S. 178.
184 Vgl. Heiland 1967.

wicklungsgesetz selbst zu begreifen. Wie der späte Schelling setzt auch Fröbel das absolute Bewußtsein mit Gott gleich. Dieses absolute Sein bzw. das absolute Bewußtsein emaniert sich in der Welt. So wird für Fröbel jede Einzelerscheinung, und insbesondere die Kunst, zum Gleichnis einer göttlichen Alleinheit. Angesichts dieser religiösen Ehrfurcht und dem Glauben an die selbsttätige Offenbarung und individuelle Bildungskraft des Menschen und der Natur konzipiert Fröbel den Erzieher als „Gärtner"[185], der das Wachsen seiner ihm zur Obhut gegebenen „Pflanzen" nur unterstützend begleitet. Das pädagogische Ziel ist es dabei, den jungen Menschen dazu *anzuregen*, das absolute Gesetz Gottes in sich aufzufinden und in sich zu verwirklichen. Diese Anregungen findet der Educandus in den symbolischen Vermittlungen, wie etwa in den eigens dafür entworfenen „Spielgaben"[186], denen eine Mikrokosmos-Makrokosmos[187] – Theorie zu Grunde liegt sowie in den spezifischen Präsentationen dieser „Spielgaben" durch den Erzieher. Im „Spiel" soll die intuitive Ahnung transzendenter Gesetze und Sinngehalte geschult werden. Das Wesentliche scheint der Erzieher dabei den sich von selbst, bzw. den sich über dieses spezifische Umweltangebot entwickelnden Lebenskräften zu überlassen. Im Sinne Fröbels ist die sinnlich-aisthetisch-symbolische Erfahrung kein bloßes Material, das erst noch durch den Verstand geordnet werden müßte, sondern stellt selbst bereits ein Verstehen von Wirklichkeit dar, das sich im werdenden Bewußtsein konkretisiert.[188] Fröbel spricht dem Kind ein Bildungspotential zu, welches zunächst von der Intuition geleitet wird, um dann in ein – allerdings durch pädagogische Anleitung angeregtes und unterstütztes – eigenständiges Sich-Selbst-Bilden überzugehen. Die Individualität des Zöglings bildet sich demnach an den vom Pädagogen bereitgestellten „Spielgaben" mit symbolischer Qualität, mit denen er als Umwelt konfrontiert wird. Der Pädagoge hat dabei eine vermittelnde Funktion. Er hat die Aufgabe, den Bildungsprozeß des Educandus, der sich ausdrücklich nach eigenen Gesetzen[189] vollziehen soll, über die Bereitstellung eines spezifischen Materials zu unterstützen. Das Austarieren von Freiheit und Lenkung im „Spiel" ist bei Fröbel jedoch zugunsten der Gegenstands-, wie Erzieherorientierten Anleitung entschieden worden. So lassen die „Spielgaben", mit denen selbst immanente Gesetzmäßigkeiten symbolisiert sind, die der Educandus begreifen soll, aber vor allem die pädagogischen Maßnahmen, die dem Educandus den richtigen Umgang mit den „Spielgaben" näherbringen sollen,

185 Zur Metaphernbildung in der Pädagogik, vgl. Scheuerl 1959 und de Haan in: Oelkers/Tenorth 1991, S. 361-377.

186 Siehe dazu Fröbel in: Fröbels Theorie des Spiels I-III, Weinheim 1963, 1966 und 1967. Zur Konzeption der „Spielgaben" Fröbels vgl. Bollnow 1952, S. 173ff.

187 Diese geht auf Paracelsus zurück. Paracelsus 1989.

188 Vgl. Vouilléme 1986, S. 594.

189 Damit ist bei Fröbel aber immer mitgedacht, daß, indem der Mensch sich frei entwickelt, dadurch letztlich das *Göttliche* in dem Menschen gepflegt wird. Es sind also die Gesetzlichkeiten der Schöpfung und des Göttlichen gemeint, die im Menschen durch Bildung hervorgebracht werden sollen.

wenig von der *Freiheit* übrig, die noch bei Schiller in emphatischer Weise mit dem Begriff *„Spiel“* konnotiert war. Vielmehr artet die Pädagogik Fröbels für die Zöglinge in *Arbeit* aus, die nach einem klaren Schema abzulaufen hat. Es muß weiterhin kritisch angemerkt werden, daß der Pädagoge Fröbel eine Art Schöpfergott der Miniatur[190] ist, denn die Fröbelschen „Spielgaben“ sind ein Kosmos im kleinen. Da von Fröbel angenommen wird, daß sich die Gesetze des Weltenschöpfers quasi von selbst ausprägen, sind die „Spielgaben“, die ja nach diesen angenommenen Gesetzen strukturiert sind, für Fröbel insofern aber auch keine Manipulation des Erziehers, sondern eine Hilfe zur Selbstoffenbarung von allgemeinen Gesetzlichkeiten, die sich im Kosmos ebenso finden, wie in der Natur oder eben in dem sich entwickelnden Kinde. So können bei Fröbel, trotz seiner pädagogischen Konzeptionen, die allesamt eine minutiöse pädagogische Organisation des individuellen Bildungsprozesses vorsehen, durch dieses Verständnis von Offenbarung zugleich eine organizistisch-metaphysische Bildungstheorie und ein symbolisches Ausdrucksgeschehen im Vordergrund seiner Bildungstheorie stehen. Insofern ist Fröbel zugleich ein typischer wie untypischer Bildungs- und Erziehungstheoretiker der Romantik. So ist er zwar in Vielem von dem Denken der Romantik beeinflußt, jedoch seine pädagogischen Konzeptionen konterkarieren die Bildungsvorstellungen der Romantiker, die dem Bildungsprozeß eine im wesentlichen nicht steuerbare und eigene Dynamik unterstellten, in vielerlei Hinsicht. Demgegenüber zeigt etwa Jean Paul, der sich gleichermaßen mit Pädagogik[191] wie mit Ästhetik[192] beschäftigt hatte, mit seiner Bildungskonzeption mehr Vertrauen in die Selbstbildungskräfte des Zöglings.

Sieht man deshalb von Fröbels Erziehungs- und Bildungskonzeptionen einmal ab, ist es deshalb durchaus nachvollziehbar, daß es eine institutionalisierte romantische Pädagogik nicht oder nur in Ansätzen gegeben hat.[193] Wie D. Lenzen meint, hätte eine bildungspolitische Umsetzung der Ideen der Romantik allenfalls die Abschaffung des Schulwesens zur Konsequenz gehabt.[194] Diese Einschätzung trifft insofern zu, als die politischen und gesellschaftlichen Bedingungen dieser Zeit sowie die Überzeugungen von seiten des Staates denkbar ungünstig für die Verbreitung romantischer „Bildungstheorien“[195] oder für deren wie auch immer geartete Verwissenschaftlichung

190 Zur Bevorzugung der Miniatur in der Pädagogik, siehe auch Lenzen in: Paragrana Heft 1, 1992b, S. 52-56.

191 Zur Pädagogik und „Schreibweise“ Jean Pauls vgl. auch Koller 1990.

192 Vgl. Jean Pauls „Vorschule der Ästhetik“, in der der bekannte Ausspruch steht, daß es zur Zeit Jean Pauls von Ästhetikern nur so „wimmle“. Ironie, Humor und Witz stehen als romantische Stilformen im Vordergrund der Jean Paulschen Ästhetik. Siehe dazu auch Schneider 1996, S. 74-80.

193 Zur Problematik einer Pädagogik der Romantik vgl. Ballauf/Schaller 1973, S. 134; Blättner 1973, S. 192 und Lenzen in: Winkel 1987, S. 157-181, hier S. 165.

194 Lenzen in: Winkel 1987, S. 165.

195 Der bildungstheoretische Gehalt der Romantik muß allerdings in wesentlichen Teilen erst noch entschlüsselt werden. Hierzu ist noch zu wenig geforscht worden. Wie

oder Institutionalisierung waren. Daß dagegen den Ideen *des* Pädagogen der Romantik, Fröbel, wie seinem Konzept des „Kindergartens" oder den „Spielgaben" eher Erfolg beschieden war, mag daran liegen, daß er durch seine pädagogische Organisation von Bildungsprozessen zur Persistenz der pädagogischen Steuerungs- bzw. Wirkungsfiktion beigetragen und dadurch zugleich die implizite Bildungstheorie der Romantiker konterkariert hat. Eine Verbindung von romantischer Bildungstheorie und pädagogischem Steuerungswillen kann es insofern nur in solchen, letztlich widersprüchlichen, Konzeptionen geben. Eine Pädagogik der Romantik aber, gar eine institutionalisierte romantische Pädagogik ist deshalb aus strukturellen Gründen nicht möglich gewesen.[196] Demgegenüber hatten jedoch die Denkmuster der Romantik, auf die aus diesem Grund ausführlicher einzugehen war, unterschwelligen und nachhaltigen Einfluß auf das Alltagsbewußtsein und auf die pädagogischen Reformbewegungen des 20. Jahrhunderts. Dies wird im übrigen im pädagogischen Diskurs bzw. in der Fachgeschichte oftmals übersehen oder nur in Anmerkungen verhandelt.[197] Einfluß zeigte die Romantik also weniger über die Ausprägung pädagogischer Systeme oder über den Versuch, die Pädagogik zu verwissenschaftlichen, was bekanntlich erst Herbart und der Herbartianismus leisteten. Ihren Einfluß spürt man vielmehr im Alltagsdenken bzw. im Kontext von Ansätzen der Reformpädagogik und Lebensreformbewegung, die bis heute wirksam sind, bzw. immer wieder neu aufgelegt werden.[198] F. Blättner meinte in seiner „Geschichte der Pädagogik"[199] bezüglich des Individualismus, dem Vertrauen in die Eigendynamik von Bildungsprozessen, bzw. in eine quasi organische Entwicklung des Individuellen sowie der Betonung von Phantasie und des Sehnsuchts- und Allgefühls der Romantiker, daß von daher gesehen pädagogisch von der Romantik eigentlich wenig zu erwarten gewesen sei. Allerdings habe es auch Themen der Romantik gegeben, die eine nachhaltige Wirkung gezeigt hätten, wie das Wissen um die „menschenbildende Wirkung der überindividuellen Mächte:

Vouillème betont, stellt die Bildungtheorie der Romantik in der pädagogischen Diskussion der Gegenwart ein wenig beachtetes Thema dar. Vgl. dazu Arbeiten neueren Datums, Vouillème 1986, S. 581-596 und Korte 1992, die die „Bildungstheorie" Schlegels zu rekonstruieren versucht. Weitere Ansätze Heiland 1980; Oelkers 1991; Parmentier 1993, S. 183-193; oder Koller 1990.

196 Vgl. auch hierzu noch einmal Lenzen in: Winkel 1987, S. 157-181; Ballauf/Schaller 1973, S. 134 und Blättner 1973, S. 192.

197 Ein Indiz dafür ist die „stiefmütterliche" Behandlung dieser Epoche und ihrer Denkmuster in „Geschichten" der Pädagogik. Wenn auch seit Anfang der 1980er Jahre zum Kindheitsmythos und zur Konstruktion des Kindes in der Romantik einige Bücher erschienen sind, so sind doch andere Aspekte, die auf den allgemeinen pädagogischen Diskurs großen Einfluß hatten, noch weitgehend unerforscht. Ebenso fehlt eine Zusammenschau oder Einführung in die Denkmodelle der Romantik und deren Einfluß auf die Pädagogik.

198 Vgl. Weiß in: Neidhart/Lepsius 1986, S. 286-302.

199 Blättner 1973.

des Volkes, der Nation, der Sprache"[200] und des Volkstums. Desweiteren betont Blättner die romantische Entdeckung der Volksdichtung und der Kinder- und Volksmärchen, sowie die „Entfaltung des geschichtlichen Sinns"[201] und die Hinwendung zum „Ursprünglichen, Reinen und Tiefen"[202]. Diese Liste der Einflußnahme der Romantik auf vergangenes oder gegenwärtiges Alltagsbewußtsein könnte um einiges verlängert werden, wie etwa um die mythische oder deifizierende Konzeption des Kindes[203] und der Kindlichkeit, um die Auffassung von Liebe, Ehe und Familie[204] bzw. das Verhältnis der Jugend zu ihrer Elterngeneration und um ein Denken, welches auf die Einheit von Mensch, Natur und Volk[205] sowie auf ein „sentimentalisches" Naturverständnis setzt. Einige dieser Denkmuster sind für die heutige Zeit besonders prägend. So etwa die Deifizierung des Kindes und der Mutter und die damit einhergehende Feminisierung des Pädagogischen oder die in diesem Kontext zu verortende und für den allgemeinen pädagogischen Diskurs sehr einflußreiche Idee der romantischen Liebe. In der romantischen Liebe[206] überschneiden sich der Liebesdiskurs und der pädagogische Diskurs[207] im Bilde der Kindfrau und dem fraulichen Kind. Beide werden zum Objekt einer nachhaltigen Deifizierung, einmal als heilige Mutter zum anderen als göttliches Kind in deutlicher Nähe zum Marien- und Christuskult.[208] Ebenso dürfte sich, wie Lenzen gezeigt hat, die „Verewigung des Kindlichen in der Er-

---

200 Blättner 1973, S. 192.

201 Blättner 1973, S. 193.

202 Blättner 1973, S. 192f. Blättner gehört neben Bollnow 1952 und Schaller/Ballauf 1973 zu den wenigen, die sich in der Pädagogik mit der Romantik auseinandergesetzt haben. In der „Geschichte der Erziehung" von Tenorth ist die Romantik nur am Rande erwähnt. Tenorth 1988, S. 132-135. Dagegen ist im Sammelband von Winkler ein Artikel von Lenzen zur Klassik und Romantik zu finden. Lenzen in: Winkler 1987, S. 157-181. Bei Reble findet man dagegen nur Einträge zu Fröbel. Reble 1989, S. 231-239;

203 Michaelis 1986; Lenzen 1985, S. 197f.; Alefeld 1996; Richter 1985; Baader 1995 und Baader in: Liebau/Wulf 1996, S. 290-201.

204 Luhmann 1995, Tyrell in: Baecker/Markowitz/Stichweh/Tyrell/Willke 1987, S. 570-599; Combe 1992.

205 Siehe den von Arndt, Fichte und Jahn prolongierten Gedanken einer nationalen Erziehung. Arndt 1806; Fichte 1808; Jahn 1816, zitiert in: Bollnow 1952.

206 Zur Semantikgeschichte vgl. Luhmann sowie zur Ideengeschichte und Diskursgeschichte Tyrell. Luhmann 1995 und Tyrell in: Baecker/Markowitz/Stichweh/Tyrell/Willke 1987, S. 570-599.

207 Siehe zur Problematik dieser Überschneidung und zur Entsexualisierung des „pädagogischen Bezugs", Koller 1990. Ebenso Lenzen 1985, S. 252-277; Allgemein Bernfeld 1973, S. 49-113; Implizit dazu Nohl in: Kluge 1973, S. 35-46.

208 Vgl. Lenzen 1985, S. 193ff. Lenzen weist darauf hin, daß in der Folge dieser Heiligung der Mütter durch die Mutter-Kind-Dyade mit dem heiligen Kind auch eine Entdifferenzierung des Weiblichen und des Männlichen stattfand, die beispielsweise in der Angleichung der Kleidung der Kinder mit der ihrer Mütter deutlich werde. So hätten auch die männlichen Kinder in der Romantik Mädchenkleider getragen, wobei die Erkennbarkeit des Geschlechts nur noch durch „pseudoallegorische Accessoires" gesichert worden sei; vgl. Lenzen 1985, S. 198.

wachsenenkultur"[209] unter anderem auch auf dieses Muster zurückführen lassen. In der Romantik und in der Pädagogik der Romantik findet insofern die *Substanzialisierung* einer „sentimentalischen" Sichtweise auf die Kindheit und die Natur statt, die eigentlich, wie bereits im Kapitel über Schillers „Ästhetik" gezeigt werden konnte, nur das Ergebnis einer *Subreption* des reinen Geschmacksurteils wie der teleologischen Urteilskraft war. Diese auf einer Substanzialisierung und Objektivierung des vormals subjektiven regulativen Gebrauchs der Urteilskraft beruhenden Vorstellungen scheinen heute sogar wirksamer denn je. In der Romantik waren sie allerdings weniger in wissenschaftlichen Abhandlungen zu finden, als in den ästhetischen Produkten der Romantik, insbesondere in der Lyrik und in den Romanen, wie etwa in Hölderlins Gedichten, in Schlegels „Lucinde" oder Novalis' „Heinrich von Ofterdingen". Jedoch nicht alle Vorstellungen der Romantik sind in der Pädagogik wirksam geworden. So wurde die spezifisch romantische Form einer „ästhetischen Subjektivität"[210] im pädagogischen Diskurs nicht wahrgenommen bzw. sie wurde tabuisiert oder einfach nicht thematisiert und blieb im Gegensatz zur Idee der romantischen Liebe oder der Kindheit ohne Folgen.

3.10 „Ästhetische Subjektivität" als pädagogisches Problem

Die *„ästhetische Subjektivität"* als die romantische Form von Individualität wird in der Erziehungswissenschaft erst in der Folge der Postmodernedebatte[211] als eine Möglichkeit menschlichen Ausdrucks entdeckt sowie als Erlebnisform anerkannt und diskutiert.[212] Dieses pädagogische Interesse an der romantischen Form der „ästhetischen Subjektivität" ist im wesentlichen der Rezeption[213] der Wiederentdeckung der Romantik durch die Philosophie und

209 So der erste Teil des Untertitels von Lenzen 1985.

210 Bohrer 1989. „Ästhetische Subjektivität" ist eine Bezeichnung, die Bohrer als begriffliche Klammer für diese typisch romantische Ausdrucks- und Erlebnisform gefunden hat.

211 Vgl. dazu explizit Oelkers 1991, S. 10 und Parmentier 1993, S. 187.

212 Vgl. Mollenhauer 1990; Oelkers 1991; Combe 1992; Parmentier 1993. Oelkers hat die These aufgestellt, daß Pädagogik bislang nur auf die ethische Persönlichkeit fixiert gewesen sei und daß sie deshalb die spezifische Form der (romantischen) ästhetischen Subjektivität verdrängt habe. Oelkers 1991, S. 12 und 23. Man muß allerdings zu Oelkers Feststellung hinzufügen, daß Ästhetik damit in der Pädagogik nicht grundsätzlich ausgeschlossen war. Ästhetikkonzeptionen, die der Hoffnung Anlaß gaben, Ästhetik führe zur Versittlichung des Individuums und der Gattung oder trage grundsätzlich zur Bildung bei, waren sehr wohl beachtet worden. Siehe die Theorien des Neuhumanismus (Schiller, Humboldt) und die Konzeption Herbarts in „Über die ästhetische Darstellung der Welt als das Hauptgeschäft der Erziehung". Herbart 1804. Vgl. dazu Kapitel 4 dieser Arbeit.

213 Fast alle Erziehungswissenschaftler, die sich in den letzten Jahren mit der Romantik auseinandergesetzt haben (z.B. Combe, Mollenhauer, Oelkers, Parmentier), legiti-

Literaturwissenschaft der 1980er und 1990er Jahre geschuldet. K. Mollenhauer[214], A. Combe[215], u. v. a. beziehen sich dabei insbesondere auf die Forschung von K.-H. Bohrer. Dieser hatte anhand von Literatur und Philosophie bzw. einiger literarisch gestalteter Selbstzeugnisse der Romantiker, insbesondere der Form „romantischer Brief“[216], die Entstehung der „ästhetischen Subjektivität“ der Moderne[217] nachgezeichnet. Bohrer, der sich explizit gegen die soziologische Inanspruchnahme der ästhetischen Moderne etwa seitens M. Webers oder J. Habermas[218] wendet, geht dabei von der These aus, daß „ästhetische Subjektivität“ weder über die Kategorie der Authentizität noch der der Selbsterhaltung angemessen thematisiert werden könne. Im Gegensatz zum Authentizitätsdiskurs[219] der Moderne sei „ästhetische Subjektivität“ nur als symbolische oder literarisch vermittelte Form denkbar und insofern nur über Selbstdarstellung und in Distanzierung von traditionellen Schemata des Ich-Bewußtseins möglich. Es handle sich im Gegensatz zu ihrer Subsumtion unter die sozialen Kategorien „Subjekt“ oder „Autonomie“ und „Vernunft“ vielmehr um eine in ästhetischen Konstrukten erscheinende Form von selbstreferenzieller Subjektivität. Damit müsse man die spezifisch ästhetische Moderne der Romantik abgekoppelt sehen von den Selbsterhaltungs-, Authentizitäts- und Identitätsforderungen der sozialen Moderne, sowie der transzendentalphilosophischen Ich-Philosophie Kants oder Fichtes. Die spezielle Kontingenzverarbeitung und Antiteleologie der romantischen Selbstdarstellungen sträube sich dabei gegen jede Subsumierung unter das „Allgemeine“[220]. Bohrer sucht das ästhetische Bewußtsein der Romantik in verschiedenen Perspektiven auf, wie etwa im empfindsamen frühromantischen Ich oder in der emphatischen Selbstentdeckung, die mit einer Absage an das Wissen und die Gesellschaft einhergehe. Er entdeckt ein diskontinuierliches Bewußtsein, welches einer spezifischen Zeiterfahrung unterworfen ist, wie etwa der „Plötzlichkeit“[221] sowie einer radikalen Kontingenzerfahrung, und er spürt die Thematik der Ich-Entgrenzung auf, in der sich die Liebe und der

---

mieren ihr Interesse mit der erneuten philosophischen und literaturwissenchaftlichen Romantikrezeption in der „Postmoderne“.

214 Mollenhauer 1990.

215 Combe 1992.

216 Bohrer 1989.

217 Vgl. auch die im Anschluß an die Romantik versuchten Definitionen einer „ästhetischen Subjektivität“, etwa bei Kierkegaard und Nietzsche. vgl. Bohrer 1989 und 1991.

218 Vgl. Habermasens Äußerungen zur Romantik und zur ästhetischen Erfahrung in seinem Aufsatz: „Die Moderne ein unvollendetes Projekt?“, wie auch seine Verbindung von Authentizität und ästhetischer Subjektivität in seiner „Theorie des kommunikativen Handelns“. Habermas 1981a und Habermas 1981b Vgl. auch Koch zu Habermas' Ästhetik. Koch 1992.

219 Vgl. Trilling 1980 und Sennett 1983.

220 Hier erweist sich Bohrer als Anti-Hegelianer vgl. Bohrer 1989, S. 14.

221 Zum Phänomen der „Plötzlichkeit“ als „Augenblick des ästhetischen Scheins“ siehe Bohrer 1981.

Tod als die transitorischen Zustände par excellence herausstellen. Abschließend geht er auf die symbolisch-verrätselnde und rhetorische Verhüllung des romantischen Selbstgefühls ein. Dieses Konstrukt einer „ästhetischen Subjektivität" wird in der Pädagogik der „Postmoderne" zum Vorbild genommen, um auf die *Differenzerfahrung des Ästhetischen* hinzuweisen, welche einem didaktischen oder erzieherischen Zugriff inkommensurabel sei.[222] Damit wird unter anderem nicht mehr auf die Vermittlung von Individuellem und Allgemeinen gesetzt, was bislang die Aufgabe der „Ästhetik" sein sollte, sondern auf eine Differenz und Individualität garantierende ästhetische Erfahrung.[223]

Diese, allerdings nur in Literatur, Malerei oder der Musik auffindbaren und insofern immer symbolisch vermittelten, individualistischen, ästhetisch existenziellen Formen der Romantik waren in der Pädagogik des 19. Jahrhundert nicht entdeckt oder weiter verbreitet und thematisiert worden. Sie wurden erst wieder – allerdings in problematischer Weise im Sinne eines Bildungsaristokratismus[224] – in den Reformbewegungen des 20. Jahrhunderts berücksichtigt um dann gereinigt von diesem Aristokratismus wieder im Kontext der Postmodernedebatte[225] breitere Anerkennung zu finden. Diese Entwicklung ist nicht verwunderlich und liegt vor allem daran, daß der pädagogische Mainstream-Diskurs des 19. Jahrhunderts angesichts geschichtlicher, politischer, sozialer und ökonomischer Umstände in eine ganz andere

222 Mollenhauer 1988, S. 452; 1990, S. 481-494 und 1994, S. 160-171. Mollenhauer übersieht allerdings, daß „ästhetische Subjektivität" nicht mit ästhetischer Erfahrung gleichzusetzen ist, sondern daß sich eine solche „ästhetische Subjektivität", wie Bohrer gezeigt hat, nur über die symbolische Ebene des Ästhetischen, wie etwa Briefliteratur, Romane, Poesie, etc. konstituieren kann. Insofern ist dieses Konzept noch in einem ganz anderen Sinne als es Mollenhauer annimmt weder verallgemeinerbar noch pädagogisch anschlußfähig.

223 Zu der Diskussion, wie und ob diese beiden Optionen möglicherweise zu vereinbaren sind, siehe Hellekamps/Musolff 1993 und Mollenhauer 1993.

224 Vgl. etwa Hepp über Langbehn. Hepp 1987, S. 63-69.

225 Vgl. dazu Mollenhauers, durch Bohrer angeregtes Interesse am „ästhetischen Schwebezustand" der Romantiker. Mollenhauer 1990, S. 481-494. Oelkers wiederum übernimmt Bohrers These von der notwendigen Unterscheidung von sozialer und ästhetischer Moderne. Oelkers 1991. Oelkers setzt sich in diesem Buch in mehrfacher Hinsicht mit der Romantik auseinander, nicht zuletzt um zu zeigen, was die auf Ethik fixierte Pädagogik der Moderne verdrängt hat. Vgl. dazu auch Parmentier, der sich zum Ich-Begriff der Frühromantik äußert. Auch Combe bemüht sich um eine Aufwertung der ästhetischen Moderne der Romantik und versucht deren Bedeutsamkeit für aktuelle pädagogische Ansätze aufzuweisen. Combe 1992. Ähnliches legt Mollenhauer nahe, der sich mit dem „frühromantischen Pädagogen" Schleiermacher beschäftigt. Mollenhauer 1986, S. 137-160. Angeregt durch die Romantik-Rezeption der Postmoderne hegt Mollenhauer die Vermutung, daß insbesondere die „unordentlichen" Äußerungen des frühromantischen Schleiermacher „uns nahestehen" könnten. Mollenhauer 1986, S. 138.

Richtung[226] gegangen war. Er setzte auf „Ästhetik" nur dann, wenn es darum ging, das Individuum im Hinblick auf das Allgemeine zu bilden, zu versittlichen oder schlicht zu disziplinieren. Mit dem Individualismus und Antiinstitutionalismus, aber auch dem in Teilen vorhandenen Antiszientismus[227] der Romantik sowie deren spezifischer Vorstellung von Bildungsprozessen war indessen kein Staat und auch keine pädagogische Wissenschaft zu machen. Auch konnte nicht angemessen auf die gesellschaftlichen Veränderungen der Modernisierung reagiert werden, die mit der beginnenden Industrialisierung und dem seit Beginn des 19. Jahrhunderts zu beobachtenden Phänomen der „Pauperisierung"[228] eintraten.[229] Um diesen Phänomenen beizukommen und zugleich die staatliche Einflußnahme zu garantieren, die die Voraussetzung für die damals geplante Schaffung einer geeinten Nation war, mußte man auf andere Modelle zurückgreifen, in denen mehr auf Ordnung, Sittlichkeit, Disziplin und Einheitlichkeit gesetzt wurde als auf Individualität oder die Selbstbildungskraft der Individuen, also Ideale, die in der Pädagogik nicht immer groß geschrieben wurden. Im Bereich der Pädagogik hieß dies zugleich, die dafür notwendige Professionalisierung und Verwissenschaftlichung sowie Vereinheitlichung des Bildungswesens in Gang zu setzen. Was im übrigen nicht heißen soll, daß nicht auch in diesem Zusammenhang „Versprechungen des Ästhetischen" kommuniziert wurden. Dies läßt sich bei Herbart wie auch bei der einflußreichsten pädagogischen Theorie und Bildungsphilosophie des 19. Jahrhunderts nachweisen, dem nach dem Begründer der ersten wissenschaftlich-systematischen Pädagogik benannte Herbartianismus.[230] Die Schüler oder Nachfolger Herbarts bezogen sich auf spezifische Weise auf die „Ästhetik" bzw. auf die auf „Ästhetik" begründete

---

226 Eine wichtige ästhetikorientierte Kritik an diesem Mainstream-Diskurs des 19. Jahrhunderts findet sich in Nietzsches Kritik am Bildungsphilistertum und in Nietzsches Aufwertung des Ästhetischen in diesem Kontext. Nietzsche 1988, S. 643-692. Vgl. dazu auch Marquard 1987, S. 207. Problematisch ist bei Nietzsche allerdings sein eigener Bildungsaristokratismus, der in weitaus weniger intelligenter Form Anfang des 20. Jahrhunderts durch die Schrift „Rembrandt als Erzieher" von Langbehn Erfolge zu verzeichnen hatte. Vgl. Hepp 1987, S. 63-75.

227 Was im übrigen nicht mit „Irrationalismus" gleichgesetzt werden muß. Das „Wissen" der Romantik ist eher in Poesie, Literatur, Malerei, Musik und Philosophie niedergelegt, als in wissenschaftlichen Abhandlungen. Zudem versuchte die Romantik ja gerade die Grenzen von Wissenschaft, Philosophie und Kunst zu sprengen. Aber: *auch Kunst und Mythologie haben ein Erkenntnisinteresse und einen historischen „Wahrheitsgehalt" (vgl. Feyerabend 1984)*, die lediglich in einer anderen Übersetzung oder Darstellungsform vorliegen. Ein Dekodieren auch dieses Interesses lohnt sich, wenn auch Literatur in dem dann Dekodierten nicht aufzugehen pflegt.

228 Unter „Pauperismus" versteht man Massenverarmung und Massenverwahrlosung ebenso das Phänomen des Nahrungsmangels und des Hungers. Hier entsteht die soziale Frage, die sich später im Zeichen der sich auf dem Höhepunkt befindenden industriellen Revolution unter anderem in die Arbeiterfrage transformierte.

229 Zur Sozialgeschichte dieser Zeit vgl. Berg u. a. 1987.

230 Zu den „Versprechungen des Ästhetischen" im Herbartianismus vgl. Eichelbaum 1922.

praktische Philosophie und Pädagogik Herbarts.[231] Im nächsten Kapitel soll nun auf diese Philosophie Herbarts und deren „Versprechungen des Ästhetischen“ eingangen werden. Dabei wird sich zeigen, daß die Pädagogik Herbarts zwar die Ethik Kants der radikalen Konzeption einer romantischen „ästhetischen Subjektivität“ vorgezogen hat[232], daß deshalb aber nicht von einer Ästhetikabstinenz ausgegangen werden kann. Sofern Ästhetik versprach, ein Medium der Versittlichung und der Vermittlung des Individuellen mit dem Allgemeinen zu sein, wurde „Ästhetik“ in mehrfacher Hinsicht und Bedeutung in die nunmehr wissenschaftlich-systematisch grundgelegte Pädagogik integriert. Man muß sogar sagen, daß ohne „Ästhetik“ Herbart ein gewichtiges Problem nicht hätte bearbeiten können, das „ethisch-edukative Dilemma“[233] der Transzendentalphilosophie. Kants transzendentaler Grundlegung des „Ästhetischen“ wurde vor dem Hintergrund der bildungstheoretischen Umformulierung der „Ästhetik“ Kants durch Schiller bei Herbart wiederum eine ganz neue Bedeutung gegeben. Nach Schillers bildungsphilosophischer Transformation der transzendentalen Grundlegung des Ästhetischen und der Ablösung des subjektiven Idealismus Kants durch die Identitätsphilosophie der Romantik ist Herbarts Kritik an der Transzendentalphilosophie Kants die *systematische Stelle*, an der „Ästhetik“ in die *wissenschaftliche Pädagogik* implementiert wird. Dies läßt sich beispielhaft an Herbarts praktischer Philosophie und seiner bildungsphilosophischen Grundlegung der Pädagogik zeigen, deren Hauptbegriff die Vorstellung der *„Bildsamkeit“* des Menschen darstellt.

231 Vgl. Eichelbaum 1922.
232 Siehe dazu auch Oelkers 1991.
233 Vgl. Langewand 1991, S. 289.

4. Herbarts „Über die ästhetische Darstellung der Welt als das Hauptgeschäft der Erziehung“: Zur Implementation des Ästhetischen in die wissenschaftliche Pädagogik der Moderne

J. F. Herbarts Philosophie[1] ist das Resultat seiner kritischen Auseinandersetzung mit den großen Theorien und geistigen Strömungen seiner Zeit, also der Transzendental- und Freiheitsphilosophie des Deutschen Idealismus. Die Schriften Kants und Schillers sind dabei ebenso als Orientierungsperspektive anzugeben, wie diejenigen J. H. Pestalozzis, K. L. Reinholds, F. H. Jacobis, J. G. Fichtes oder F. W. J. Schellings. Dabei gehören die beiden wichtigsten Philosophen der (Früh-)Romantik, Fichte und Schelling zu den von Herbart wohl am heftigsten attackierten Zeitgenossen.[2] Aus den Konstruktionsproblemen dieser Theorien heraus und vor dem Hintergrund der Diskussionen der kantianischen wie antikantianischen Ethiken und Metaphysikkonzeptionen der 1790er Jahre[3] entwickelt Herbart ein philosophisches System, welches neben einer wissenschaftlichen Psychologie als eines der wichtigsten Ergebnisse auch eine wissenschaftliche Pädagogik beeinhaltet. Eine Vorwegnahme des Herbartschen, auf Pädagogik abzielenden Wissenschaftssystems sowie die Formulierung der Grundlagen der weiteren Begründungen seiner wissenschaftlichen Pädagogik wird – darin sind sich die Herbart-Interpreten weitgehend einig – in einer der Frühschriften Herbarts gesehen. Diese wird aufgrund der in ihr enthaltenen „Versprechungen des Ästheti-

1 Die Schriften Herbarts werden zitiert nach der Ausgabe der sämtlichen Werke in chronologischer Reihenfolge herausgegeben von Kehrbach/Flügel, Bd. 1-19. Neudruck der Ausgabe Langensalza 1887, Aalen 1964. Abgekürzt in dieser Arbeit mit K1-K19. Die Schrift „Über die ästhetische Darstellung der Welt als Hauptgeschäft der Erziehung“ wird zitiert nach der Ausgabe von 1962 (Kleine pädagogische Schriften Nr. 22, herausgegeben von Blochmann/Geißler/Nohl/Weniger). Abgekürzt mit Herbart 1804. Des weiteren wurde der „Umriß pädagogischer Vorlesungen“ nach der Ausgabe von Bartholomäi von 1883 zitiert. Abgekürzt mit Herbart in: B. 1883. Vgl. die Bibliographie in 6.

2 Zu Herbarts Kritik an der Philosophie der Romantik, vgl. Ziechner 1908, S. 66 und 89. Siehe auch Langewand, der eine minutiöse und deshalb auch die Ambivalenzen in Herbarts Romantikrezeption beachtende historisch-genetische Textinterpretation vorgelegt hat. Langewand 1991, S. 30-77, S. 114-164 sowie S. 169-243.

3 Vgl. dazu Langewand 1991.

schen" sowie aufgrund ihrer Aufnahme und Transformation der Schillerschen und Kantischen Ästhetik sowie als Kritik an der transzendentalphilosophischen Freiheitsphilosophie und des Schellingschen Systems im Zusammenhang dieser Untersuchung von Bedeutung sein. Es handelt sich hierbei um den Text „Über die ästhetische Darstellung der Welt als das Hauptgeschäft der Erziehung" von 1804. Mit dieser Schrift implementiert Herbart das „Ästhetische" in die wissenschaftliche Pädagogik der Moderne. Herbart hat diese Abhandlung als Nachschrift zur zweiten Auflage seines Buches über „Pestalozzis Idee eines ABC der Anschauung" publiziert und es sogar als „mehr wert als das ganze Buch" erklärt[4]. Pestalozzis Einfluß auf Herbart ist im Kontext der Frage nach der Bedeutung des „Ästhetischen" von großer Relevanz. Auf diesen Zusammenhang soll deshalb im Folgenden eingegangen werden.

4.1 Herbarts Erweiterung der Pestalozzischen Anschauungslehre um „ästhetische Wahrnehmung" als Grundlage der Genese von Sittlichkeit

Mit J. H. Pestalozzi wird „Ästhetik" für Pädagogik in einer besonderen Bedeutung wichtig. Pestalozzi erklärt Anschauung als wichtigstes Fundament aller Erkenntnis und macht es zum obersten Grundsatz des Unterrichts. Um „Ästhetik" handelt es sich dabei insofern, als schon bei Kant in seiner „Kritik der reinen Vernunft" Anschauung unter dem Signet einer „transzendentalen Ästhetik" verhandelt wird.[5] Dieser Begriff von „Ästhetik" ist allerdings gänzlich unterschieden von dem, was als Kritik des Geschmacks in der „Kritik der Urteilskraft" verhandelt wurde und was seit Kant als „philosophische Ästhetik" bezeichnet wird. Pestalozzi, der „eigentliche Apostel"[6] der Anschauung, reiht sich dagegen in die Linie derjenigen philosophischen und pädagogischen Vertreter ein, deren wissenschaftliches Interesse sich oftmals aus Kritik an der einseitigen Orientierung an den begrifflichen „Abstraktionen" auf die Erfahrung, die Sinne und die Anschauung fokussierte. Diese Linie reicht von Aristoteles über Comenius, der sich gegen die mittelalterliche Scholastik wendete, über J. H. Pestalozzi und F. Fröbel zu M. Montessori und den reformpädagogischen Bemühungen um eine Sinnesschulung im 20. Jahrhundert. Pestalozzi kann aber als der Begründer der ersten umfassenden pädagogischen Theorie der Anschauung[7] bezeichnet werden. Seine auf dem Prinzip der Anschauung aufbauende Pädagogik wurde von Herbart aufge-

---

4 Darauf hat Langewand hingewiesen. Langewand 1991, S. 267.

5 Kant 1968, Bd. 1, S. 69ff (B 33, 34ff.). Zur „Bildungsfunktion" der „transzendentalen Ästhetik" bei Kant, siehe Schurr 1982.

6 Weber 1926, S. 51.

7 Vgl. Roeder 1970.

nommen, der sie mit Psychologie grundlegte, weiterführte und betonte, daß kein Unterricht angemessener sei als der anschauliche[8]. Herbarts Äußerungen über Pestalozzis Anschauungslehre finden sich in verschiedenen Schriften. So etwa in: „Über Pestalozzis neueste Schrift: „Wie Gertrud ihre Kinder lehrte. An drei Frauen“[9] (1802), „Pestalozzis Idee eines ABC der Anschauung“[10] (1802) und „Über den Standpunkt der Beurteilung der Pestalozzischen Unterrichtsmethode“[11] (1804). Allerdings beruht Herbarts Kenntnis der Pestalozzischen Methode nicht nur auf Lektüre, sondern auch auf persönlicher Erfahrung. Herbart hatte Pestalozzi in der Schweiz besucht und sich mit seinem pädagogischen Ansatz vor Ort auseinandergesetzt. In seiner Abhandlung „Über Pestalozzi's neueste Schrift: Wie Gertrud ihr Kinder lehrte“ von 1802, berichtet Herbart von seinen Eindrücken, die er bei einem Unterricht Pestalozzis gewonnen hatte, wobei er versucht, die Pestalozzischen Ausführungen in dessen Schrift, „Wie Gertrud ihre Kinder lehrt“[12] in eine „kühle“ und „präzise“[13] Sprache zu übersetzen. Dieser wissenschaftlich systematische Anspruch Herbarts ist es auch, der ihn dazu angeregt hat, über Pestalozzi hinauszugehen und dessen Übungen zu verbessern, dergestalt daß der pädagogisch angeleitete Unterricht und die Erziehung auch zur Charakterbildung und zur Beförderung des Sittlichen beitragen können. Wie dies möglich wird, ist dann auch das Thema der 1804 nachgereichten Abhandlung „Über die ästhetische Darstellung der Welt als das Hauptgeschäft der Erziehung“[14]. Es stellt sich dabei die Frage, wie weit nun nach Meinung Herbarts der Anschauungs- und Elementarunterricht Pestalozzis reicht.

Herbart hebt an Pestalozzis Unterrichtsmethode ihre Vielseitigkeit und Anschaulichkeit hervor. „Übung im Anschauen“ sei jenes „Allererste, Allerhilfreichste, Allerallgemeinste“[15], was im Elementarunterricht gefördert werden müsste. Herbart teilt diese Sicht Pestalozzis, den Elementarunterricht als Anschauungsunterricht zu konzipieren, konzediert jedoch, daß Pestalozzis Anschauungsunterricht bzw. seine „Wissenschaft der Formen“[16] besser mit Dreiecken als mit gleichseitigen Vierecken durchzuführen sei.[17] Einig ist sich

8 Herbart in: K1, S. 159. Modifikationen des bei den Pestalozzischülern Ramsauer und Schmid sowie bei Herbart vorliegenden intellektualistischen Anschauungsbegriffs erbrachte die Reformpädagogik. Von der Nachkriegszeit an bis heute werden der Anschauungs- und Wahrnehmungsbegriff, aber auch Begriffe, wie „die Sinne“ oder „sinnlich“ auch vor dem Hintergrund anthropologischer, leibphänomenologischer und kognitionspsychologischer Theorien gesehen bzw. dementsprechend umformuliert.

9 Herbart in: K1, S. 137-150.

10 Herbart in: K1, S. 151-274.

11 Herbart in: K1, S. 301-309.

12 Pestalozzi 1961.

13 Herbart in: K1, S. 140.

14 Herbart 1804.

15 Herbart in: K1, S. 147.

16 Herbart in: K1, S. 148.

17 Herbart in: K1, S. 184 und in: K1, S. 147.

Herbart indessen mit Pestalozzi darüber, daß dem heranwachsenden Kind seine Umwelt in geordneter sowie pädagogisch durchdachter und angeleiteter Form präsentiert werden müsse, da sich sonst das Kind durch zu starke Umweltreize von „seiner eignen Erfahrung entfremden“[18] würde. Herbart hat eine klare Vorstellung von dem, was einem Kind jeweils angemessen ist. Um dieser impliziten Entwicklungspsychologie, dem „natürliche(n) Fortgang“[19] gerecht zu werden, müsse der Unterricht eine „Regelmäßigkeit der Reihenfolge“[20] aufweisen, da sonst beim Kind kein Gefühl des „klaren Auffassens“[21] erreicht werden könne. Denn obzwar die Außenwelt sich von selbst „durch Aug’ und Ohr“ den „Eingang zu dem Kinde“[22] suche, so versperre sie sich selbst oft „diesen Eingang durch ihre eigne Vielheit, Buntheit, Mannigfaltigkeit“.[23] Alle diese Verwirrung durehdringe zwar das kleine Kind, weil dieses auch geneigt sei, sich Umwelt anzueignen, es könne aber von selbst nicht zum „wirklichen“[24] Sehen, Sprechen oder Sprachverstehen kommen. Hier müsse der Unterricht ansetzen, um für Gestalten, für die Sprache und für die Natur richtig die Sinne zu öffnen, den Kindern ein Gefühl des klaren Auffassens zu geben und sie zu einem „bestimmte(n), unzerstreute(n), scharf fassende(n) Schauen“[25] auf die Dinge anzuregen. Herbarts Meinung ist nun, daß es zwar Pestalozzis Anliegen gewesen sei, für den Unterricht diese richtige Reihenfolge, Anordnung und Zusammenfügung zu finden, daß er sie aber dennoch nicht gefunden habe. Allerdings sei seine Theorie ein Anfang in diesen Bemühungen. Die innere Verständlichkeit des Unterrichts war in der Tat Pestalozzis Credo. Pestalozzis „ABC der Anschauung“ war für Herbart wichtig, da diese Elementarmethode zur grundlegenden Ausbildung der Sinne beitrug und es dadurch möglich zu werden schien, die Zugänge der Sinne zu öffnen, durch welche die Umwelt geordnet und in der geforderten „richtigen“ Reihenfolge Eingang in das Bewußtsein des Kindes finden könnte. In einer weiteren Auseinandersetzung mit Pestalozzi versucht Herbart nun seine eigene Elementarmethode zu entwickeln. Statt, wie Pestalozzi, von der Grundform des Vierecks auszugehen, baut Herbart seine Methode auf Dreiecken auf.[26] Ihre Winkelverhältnisse können nach Herbart als die allem Sichtbaren zugrunde liegenden einfachen Hauptbestandteile seiner Form gedeutet werden. Diese Elementarlehre wird in späteren Abhandlungen die Grundlage für Herbarts Vorgaben für den mathematischen und naturwissenschaftlichen Unterricht abgeben. Des weiteren wird das „ABC der Anschau-

---

18 Herbart in: K1, S. 146.
19 Herbart in: K1, S. 147.
20 Herbart in: K1, S. 141.
21 Herbart in: K1, S. 141.
22 Herbart in: K1, S. 146.
23 Herbart in: K1, S. 146.
24 Herbart in K2, S. 341. Nur das „wirkliche Sehen und Hören vollendet das Vorstellen.“
25 Herbart in: K1, S. 159.
26 Herbart in: K1, S. 148.

ungen“ auch für den Geographieunterricht genutzt. Aber auch das Gehör soll systematisch und elementar gebildet werden. Diese Elementarbildung ist wiederum die Grundlage seiner Musiklehre[27]. Herbart ging es darum, das „Wesen der Naturgesetze“[28] aufzuspüren, auf denen die pädagogisch-methodischen Sätze in ihrem ganzen Umfang und in ihrer Eigenart beruhen. Pestalozzi, so Herbart, sei eben dieses nicht gelungen, und es sei deshalb an der Zeit, auch in der deutschen Pädagogik die „wahren Elemente des Unterrichts“[29] zu finden.

Dieses Ziel versucht Herbart, insbesondere mithilfe seiner Psychologie zu erreichen, welche das pädagogische Kausalverhältnis empirisch wissenschaftlich begreifbar machen sollte. In seinem Vortrag „Über den Standpunkt der Beurteilung der Pestalozzischen Unterrichtsmethode“ (1804) zeigt Herbart auf, was er in seinen späteren Abhandlungen als den „psychologischen Mechanismus“[30] bezeichnen wird. Allerdings wird dieser „psychologische Mechanismus“ noch im Zusammenhang der Philosophie verhandelt. Zur Psychologie wird Herbart erst ab den 1810er Jahren übergehen.[31] In „Über den Standpunkt der Beurteilung der Pestalozzischen Unterrichtsmethode“ fragt Herbart, ob der Mensch ein „solches Ding“ sei, „das seine künftige Gestalt mit auf die Welt bringt, oder nicht?“[32] In Rücksicht auf den Körper, so Herbart weiter, sei dies ohne Zweifel der Fall. Nicht jedoch im Hinblick auf seinen Geist, Charakter oder sein Interesse, mithin seiner ganzen Sinnesart.[33] Herbart führt einige philosophisch-wissenschaftliche Meinungen zu dieser Frage an und wendet sich dabei insbesondere gegen die Freiheitsphilosophie der Transzendentalphilosophie. Herbart verwirft deren Auffassung vom intelligiblen Charakter des Menschen, der, wie Kant es festgelegt hatte, jeglicher Kausalität enthoben sei. Diese Auffassung sei nun gerade für den pädagogisch interessierten Menschen unhaltbar. Entgegen diesem „Hirngespinst“[34] der Transzendentalphilosophen, welches Herbart dennoch weiterhin Probleme bereiten wird[35], setzt Herbart die Erfahrungswissenschaft Psychologie. Gehe man von der *Erfahrung* aus, so zeige sich in der Differenzierung von Tier und Mensch, daß der Mensch weniger vom Instinkt abhängt, als von einem Mechanismus seiner Vernunft, der sich aus Vorstellungen erzeuge, die er vernommen habe. Diese Vorstellungen seien Kräfte, gar Mächte, die sich

---

27 Siehe dazu Nolte 1982, S. 171-202.
28 Herbart in: K1, S. 151.
29 Herbart in: K1, S. 152.
30 Herbart gebraucht alternativ dazu auch den Begriff „psychischer Mechanismus“, vgl. Schwenk 1963, S. 121.
31 Auf die Psychologie Herbarts muß hier nicht Bezug genommen werden, da der für die Frage nach der Bedeutung von Ästhetik notwendige Begriff eines „psychologischen Mechanismus“ bereits in den früheren Abhandlungen vorgedacht ist.
32 Herbart in: K1, S. 305.
33 Herbart in: K1, S. 305.
34 Herbart in: K1, S. 306.
35 Dies werden die Ausführungen in Kapitel 4.2 verdeutlichen.

gegenseitig hemmen und helfen. Den Zustand, in den diese Kräfte geraten, bezeichnet Herbart als „Wille“[36]. In diesem abstrakten Begriff ist Neigung, Furcht, Mut und Wahl ebenso enthalten, wie Laune, Entschluß oder Überlegung als „guter Wille“[37]. Diese „Maschine“ des Willens, sei ganz aus Vorstellungen „erbaut“[38], die sich kontinuierlich erneuerten. Da den Menschen aber seine Vorstellungen ausmachten und die „menschliche Kraft“ bloß das ausarbeite, „was sie empfing“[39], käme es nun sehr auf die Erziehung an. Die Auswahl von Unterrichtselementen ist deshalb Sache der Erziehungskunst und nicht Ergebnis einer psychologischen Forschung. Gleichwohl wird die Notwendigkeit von Pädagogik über psychologisches Wissen begründet. Die Methode des Unterrichts wird dagegen durch die wissenschaftliche Pädagogik festgelegt. Herbart versucht in diesem Sinne zu sortieren, welche Pädagogik einer wissenschaftlich begründeten Erziehungslehre entspricht. Gegen eine bloße „Gärtnerey“, die lediglich die Planzen besorge[40] wendet Herbart ein, daß es bei dieser nur darauf ankomme, daß günstige Umstände herbeigeführt und ungünstige abgehalten würden, weiterhin, daß Regen und Wärme, der Boden und die Atmosphäre für jede Art von Pflanze wohl geeignet zu sein habe. Dem Menschen sei aber kein besonderes Klima eigen, er komme in jedem fort. Er könne so entweder zum wilden Tier oder zur personifizierten Vernunft sich bilden, er werde damit unaufhörlich von den Umständen geformt[41]. Damit der Mensch die „rechte Form“ bekomme, bedürfe es der Erziehung, denn nur diese sei in der Lage und sei die Kunst[42], welche ihn „erbaue, ihn construiere“[43]. Die „rechte Form“[44], die eine solche Konstruktion als Resultat hervorbringen sollte, wäre eine Form, „welche in der Folge, wenn er sich selbst begreift, ihm wohlgefallen kann; wenn er von andern betrachtet wird, ihm ihre Zustimmung erwirbt; und wenn er mit ihnen ein geselliges Ganzes machen soll, es ihm möglich macht, sich genau und wirksam jenen anzuschließen.“[45] Diese *konstruierende Art der Erziehung* bezieht sich jedoch nur auf das kleine Kind. Denn wenn einmal durch Erziehung ein be-

---

36 Herbart in: K1, S. 306.
37 Herbart in: K1, S. 306.
38 Herbart in: K1, S. 307.
39 Herbart in: K1, S. 307.
40 Herbart in: K1, S. 308.
41 Herbart in: K1, S. 308.
42 „Erziehung als Kunst“ ist ein gängiger Topos. Dieser hat jedoch nichts mit „Ästhetik“ zu tun. Zur Begriffsklärung siehe Langewand in: Lenzen 1990, S.18-27. „Von der Kunst der Erziehung muß die Kunst im emphatischen Sinne unterschieden werden. Die Differenz entwickelt sich im 17. und 18. Jahrhundert. In ihr bildet die Kunst der Erziehung den älteren Teil: Sie weist begriffsgeschichtlich zurück auf techné und ars, sozialgeschichtlich auf den mittelalterlichen Berufsbegriff, auf das Handwerk.“ Langewand in: Lenzen 1990, S. 19. Zum Topos Erziehung als Kunst siehe auch v. Prondczynsky 1993.
43 Herbart in: K1, S. 308.
44 Herbart in: K1, S. 308.
45 Herbart in: K1, S. 308.

stimmtes Interesse eingepflanzt sei, so befinde sich der Mensch in einem Zustande halber Bildung und noch halb offener Bildsamkeit. In einem solchen Mittelzustand sei der Mensch wiederum der Pflanze näher. Das Neuhinzukommende richte sich in diesem Zustand nach dem, was schon da sei und entwickle dieses weiter.[46] Die dieser Entwicklungsphase entsprechende Pädagogik wird wiederum analog zur „Gärtner"-kunst konzipiert, die für das Kleinkindalter verworfen wurde. Denn je weiter die Entwicklung fortschreite, desto weniger Konstruktion[47] des Interesses und um so mehr Pflege desselben sei angebracht. Während das Kind glaube, was man ihm sagt, denke, was es hört und nachahme, was es sieht und da man dem Kind eine Welt durch Bilder und Erzählungen aufbauen könne, könne man dem Jüngling hingegen seine Welt nicht neuerschaffen, sondern nur erweitern oder verengern.[48] Die Herbartsche Argumentation enthält insofern zweierlei Auffassungen über das pädagogische Verhältnis, die allerdings über eine temporale Konstruktion vermittelt werden. Für das Kleinkindalter gebraucht Herbart eine architektonische Metaphorik[49] der Erziehung. Der Pädagoge wird zum „Bauherrn" des Charakters des Zöglings; er „erbaut" und „construiert"[50] ihn.

---

46 Herbart in: K1, S. 308.

47 Herbart spricht von dem „construieren" als „Kunst" der Pädagogik. Herbart in: K1, S. 308.

48 Würde man diese Theorie Herbarts allerdings vor dem Hintergrund des „radikalen Konstruktivismus" bzw. vor dem der Theorie der „Selbstorganisation" bzw. der „Autopoiesis" des Bewußtseins betrachten, so müßte man dieser Auffassung einer erzieherischen Konstruktion des Interesses beim kleinen Kind wohl widersprechen. Denn dann würde nicht nur der Erzieher die Umwelt des Kindes konstruieren, sondern es wäre auch das Kind selbst, welches Umwelt, gemäß seinen eigenen Regeln und neuronalen Strukturen, konstruiert. Die kurative, sorgende Pflege einer Erziehung, die sich bemüht, eine den eigenen Regeln des Kindes gerechte Art von Umwelt zu garantieren, wäre dann auch im Falle der Elementarerziehung die wohl angemessenere Art der „Erziehung". Weiterhin wäre zu überlegen, ob nicht auch der Jugendliche oder der Erwachsene Umwelt so selegieren kann, daß er seine Welt nicht nur erweitert, sondern sie, wie im Beispiel der Bilder und Erzählungen, durch die der Erzieher dem Kleinkind eine Welt schafft, auch ganz neu konstruiert. Das dürfte auch im Hinblick auf die Medien eine wichtige Frage sein, da diese im Sinne von Information eine Form nur vor dem Hintergrund vieler anderer Möglichkeiten von Formen präsentieren. Angesichts neuerer Theorien der Selbstorganisation oder der Kognitionspsychologie wäre also zu bedenken, inwieweit bereits für die Kleinkinderziehung nurmehr das pflegende nicht aber das konstruierende Modell von „Erziehung" möglich ist. Ob dies dann noch „Erziehung" genannt werden kann, wäre auch eine Frage, die sich daran anschließen müßte. Auf jeden Fall könnten derartige Theorien, wie der „radikale Konstruktivismus" oder die Selbstorganisationstheorie eine neue Einschätzung des Pestalozzischen oder Herbartschen Projekts einer „Sinnesschulung" geben, die weiterentwickelt bei Fröbel, Montessori oder der Bauhauspädagogik insbesondere derzeit wieder unter dem Diktum „mit allen Sinnen lernen" als adäquate Art oder angemessener Weg der ästhetischen Bildung und Erziehung propagiert werden.

49 Über Metaphern im pädagogischen Denken siehe de Haan in: Oelkers/Tenorth 1991, S. 361-375.

50 Herbart in: K1, S. 308.

Die weiteren Entwicklungsphasen werden dagegen mit einer organischen Metaphorik der Erziehung gekennzeichnet, die insbesondere in der Pädagogik der Romantik gebräuchlich war[51]. Das Kind wird der Pflanze, der Erzieher wiederum wird dem Gärtner gleichgesetzt.[52]

Nach diesem kurzen Blick auf die Herbartsche Elementarlehre, den „psychologischen Mechanismus“ bzw. dessen Implikationen für das „pädagogische Kausalverhältnis“ und die Metaphorik Herbarts ist nun zu klären, wie Herbart die Pestalozzische Elementar- und Anschauungslehre einschätzt und warum er sie um eine Theorie der *„ästhetischen Wahrnehmung“*[53] erweitern wollte. Herbart sieht in Pestalozzis „ABC der Anschauung“ eine Methode, die jeder anderen Methode vorarbeiten sollte. Sie wird insofern zur Grundlagentheorie erklärt, die das ganze Feld der sinnlichen Wahrnehmung abdeckt und die in jede Theorie über die Methoden des Unterrichts zu integrieren ist.[54] Für andere Entwicklungsstufen als das früheste Kindesalter müßten entsprechend andere Theorien neu konstruiert oder integriert werden – so etwa diejenige Basedows[55].

Da Herbarts Theorie auf das Ganze der Erziehung abzielt, wurde die Methode Pestalozzis auf ihre diesbezügliche Tauglichkeit geprüft und um die Theorie der „ästhetischen Wahrnehmung“ erweitert. Herbart sah in Pestalozzis „ABC der Anschauungen“ einen wichtigen Ansatz für die Elementarerziehung, da auch für Herbart das Anschauen die wichtigste unter den bildenden Beschäftigungen des Kindes ist. Dies ist insbesondere deshalb der Fall, weil Herbart mit Pestalozzi davon ausgeht, daß die Anschauung die Fundamente zum ganzen künftigen Wissen und Urteilen eines Menschen lege. Ein „geschärftes Aufmerken“[56] auf die Dinge wie sie seien, (nach Herbart ist dies bei Kindern ein Schauen auf Dinge, wie sie gesehen werden), würde die Phantasie leiten und der Begierde ein Gegengewicht geben. Herbart hat dabei genaue Vorstellungen, wie ein solches Anschauen zu vollziehen ist. Er bevorzugt ein kontemplatives Aneignen der Umwelt durch das Kind. Dieses solle „weniger spielend“, sondern ruhig und verweilend[57] die Dinge betrachten. Da das Kind zwischen Begehren, Bemerken und Phantasieren geteilt sei, sei die ruhige Kontemplation dem Spielen vorzuziehen, denn die Kontemplation führe am ehesten zum Bemerken und garantiere dadurch „die Unterwerfung gegen wohlerkannte Nothwendigkeit“[58]. Aus dem Bemerken entstehe ebenso die „Kenntnis der Natur der Dinge“ und weiterhin „überlegtes

51 Vgl. Fröbel 1966.
52 Über Metaphern im pädagogischen Denken siehe de Haan in: Oelkers/Tenorth 1991, S. 361-375.
53 Herbart in: K1, S. 150.
54 Herbart in: K1, S. 309.
55 Herbart in: K1, S. 309.
56 Herbart in: K1, S. 158.
57 Herbart in: K1, S. 158.
58 Herbart in: K1, S. 158.

Handeln“ sowie „besonnene Wahl der Mittel zum Zweck“[59]. Ein Kind, welches unruhig und spielend die Dinge betrachte, so wird nahegelegt, sei demgegenüber eher dem Begehren und bloßem Phantasieren unterworfen. Die Phantasie gebe Gelegenheit, an dem Bemerkten Verhältnisse und Verbindungen aufzufinden. Sofern die Phantasie diesen Verhältnissen und Verbindungen nachgebe und sofern sie von der Natur irgendeine Leitung annehme, werde sie damit schon ins Denken und in die *„ästhetische Wahrnehmung“* (Hrvh Y. E.)[60] übergehen, sie finde dadurch „das Wahre und das Schöne“[61]. Jedoch die bloße Phantasie, das „bloße Durcheinandermengen von Reminiscenzen“, das von den daraus entspringenden „Absurditäten“[62] keine Notiz nähme, sich also nicht von der Natur der Dinge leiten ließe, sei nichts als rohes Leben, rohe Äußerung der Existenz. Die Phantasie ist nach Meinung Herbarts also etwas, was seine Qualität erst dadurch bekommt, daß es sich von der Natur der Dinge anleiten läßt.[63]

Es wird hier deutlich, daß „qualitätvolle“ Phantasie bei Herbart eine sehr eingeschränkte Bedeutung hat.[64] Dies wird auch im Hinblick auf die *„ästhetische Wahrnehmung“*[65] im eingeschränkten Sinne, d. i. diejenige, die sich mit Kunst beschäftigt, von Bedeutung sein. In seiner Abhandlung über „Pestalozzis Idee eines ABC der Anschauung“ unterscheidet Herbart zunächst zwischen der „gemeinen“ und der *„ästhetischen“ Anschauung“.*[66] Damit wird die Anschauung des Schönen als das Anschauen spezifischer ästhetischer Elementarverhältnisse vom Anschauen anderer Verhältnisse unterschieden. Mit dieser formalen Unterscheidung folgt Herbart Kant, der wiederum Anschauung und das reine Geschmacksurteil unterschieden hatte. Herbart konzipiert allerdings auch im Hinblick auf die Entwicklungsstufe des Kindes beide Zugänge als Anschauungen. Eine solche Differenzierung in Entwicklungsstufen konnte es bei Kant natürlich nicht geben, da der Transzendentaluntersuchung des „Ästhetischen“ keine Psychologie zugrundegelegt war. Die Übung der gemeinen Anschauung zur festen und fixierenden Anschauung kann deshalb bei Herbart auch die Voraussetzung für eine gelingende ästhetische Anschauung sein, da es sich bei beiden um Anschauungen handelt, also eine Kontinuität des Modus vorliegt und nicht wie bei Kant, zwei völlig verschiedene Formen des Zugangs gemeint sind. Die allgemeinen Bestimmungen und normativen Forderungen Herbarts bezüglich der „richtigen Anschauung“ finden sich deshalb auch in der speziellen ästhetischen Anschauung wieder. Wie es für die Übung und Entwicklung der gemeinen An-

---

59 Herbart in: K1, S. 158.
60 Herbart in: K1, S. 158.
61 Herbart in: K1, S. 158.
62 Herbart in: K1, S. 158.
63 Herbart in: K1, S. 158.
64 Hier teilt Herbart mit Kant die Ambivalenz im Bezug auf die Beurteilung der Bedeutung der Phantasietätigkeit.
65 Herbart in: K1, S. 150.
66 Herbart in: K1, S. 157.

schauung hieß, daß „je ruhiger, verweilender, je weniger spielend“ das Kind die Dinge betrachte, desto „solidere Fundamente“ es seinem „ganzen künftigen Wissen und Urtheilen“[67] lege, so hat auch die ästhetische Anschauung zu erfolgen „bei ruhiger Lage des Gemüts, daß es das simultane Schöne genau zusammenfassen und dem Successiven in entsprechender Bewegung nachkommen kann.“[68] Es bleibt die Frage offen, ob es Herbart trotz dieser Kontinuität gelingt, eine eigenständige Theorie ästhetischer Wahrnehmung zu entwickeln.[69] Weiterhin muß geklärt werden, ob mit *„ästhetischer Wahrnehmung“* tatsächlich immer eine Wahrnehmung von Kunst oder des Schönen gemeint ist oder ob es noch eine weitere Bedeutung des Begriffs gibt, die womöglich in eine andere Richtung führt. In der Einleitung zu „Über Pestalozzis Idee eines ABC der Anschauung“ von 1802 bezog sich der Begriff ästhetische Anschauung, die er von der gemeinen Anschauung unterschieden hatte, noch eindeutig auf die Anschauung des Schönen. Dieser ästhetischen Anschauung bzw. ästhetischen Wahrnehmung war, wie Herbart betont, jene Schrift allerdings nicht gewidmet – obwohl er ein paar Anmerkungen dazu macht. In dem Brief an den Herausgeber der Zeitschrift „Irene“, zu der ebenfalls 1802 erschienenen Schrift, „Über Pestalozzis neueste Schrift: Wie Gertrud ihre Kinder lehrte. An drei Frauen“, spricht Herbart allerdings davon, daß Pestalozzis Pädagogik einer Erweiterung bedürfe, die „die ästhetische Wahrnehmung“ als den „Haupt-Nerven der Erziehung“[70] darstellen müsse. Es stellt sich hier also die Frage, ob Herbart davon ausging, daß Pestalozzis Pädagogik eine Theorie der ästhetischen Bildung im engeren Sinne, also eine Theorie über die spezifisch ästhetischen Erfahrungen mit Kunstwerken bzw. mit dem Schönen fehlt. Die Anmerkungen in „Über Pestalozzis neueste Schrift: Wie Getrud ihre Kinder lehrte. An drei Frauen“ bestätigen dies nicht, vielmehr führen sie in eine ganz andere Richtung. Denn Herbart hat nun nicht mehr das Schöne, sondern das Sittliche im Blick. Pestalozzis Unterrichtsmethode, so moniert Herbart, habe zwar eine Möglichkeit bereitgestellt, den „Verkehr des Menschen mit seiner Welt“ zu befördern, so daß dadurch die „äußere Geschäftigkeit des Menschen, jede Art von Gewerb und Erwerb erleichtert werde“, aber, so fragt Herbart weiter, „ist dadurch auch etwas für das Sittliche gethan?“[71] Herbart räumt ein, daß Pestalozzis Methode durchaus den Boden bereiten könne, den Egoismus der Menschen zu brechen. Da der Mensch durch die Anschauungslehre der Natur, den Dingen oder der Gesellschaft zugewandt sei, so sei er zugleich auch seiner eigenen Lust und Unlust entwendet. Der Egoismus sei dementsprechend eingedämmt und ein allgemeiner Blick auf „die Verhältnisse Vieler“[72] werde möglich. Wenn dieser

67 Herbart in: K1, S. 158.
68 Herbart in: B 1883, S. 194, § 93.
69 Vgl. zu dieser Frage Ziechner 1908 und 1910.
70 Herbart in: K1, S. 139.
71 Herbart in: K1, S. 148f.
72 Herbart in: K1, S. 149.

allgemeine Blick dann die Hauptrichtung des Geistes geworden sei, garantiere dieser wie von selbst die Aufrechterhaltung der Ordnung, und Recht und Sitte seien fortan unverlierbar. Wenn die moralische Gesinnung gefestigt sei, könne sich der Mensch dann auch wieder erlauben, sich auf sich selbst zu besinnen. Allerdings dient diese Selbstbesinnung bei Herbart nicht der Suche nach Glück oder Wohlbefinden, sondern sie dient, ganz protestantisch[73], ausschließlich dazu, Selbstbeherrschung zu erreichen und „mit wachsamer Kritik seine Gesinnungen zu sondern und zu säubern, und seine Kräfte ganz für die erkannten allgemeinen Zwecke in Dienst zu nehmen."[74] Derartige Selbstdisziplinierung und gefestigte „moralische Gesinnung" erwartet Herbart allerdings nur vom Erwachsenen. Das Kind muß zu solch einer Haltung erst herangeführt werden. Und genau hierfür ist nach Ansicht Herbarts die Pestalozzische Methode nicht mehr geeignet. „Jener allgemeine Blick auf die Verhältnisse Vieler, ist zwar immer die eigentliche Grundlage der Sittlichkeit, nur um dem *Kinde* diesen Blick zu *geben*, dazu reichen bei dem einen die Pestalozzi'schen Übungen lange nicht hin, indeß das andere deren kaum bedarf. Dennoch ist hier die *Richtung* angegeben, *wohinaus* zuerst der Erzieher sein bestimmteres Streben zur Charakterbildung wenden soll. Doch – wie weit sind wir hier außer der Sphäre der Pestalozzi'schen Schulverbesserung!"[75] Herbart kündigt deshalb einen Aufsatz an, in dem er ausführen will, wie man zu einer „höhere(n) Kultur" einer ganz anderen *Feinheit des Gefühls*" für einen weit *„größeren Gesichtskreis*"[76] kommen könne und in dem er zeigen möchte, welche Erziehung dies sein müßte, die dazu führen könne. Dies, so deutet er bereits in der Ankündigung an, sei nur über eine Erziehung möglich, die die Pestalozzische Lehre in sich aufnehme, die aber dennoch von einem anderen Hauptgesichtspunkte auszugehen habe. Als Andeutung darauf, welches *„erste Augenmerk* dem Erzieher durchgreifende Regeln für sein ganzes Geschäft"[77] geben könnte, bringt Herbart nun den Begriff *„ästhetische Wahrnehmung"*[78] in die Diskussion. Was diese ästhetische Wahrnehmung bedeutet, führt Herbart allerdings erst zwei Jahre später aus und zwar in dem langangekündigten Aufsatz mit dem Titel „Über die ästhetische Darstellung der Welt als das Hauptgeschäft der Erziehung"[79]. Dieser Aufsatz wird, wie bereits erwähnt, als Anhang zur 2. Auflage der Schrift über das „ABC der Anschauung" veröffentlicht. Der Begriff „ästhetische Wahrnehmung", der bis zu diesem Zeitpunkt nur für ästhetische Urteile im engeren Sinne reserviert war, erfährt in diesem Aufsatz eine besondere Umdeutung. Sie orientiert sich an der Konstruktion der reflektierenden ästhetischen

---

73 Vgl. zum Verhältnis von Protestantismus und Pädagogik die wissenssoziologische Studie von Plake 1995.
74 Herbart in: K1, S. 149.
75 Herbart in: K1, S. 149.
76 Herbart in: K1, S. 150.
77 Herbart in: K1, S. 150.
78 Herbart in: K1, S. 150.
79 Herbart 1804.

Urteilskraft[80] aus der „Kritik der Urteilskraft“ von Kant. Dieses Urteil hat dann aber bei Herbart trotzdem nur noch wenig mit dem Kantischen reinen ästhetischen Urteil zu tun.[81] Dabei ist zu beachten, daß der Begriff „ästhetische Wahrnehmung“ von Herbart in der Abhandlung „Über die ästhetische Darstellung der Welt als das Hauptgeschäft der Erziehung“[82] in „ästhetisches Urtheil“[83] oder in seiner späteren Schrift „Allgemeine practische Philosophie“ in „Geschmacksurtheil“[84] umbenannt wird. Hiermit scheint sich Herbart zugleich von Pestalozzis Anschauungsbegriff zu lösen, um sich an Kants Kriterien des reinen Geschmacksurteils aus der „Kritik der Urteilskraft“ zu orientieren. Allerdings ist die „ästhetische Wahrnehmung“ als aisthetisches Urteil und nicht als Kantisches Reflexionsurteil konzipiert. Verständlich wird die Notwendigkeit einer solchen Erweiterung um eine „ästhetische Wahrnehmung“, wie auch deren Umdeutung, wie Herbart sie in der Schrift „Über die ästhetische Darstellung der Welt als das Hauptgeschäft der Erziehung“ vornimmt, jedoch erst vor dem Hintergrund der Diskussion um die Ethik- und Metaphysikkonzeptionen der damaligen Zeit. Denn Pestalozzis Idee eines „ABC der Anschauung“ und dessen nach Herbarts Einschätzung unzureichende Methode, beim Kinde die Sittlichkeit zu befördern, ist nicht der einzige Grund, warum Herbart auf „Ästhetik“ setzt. Die Notwendigkeit eines „ästhetischen Urtheils“[85] als Medium der Versittlichung der Zöglinge ist auch vor dem Hintergrund der Freiheitsphilosophie der Transzendentalphilosophie und deren „ethisch-edukativem Dilemmma“[86] notwendig.

4.2 Das „ethisch-edukative Dilemma“. Herbarts Kritik an der Freiheitsphilosophie Schellings, Fichtes und Kants vor dem Hintergrund des Zusammenhangs von „Bildsamkeit“ und „Ästhetik“ und die Grundlegung einer wissenschaftlichen Pädagogik

Die Herbartsche Konzeption einer Pädagogik, die zugleich die Pädagogik zur Wissenschaft erhebt, ist, wie A. Langewand in seiner historisch-genetischen Interpretation mit dem Titel „Moralische Verbindlichkeit oder Erziehung. Herbarts frühe Subjektivitätskritik und die Entstehung des ethisch-edukativen

80 Kant 1974, S. 282 (B 238).
81 Dies wird in Kapitel 4.2 dieser Arbeit erläutert.
82 Herbart 1804.
83 Herbart 1804, S. 65. Siehe auch Herbart in: K4, S. 114.
84 Herbart in: K2, S. 347.
85 Herbart 1804, S. 65.
86 Langewand 1991, S. 289.

Dilemmas“[87] nachgewiesen hat, *keineswegs* das Ergebnis einer ausschließlichen Kantkritik oder einer nur *direkten* Auseinandersetzung mit den Schriften Kants, insbesondere seiner „Kritik der praktischen Vernunft“. Ebensowenig handelt es sich, wie es längst zum Topos der Herbart-Interpretation geworden ist, um eine Abweisung der kritischen Philosophie oder der Transzendental- und Freiheitsphilosophie aus pädagogischen Gründen. Dabei wurde in dieser von Langewand kritisierten Analyseversion die Herbartsche „pädagogische“ Kritik der „Kritik der reinen praktischen Vernunft“ Kants als das zugleich „pädagogische Argument“[88] bzw. als die „sachliche Aufklärung eines Problems sowie als die Selbstbegründung einer Einzelwissenschaft gegenüber ‚falscher‘ Philosophie“ interpretiert[89]. Entgegen dieser geläufigen Annahme, so Langewands weitere Argumentation, sei die Abkehr vom Transzendentalismus und der Freiheitsphilosophie eines Kant, Fichte oder Schelling bereits in „Über die ästhetische Darstellung der Welt als das Hauptgeschäft der Erziehung“ vielmehr das Ergebnis der Auseinandersetzung mit der Diskussion um die Ethik- und Metaphysikkonzeptionen der damaligen Zeit (ca. 1790-1800) und nicht einfach das Resultat eines bloß pädagogischen Affekts gegen die Transzendentalphilosophie Kants. Die pädagogische Perspektive sei also demnach nicht der Ausgangspunkt der Argumentation Herbarts, sondern diese füge sich als Perspektive vielmehr in diesen philosophischen Diskussionszusammenhang ein. Es ist insofern zu beachten, daß sich Herbarts Kritik der transzendentalen Freiheitslehre Kants, Fichtes oder Schellings nur vor dem Hintergrund der philosophischen Querelen der 1790er Jahre verstehen läßt. Ausgangspunkte sind dabei die Kritiken an den frühromantischen Systementwürfen Fichtes und Schellings von Reinhold und Jacobi. Die in diesem Kontext kursierende Kantkritik ruht lediglich auf dieser Diskussion auf. Des weiteren muß Herbarts Philosophie und Pädagogikkonzeption im Zusammenhang der theologischen Debatte seiner Zeit, dem von Jacobi entfachten sogenannten „Pantheismusstreit“ gesehen werden. Darin ging es – unter anderem – vor dem Hintergrund der Auseinandersetzungen um die jacobianische Spinozalektüre um den Gegensatz von „Pantheismus“ und der Konzeption eines „personalen Gottes“[90]. Langewand betont deshalb, daß Herbarts Systemprogramm die nachmalige Erziehungswissenschaft in die Kontinuität ehemals theologischer oder theologisch-philo-

87 Langewand 1991. Zum Begriff „ethisch-edukatives Dilemma“ vgl. Langewand 1991, S. 289.

88 Langewand bezeichnet als pädagogisches Argument den Zusammenhang von wissenschaftlicher Konstitution der Erziehung und erzieherischer Kritik der Transzendentalphilosophie. Langewand 1991, S. 13.

89 Langewand 1991, S. 291.

90 Zu diesem Gegensatz vgl. Kodalle in: Martens/Schnädelbach Bd. 2, 1991, S. 395-426. Zur theologischen und religionsphilosophischen Debatte dieser Zeit siehe Timm 1974.

sophischer Streitigkeiten bringe.[91] Diese religionsphilosophischen Debatten waren auch Anlaß, die Philosophie der Romantik zu problematisieren. Es kann ebenso herausgestellt werden, daß die von Herbart entwickelte Pädagogik letztlich als eine Reaktion auf diese Debatten und der daraufhin von Herbart vollzogenen „Ichkritik“ und „Fatalismus“[92]-kritik verstanden werden kann. Die spezifische Konzeptionierung der Herbartschen Pädagogik erscheint dann als ein Lösungsversuch des sich aus der von Herbart vorgenommenen Halbierung des Moralitätsbegriffs von Kant und Fichte ergebenden Dilemmas einer verlorenen Einheit von realen und idealen Bestimmungen der Moralität. Die Konzeption einer „ästhetischen Darstellung der Welt als Hauptgeschäft der Erziehung“ ist dabei ebenso Medium der praktischen Philosophie Herbarts, wie auch seiner Pädagogik. „Ästhetik“ ist deshalb via Pädagogik und praktischer Vernunft das Antidot gegen eine im Hinblick auf das Verhältnis von Moralität und Erziehung problematisch gewordene transzendentalphilosophische bzw. romantische Freiheitslehre und Subjektivitätskonzeption.

Mit Reinhold und Jacobi geht Herbart gegen den „intelligiblen Fatalismus“[93] der Kantischen und romantischen Freiheitsphilosophie sowie gegen den „umgekehrten Spinozismus“[94] Fichtes und Schellings an. Gegen Kant, Fichte und Schelling ist sich Herbart mit Jacobi insbesondere darin einig, daß die intelligible Quelle der moralischen Selbstbehauptung – also der freie Wille, der nichts will – bloß ein idealistischer Begriff sei, dem keinerlei Realität zukomme. Diese Überzeugung ist auch der Ausgangspunkt für den Einsatz der Pädagogik in der Schrift „Über die ästhetische Darstellung der Welt als das Hauptgeschäft der Erziehung“. Diese Abhandlung beginnt mit der Aussage, daß Moralität die *„eine* und ganze Aufgabe der Erziehung“ sei.[95] Moralität sei allerdings nur ein *Begriff* der Philosophie. Der Erzieher hingegen, so Herbart, findet diesen Begriff jedoch nicht als gegeben vor. Herbart zeigt nun, wie der Begriff der Moralität *erweitert* werden müsse, und zwar um die *Nachweisung seiner notwendigen Voraussetzungen als Bedingungen seiner realen Möglichkeit.* Mit dieser Forderung der *Erweiterung des Begriffs Moralität wird diesem seine mögliche Realität als genetisches Problem seiner Voraussetzungen gegenübergestellt.*

Diese Argumentation wurde in der Herbart-Rezeption als die „pädagogische Einrede“[96] gegen die Transzendentalphilosophie gesehen, wobei hier der systematische Gegensatz Philosophie versus Pädagogik stark gemacht

91 Langewand 1991, S. 288. Langewand bringt dies auf den Punkt, indem er zusammenfaßt, daß die Kategorien, in denen wir Pädagogik heute denken können, einst darauf hinausliefen, daß welche Pädagogik man wählte, davon abhing, welchen Gott man hatte. Langewand 1991, S. 289.

92 Vgl. Langewand 1991, S. 27 und S. 202.

93 Langewand 1991, S. 196.

94 Langewand 1991, S. 236.

95 Herbart 1804, S. 59.

96 Langewand 1991. S. 277.

wurde. Dies führte dann zu dem Argument, wissenschaftliche Pädagogik sei das Ergebnis einer *erzieherischen* Begründung von Erziehungswissenschaft in Abwehr „falscher Philosophie“[97]. Langewand hat demgegenüber überzeugend herausgearbeitet, daß es sich eigentlich um eine ***philosophische Begründung*** und um einen anderen Gegensatz gehandelt habe, der Herbart zur Begründung einer wissenschaftlichen Pädagogik geführt habe. Es handelt sich nämlich um den, sich aus Herbarts mithilfe von Reinholds und Jacobis Argumenten geführter Kritik an der Ich- und Transzendentalphilosophie Schellings, Fichtes und Kants und deren sich aus ihren Ethikkonzeptionen ergebenden *Gegensatz von Begriff und Realität*, der dann den Griff zur Pädagogik plausibilisiert und trägt.[98] Es stellt sich deshalb die Frage, was dieser Gegensatz konkret bedeutet und in welchem Verhältnis er zur Ethik und Pädagogik und den „Versprechungen des Ästhetischen“ in der Ethik und Pädagogik steht bzw. worin das Problem, auf das mit Ästhetik und Pädagogik reagiert wird, besteht.

Die Basis der Herbartschen Kritik an der Transzendentalphilosophie ist die „Unterschiebung von Begriffen für die Realität“[99]. Diese gilt für Herbarts Subjektivitätskritik des Ich bei Schelling und Fichte und für seine Kritik am Begriff der Moralität Kants. Insbesondere hier führt die Unterschiebung von Begriffen für Realität zu einem „intelligiblen Fatalismus“[100], da die transzendentale Freiheit bei Kant reales Prinzip der Moralität ist. Der Begriff der Moralität sei aber „vom Himmel“[101] abgeleitet, ihm entspreche nichts Reales. Im Grunde, so Herbart, könne man die intelligible Quelle zwar denken, aber man finde sie nicht in der Realität vor. Diese Realität als das Reich der Erscheinungen ist es nun aber, mit der der Erzieher konfrontiert sei. Im Gegensatz zum Transzendentalphilosophen, der die Differenz von Begriff und Realität überspielen könne und der die Realität durch diesen Begriff der Moralität prinzipiert ansehen könne, finde der Erzieher diesen Begriff nicht als gegeben, d.h. als Realität in der Erscheinung vor. Insofern dürfe er sich nicht dem sich aus der transzendentalphilosophischen Unterstellung der Realität des Begriffs der transzendentalen Freiheit notwendig ergebenden „Fatalismus“ überlassen.[102] So stellt Herbart bezüglich des Erziehers die Frage: „ist nun dasjenige, was sich dem Philosophen darbietet, indem er nur den *Begriff* der Sittlichkeit vor sich nimmt, auch dem Erzieher *gegeben* ?“[103] „Findet auch er den guten Willen vor, so daß er denselben nur gegen die Neigungen zu richten, nur auf die rechten Gegenstände durch den Vortrag der Moral

---

97 Langewand 1993, S. 135-156, hier S. 137.
98 Langewand 1991, S. 267ff., insbesondere S. 277 und 278.
99 Vgl. Langewand 1991, S. 277.
100 Langewand 1991, S. 203.
101 Herbart 1804, S. 60. Vgl. auch Langewand 1991, S. 270.
102 Herbart 1804, S. 60f. Zum Begriff „Fatalismus“ Langewand 1991, S. 271.
103 Herbart 1804, S. 60. Daß bei Herbart im Original die Worte „Begriff“ und „gegeben“ und nicht „Philosoph“ und „Erzieher“ kursiv hervorgehoben sind, bestätigt implizit die Analyseergebnisse von Langewand. Langewand 1991, S. 277.

hinzuweisen brauchte? Fließt etwa auch ihm die intelligible Quelle,- darf auch er den Strom, dessen Ursprung er nicht weiß, getrost vom Himmel ableiten? In der That für denjenigen, der unsern neuern Systemen[104] anhängt, ist nichts consequenter, als ruhig zu erwarten, daß sich wohl etwa ganz von selbst das radicale Gute, – oder vielleicht auch das radicale Böse, – bey seinem Zögling äußern werde; – nichts consequenter, als die Freyheit, die er in demselben, als in einem Menschen, doch voraussetzen muß, still zu respectieren, sie nur durch gar keine *verkehrte Mühe zu stören*, (wobey man fragen müßte, ob die Freyheit denn überhaupt gestört werden *könne*?); und so den wichtigsten Theil seines Geschäfts ganz aufzugeben, und am Ende seine ganze Sorge auf bloße *Darreichung von Notizen* zu beschränken. Auch ist etwas ähnliches von einem Anhänger jener Systeme einmal wirklich und im Ernste behauptet worden."[105] Neben dem hier implizit geführten Fatalismusargument und der Abweisung der romantischen Theorie eines spontaneistischen Bildungsprinzips gegen die Freiheitslehre der Transzendentalphilosophie, also zweier Begründungen ex negativo, führt Herbart als Legitimation für das besondere Feld der Erziehung ein weiteres, positives Argument ein. Denn, so Herbart, „wie die Freyheit sich durch ihren Ausspruch (das Sittengesetz) gleich einer *Ursache* im Reiche der *Erscheinungen* verrathen" dürfe, so werde man auch „der vom Erzieher geordneten Sinnenwelt" erlauben, daß sie „als auf die Freyheit des Zöglings wirkend – erscheine."[106] So vollzieht Herbart eine fast ironische Wendung, indem er dem Transzendentalismus eine, in eine Analogie gefaßte, Tendenz zur Annahme der realen Wirksamkeit eines intelligiblen Prinzips[107] vorhält und dagegen sein eigenes Argument bewußt und etwas spöttisch mit den rhetorischen Mitteln der Transzendentalphilosophie begründet. Die erlaubte Vorstellung einer Erscheinung der Wirksamkeit der vom Erzieher geordneten Sinnenwelt auf den Zögling legitimiert also die pädagogischen Ausführungen Herbarts. Scheinbar bewegt sich Herbarts Argumentation im Hinblick auf Erziehung nur noch im Bereich des Phänomenalen. Der Bereich des Noumenalen wird ausgeklammert. So wäre denn auch der Satz zu verstehen, daß dem Erzieher die Sittlichkeit „ein *Ereignis*, eine *Naturbegebenheit*"[108] sei, die „in der Seele seines Zöglings sich zwar, wie man annehmen kann, schon in einzelnen Augenblicken einem kleinen Theil nach zufällig hat blicken lassen, die sich aber in ihrem ganzen

104 Hiermit sind die Systeme des Deutschen Idealismus (Kant, Schelling, Fichte) gemeint. Vgl. auch Herbarts spätere Schrift gegen den Idealismus, insbesondere desjenigen Fichtes. Herbart in: B. 1883, S. 291-310.

105 Herbart 1804, S. 60.

106 Herbart 1804, S. 60.

107 Nach Reinhold und Herbart ist die transzendentale Freiheit ein reales Prinzip der Moral. Dies führt zum Fatalismus, weil ein Begriff mit der Realität verwechselt wird. Ob diese Diagnose tatsächlich auf den Transzendentalismus und die Freiheitslehre Kants zutrifft, kann hier nicht geklärt werden. Es soll hier nur um Herbarts Auffassung gehen.

108 Herbart 1804, S. 61.

Umfange zutragen und dauern und alle die übrigen Ereignisse, Gedanken, Phantasien, Neigungen, Begierden in sich nehmen, in Teile von sich selber umwandeln soll."[109] Hier wird deutlich, worum es Herbart geht. Er zielt im Hinblick auf Pädagogik auf die *Genese der Sittlichkeit* ab, also auf einen Vorgang innerhalb der Zeit und nicht, wie die Freiheitsphilosophie der Transzendentalphilosophie, auf die von jeglicher Zeitlichkeit unabhängige Setzung der Sittlichkeit durch die Spontaneität des intelligiblen Charakters oder auf eine Teleologie eines natürlichen Bildungsprinzips. Die gängige Herbart-Forschung sieht in diesen, hier zitierten Passagen Herbarts den Versuch, die Kantische strenge Separierung des empirischen vom intelligiblen Charakter[110] aufzulösen und auch dem intelligiblen Charakter eine zeitliche Konstitution zuzuerkennen. Dies war von Kant in der Tat abgewiesen worden. Kant meinte, daß die reine Vernunft als ein bloß intelligibles Vermögen allen Handlungen des Menschen in allen Zeitumständen gegenwärtig und einerlei, sie selbst aber nicht in der Zeit sei. Die Kausalität der Vernunft im intelligiblen Charakter entstehe nicht und hebe nicht etwa zu einer gewissen Zeit an, um eine Wirkung hervorzubringen.[111] Um nicht in die von Kant herausgestellten oder in neue Aporien zu geraten und um sein eigenes Unternehmen plausibel zu machen, muß Herbart deshalb zwischen zwei verschiedenen Bedingungen der realen Möglichkeiten von Sittlichkeit unterscheiden. So führt er in „Über die ästhetische Darstellung der Welt als das Hauptgeschäft der Erziehung" weiter aus, daß „in der ganzen Bestimmtheit, womit es (die Genese der Sittlichkeit, Anm. Y. E.) geschieht, es notwendig als ein unfehlbarer Erfolg gewisser geistiger Ursachen" geschehe, eben so „nothwendig als jeder Erfolg in der Körperwelt; nur aber eben durchaus nicht nach materiellen Gesetzen (der Schwere, des Stoßes u.s.f.) die mit den Gesetzen geistiger Wirkung nicht die geringste Aehnlichkeit"[112] hätten. Der Erzieher mute sich insofern den Versuch zu, „durch richtiges Fragen der Natur, und durch genaue und lange fortgeführte Schlußreihen, endlich dem Gange der vor ihm liegenden Erscheinungen ihre Gesetzmäßigkeit abzuforschen, und somit auch zu entdecken, wie sich derselbe nach Absicht und Plan modificieren lasse."[113] Diese realistische Ansicht leide nun auch nicht die mindeste Einmengung der idealistischen: „Was finge er doch an mit den gesetzlosen Wundern eines übernatürlichen Wesens, auf dessen Beystand er nicht rech-

---

109 Herbart 1804, S. 61.

110 Um die dritte Antinomie der „Kritik der reinen Vernunft" angemessen auflösen zu können, erklärte Kant den Menschen als „Bürger zweier Welten". Kant 1968, Bd. 2, S. 488-506 (B 560, 561-587). Der einen „Welt" ist der empirische Charakter zugehörig, also der Charakter, der der mechanischen Erklärung der Handlungen in der Erscheinungswelt zugänglich ist. Der zweiten „Welt" ist demgegenüber der intelligible Charakter zugehörig, also der dem Menschen oder dem Ding an sich eigene freie Charakter, der undeterminiert rein auf spontaner Setzung beruht.

111 Kant 1968, Bd. 2, S. 501 (B 579, 580)

112 Herbart 1804, S. 61.

113 Herbart 1804, S. 61.

nen, dessen Störungen er nicht vorhersehen, noch ihnen vorbauen könnte? Etwa *Veranlassungen geben? Hindernisse entfernen?* – Also *war* das absolute Vermögen gehindert? Also *giebt* es für dasselbe Veranlassungen *außer seinem eigenen*, rein ursprünglichen *Anfangen?* Also ist das Intelligible wieder mitten im Mechanismus der Natur-Dinge befangen? – Die Philosophen besinnen sich hoffentlich besser auf ihren eignen Begriff! – *Transzendentale* Freyheit darf und kann auch durchaus nicht im Bewußtseyn, gleich einer innern Erscheinung, sich betreffen lassen. Hingegen *diejenige Freyheit der Wahl*[114] (Hvhg. Y. E.), die *wir alle* in uns finden, welche wir als die schönste *Erscheinung* unserer selbst ehren, und welche wir unter den andern Erscheinungen unserer selbst hervorheben möchten,- diese ist es gerade, welche der Erzieher zu bewirken und festzuhalten trachtet."[115]

Die transzendentale Freiheit wird an die idealistische Transzendentalphilosophie zurückgereicht und aus pädagogischer und moralphilosophischer Perspektive durch eine andere Freiheit, nämlich die sogenannte „*Freyheit der Wahl*"[116] ersetzt. Bei dieser „Freyheit der Wahl" geht es um das vom Zögling zu leistende jedesmalige Wählen „des Guten" und die Ablehnung des „Bösen"[117]. Diese Entscheidung wird als ein freier Vollzug des Menschen vorgestellt. Damit der Mensch zu einer solchen Entscheidung fähig wird, muß jene Erhebung zur selbstbewußten Tätigkeit im Zögling selbst und durch dessen eigene Tätigkeit vollzogen werden. Ohne Mitwirkung der Erziehung jedoch, „dem *Machen, daß der Zögling sich selbst finde*"[118] ist dies nach Herbart aber unmöglich. Die „Freyheit der Wahl"[119] ist mit Hilfe der durch Erziehung gefundenen „Ideen"[120] der praktischen Vernunft langsam zu entwickeln. Es wird deutlich, daß diese „Freyheit der Wahl" mit der transzendentalen Freiheit, wie sie von Kant und Fichte definiert wurde, also als einem immer wieder spontaneistisch gesetzten Anfangen im sittlichen Bereich bzw. als einem „Sprung"[121] zur Sittlichkeit, nichts zu tun hat. Kant hatte Moralität als „Selbstbestimmung" gedeutet, die durch keinerlei äußere Einwirkung kausal herbeizuführen ist, sondern die in einer „Revolution"[122] der Denkungsart gründet. Diese muß immer wieder in einem autonomen Akt herbeigeführt werden. Sie kann also nie das Resultat eines kontinuierlichen Werdens beispielsweise eines Erziehungsgeschehens sein, sondern sie ist immer nur unverfügbare Diskontinuität in der jeweils spontanen Gründung des Charakters. Im Gegensatz dazu löst Herbart das Problem der „ethisch-edukativen Korre-

---

114 Herbart 1804, S. 61.
115 Herbart 1804, S. 61.
116 Herbart 1804, S. 61.
117 Herbart 1804, S. 61.
118 Herbart 1804, S. 61.
119 Herbart 1804, S. 61.
120 Herbart in: K2, S. 329-458.
121 Vgl. dazu Sommer 1988, S. 52.
122 Kant 1983, S. 245.

lation"[123], d.i. die notwendige Herstellung einer Widerspruchsfreiheit in der Verhältnisbestimmung von Erziehung und Moral[124], auf andere Weise: Herbart denkt Erziehung als Determination der realen Bedingungen der Ermöglichung von Moralität. Herbart wendet sich insofern gegen die transzendentale Freiheitsphilsosophie eines Kant oder Fichte aber auch gegen die organizistische Bildungsidee Schellings. Diese Kritik formuliert Herbart an vielen Stellen seines Werks, so etwa in „Über meinen Streit mit der Modephilosophie" (1814) oder „Über das Verhältnis des Idealismus zur Pädagogik" (1831/32). Der dort formulierte Standpunkt ist bereits in seiner frühen Schrift „Über die ästhetische Darstellung der Welt als das Hauptgeschäft der Erziehung" deutlich. Seine Kritik an der idealistischen Freiheits- und Transzendentalphilosophie läßt sich dabei in einem Begriff zusammenfassen. In einem seiner späteren Werke, dem „Umriß pädagogischer Vorlesungen" (1835), ist er am deutlichsten dargelegt. Herbart erklärt dort den Begriff *„Bildsamkeit"*[125] zum Grundbegriff der Pädagogik schlechthin. Mit Bildsamkeit des Zöglings ist insbesondere die Bildsamkeit des Willens zur Sittlichkeit gemeint. Herbart betont, daß sich philosophische Systeme, in denen entweder „Fatalismus"[126] oder „transzendentale Freiheit" angenommen werde, von der Pädagogik ausschließen würden, da sie nur in paradoxaler oder unstimmiger Form einen Begriff wie Bildsamkeit, d. i. ein Übergehen von der Unbestimmtheit zur Bestimmtheit oder Festigkeit des Charakters in sich aufnehmen könnten.[127] Dies zeigt sich etwa im Verhältnis der Pädagogik Kants zu dessen Moralphilosophie, der „Kritik der praktischen Vernunft". Die Pädagogik müsse deshalb mit einer anderen Philosophie zusammenhängen, als mit der Kantischen, Fichteschen oder Schellingschen, denn die intelligible Tat stehe in keinem Zeitverhältnis. Wenn wir das zeitliche Kausalverhältnis zwischen Erzieher und Zögling jedoch hinwegdächten, würde die Erziehung zur Sittlichkeit etwas Unmögliches. Herbart geht deshalb davon aus, daß die Konstruktion[128] der menschlichen Individualität und des festen Charakters nicht über einen unverfügbaren diskontinuierlichen Sprung zur Moralität, sondern erst allmählich und kontinuierlich im Laufe des Lebens entstehen und diese durch ein anfängliches erzieherisches Kausalverhältnis befördert würde.

Wie A. Langewand gezeigt hat, ist diese Herbartsche Konzeption von Moralität und Erziehung das Resultat einer Halbierung des Moralitätsbe-

---

123 Langewand 1991, S. 15.

124 Langewand weist darauf hin, daß seit dem 18. Jahrhundert die Moralität und die Erziehung korrelativ gedacht wurden, d.h. humane Selbstbehauptung habe ihre Voraussetzung in Erziehung, Erziehung dagegen habe ihren Maßstab in der Ermöglichung humaner Selbstbehauptung gehabt. Langewand 1991, S. 290.

125 Zum Begriff „Bildsamkeit" bei Herbart, Kühne 1976 und Buck 1984, S. 145ff. sowie Buck 1985. Ebenso Langewand in: Lenzen 1989, S. 204-208.

126 Herbart in: B. 1883, S. 155.

127 Herbart in: B. 1883, S. 149-294. Sowie 294-310, hier S. 155.

128 Herbart in: K1, S. 308. Der Erzieher „construiere" den Charakter des Zöglings.

griffs[129]. Bei der Moralphilosophie und Sittenlehre von Kant und Fichte waren dagegen die Aufgaben, „Regeln der Ausführung des Guten" und der „Beurteilung des Guten" zu finden sowie das Vermögen diese „Regeln im Gesamtaufbau der Vernunft zu rechtfertigen", verknüpft.[130] Diese Verknüpfung entlarvt Herbart als Vermischung von realen und idealen Bestimmungen von Begriff und Realität. Herbart streicht das „principium executionis"[131] und argumentiert nur bezüglich des „principium diiudicationis"[132]. D. h. Herbart läßt die Vernunft, wie er in „Über die ästhetische Darstellung der Welt als das Hauptgeschäft der Erziehung" ausführt, nur „vernehmen" und „urtheilen".[133] Langewand hat plausibel gemacht, daß diese Konzeption einer vernehmenden und urteilenden Vernunft den Jacobianismus Herbarts verrät.[134] Er habe mit Jacobi gegen den Spinozismus Schellings und Fichtes, die seines Erachtens auf den ersten Grundsatz des absoluten Seins setzten, als Instanz der unhintergehbaren Gewißheit, die unmittelbare sinnliche Gewißheit angenommen. Dies wäre möglicherweise auch eine Erklärung dafür, warum Herbart in „Über die ästhetische Darstellung der Welt als das Hauptgeschäft der Erziehung" die Ästhetik, und zwar verstanden als Aisthesis, ins Spiel bringt.[135] Die „ästhetische Wahrnehmung" wird zudem als willensfreies Vorstellen in Analogie zum interesselosen ästhetischen Reflexionsurteil aus der „Kritik der Urteilskraft" konzipiert. Herbart unterläßt es allerdings, in seiner eigenen praktischen Philosophie plausibel zu machen, worin in ihr die Einheit von Einsicht und Willen besteht. Langewand hat gezeigt[136], daß dieses Manko insofern aufgelöst wird, da diese leere Stelle der halbierten begrifflichen Architektur bei Herbart durch Pädagogik besetzt wird. Insofern wird die bei Kant und Fichte in einer Moralphilosophie zusammengefaßte Einheit der realen und idealen Bestimmungen im Begriff der Moralität bei Herbart auf zwei praktische Disziplinen verteilt. Dabei handelt es sich um eine allgemeine praktische Philosophie (ideal) und um Pädagogik (real). Die Frage, wie die Idee des Guten Triebfeder sein könne, werde nicht mehr wie noch bei Kant durch die Lehre vom realen Gefühl der Achtung fürs Sittengesetz, in dem moralische Einsicht und Handlungsimpuls zur Einheit kommen sollen, beantwortet, sondern mit der Lehre von der Determination durch Erziehung. Erziehung müsse nun „real" machen, daß der moralisch Handelnde sich selbst finde, „*wählend das Gute*" und „*verwerfend das Böse*"[137]. Ein Medium

---

129 Langewand 1991, S. 292.

130 Vgl. Langewand 1991, S. 292.

131 D. i. der Ausführungsgrund von Moralität. Vgl. Langewand 1991, S. 278.

132 D. i. der Beurteilungsmaßstab von Moralität. Vgl. Langewand 1991, S. 278.

133 Herbart 1804, S. 63.

134 Langewand 1991, S.235.

135 Diese Vermutung kann hier allerdings nicht weiter verfolgt werden. Das bedürfte einer eingehenden Analyse des Jacobischen Denkens und seiner Rezeption bei Herbart. Siehe dazu die Interpretation Langwands 1991, S. 217-243.

136 Langewand 1991, S. 292f.

137 Herbart 1804, S. 61.

der Erziehung ist hierbei die sogenannte „ästhetische Darstellung der Welt". Eine weitere Voraussetzung dazu stellt die sogenannte *ästhetische „Nöthigung"*[138] dar.

4.3 Die ästhetische „Nöthigung"

Im folgenden soll verdeutlicht werden, was Herbart im Zusammenhang seiner Kritik der transzendentalphilosophischen Subjektivitätskonzeption, der Freiheitslehre und Moralphilosophie dazu bewegt hat, dem „Ästhetischen" größere Bedeutung zuzumessen und was im Konkreten die „Versprechungen des Ästhetischen" in der Philosophie und Pädagogik Herbarts sind. Nach Darlegung seiner hier erläuterten Absetzung vom Deutschen Idealismus präzisiert Herbart in der Folge seiner Ausführungen in „Über die ästhetische Darstellung der Welt als das Hauptgeschäft der Erziehung", was er unter Sittlichkeit und praktischer Vernunft konkret versteht. Dabei kommt dem Begriff der *ästhetischen „Nöthigung"*[139] große Bedeutung zu. Moralität und Sittlichkeit versteht er zunächst als guten Willen, wobei Gehorsam das erste Prädikat des guten Willens ist. Gehorsam ist per Definitionem aber nur einem Befehl gegenüber denkbar. Diesem Befehl wiederum liegt etwas Befohlenes zugrunde. Allerdings muß aber ein Gehorsam gegenüber einem beliebigen Befehl nicht unbedingt sittlich sein. Er könnte also der sittlichen Autonomie des Menschen widersprechen. Um dieses Dilemma zu beschreiben, folgt Herbart an dieser Stelle sogar noch Kant. Denn er meint mit Kant, daß das Sittliche „sich selbst" gebiete[140]. D. h. daß ein jeder, der einem Befehl folge, diesen für sich selbst zum Befehl erhoben haben müsse. *Was* allerdings zum Befehl erhoben werden soll, wird nicht inhaltlich bestimmt. Der Begriff der Sittlichkeit enthält insofern keinen bestimmten Gegenstand, und das Wollen bleibt ein *„unbestimmt-vielfaches"*[141]. Der Gehorchende muß allerdings den Befehl, diesen nicht näher bestimmten Willen, geprüft und für sich selbst zum Befehl erhoben haben. Dies impliziert allerdings die Schwierigkeit, daß der Gehorchende nicht selbst den Befehl erteilt haben kann, aber dennoch das Sittliche sich selbst gebieten muß.[142] Wie löst Herbart dieses Dilemma nun auf? Nach Herbart *muß* der Gehorchende *nicht heteronom bestimmt* sein, sondern er muß lediglich in eigener Leistung eine *Notwendigkeit* auffinden, die für ihn absolut zwingend wird. Dieser Notwendigkeit unterwirft sich dann der Sittliche, wie Herbart betont „durch und durch demütig"[143]. Herbart

---

138 Herbart 1804, S. 68. Herbart spricht auch von einer „ästhetischen Nothwendigkeit". Herbart 1804, S. 65.
139 Herbart 1804, S. 68.
140 Herbart 1804, S. 62.
141 Herbart 1804, S. 62.
142 Herbart 1804, S. 62.
143 Herbart 1804, S. 63.

schließt als nötigende Momente die theoretischen, logischen und moralischen Nötigungen aus. Auch der Wille selbst oder die zu beurteilenden Handlungsantriebe können nicht Ursache des Urteils, des Befehls und schließlich der Handlung sein. Denn wie Herbart meint, würde man vergeblich den Begierden Gehorsam auferlegen, wenn man die Vernunft wieder zur Begierde machen wolle. Deshalb könne die Vernunft nicht Wille sein. Herbart konzipiert deshalb die Vernunft als bloß vernehmend und urteilend. Es handelt sich bei dieser Nötigung um nichts „Geschlossenes" oder „Gelerntes", um nichts in der „Erfahrung Gegebenes oder durch Naturlehre Erforschtes"[144]. Die Rede ist von einem „Ursprünglichnothwendigen"[145], was erst dann etwa sittlich notwendig werden wird, wenn es im Gegensatz gegen die Neigung den Gehorsam regiert. Die gesuchte Notwendigkeit nun, der sich der einzelne unterwirft, findet Herbart in der sogenannten ästhetischen „Nöthigung".

Zur Sittlichkeit gehören diese Akte, die dem gehorchenden Willen gegenüber als gebietender Wille auftreten, aber erst dann, wenn durch sie die „laute, eindringende Kraftsprache der sittlichen Imperativen entstehn"[146]. Das impliziert, daß sie auch gebietend über die individuellen Neigungen auftreten müssen. Denn, wie Herbart betont, „*vor* dem Verhältnis der Vernunft *zur Neigung*"[147] wäre dies nicht denkbar.

Auch hier folgt Herbart noch Kant, der, wie in Kapitel eins herausgearbeitet wurde, betont hatte, daß die Allgemeinheit der praktischen Vernunft wie auch die der ästhetischen reflektierenden Urteile auf der Abstraktion von allen idiosynkratischen Neigungen beruht. Diese Abstraktion von dem Angenehmen und den Neigungen macht deshalb auch die Analogie von sittlichen Urteilen und reinen Geschmacksurteilen bei Kant aus. Dieses Verhältnis von sittlichen und ästhetischen Urteilen ist bei Herbart allerdings nicht nur analogisch konzipiert, sondern die „ästhetischen Urtheile" sind ihrerseits die „verborgene Unterlage, auf der die eigentliche moralische Bestimmung erst ruht."[148] Sie sind insofern die „Substanz"[149] der Sittenlehre Herbarts. Im Falle der ästhetischen Uteile, die sich auf das Schöne beziehen, die also ästhetische Urteile im engeren Sinne sind und der ästhetisch motivierten[150] sittlichen Urteile handelt es sich andererseits wieder um eine Analogie. In diesem Zusammenhang muß auf ein begriffliches Problem hingewiesen werden. Herbarts Begriff des „ästhetischen Urtheils"[151] wird oftmals mit Kants reinem Geschmacksurteil verglichen, oder zumindest wird die Struktur dieses spezi-

144 Herbart 1804, S. 64.
145 Herbart 1804, S. 64.
146 Herbart 1804, S. 63.
147 Herbart 1804, S. 63.
148 Ziechner 1908, S. 138. Herbart in: K10, S. 36.
149 Herbart in: K9, S. 286.
150 Diese Urteile werden im folgenden als „ästhetisch-ethische" Urteile bezeichnet.
151 Herbart 1804, S. 65.

fisch reinen ästhetischen Urteils oft assoziiert.[152] Dies ist bei aller Analogie allerdings problematisch. Die Bestimmungen des ästhetischen Urteils bzw. Geschmacksurteils bei Herbart und das Geschmacksurteil im Sinne des reinen Geschmacksurteils bei Kant sind verschieden konzipiert. Herbart unterscheidet zwar *mit* Kant die Geschmacksurteile von den Erkenntnisurteilen bzw. er grenzt sie ebenfalls vom Angenehmen ab[153] und verleiht ihnen auch den Status einer „Allgemeingültigkeit"; Jedoch sind die Geschmacksurteile bzw. die ästhetischen Urteile Herbarts dennoch keine Reflexionsurteile im Sinne Kants. Herbart versteht unter dem Begriff „ästhetisch" hier vielmehr „aisthetisch"[154], was sowohl die sinnliche als auch die geistige Wahrnehmung[155] beschreiben kann. Bei Kant war das ästhetische Reflexionsurteil hingegen von Aisthesis streng unterschieden. Herbart benutzt den Begriff Ästhetik insofern in seiner ursprünglichen und allgemeinsten, seit Aristoteles und Baumgarten gültigen Bedeutung, die sich erst nach Kants „Kritik der Urteilkraft" in die systematisch begründeten Begriffe Aisthesis und Ästhetik[156] aufgefächert hatte. Das ästhetische Urteil bei Herbart ist also ein Akt der Wahrnehmung, bzw. es handelt sich um ein Vernehmen. Die Herbartsche Verwendung des Urteilsbegriffs ist daher irreführend. Denn es ist hier vielmehr eine Art Entscheidung gemeint, die auf unmittelbarer Evidenz beruht.[157]

---

152 So etwa zu finden bei Hellekamps. Hellekamps in: Meyer-Drawe/Peukert/Ruhloff 1993, S. 137-151, hier S. 143. Hellekamps nimmt fälschlicherweise an, daß die Strukturen des „subjektiv-allgemeinen" des Geschmacksurteils bei Kant und Herbart gleich begründet seien. Zugleich übersieht Hellekamps (mit Musolff), daß es sich beim Herbartschen ästhetischen Urteil lediglich um ein Urteil über Verhältnisse bzw. Relationen handelt und nicht um eine Sinnverständigung über Kunstwerke oder eine dadurch ermöglichte Interpretation der eigenen Erfahrungen als sinn- und bedeutungsvoller Erfahrungen. Vgl. dazu Hellekamps/Musolff 1993, S. 275-292 sowie Hellekamps in: Koch/Marotzki/Peukert 1994, S. 109-125. Ebensowenig ist eine solche Interpretation für das reine Geschmacksurteil bei Kant angebracht (vgl. dazu Kapitel 1 dieser Arbeit), wie es ebenfalls Hellekamps und Hellekamps/Musolff nahelegen. Hellekamps in: Meyer-Drawe/Peukert/Ruhloff 1993, S. 137-151 und Hellekamps/Musolff 1993, S. 275-292.

153 Herbart in: K4, S. 110f.

154 Darauf haben insbesondere Benner 1986, S. 82 und Prange in: Koch/Marotzki/Peukert 1994, S. 88 hingewiesen.

155 Zur klassischen Begriffsbestimmung von Aisthesis bei Aristoteles vgl. Welsch 1987.

156 Vgl. dazu Ehrenspeck in Mollenhauer/Wulf 1996, S. 201-231. Allerdings gibt es auch bei Herbart die – allerdings implizite – Unterscheidung zwischen Aisthesis und Ästhetik insofern er das aisthetische Urteilen über Kunstwerke gesondert behandelt. Das Schöne (die Kunst) ist allerdings nur in ganz eingeschränktem Maße Medium des Sittlichen. So meint Herbart, daß dort, wo die Künste nicht blühen würden, Rohheit und Beschränktheit sei. Herbart in: K9, S. 94. Dies gehört daher eher zum Bereich ästhetische Bildung und weniger in den der Ethik. Vgl. Ziechner 1908, S. 138 und S. 163. Zur Bedeutung der ästhetischen Bildung bei Herbart vgl. Ziechner 1908, S. 169-189. Die Ethik ist wie die Ästhetik im engeren Sinne Teil der allgemeinen Ästhetik. Die ästhetisch-ethischen Urteile werden dabei von den ästhetischen im engeren Sinne unterschieden.

157 Vgl. Prange in: Koch/Marotzki/Peukert 1994, S. 89.

Im Hinblick auf die ästhetischen Reflexionsurteile bei Kant handelt es sich also bei der ästhetischen Wahrnehmung Herbarts nur um eine Analogie und damit nicht selbst um ein ästhetisches Urteil im engeren Sinne, welches sich lediglich auf das Schöne und die Kunst beziehen würde. Die Begriffe „Ästhetik" und „ästhetisches Urteil" werden hier immer in dem weiteren Sinne von „Aisthesis" gebraucht.

Wodurch ist nun diese auf „Aisthesis" aufbauende ästhetische „Nöthigung" durch Herbart charakterisiert? – Sie ist dadurch bestimmt, daß sie in „lauter absoluten Urteilen, ganz ohne Beweis spricht, ohne übrigens Gewalt in ihre Forderung zu legen. Auf die Neigung nimmt sie gar keine Rücksicht; sie begünstigt und bestreitet sie nicht. Sie entsteht beim vollendenten Vorstellen ihres Gegenstandes."[158]

Die drei Hauptmomente sind dabei (1) das absolute Urteil, (2) Forderung ohne Gewalt und (3) Entstehung beim vollendeten Vorstellen. Herbart stellt weiterhin fest, daß es für verschiedene Gegenstände ebenso viele ursprüngliche Urteile gebe. Als Beispiel führt Herbart die Musik an. Im Bezug auf die harmonischen Verhältnisse, die ihr zugrunde lägen, könne man deren richtigen Gebrauch lehren und bestimmen. Im Gegensatz dazu wäre es aber sinnlos, für das richtige Vernehmen eines Generalbasses, einen Beweis einzufordern. Die Evidenz dieses Urteils sei *unmittelbar* deutlich und könne nicht abgeleitet werden.[159] Herbart betont weiter, daß ästhetische Urteile niemals die Wirklichkeit ihres Gegenstandes einfordern würden. Nur wenn er einmal ein solcher sei, so würde auch das Urteil beharren, welches nachträglich angebe, wie er sein solle. Herbart bleibt weiter bei seinem Beispiel aus dem künstlerischen Bereich, um zu verdeutlichen, daß solche, die Künste betreffenden Urteile noch nichts mit Sittlichkeit zu tun haben, sondern eher ein Beispiel für eine spezifische Art der Nötigung sind, die sich auf ein besonderes Objekt beziehen, nämlich die Nötigung eines spezifischen Urteils eines Künstlers durch ein Kunstwerk. Herbart geht es nun aber auch um eine allgemeine ästhetische Nötigung des Menschen im Bezug auf sich selbst. Diese die Sittlichkeit fundierende ästhetische Nötigung erläutert er dahingehend, daß der Mensch *von sich selbst* nicht scheiden könne, wohingegen der Künstler den Gegenstand, der seinem Geschmacksurteil widerspreche, zerstören oder das Instrument, das er nicht beherrsche, meiden könne. Wenn aber der Mensch selbst der Gegenstand ästhetischer Urteile werde, dann sei dies verständlicherweise nicht möglich. Dann würden diese Urteile durch „ihre ruhige, aber vernehmliche Sprache"[160], mit der Zeit einen Zwang über ihn ausüben. Herbart setzt mit dieser Ansicht natürlich implizit eine *Identitätskonzeption* voraus, die G. Buck für das Herbartsche Denken in der Tat

---

158 Herbart 1804, S. 64.
159 Herbart 1804, S. 64.
160 Herbart 1804, S. 65.

auch explizit nachgewiesen hat.[161] Als kritischen Einwand gegen diese unterlegte Identitätskonzeption könnte man anführen, daß durchaus auch eine Konzeption vorstellbar wäre, die keine Identität des „Selbst"[162] voraussetzt. Das Selbst bliebe dann als Nichtidentisches von einem langsam in der Zeit wirksam werdenden Zwang eines gleichbleibenden Urteils unberührt. Für Herbart ist dies nicht vorstellbar und er führt weiter aus, daß es der langsame Druck des Urteils sei, welches der Mensch sein *Gewissen*[163] nenne. Die ästhetischen Urteile, die sich nicht auf Gegenstände, sondern auf den Menschen, spezifischer auf seinen Willen und die Verhältnisse verschiedener Willensbestrebungen beziehen, haben sich insofern als der ursprüngliche Grund des „gebietenden Wollens"[164] herausgestellt. Die ästhetischen Urteile beziehen sich also auf Gegenstände oder Personen. Im zweiten Falle gehen sie solchen Konfliktsituationen voraus, in denen sie in einen Widerspruch zu einer Neigung und damit zu einem bestimmten Begehren treten können. Deshalb betont Herbart, daß es sich um „ursprüngliche" Urteile handele: „Findend eine ursprünglich-practische, also ästhetische, – Notwendigkeit: biegt der Sittliche sein Verlangen, um ihr zu gehorchen. Das Verlangen also, war Glied eines ästhetischen Verhältnisses. Und *in so fern* richtete der Betrachtende seinen Blick auf *Sich, in wiefern* in ihm *Verlangen* ist, was in dem beurtheilten Verhältnis vorkommt."[165]

Vernunft, Wollen und Verlangen treten hier durch das Medium der ästhetischen Urteile und deren Nötigung in ein spezifisches Verhältnis. Das Verlangen wird durch die ästhetische Nötigung in Richtung Einsicht umgebogen. Die Vernunft ist nicht Wille, sie ist „interesselos", urteilend und vernehmend. Ihr gegenüber steht das Wollen und Begehren. Nun meint Herbart, daß nur die Vernunft allein den „ehernen Behälter"[166], in dem „ein unermeßlicher Vorrath von Willen"[167] eingeschlossen sei, öffnen dürfe, nur sie solle entscheiden, welchem Verlangen Raum gegeben werden dürfe und welchem nicht. Es schließt sich hier allerdings unmittelbar die Frage an, wie die Vernunft zu den Maßstäben ihrer Entscheidung kommt. Hier kommen die Kriterien des „ästhetischen Urteils" zum Tragen. Wie bereits gezeigt wurde, nimmt Herbart ein solches ursprünglich-ästhetisches Vernehmen als Grund-

---

161 Buck 1984, S. 152. Buck bezieht sich dabei ganz allgemein auf Herbarts Bildsamkeitskonzeption. Die hier hervorgehobene Stelle stand nicht im Fokus von Bucks Analyse.

162 Herbart spricht von „selbst" nur in Sinne eines grammatikalischen Bezugs. Identität und Selbst sind allerdings semantisch verwandte Begriffe.

163 In diesem Begriff schwingen zweierlei Konnotationen mit. Zum einen die Gewißheit im Sinne von scientia zum anderen die theologische Verengung des Begriffs durch Luther, d. i. das Gewissen in der Bedeutung des von Gott über uns Gewußte. In der späteren philosophischen Tradition, der auch Herbart folgt, werden beide Bedeutungen parallel gedacht.

164 Herbart 1804, S. 63.

165 Herbart 1804, S. 65.

166 Herbart 1804, S. 66.

167 Herbart 1804, S. 66.

lage des Sittlichen an. B. Schwenk hat dies als ein Urteilen beschrieben, dem „ganz analog zum Zusammenklang von Tönen, zwei oder mehrere Willen vorgelegt werden, deren gegenseitiges Verhältnis zueinander ‚vernommen' werde und nach welchem Vernehmen das Urteil ursprünglich und eindeutig ergehe, und zwar für jeden Akt des Urteilens neu"[168]. Diesem ästhetischen Urteil komme nach Herbart Notwendigkeit zu, die sich, *analog* zum „vollendeten Vorstellen" von Tönen, beim „vollendeten Vorstellen" des Gegenstandes oder des betreffenden Willensverhältnisses einstelle.[169] Ein solches Urteil spricht sich in einem ursprünglichen Beifall oder Tadel aus. Die ästhetischen Urteile sind dabei einzeln und nicht aufeinander reduzierbar. Dennoch können sich nach Herbart bei ähnlichen Gegenständen oder einem analogen Sichzueinanderverhalten von Willen auch ähnliche Urteile ergeben. Im Hinblick auf die Allgemeingültigkeit der ästhetischen Forderung, die er als Kriterium von Kant übernimmt, meint Herbart, daß „ohne Zweifel die ästhetische Forderung sich ganz gleich bleiben" würde, „wenn ein Andrer, in eben dem Verhältnisse stehend, der Verlangende wäre."[170] Und weiter: „So urtheilen wir über Andre, nur noch leichter als über uns selbst; – und die Forderung *gilt- sollte* wenigstens dem Andern gelten; und wir muthen ihm an, es selbst so zu finden."[171] Entsprechend sieht Herbart die Möglichkeit einer sittliche Elementarlehre gegeben, welche er in seiner „Allgemeinen praktischen Philosophie" (1808) ausführt. Dort verweist Herbart auf fünf elementare Willensverhältnisse bzw. wie er es nennt, fünf praktische Ideen oder „Musterbegriffe"[172].

Man kann zunächst zusammenfassen, daß Herbart seine praktische Vernunft oder Ethik auf der „Ästhetik" im ursprünlichen Sinne von Aisthesis und in *Analogie* zu den Kriterien des ästhetischen Reflexionsurteils bei Kant begründet.[173] Dies war im Hinblick auf die Begründung einer Ethik und einer Pädagogik, die als „ästhetische Darstellung der Welt" angesehen werden kann, eine völlig neue Sicht. Denn Herbart stellte weder den kategorischen Imperativ einer gesetzgebenden Vernunft an den Anfang, noch versuchte er irgendwelche ethischen Normen aus rational-metaphysischen Ethiken abzuleiten. Dies veranlaßte Herbart sogar zu der Empfehlung, der Leser solle sich – falls er im Hinblick auf Ethikbegründungen als erstes an die Herbartschen geraten sei – zwecks einer unbefangenen Prüfung auch in anderen Ethiken umsehen.[174] Herbart präzisiert die praktische Vernunft als ein „ästhetisches Urteilen" über Willensverhältnisse. Die „ästhetische" Begründung des Ethischen bedeutet, daß das Sittliche auf Wertbestimmungen von Willensver-

168 Schwenk 1963, S. 90.
169 Schwenk 1963, S. 90.
170 Herbart 1804, S. 65.
171 Herbart 1804, S. 65. Hier folgt Herbart Kants Kriterien des ästhetischen Reflexionsurteils. Vgl. Buck 1985, S. 128ff.
172 Herbart in: K4, S. 105. Siehe dazu auch Kapitel 4.4. dieser Arbeit.
173 Buck 1985, S. 134ff.
174 Herbart in: K4, S. 145.

hältnissen beruht. Die Wertbestimmungen selbst heißen „ästhetische Urtheile“ oder „Geschmacksurtheile“. Unter „Geschmack“ oder ästhetischem Urteil versteht Herbart – abweichend von der gängigen Auffassung – die Beurteilung einzelner „*Verhältnisse*“[175] und zwar nur im Hinblick auf das Formale daran.[176] Dieses Formale soll Herbart, neben dem Absehen von Neigungen, auch die Allgemeingültigkeit des Urteils garantieren. Hier folgt Herbart eindeutig den Kantischen Bestimmungen der Formalität eines Urteils in der „Kritik der Urteilskraft“. Herbart orientiert sich insofern an der Analogie des Ästhetischen und Ethischen bei Kant, welche unter anderem, wie in dieser Untersuchung gezeigt wurde, durch die gleichartige Notwendigkeit einer Abstraktion von jeglicher materialen Empfindung begründet wurde.[177] Bei Herbart begründet sich das Sittliche auf der Beurteilung formaler Verhältnisse. Der Wille wird demnach sittlich beeinflußt gedacht durch Werte, die in der Anschauung gegebener Willensverhältnisse erzeugt werden. Diese Geschmacksurteile begleiten negativ oder positiv die Vorstellungen von *Verhältnissen* des Wollens des Menschen. Die vorgestellten Willensverhältnisse nennt Herbart praktische „Ideen“[178]. Das ästhetische Urteil ist ebenso Bestandteil der praktischen Philosophie Herbarts, wie auch die Grundlegung des erziehenden Unterrichts und der Erziehung zur Moralität mithilfe dieser Ästhetik erfolgt.

Zur weiteren Klärung der Begriffe Ästhetik und ästhetisches Urteil sowie ästhetisch-ethisches Urteil sei hier noch einmal genau differenziert zwischen „Ästhetik“ im engeren und „Ästhetik“ im weiteren Sinne. In Herbarts „Lehrbuch zur Einleitung in die Philosophie“[179] wird Herbarts Begriffsspektrum deutlich. In der „Einleitung“ steht die „Ästhetik“ zwischen der Metaphysik und der Logik. Die „Ästhetik“ selbst beeinhaltet das, was bei Kant noch in zwei Kritiken aufgeteilt war, nämlich die Ethik i. S. der „Kritik der praktischen Vernunft“ und Ästhetik i. S. der „Kritik der Urteilskraft“. Deshalb merkt Herbart in „Über die ästhetische Darstellung der Welt als das Hauptgeschäft der Erziehung“ an, daß die „practische Vernunft hier zum Theil mit der ästhetischen Urteilskraft“ zusammenfalle, und daß sie „dagegen von einer Verwandschaft mit transcendentaler Freyheit so gar nichts weiß!“[180] Herbart geht also ähnlich vor wie Schiller[181], der ebenfalls das ästhetische Urteil in Teilen in die Nähe der praktischen Vernunft gebracht hatte. Diese Nähe der Argumentationsmuster ergibt sich aus der gleichen Absicht, nämlich die Begründung einer der Vernunft geneigten Sinnlichkeit vorzunehmen. Beide gehen

175 Herbart 1804, S. 64.
176 Ziechner 1908, S. 102.
177 Ein reines Geschmacksurteil muß auch bei Herbart frei sein von jeglicher Beimischung durch „Individualitäten und Stimmungen“. Vgl. dazu Herbarts Äußerungen über Kunsturteile. Herbart in K4, S. 114f.
178 Herbart in: K2, S. 355-408.
179 Herbart in: K4, S. 1-294.
180 Herbart 1804, S. 66, Fußnote.
181 Zu Herbart und Schiller, Ziechner 1908; Seusing 1922; Buck 1985.

von einem mittleren oder vermittelnden ästhetischen Zustand aus, der für die Erreichung des Endzwecks, der Freiheit und Sittlichkeit, förderlich sei. Deshalb können Schiller und Herbart, in kritischer Wendung gegen Kant, von der Möglichkeit eines „Übergangs" *in der Zeit* von der Natur über die Ästhetik zur Freiheit ausgehen. Herbart geht allerdings noch einen Schritt weiter, da er psychologisch, also „erfahrungswissenschaftlich" und philosophisch zu begründen versucht, wie ein solcher Übergang in der Erfahrung, d.i. kausal möglich ist. Ethik wird damit endgültig in einer Ästhetik integriert. Schiller war diesbezüglich unschlüssig, schließlich folgte er noch der Dreiteilung der Kritiken Kants. Herbart geht indessen argumentativ konsequenter vor. Für ihn ist die praktische Philosophie ein Teil der Ästhetik. Man kann sich dabei die Ästhetik und die Ethik als zwei konzentrische Kreise[182] vorstellen. In einem weiteren Kreis sind alle Geschmacksurteile oder ästhetischen Urteile (auch „ästhetische Wahrnehmung" genannt) versammelt, soweit sie sich auf anschaulich-formale Verhältnisse der Welt beziehen. Der engere Kreis beeinhaltet dann diejenigen ästhetischen Urteile, die im Besonderen menschliche Willens- und Handlungs*verhältnisse* zum Gegenstand haben und eigentlich in den Bereich der praktischen Vernunft gehören. Ein weiterer kleinerer Kreis versammelt dann die ästhetischen Urteile im engeren Sinne, d.i. diejenigen, die sich auf die Kunst und das Schöne beziehen, das sind Urteile, die sich ausschließlich auf die sinnlich hör- und sehbaren Form*verhältnisse* anwenden lassen. Die ästhetischen Urteile im allgemeinen Sinne, also diejenigen im weiteren Kreis, beziehen sich sozusagen auf das Ganze der Welt und dabei insbesondere auf die anschaulich-formalen Verhältnisse überhaupt. So sind die „Zustände des menschlichen Gemüts, die Richtungen und Kräfte des menschlichen Verlangens, Strebens, Wollens und Handelns"[183] Gegenstände solcher ästhetischer Beurteilungen. Auch hier „gibt es Konstellationen, Lagen, Beziehungen, Verhältnisse, die unmittelbar gefallen, zu denen unsere Vernunft ja sagt, und andere, zu denen sie nein sagt."[184] Entscheidend ist dabei, daß der Gegenstand gefallender und mißfallender ästhetischer Urteile immer *Verhältnisse* sind. Es wird also nicht über einen einzelnen Willen, bezogen auf Personen, oder eine einzelne Farbe bzw. einen einzelnen Ton, bezogen etwa auf Dinge, bsp. auf Kunstwerke, geurteilt, sondern immer über Verhältnisse, d. i. über die *Relationen*[185] von Elementen. Dabei wird, in Analogie zu den Bestimmungen Kants, nur auf das rein Formale eines Urteils abgehoben. Das Materiale eines Urteils wird dagegen abgelehnt.

Die von Kant übernommene Technik, das Sittliche und das Schöne zu analogisieren, zeigt sich auch in Herbarts „Einleitung in die Ästhetik; beson-

---

182 Vgl. Döpp-Vorwald in: Blochmann/Geißler/Nohl/Weniger 1962 (Herbart 1804), S. 27 und Klafkowski 1982, S. 173.

183 Döpp-Vorwald 1962, S. 27.

184 Döpp-Vorwald 1962, S. 27.

185 Über die Bedeutung des relationalen Formbegriffs in Herbarts Philosophie und im Herbartianismus (etwa bei Zimmermann) vgl. Allesch 1987, S. 255ff. und Wiesing 1997, S. 44ff.

ders in ihren wichtigsten Theil, die practische Philosophie"[186]. So meint Herbart, daß sich das allgemeine ästhetische Urteil an den Kunstwerken oder am Sittlichen am besten üben könne. Denn bei beiden sei die Aufmerksamkeit stark auf das Gefallende und Mißfallende[187] gerichtet, und zwar zum einen – im Hinblick auf Dinge – auf Schönes oder Häßliches und zum anderen – im Hinblick auf Personen – auf Löbliches oder Schändliches, also Moralisches und Unmoralisches. Die mit diesen ästhetischen Urteilen einhergehende „nöthigende" Billigung oder Mißbilligung bezieht sich dabei immer nur auf Relationen, nie nur auf einzelne Elemente. Alle einfachen Elemente, welche eine allgemeine Ästhetik nachweisen könnte, können insofern nur Verhältnisse sein, denn das völlig Einfache sei gleichgültig, d.i. weder ge- noch mißfallend.[188] Die Aufgabe der allgemeinen Ästhetik ist es dabei, diese einfachen Elemente oder „Musterbegriffe (Ideen)"[189] solcher ästhetischen Urteile aufzustellen. Solche Muster müßten dann speziell für die praktische Philosophie, aber auch für die Ästhetik im engeren Sinne, als ein weiterer integraler Bestandteil einer solchen allgemeinen Ästhetik, zu finden sein. Derartige Musterbegriffe hat Herbart allerdings nur für die ästhetisch-ethischen Urteile gefunden. Eine Zusammenstellung der ästhetischen Grundelemente für ästhetische Urteile im engeren Sinne stellte er allenfalls in Aussicht. Allein diese würde aber erst eine allgemeine Ästhetik im engeren Sinne möglich machen.[190] Für die praktische Philosophie sind indessen die sittlichen Elementarverhältnisse in der „Allgemeinen praktischen Philosophie" von (1808)[191] niedergelegt. Auch die sittlichen Elemente oder praktischen Ideen sind bei Herbart gefallende und mißfallende Verhältnisse, genauer Willensverhältnisse. Die praktische Philosophie, die sich auf diese Ideen aufzubauen hat, dürfe allerdings nicht den Fehler begehen, nur eine dieser Ideen hervorzuheben. Um dem Leben seine „Richtigkeit" aufzuweisen, müßten alle diese Ideen gleichermaßen beachtet werden. Dies hebt Herbart insbesondere im „Lehrbuch zur Einleitung in die Philosophie" von 1813 hervor, welches sich auf die ausführliche Grundlegung der praktischen Philosophie in der „Allgemeinen praktischen Philosophie" von 1808 und deren sittlicher Elementarlehre bezieht. Dieser „Allgemeinen praktischen Philosophie" wiederum ist ein Kapitel über den „sittlichen Geschmack"[192] vorangestellt, also eine Theorie über das ästhetische Urteil im ästhetisch-ethischen Sinne. Herbart be-

186 Herbart in: K4, S. 105-145.
187 Herbart in: K4, S. 107.
188 Herbart in: K4, S. 113f.
189 Herbart in: K4, S. 105.
190 Herbart in: K4, S. 132. Eine solche Ästhetik im engeren Sinne (d.h. nur bezogen auf Urteile über Schönes oder Häßliches bzw. über Kunstwerke) hat Herbart nicht mehr systematisch ausgeführt. Vgl. Hostinsky 1891 und Ziechner 1908. Vgl. auch Hahn 1908 und Karstädt 1911. Zu dem Versuch Zimmermanns diese Lücke zu füllen, siehe Allesch 1987, S. 255ff. und Wiesing 1997, S. 27-57.
191 Herbart in: K2, S. 329-458.
192 Herbart in: K2, S. 339.

gründet sein Vorgehen, Musterbegriffe oder Elementarurteile respektive Ideen zu abstrahieren, im Hinblick auf die sittlichen Geschmacksurteile. Eine solche Elementarlehre sei notwendig, da es sich in der Erfahrung zeige, daß sittliche Urteile unsicher sind. Abweichende Urteile kommen insbesondere dann vor, wenn sich dem sittlich Urteilenden nur zusammengesetzte Gegenstände zeigen würden. Hoffnung, dieser Verwirrung[193] entgegenzuarbeiten gäbe es nur, wenn Elementarurteile des Sittlichen ausgemacht werden könnten, nach denen sich dann die einzelne Beurteilung richten könne. Immer wieder benutzt Herbart zur Veranschaulichung seiner Thesen auch Beispiele aus der Ästhetik im engeren Sinne, also dem Bereich des Schönen und der Kunst. Bei diesen Beispielen wird deutlich, wie eng sich Herbart an die Kantischen Kriterien einer Analogisierung von ästhetischen und praktischen Urteilen hält. So geht Herbart davon aus, daß, wenn man ein Geschmacksurteil „rein“[194] haben wolle, man alles Veränderliche daran absondern müsse. Was mit Veränderlichem gemeint ist, wird deutlich, wenn man sich das folgende Beispiel anschaut. Herbart führt in der „Allgemeinen praktischen Philosophie“ aus: „Uebrigens möchte man, damit das Gemüth den Verstand begleite, immerhin sich versetzen in ästhetische Anschauungen, wie sie von den Künsten pflegen erweckt zu werden; man möchte bemerken, wie verschieden davon der starre Blick ist, mit welchem das Kind oder überhaupt der rohe Mensch die nämlichen Gegenstände zwar völlig faßt, aber nicht fühlt; wie verschieden davon gleichfalls die Begierde, welche das Kunstwerk in ihren Besitz zu bringen, in ihr Eigenthum zu verwandeln beabsichtigt. Es ist nur zu fürchten, daß man sich dem Eindruck des Schönen zu sehr hingeben,- sich zu sehr anfüllen wird von den Gemüthsbewegungen, die mit ihm gewöhnlich verbunden sind. Dahin gehört schon die warme Liebe, die Begeisterung, entgegengesetzt dem kalten Kenner-Urteil; dahin gehört noch mehr das Schweifen der Phantasie aus einer Sphäre des Geschmacks in die andre. Manche Personen gerathen ins Dichten, wenn eine schöne Landschaft sich eröffnet; und ins Schwärmen, wenn sie Musik hören; oder sie halten wenigstens die Musik für

---

193 Eine ebensolche Verwirrung sieht Herbart als Gefahr, wenn bei einem Urteil über „vielfach zusammengesetzte“ Gegenstände der Natur und der Kunst von der eigentlichen Auffassung des Schönen abgelenkt würde. Dies ist dann der Fall, wenn ein reines ästhetisches Urteil durch das Hinzudenken und Hineinlegen individueller Gefühle und Stimmungen und das Achten auf das Materiale eines Urteils gestört werde. Vgl. Herbart in K4, S. 117. Hellekamps und Musolff entgeht in ihrer bildungstheoretischen Interpretation der Ästhetik Herbarts genau diese Einschränkung, so daß sie fälschlicherweise annehmen, daß gerade dieses Hineinlegen und Hinzudenken ein positives Merkmal der Bestimmung des ästhetischen Urteils bei Herbart sei. Vgl. Hellekamps/Musolff 1993, S. 287. Eigene Erfahrungen sollen bei Herbart in der Kunstrezeption aber gerade keine Rolle spielen. Deshalb werden in der Herbartschen Konzeption des ästhetischen Urteils gerade nicht die „eigenen Erfahrungen als sinnvoll und bedeutungsvoll“ erfahren und die ästhetische Sphäre erlaubt eben gerade nicht den „Selbstausdruck der lebendigen Subjektivität und ihrer Erfahrungen“. Vgl. Hellekamps/Musolff 1993, S. 287.

194 Herbart in: K2, S. 340.

eine Art von Malerey; die Malerey aber für Poesie, die Poesie für die höchste Plastik, und die Plastik für eine Art von ästhetischer Philosophie. Solchen wäre wohl zu rathen, sie möchten sich in dem Lächeln der Meister jeder einzelnen Kunst so lange baden, bis es ihnen gelänge, des eigenthümlichen Schönen aller besondern Gattungen inne zu werden; also die Landschaft in der Landschaft zu sehen; des Concerts aber im Concerte froh zu werden; ebenso der Verhältnisse und Tinten in der Malerey, endlich der Verflechtung von Situationen, Empfindungen, Charakteren in der Poesie. Um überhaupt ein Geschmacksurtheil rein zu haben, achte man auf das Veränderliche der Zustände, in welche es das Gemüth versetzt. Dies Veränderliche sondere man ab; es kann dem Geschmack nicht wesentlich seyn."[195] Herbart wendet sich hier entschieden gegen die romantische Empfindsamkeit als Beurteilungsmodus von ästhetischen Objekten. All diese Empfindungen, die Herbart hier darstellt, dürfen bis auf die Aufzählung des eigentlich Schönen nicht zum Gegenstand oder Kriterium eines reinen Geschmacksurteils werden. Weder die letzten noch die ersten Empfindungen, die ein Kunstwerk errege, führen zu den anzustrebenden reinen ästhetischen Urteilen. Das reine Geschmacksurteil trete nur dann in den Vordergrund, wenn von all diesem Zusammengesetzten, Ablenkenden, Unterhaltenden, Reizenden und Rührenden[196] aber auch vom Begehren abgesehen werde. Das Geschmacksurteil, gleichwohl es sich um ein ästhetisches im engeren oder ein ästhetisch-ethisches im sittlichen Sinne handelt, muß ungehemmt und vollendet[197] vorgestellt werden. In den Attributen „ungehemmt" und „vollendet" ist, wie B. Schwenk gezeigt hat, die in der Herbartschen psychologischen Terminologie ausgesprochene Formulierung des Unparteiischen und Interesselosen[198] enthalten, das Herbart als Voraussetzung eines unverfälschten Geschmacksurteils ansieht. „Hemmung" so führt Schwenk aus, ließe – Herbarts Theorie zufolge – aus einem Vorstellen ein Begehren werden, und deshalb ließe sich nur das, was ungehemmt sei, auch vollendet vorstellen, d.h. vollendet, ohne Begehren auffassen. Das begehrensfreie Auffassen der Relata eines Verhältnisses gehört insofern für Herbart zum vollkommenen Auffassen des Gegenstandes eines Geschmacksurteils. Das reine Geschmacksurteil habe deshalb eine „Autorität über das Begehren und Wollen"[199].

Im Zusammenhang der Erläuterung der Bestimmungen des Geschmacksurteils ist indes zu beachten, daß es Herbart in seiner „Allgemeinen praktischen Philosophie"[200] nicht darauf ankommt, den Geschmack psychologisch herzuleiten, sondern nur darum, ihm „bestimmte Acte abzugewinnen, seiner Betrachtung Willen und Willensverhältnisse zu unterwerfen"[201]. Damit

195 Herbart in: K2, S. 340.
196 Herbart in: K2, S. 340.
197 Herbart in: K2, S. 340f.
198 Schwenk 1963, S. 151. Auch hier übernimmt Herbart die Terminologie Kants.
199 Herbart in: K2, S. 341ff; Schwenk 1963, S. 151f.
200 Herbart in: K2, S. 329-458.
201 Herbart in: K2, S. 340.

versucht Herbart zugleich die Eigenständigkeit seiner praktischen Philosophie zu bewahren. Psychologische Begründungen kommen aber dann ins Spiel, wenn es darum geht, die Möglichkeit der sittlichen Wirkung des ästhetischen Urteils denkbar zu machen. Insofern ist die „Allgemeine praktische Philsosophie“ nicht völlig frei von Psychologie. Allerdings bekennt Herbart, daß die psychologische Untersuchung über die Möglichkeit ästhetischer Urteile und ihrer Befolgung äußerst „schwer und dunkel“[202] seien. Von solchen Untersuchungen würde es allerdings abhängen, ob dem Konstrukt eines ästhetischen Urteils auch auf empirischer Ebene etwas entspräche. Dies gilt ganz unabhängig davon, welcher Psychologie man folgt oder von welchem Konstrukt eines ästhetischen Urteils man ausgeht. Was die Herbartsche Psychologie anbelangt, so hat Schwenk darauf hingewiesen, daß psychologisch gesehen, den ästhetischen Urteilen bei Herbart eine bestimmte Art von Verschmelzung der wahrgenommenen oder aus dem Unbewußten hervorgetretenen Glieder des zu beurteilenden Verhältnisses zugrundeliege. Beim Zusammentreffen der Vorstellungen, die miteinander das Verhältnis bilden würden, entstünden die Urteile soweit die Verschmelzung nicht durch irgendwelche anderen Vorstellungsbewegungen behindert werde. Indem sie entstünden, hätten sie eine Wirkung, als ob plötzlich etwas Angenehmes oder Unangenehmes ins Bewußtsein träte.[203] Schwenk betont, daß Herbart sich auch hier an das Vorbild der Tonlehre halte, denn er erläutere in der „Allgemeinen praktischen Philosophie“ das Eigentümliche der Geschmacksurteile mit der Bemerkung, daß es bekannt sei, daß keinem der einzelnen Töne, deren Verhältnis das Intervall bilde, für sich allein nur das Mindeste von dem Charakter zukäme, welcher gewonnen werde, indem sie zusammen klängen.[204] Ein weiteres Kriterium zur Bestimmung des ästhetischen Urteils ist, daß es vom Angenehmen unterschieden sein muß.[205] Auch hier folgt Herbart den Kantischen Bestimmungen des ästhetischen Reflexionsurteils aus dessen „Analytik des Schönen“ in der „Kritik der Urteilskraft“. Wie kann sich nun aber an einem solchen quasi gleichgültigen Gegenstand überhaupt noch ein Gefallen oder Mißfallen ergeben? Dieses Problem löst Herbart, indem er die ebenfalls Kantische Unterscheidung von materialem und formalem Urteil zur Hilfe nimmt, diese allerdings in einen anderen Zusammenhang bringt. Jeder Teil „dessen, was, als zusammengesetzt, gefällt oder misfällt,“ sei „für sich und einzeln genommen gleichgültig, mit einem Wort, daß die Materie gleichgültig, die Form hingegen der ästhetischen Beurteilung unterworfen sei. – Die einfachsten Beyspiele sind hier die besten. Was ist z.B. in der Musik eine Quinte, eine Terze, ein jedes beliebiges Intervall von bestimmter musicalischer Geltung? Es ist bekannt, daß keinem der einzelnen Töne, deren Ver-

202 Herbart in: K9, S. 225.
203 Schwenk 1963, S. 153.
204 Schwenk 1963, S. 153.
205 Vgl. Herbart in: K4, S. 110f.

hältnis das Intervall bildet, für sich allein nur das mindeste von dem Character zukommt, welcher gewonnen wird, indem sie zusammen klingen."[206]

Erinnert man sich an die Äußerungen Kants über die Farbe, die nur dann zum Gegenstand eines reinen Geschmacksurteils werden könne, wenn sie nicht als materiale einzelne Sinnesempfindung wahrgenommen werde, sondern wie im Falle der „reinen Farbe" auf das Verhältnis der Gleichmäßigkeit und damit auf das Formale eines Urteils geachtet werden könne, so zeigt sich, wie sich hier die Äußerungen Herbarts direkt anschließen lassen. Ein reines ästhetisches Urteil im engeren Sinne, wie auch ein reines ästhetisch-ethisches Urteil ergibt sich bei Herbart also nur dann, wenn man vom Angenehmen ebenso absieht, wie von „Reiz und Rührung" oder von dem Materialen einer Sinnesempfindung. Der Unterschied zwischen ästhetischem Urteil im engeren Sinne und ästhetisch-ethischem Urteil liegt bei Herbart allerdings darin, daß im ethisch-ästhetischen Urteil die Verhältnisse, also das Formale, was zur Beurteilung ansteht, in dem Menschen selbst liegen, wohingegen im Falle des ästhetischen Urteils im engeren Sinne diese Verhältnisse außerhalb, in den Kunstwerken auffindbar seien. Insofern geht Herbart im Gegensatz zu Kant von objektiven ästhetischen Kriterien aus. „Der sittliche Geschmack, als Geschmack überhaupt, ist nicht verschieden von dem poetischen, musikalischen, plastischen Geschmack. Aber specifisch verschieden ist der Gegensatz zwischen Geschmack und Begehrung im Sittlichen, von dem in den Künsten. Die Elemente der Verhältnisse, welche der ästhetischen Beurtheilung unterworfen sind, liegen hier außer uns, dort in uns selber."[207] In der „Allgemeinen praktischen Philosophie", einer für Herbart äußerst wichtigen Schrift, von der er sagte, daß, wer diese nicht kenne, nicht verstehen könne, was er wolle, macht es sich Herbart also zur Aufgabe, die auf den Willen gerichteten ästhetischen Urteile oder Geschmacksurteile als Elementarurteile rein darzustellen. Dabei müssen die grundlegenden einfachen Willensverhältnisse zur „vollkommenen Auffassung" kommen, wodurch wiederum das richtige Urteilen veranlaßt werden soll. Der Grund für diesen Purismus liegt in der Erfahrung, daß sich ein solches Urteil meist nicht in seiner Reinheit zeige, weil sich der sittlichen Beurteilung, wie auch der ästhetischen Beurteilung im engeren Sinne, meist nur „sehr zusammengesetzte Gegenstände"[208] zeigen würden. Daran liege es auch, daß, wie die Erfahrung zeige, der sittliche Geschmack unsicher sei. Mit der Abstraktion von solchen zusammengesetzten, komplexen Gegenständen oder Situationen durch die Herausfilterung von Musterbegriffen und Elementarurteilen könne dem sittlichen Urteilen deshalb mehr Sicherheit gegeben werden. Durch die Konstruktion der Grundverhältnisse wird der Rezipient dazu angehalten, diese zur dauerhaften Grundlage seiner sittlichen Beurteilung zu machen. Die Aufgabe der „ästhetischen Darstellung der Welt" als das „Hauptgeschäft der Erziehung" ist es deshalb, dem

---

206 Herbart in: K2, S. 344.
207 Herbart in: K2, S. 347.
208 Herbart in: K2, S. 339.

Educandus solche Grundverhältnisse näherzubringen und ihn dazu anzuregen, diese wahrzunehmen bzw. ihnen dauerhaft zuzustimmen. In der Schrift „Über die ästhetischen Darstellung der Welt als Hauptgeschäft der Erziehung" (1804) ist diese Elementarlehre des Sittlichen allerdings nur Programm. Die fünf elementaren Willensverhältnisse werden erst in der „Allgemeinen praktischen Philosophie" (1808) ausgeführt. Dennoch: die Ausführungen Herbarts in seiner Schrift „Über die ästhetische Darstellung der Welt als das Hauptgeschäft der Erziehung" zielen bereits in diese Richtung. Im Gegensatz zur „Allgemeinen praktischen Philosophie", deren Aufgabe es war, die sittlichen Elementarurteile aufzustellen, die aber nicht das menschliche Wollen in seiner Entwicklung zum Thema hatte, bzw. nur das ästhetische Urteil und dessen positive Wirkung auf dieses Wollen, ist es die Aufgabe der Pädagogik, „erst jedes dieser Glieder einzeln zur Wirklichkeit zu bringen, damit sie alsdann zu einem beharrlichen Verhältnis sich verbinden mögen".[209] Die Erziehung hat „die Einsicht sammt dem ihr angemessenen Wollen im Gemüthe des Zöglings hervorzubringen"[210]. Insbesondere geht es aber in der Pädagogik darum, die Sittlichkeit zu realiseren. Deshalb sieht Herbart in der Moralität die „*eine* und ganze Aufgabe der Erziehung"[211], wohingegen die praktische Philosophie als Ethik zum wichtigsten Teil der Ästhetik[212] deklariert wird.

4.4 Ästhetik und Ethik: Die Ideenlehre der „Allgemeinen praktischen Philosophie"

Im Gegensatz zur Pädagogik[213], der es unter anderem um die Bedingungen des Werdens einer moralischen Person oder um die erzieherischen Voraussetzungen der menschlichen Selbstbestimmung zur Moralität geht, ist es die Aufgabe der Ethik als Wissenschaft, eine Systematik der ursprünglichen sittlichen Geschmacksurteile aufzustellen und diese zu begründen. Zwar treten die ästhetisch-ethischen Geschmacksurteile in einer „unbestimmt-vielfachen"[214] Mannigfaltigkeit auf und sind nicht aufeinander reduzier- oder ableitbar. Dennoch sieht Herbart eine Möglichkeit, eine solche ideelle Einheit jener Urteile zu konstruieren. So soll aus ähnlichen Urteilen, die in analogen

209 Herbart in: K2, S. 29.
210 Herbart in: K2, S. 29.
211 Herbart in: K1, S. 259
212 Herbart in: K4, S. 105.
213 Nach Benner läßt sich die Stellung der Pädagogik erst aus der inhaltlichen Entwicklung der Begriffe der praktischen Ideen entwickeln. Diese würden deutlich machen, daß Herbarts praktische Philosophie nicht nur eine ethische Begründung der Aufgaben der pädagogischen Praxis, sondern zugleich eine pädagogische Begründung der Aufgabe sittlichen Handelns beeinhalte, Benner 1986, S. 157.
214 Herbart 1804, S. 62.

Situationen oder bei gleichartigen Gelegenheiten zum Tragen kommen, ein Grundurteil abstrahierbar sein, welches in Kombination mit anderen solcher Grund- oder Elementarurteile eine „Lebensordnung“[215] bildet. In der „Allgemeinen praktischen Philosophie“ möchte Herbart deshalb darlegen, wie aus den ursprünglichen Urteilen über gedachte Willensverhältnisse praktische Ideen als Musterbegriffe konstruierbar sind. Wie D. Benner gezeigt hat, setzen diese praktischen Ideen den kategorischen Imperativ Kants als universelles Kriterium ihrer Auslegung voraus.[216] Zugleich finden sich in Herbarts Konzeption aber auch Spuren der Aristotelischen Ethik. Denn sofern Herbart den kategorischen Imperativ als einzige Idee moralischer Urteilskraft ablehnt und nicht nur von einem formalen Urteil über den Willen überhaupt ausgeht, sondern von mehreren elementaren Urteilen über „die Willen“, steht er der aristotelischen, antiken Ethik insofern nahe, als seine „Allgemeine praktische Philosophie“ ein System der elementaren Urteile über Handlungsantriebe aufstellen will, welches gleichsam das singuläre Sittengesetz Kants nun für alle möglichen Willens- und Interaktionsverhältnisse zu konkretisieren und festzulegen versucht. Obwohl Herbart mit Kant die teleologische Ethik der Antike[217] ablehnt, kann aus problemgeschichtlicher Perspektive festgehalten werden, daß Herbart zwar als Kantianer ein Kritiker der praktischen Philosophie der Antike war, als Kritiker Kants jedoch in deren Tradition stand. So geht Benner davon aus, daß Herbart, insoweit er der praktischen Philosophie die Aufgabe zuweise, Orientierungen für die Beratung in allen Bereichen der menschlichen Praxis zu begründen, die bei Kant vorliegende Einengung der praktischen Vernunft auf den kategorischen Imperativ zu überwinden und der Ethik jene Weite und systematische Einheit wieder zurückzugeben versuche, die sie bei Aristoteles bereits erlangt hatte. Indem aber Herbart die ethische Beratung als eine solche über die Zwecke des menschlichen Handelns auffasse, sei er wiederum Kantianer und als solcher Kritiker des Aristoteles, dessen Ethik eine teleologisch geordnete Hierarchie von Zwecken unterstelle und der die ethische Beratung auf die Klärung der geeigneten Mittel zur Erreichung der Ziele und Zwecke beschränkt habe.[218] Diese sonderbare Stellung zwischen Aristoteles und Kant ergibt sich also aus der spezifischen Beurteilung des kategorischen Imperativs bei Kant. Die Einengung der praktischen

215 Herbart 1804, S. 65.

216 Vgl. Benner 1986, S. 156. Benner interpretiert das System der praktischen Ideen Herbarts als eine Konkretion des kategorischen Imperativs Kants für alle nur denkbaren Interaktions- und Willensverhältnisse.

217 Vgl. Aristoteles 1990. Aristoteles geht noch von allgemeinverbindlichen Normen, Regeln und Tugenden aus, von denen her gesagt werden konnte, was Moral ist. In der Moderne kann von einer solchen Allgemeinverbindlichkeit ebensowenig ausgegangen werden, wie von der aristotelischen Vorstellung einer teleologischen Ordnung der menschlichen Praxis. Es gibt keine der „Natur“ des Menschen angemessene Praxis. Rousseau und Kant haben dieses Problem als erste erkannt und entsprechend bearbeitet. Vgl. dazu auch Hellekamps 1991.

218 Vgl. Benner 1986, S. 155.

Vernunft auf die Befolgung des kategorischen Imperativs wird zwar überwunden durch die Erweiterung der Urteile über mögliche Willensverhältnisse. Dennoch bleibt der kategorische Imperativ das Kriterium der Auslegung dieser Willensverhältnisse.[219] „Die zur Beurteilung anstehenden Willensverhältisse werden nach dem von Herbart genannten Verfahren unterschieden, indem zunächst von allen Merkmalen und Besonderheiten sowie von jeglicher Inhaltlichkeit des Willens abstrahiert wird und dann schrittweise mit zunehmender Komplexität konkrete Willensverhältnisse einer Beurteilung unter der universellen regulativen Idee des kategorischen Imperativs zugeführt werden."[220] Herbarts Kritik an Kant bezieht sich insofern auf die Annahme Kants, daß eine Mehrzahl von ethischen Prinzipien dem Begriff des Prinzips an sich widersprechen müsse. Die Herbartsche Begründung der Sittlichkeit ist demgegenüber durch einen Prinzipienpluralismus, d.h. durch eine Pluralität absoluter Urteile gekennzeichnet. Diese absoluten Urteile, Musterbegriffe oder praktische Ideen, die Herbart ausführlich in seiner „Allgemeinen praktischen Philosophie" entfaltet, sind im einzelnen die Idee der Inneren Freiheit, die Idee der Vollkommenheit, die Idee des Wohlwollens, die Idee des Rechts und die Idee der Billigkeit, wobei diesen wiederum abgeleitete Ideen korrespondieren, die auf die öffentliche politische Praxis verweisen.[221] Diese sind die beseelte Gesellschaft, das Kultursystem, das Verwaltungssystem, das Lohnsystem und das Rechtssystem. Die praktischen Ideen sind demgegenüber ursprüngliche, nicht ableitbare und nicht aufeinander reduzierbare, absolut evidente ästhetische (i. S. von aisthetische) Urteile.[222] Diese seien in ihrer Bedeutung hier kurz erläutert:

1.) Die *„Idee der innern Freyheit"*[223] bezeichnet die Übereinstimmung des Willens mit dem eigenen Urteil. Es findet grundsätzlich unmittelbare ästhetisch-ethische Evidenz, wenn eine Handlung nicht gegen die eigene Überzeugung verstößt, und zwar unabhängig von Inhalt und Richtung des Wollens. Denn: „Die Beurtheilung und das Wollen sind nicht zwey getrennte, nicht zwei verschiedene Personen, deren eine die Vorschrift giebt, die andre sie empfängt. Vielmehr Ein und dasselbe Vernunftwesen ist das, welches will, und welches auch urtheilt, und will."[224] Die Idee der inneren Freiheit bezieht sich also auf das Verhältnis von Wille und Beurteilung des Willens. Mithin schließt dies ein, daß ein Wille nicht ungeprüft in eine Tat umgesetzt werden darf, und daß das Individuum gemäß der Selbstbeurteilung seines Willens handeln soll. Das Problem, welches die Frage aufwirft, ob der Wille

219 Vgl. Benner 1986, S. 155.

220 Benner 1986, S. 159.

221 Diese Ideen können jedoch in diesem Kontext vernachlässigt werden. Sie legen die einfachen praktischen Ideen, die sich auf individuelle Interaktionen beziehen, auf allgemeine gesellschaftliche Handlungsfelder hin aus. Vgl. Benner 1986, S. 177-199.

222 Ausführlicher siehe Herbart in: K2, S. 355-408; ebenso die Erläuterungen bei Benner 1986, S. 156-190.

223 Herbart in: K2, S. 355.

224 Herbart in: K2, S. 355.

frei oder determiniert ist, wird dahingehend gelöst, daß „die Freiwilligkeit einer Handlung nicht in der unmittelbaren Freiheit des Willens, sondern in einer sittlichen Beurteilung des Willens und im Gehorsam der eigenen Einsicht und Selbstbeurteilung gemäß ihren Grund hat. Das, was ein Mensch will und wollen kann, ist vermittelt und determiniert durch seine früheren Handlungen und abhängig davon, ob er in diesen unmittelbar irgendwelchen Handlungsantrieben oder einer sittlichen Beurteilung derselben gefolgt ist".[225] In diesem Zusammenhang wird mitberücksichtigt, daß nicht nur das, was ein Mensch will, durch seine früheren Handlungen determiniert sein kann, sondern auch die Beurteilungen selbst, sofern sie durch den spezifischen Charakter des Urteilenden geprägt sind. Benner hat allerdings gezeigt, daß diese Art der Determination im Herbartschen Verständnis unproblematisch ist, da ja gerade die Idee der „innern Freyheit" darauf abziele, daß sich aufgrund der Differenz von Wille und Urteil ein derartiger Charakter, vermittelt über das praktische Urteilen und Handeln, bilden solle.[226]

2.) die *„Idee der Vollkommenheit"*[227] bezieht sich auf die Beurteilung von Willensverhältnissen des einzelnen Subjekts. Es geht nur um den Vergleich von Willensverhältnissen innerhalb ein und desselben Indivduums. Dabei muß von den Gegenständen abstrahiert werden. Indem die Gegenstände des Wollens wegfallen, bleibt nur die rein formale, quantitative Bestimmung des Willens übrig. Herbart hat also im Bezug auf die Idee der Vollkommenheit nur ein quantitatives, nicht aber ein qualitatives Urteil im Blick. Es wird nur das Größenverhältnis aufgefaßt und zwar zwischen dem Minder und Mehr einer Aktivität, zwischen einer „mattern" oder „kräftigern Regung".[228] Die Quantität, „deren Mehr oder Minder dem Urtheil Veranlassung gibt"[229], resultiert entweder aus den „einzelnen Regungen, oder in der Summe, oder in dem System derselben."[230] So gefällt an den einzelnen Regungen die Energie, „in der Summe die Mannigfaltigkeit, in dem System die Zusammenwirkung."[231] Dabei ist „vollkommen" nach seinem eigenen Maß derjenige, „dessen einzelne Strebungen einander gleich kommen; überdies zusammen genommen, die Sphären der Begriffe ausfüllen, auf die sie hinweisen (den Erwartungen genügen, die sie erregen); und endlich zusammen wirkend,

225 Benner 1986, S. 160.
226 Benner 1986, S. 160.
227 Herbart in: K2, S. 358. Dieser Begriff darf nicht verwechselt werden mit dem, was im Griechischen „teleiotes" bedeutet, also mit ziel- oder zweckgerichteter Vollendung, noch mit dem, was man unter einem vollendeten Musiker oder Sportler versteht. Benner faßt zusammen, daß Vollkommenheit als Beurteilungskriterium für Herbart weder ein Kriterium der möglichen Vollendung zweckgerichteter Tätigkeiten innerhalb einer hierarchischen Ordnung solcher Tätigkeiten, noch ein Kriterium für den Vergleich spezialisierter Leistungen in der Konkurrenz mehrerer Konkurrenten um den größtmöglichen Erfolg sei. Benner 1986, S. 162.
228 Herbart in: K2, S. 358.
229 Herbart in: K2, S. 359.
230 Herbart in: K2, S. 359.
231 Herbart in: K2, S. 359.

den größten Effect hervorbringen, der durch sie möglich ist. Als unvollkommen zeigt sich der nämliche, sobald er verglichen wird mit Andern, die ihn irgendwo übertreffen: oder mit einem Begriff von dem, was ihn übertreffen würde."[232] Die Idee der Vollkommenheit ist dabei ein Regulativ für diejenigen Urteile, die ein „an seiner Bildung arbeitende(r) Mensch"[233] über die eigenen Antriebe seiner Handlungen und hinsichtlich der Aussicht, Anspruch auf Erreichung der jeweils größtmöglichen Vollkommenheit zu erheben, fällt.[234] Insofern werde das Vollkommene auch bei jedem Schritt gewonnen, aber zugleich im Gewinnen schon wieder verloren.[235]

3.) Die *„Idee des Wohlwollens"*[236] geht demgegenüber über den Willen eines und desselben Wesens hinaus und stellt sich die Willen anderer Vernunftwesen vor. Das dieser Idee zugrundeliegende Willensverhältnis zeichnet sich dadurch aus, daß in ihm der Wille eines Subjekts in Rücksicht auf ein anderes, bloß vorgestelltes Gegenüber zur Beurteilung ansteht, ohne daß dieses wiederum an der Beurteilung mitwirken kann. Das Elementarurteil muß so sein, daß der eigene Wille gegenüber einem fremden, bloß vorgestellten Gegenüber, so zu überprüfen ist, daß dieser zwar beurteilt, aber nicht stellvertretend beurteilt wird. Es wird mit unmittelbarer Evidenz bejaht, wenn ein Mensch den Willen eines realen oder angenommenen anderen uneigennützig fördert. Der eigene Wille muß daraufhin beurteilt werden, ob er dem anderen Willen wohlwill oder nicht. Ein solches Übelwollen mißfällt ebenso unmittelbar. „Giebt es Gemüther, denen der Beyfall lahm geworden ist, und denen man ihn erst hervortreiben muß, indem man das Häßlichste aller Verhältnisse, das Uebelwollen, etwa in seinen Formen als Neid und Schadenfreude gegenüberstellt? Denn diese wenigstens beleidigen jedes Auge so sehr, und mit so unmittelbarer Gewalt, daß wohl Niemanden Zeit übrig bleiben wird, sich erst auf nichtige speculative Gründe zum Misfallen zu besinnen."[237] Insofern muß nicht nach Gründen für das Mißfallen gesucht werden, es ist unmittelbar evident. Ebenso verhält es sich bei dem Muster des Wohlwollens, der Güte: „Die Güte ist eben darum Güte, weil sie unmittelbar und ohne Motiv dem fremden Willen gut ist."[238]

4.) Die *„Idee des Rechts"*[239] betrifft im Gegensatz zu den anderen Ideen, die nur einen Willen aus ihm selbst heraus beurteilen, von vornherein das Verhältnis mehrerer Individuen zueinander. Dabei bezieht sich die Rechtsidee weder auf das positive Recht noch auf den Gebrauch des vom Staate gesetzten positiven Rechts, sondern wiederum nur auf Willensverhältnisse. Diese Idee des Rechts bezieht sich ausschließlich auf das Verhältnis zweier Wil-

232 Herbart in: K2, S. 359.
233 Herbart in: K2, S. 359.
234 Vgl. Benner 1986, S. 164.
235 Herbart in: K2, S. 359.
236 Herbart in: K2, S. 361.
237 Herbart in: K2, S. 363.
238 Herbart in: K2, S. 363.
239 Herbart in: K2, S. 364.

len zueinander, zwischen denen es zum Streit kommt. Negativ beinhaltet sie das Mißfallen am Streit.[240] Die Dissonanz widerstreitender Willensstrebungen wird insofern grundsätzlich unmittelbar mißbilligt. Positiv gesetzt wird dagegen der Erhalt oder die Herstellung des Friedens. In diesem Zusammenhang wird deutlich, wie die Idee des Rechts an die anderen Ideen der inneren Freiheit, des Wohlwollens und der Vollkommenheit zurückgebunden ist. Denn die Fähigkeit, andere Willen zuzulassen oder diesen wohlwollend gegenüber zu treten, wäre ohne die Orientierung an den anderen Ideen nicht möglich.

5.) Die *„Idee der Billigkeit“*[241] beruht nach Herbart schließlich darauf, daß Individuen ein den eigenen und den fremden Willenshandlungen gegenüber unhintergehbares Bedürfnis nach ausgleichender Gerechtigkeit haben, deren Erfüllung oder Unterlassung ein Ge- oder Mißfallen produziert. So müsse nach einem derartigen Empfinden positiven oder negativen unvergoltenen Taten entweder mit Belohnung oder Bestrafung begegnet werden.[242]

Die Idee der Billigkeit schließt die Reihe der elementaren, ursprünglichen ästhetisch-ethischen Ideen ab, die Herbart unmittelbar aus der „vollendeten Vorstellung“ der ihnen zugrundeliegenden Willensverhältnisse ableiten zu können glaubte. Benner hat darauf hingewiesen, daß Herbart am Rande erwähnt, daß diesen Ideen nicht unbedingt eine überhistorische Plausibilität zukommen muß. Grundsätzlich scheint diese Annahme dennoch seine Argumentation zu tragen. Dies legt nicht zuletzt sein Konzept der unmittelbaren aisthetischen Evidenz dieser Urteile nahe. Bei Herbart wird insofern ein konstitutiver und regulativer Begründungsmodus verschränkt. Vor diesem Hintergrund stellt sich deshalb die Frage, inwieweit es solche quasi anthropologisch verankerten, unmittelbar evidenten Beurteilungsmodi überhaupt gibt. Zwar handelt es sich bei diesen fünf elementaren Willensverhältnissen um idealtypische Konstruktionen. Dennoch beläßt es Herbart nicht bei dieser Konstruktion, sondern er legt diese Elementarurteile als normative Maßstäbe sittlichen Urteilens und Verhaltens an, so daß die Klärung der Frage nach der überzeitlichen Gültigkeit dieser Urteile Konsequenzen für deren normativen Gehalt, ihre Wirksamkeit und Geltung hätte. So ist etwa zu vermuten, daß in einem Kulturvergleich deutlich würde, daß Beurteilungsmodi kulturabhängig und entsprechend different sind, so daß von einer allgemeinen Gültigkeit dieser fünf Kriterien nicht ausgegangen werden kann.

Herbarts Ethik ist also eine Lehre dieser unterschiedlichen Ideen oder Musterbegriffe, die dem menschlichen Wollen als Normen zugrundeliegen. Bereits in den Darlegungen in „Über die ästhetische Darstellung der Welt als das Hauptgeschäft der Erziehung“ wird auf diese Aufgabe einer Ethik hingewiesen. „Wollte man nun diejenigen ästhetischen Urtheile, welche sich auf den Willen richten, kennen lernen, d.h. wollte man eine practische Philosophie aufstellen, so müßte man vor allem die Idee eines höchsten Sittengeset-

240 Herbart in: K2, S. 367.
241 Herbart in: K2, S. 369.
242 Herbart in: K2, S. 371.

zes als einzigen Spruchs der reinen Vernunft, von welchem alle andere Sittenregeln nur Anwendungen wären, ganz und gar aufgeben. Vielmehr, indem man den Willen nach und nach in den einfachsten denkbaren Verhältnissen betrachtete, die aus seinen Richtungen auf sich selbst, auf andere Willen, und auf Sachen, hervorgehn können: würde *für jedes* dieser Verhältnisse auch ein ursprüngliches, absolut unabhängiges ästhetisches Urteil, von ganz eigenthümlicher Beschaffenheit, mit unmittelbarer Evidenz hervorspringen. – Man hätte nachher die so erhaltenen Urtheile zu construieren, eine *Lebensordnung* daraus zu bilden. Dies würde leicht gelingen, wenn man dieselben gleich Anfangs in ihrer eigenthümlichen Klarheit; in ihren einfachsten und präcisesten Bestimmungen, unvermischt mit irgend etwas Fremdem und *unentstellt* durch Versuche falscher Philosophie, eins auf das andre zu reducieren – gewonnen hätte. Der Gegensatz erklärt ohne Mühe, warum es schwer wird, aus denjenigen Beurtheilungen, wozu das tägliche Leben zufällig und verstreut veranlaßt, ein vestes System practischer Gesinnungen zu errichten, von welchem der Character Solidität und Einheit erhalten könnte. Hätte aber die Wissenschaft bey dieser Construction für die Richtigkeit der Zeichnung gesorgt; so würde der Reichthum des Lebens, theils verklärt durch Dichtung, teils eindringend als Wahrheit der Geschichte, jene Zeichnung bald im Ganzen, bald parthienweise, mit abwechselnder Färbung ausgemalt, durch diese oder jene Contraste gehoben, darstellen helfen.- Doch dieser *pädagogische* Gedanke kommt zu früh, wiewohl nur um ein weniges. Denn die Anwendung der allgemeinen Betrachtungen ist nahe.“[243] Die moralphilosophische Reflexion steht in „Über die ästhetische Darstellung der Welt als das Hauptgeschäft der Erziehung“ demnach noch in einem Zusammenhang mit der Pädagogik, deren „Hauptgeschäft“ diese „ästhetische Darstellung der Welt“ sein wird. Dabei wird der Pädagogik die Aufgabe zugewiesen, zur Klärung der Bedingungen der realen Möglichkeit von Sittlichkeit und Moralität beizutragen. Die Herbartsche Ethik bekommt hingegen die Aufgabe zugewiesen, die Pluralität und das Kriterium der Prinzipien aufzustellen und zu begründen. In „Über die ästhetische Darstellung der Welt als das Hauptgeschäft der Erziehung“, die den Ausgangspunkt für die Begründung einer eigenständigen Ethik und einer ebensolchen Pädagogik darstellt[244], sind beide Aspekte noch in einer Schrift verbunden. Nachdem nun kurz auf die wichtigsten Aspekte der Herbartschen Ethik als integraler Bestandteil einer allgemeinen Ästhetik eingegangen wurde, soll nun das Hauptaugenmerk wieder auf den Zusammenhang von Pädagogik und Ästhetik gelegt werden.

---

243 Herbart 1804, S. 65f.
244 Vgl. Buck 1985, S. 131.

4.5 *Pädagogik und „Ästhetik". Ästhetische Werturteile und „ästhetische Darstellung" der Welt als das „Hauptgeschäft der Erziehung"*

Die Verbindung von Pädagogik und Ästhetik stellt sich bei Herbart in zweierlei Weise dar.[245] Zum ersten entwickelt Herbart die wissenschaftliche Pädagogik auf der Grundlage einer ästhetischen Ethik, und zum zweiten ist die pädagogische Fragestellung ein wichtiger Faktor gewesen, der Herbart zu solch einer ästhetischen Grundlegung der Ethik veranlaßt hatte. Wurde bereits in Kapitel 4.4 auf die Bedeutung der Ethik eingegangen, so muß nun geklärt werden, was das „Ästhetische" der Pädagogik Herbarts ist. Präziser formuliert, es muß nun herausgestellt werden, in welchem Zusammenhang der ästhetische Charakter der Ethik mit der Pädagogik steht.

Herbart faßt die „*eine* und ganze"[246] Aufgabe der Erziehung in dem Begriff der Moralität. Das Ziel der Erziehung ist damit die Einheit von Einsicht und Wollen in die Sittlichkeit. Gegenüber der Ethik, die nicht von der Erfahrung abhängt, da sie Ideen formuliert und über die Sittlichkeit nach Seiten ihres Vernunftursprungs aufklären will, geht es Herbart in seiner Pädagogik um die *Bedingungen der realen Möglichkeit der Sittlichkeit.* Dabei wird mithilfe genuin pädagogischer Begriffe wie „Bildsamkeit" Pädagogik von der praktischen Philosophie und von der wissenschaftlichen Psychologie abgegrenzt. Es geht dabei um die „Frage, wie der sittliche Wille, das gute Wollen im wirklichen Menschen stark werden und sein Handeln real bestimmen können."[247] Das Interesse richtet sich nun darauf, wie es möglich ist, daß die ästhetisch-ethischen Urteile, die willenlos bzw. interesselos und rein waren, zu einer realen Wirkmacht werden, die das Handeln des Menschen bestimmen. Dieses Problem konnte Herbart in der Ethik als reiner Vernunftwissenschaft nicht behandeln. Es erforderte eine Hinwendung zu den empirischen Entwicklungsbedingungen des sittlichen Willens.[248]

Die Grundlage des Willens sind die Begehrungen, die auf etwas als intendiertem Ziel gerichtet sind. Diese sind jedoch nur wechselnd und flüchtig. Unter „Wille" bzw. „freier Wille" versteht Herbart erst ein Verlangen, das fest und beständig geworden ist, so daß der Mensch ihm durchgängig folgt. Dieses Wollen ist insofern ein freies Wollen, als es sich nicht aus Abhängigkeit von Leidenschaften ergibt, sondern sich von rationalen Überlegungen und frei gewählten Grundsätzen leiten läßt. Herbart sucht einen pädagogischen Weg zur praktischen Verwirklichung der sittlichen Bildung als Ausbildung eines solchen *festen* freien Willens. Der feste freie Wille, das ideale Ergebnis, zu welchem der Erzieher den Zögling anregen soll, unterscheidet sich

245 Vgl. Ziechner 1908.
246 Herbart 1804, S. 59.
247 Döpp-Vorwald 1962, S. 31.
248 Vgl. Döpp-Vorwald 1962, S. 32.

qualitativ kaum von der von Kant geforderten sittlichen Selbstgesetzgebung in der „Kritik der praktischen Vernunft“. In beiden Fällen darf das praktische Urteil aus Gründen seiner notwendigen Allgemeinheit nicht von Begehrungen, Trieben oder sonstigen idiosynkratischen, materialen Empfindungen beeinflußt werden. Diese Impulse dürfen in keinem Falle handlungsleitend werden.

Vor dem Hintergrund etwa der psychoanalytischen[249], sprachanalytischen[250], leibphänomenologischen[251], genetisch-strukturalistischen[252] oder poststrukturalistischen[253] Kritik an der Bewußtseinsphilosophie oder im Hinblick auf die Tatsache, daß die Beherrschung der Leidenschaften als Bedingung für den freien Willen ihrerseits das Ergebnis einer nicht nur positiv[254] zu bewertenden kulturhistorischen Entwicklung[255] ist, wäre allerdings die Frage zu stellen, inwieweit eine solche Leistung überhaupt möglich respektive wünschenswert ist.[256] Im Gegensatz zu Kant und im Zusammenhang seiner Überlegungen zur Genese der Sittlichkeit wertet Herbart jedoch mit seiner Idee einer ästhetischen „Nöthigung“ in spezifischer Weise den Bereich des Vorreflexiven bzw. Aisthetischen wieder auf. Mit dem „Vorreflexiven“ ist hier jedoch nicht das „Unbewußte“[257] oder ein „Leibapriori“[258] gemeint. Darunter ist vielmehr das aisthetische Urteil als singuläres Urteil zu verstehen, welches das von ihm Beurteilte nicht unter ein in Geltung stehendes Allgemeines subsumiert – wie es Kant für das praktische Urteil und dessen Bezug auf die Allgemeinheit des Sittengesetzes gefordert hatte – sondern welches das zu Beurteilende *unmittelbar* mit Wohlwollen oder Ablehnung beurteilt. Ist ein Urteil durch die Verbindung zwischen Subjekt und Prädikat gekennzeichnet, so ist es ein ästhetisches Urteil im Falle, daß „das Prädicat der Vorzüglichkeit oder Verwerflichkeit *unmittelbar* und *unwillkürlich*, also ohne Beweis und ohne Vorliebe oder Abneigung, den Gegenständen beygelegt“[259] wird. Dieses Vorziehen und Verwerfen muß *wahrgenommen* und durch eine Vorstellung in der Einbildungskraft aufgefaßt worden sein. Diese ersten wil-

249 Vgl. auch Nietzsches „Zur Genealogie der Moral“. Nietzsche 1988 oder Marcuses Kritik an der Sinnlichkeitsfeindlichkeit, Marcuse 1979.

250 Wittgenstein 1960

251 Merleau-Ponty 1966.

252 Bourdieu 1989.

253 Vgl. Foucault, der sich auf Nietzsche und auf die „Dialektik der Aufklärung“ von Horkheimer/Adorno bezieht, Foucault 1977.

254 Vgl. dazu Böhme/Böhme 1985.

255 Vgl. Elias 1976.

256 Selbst Habermasens „Theorie des kommunikativen Handelns“ folgt noch den Maßstäben einer rationalistischen Theorie, die die emotiv-leibliche Dimension des Menschen als Dimension negativ handlungsleitender Impulse auszublenden versucht, bzw. diese lediglich in den Bereich des Ästhetischen verweist und diese auch nur dort gelten läßt. Habermas 1981. Zur Kritik daran vgl. Waldenfels 1985, S. 94-120.

257 Freud 1987.

258 Merleau-Ponty 1966.

259 Herbart in: K9, S. 80.

lenlosen Wertbestimmungen, die sich durch die ästhetische Nötigung ergeben, sind der Ausgangspunkt der Modifikation von ästhetischen Urteilen in moralisches Urteilen. Die Umwandlung und Genese des moralischen Urteilens erfolgt stufenweise. Die ästhetischen Akte des unwillkürlichen, willenlosen Vorziehens und Verwerfens gehen den Wertbestimmungen im engeren, sittlichen Sinne voraus. Die ästhetische Nötigung führt insofern zu sittlichem Urteilen, als daß sie künftige Willensakte dem unwillkürlich positiv Beurteilten bewußt angleichen und ausprägen helfen. Der Anschauung folgt das ästhetische Urteil. Diesem Urteil folgen dann die Vorsätze. Den Vorsätzen wiederum folgt der moralische Wert oder Unwert.[260] Gemäß des von J. Ruppert in seiner Abhandlung über „Die Lehre der ästhetischen Erziehung bei Herbart“[261] ausgearbeiteten vierstufigen Schemas ergibt sich folgende Reihenfolge:

Zuerst erfolgt die Wahrnehmung des Gegebenen, dann das Vorstellen des Schönen und Guten im Selbstbezug. Es folgt die unmittelbare Beurteilung. Daran schließt sich der Vorsatz des künftigen Handelns an, welcher dann in tatsächlichem Handeln, als „*wählend das Gute*“ und „*verwerfend das Böse*“[262], realisiert wird. Ästhetische Urteile wandeln sich insofern in Werthandlungen um, die sich ein jeder zur Pflicht macht, wenn aus den „ersten willenlosen Werthbestimmungen, welche unmittelbar in dem Gedanken irgendeines möglichen Wollens entstehen, ein wirklicher *Vorsatz* sich erzeugt hat, *fernerhin* keiner unlöblichen Willensregung Raum zu lassen: alsdann geben die *nunmehr folgenden* Begierden und Handlungen Anlaß, sie mit jenem Vorsatze zu vergleichen. Indem sie nun demselben mehr oder weniger angemessen gefunden werden, entsteht ein *moralisches* Urteil. Jener Vorsatz nämlich ist ein gebietender Wille; es fragt sich, ob demselben gehorcht werde; und das Maß dieses Gehorsams ist das Maß des sittlichen Werths. Demnach geht das ästhetische Urtheil voran; bey dem moralischen aber wird jenes im Stillen vorausgesetzt, meistens ohne abgesondert betrachtet zu werden“.[263] Das ästhetische Urteil ist die Grundlage des sittlichen Urteils. Ästhetisches und moralisches Urteil sind insofern nicht das gleiche, sondern beide stehen in einem Kontinuitätsverhältnis.

Über das Konstrukt einer ästhetischen Nötigung versucht Herbart, die Genese der Moralität aufzuzeigen und den Weg von den ästhetischen Urteilen zur positiven sittlichen Qualität eines freien Willens zu zeigen, dem die reinen ästhetisch-ethischen Geschmacksurteile, die praktischen Ideen, bestimmend geworden sind. Nur über diese ästhetische Vermittlung ist es Herbart möglich, die offene Stelle in Kants Theorie zu füllen und zu zeigen, wie

260 Herbart 1804.
261 Ruppert 1910, S. 12f. Siehe auch die Ausführungen von Richter-Reichenbach 1983, S. 76ff., die hier im wesentlichen Rupperts Analyse folgt. Richter-Reichenbach ist in ihrer Analyse jedoch begrifflich unpräzise. Sie vermischt ästhetische Urteile im engeren Sinne mit ästhetisch-ethischen Urteilen.
262 Herbart 1804, S. 61.
263 Herbart in: K9, S. 80.

der Mensch einen solchen festen Willen überhaupt entwickeln kann und wie er lernt, auf idiosynkratische, von Trieben geleitete Strebungen zu verzichten, das Wollen auf sittliches Handeln zu verlegen und so über den sich durch Übung und Gewohnheit[264] ergebenden nachhaltigen Druck der ästhetisch-ethischen Urteile, das Gewissen auszubilden. Wie in seiner Ethik geht Herbart also auch in seiner Pädagogik gegen die Freiheitsphilosophie der Transzendentalphilosophie Kants an, in der davon ausgegangen wurde, daß sich Sittlichkeit über eine Revolution der reflexiven Denkart ergeben werde. Herbart setzt dagegen sein Modell eines genetischen, allmählichen und bereits im vorreflexiven Bereich stattfindenden Übergangs zur Sittlichkeit. Die Kantische Idee des „Sprungs" zur Moralität und des Vermögens, immer wieder absolut anzufangen, kann Herbart nicht akzeptieren, da ansonsten das pädagogische Kausalverhältnis, dessen Ziel ja die Erziehung zur Moralität ist, völlig unverständlich würde. Zudem würde übersehen, daß die Bedingungen der Möglichkeit einer Gründung des moralischen Charakters durch Erziehung und die Bereitstellung einer entsprechenden Umwelt überhaupt erst habitualisiert werden müssen. Herbart geht es in seiner Pädagogik damit insbesondere um die Aufklärung der *werdenden Sittlichkeit* des Zöglings, dem sich der intelligible Kern der Freiheit erst noch enthüllen muß: „Gegenüber Kant, der Tugend unter dem Aspekt des Übergangs – des kontiniuierlichen Wirkens und Werdens – nur unter Voraussetzung der Revolution der Denkungsart begreifen kann, wird (bei Herbart, Anm. Y. E.) die Reflexionsform selbst nicht mehr als Revolution, sondern als Stufe – genauer als Folge von Stufen – innerhalb der vollen Bildungsgeschichte der Sittlichkeit verstanden"[265]. Diese ist eben nicht aus einem Guß und ist auch nicht auf allen Bildungsstufen genau gleich. Die Pädagogik Herbarts hat deshalb die Sittlichkeit als werdende Sittlichkeit auf der Grundlage des erzieherischen Kausalverhältnisses zum Thema. Daher werden in der Pädagogik Herbarts entsprechende Möglichkeiten und Mittel vorgestellt, wie bei Kindern das Gefühl für das Sittliche entwickelt und als Bleibendes verankert werden kann. Die Pädagogik muß sich dabei der Ausbildung der ästhetisch-ethischen Urteilskraft zuwenden.[266]

Wie Schiller nimmt auch Herbart insofern einen *genetischen Übergang in der Zeit* zwischen Ästhetik und Sittlichkeit an. Schillers Einfluß auf Herbarts Grundlegung seiner Ethik und Pädagogik durch Ästhetik, besonders ausgehend von Schillers Schrift „Über Anmut und Würde" ist mehrfach be-

---

264 Übung und Gewohnheit garantieren, daß der Mensch nicht ständig von seinen Gefühlen und Vorstellungen hin- und hergerissen wird. Sie garantieren so die „Freiheit" des Menschen. Freiheit bedeutet nach Herbart also immer Distanz von wechselnden, materialen Empfindungen, Wünschen und Begehrungen und Vorstellungen. Entsprechend geht Herbart von einer (zu fordernden) Identität des Menschen aus. Die Ausbildung einer Identität ist nach Herbart insofern eine Disposition des Menschen. Vgl. Buck 1984, S. 151.

265 Buck 1985, S. 128.

266 Aber auch der Ausbildung des ästhetischen Urteils im engeren Sinne.

legt[267] und in seiner Geltung nicht bestreitbar. Dennoch muß darauf geachtet werden, daß trotz Herbarts Übernahme des Gedankens, „Ästhetik" als Modus und Medium des „Übergangs" zu wählen, die Grundkonzeption des „Ästhetischen" und dessen erkenntnistheoretische Verankerung bei beiden verschieden sind. Wenn Schiller davon ausgeht, daß der ästhetische Zustand ein notwendiger Übergang zur Sittlichkeit sei, so ist hier „Ästhetik" im engeren Sinne gemeint, d.h. es geht bei Schiller um die Erfahrung des Schönen und der Kunst. Nur in diesem Zusammenhang ging Schiller von einer der Natur selbst eigenen Freiheit aus, die als „mittlere Stimmung" den Übergang zur Sittlichkeit begünstigen sollte. Dieser „Übergang" wurde zudem nicht als ein pädagogisch betreuter vorgestellt. Die „erziehende" (genauer bildende) Wirkung lag ausschließlich bei der Kunst und dem Schönen. Bei Herbart wird dagegen der genetische Übergang zur Sittlichkeit durch Ästhetik im weiteren Sinne, d. i. durch *aisthetische Wert- und Verhältnisurteile* garantiert und befördert, die wenig mit ästhetischen Urteilen im engeren Sinne zu tun haben, sondern die nur in Analogie zu ihnen entwickelt wurden. Dabei waren insbesondere die Kriterien zur Bestimmung eines ästhetischen Reflexionsurteils aus Kants „Kritik der Urteilskraft" maßgebend. Ästhetische Urteile im engeren Sinne sind bei Herbart nur eine besondere Form der allgemeinen ästhetischen Werturteile, die allerdings auch durch eine „ästhetische Darstellung der Welt" befördert und angeregt werden können. Ästhetik im engeren Sinne, also auch ästhetische Bildung bzw. in der Terminologie Schillers „Ästhetische Erziehung" durch das Schöne und die Kunst, begründet bei Herbart also nicht den genetischen Übergang zur Sittlichkeit. Die Klärung der Frage, welche Stellung die ästhetische Bildung im engeren Sinne bei Herbart hat, muß deshalb vorerst noch zurückgestellt werden. Im Zusammenhang der Ethik und Pädagogik Herbarts geht es weniger um die bildende Wirkung des Schönen und der Kunst, als um den Ausweis und die Beförderung des ästhetisch-ethischen Urteilens. Ästhetische Erziehung bedeutet deshalb im Sinne Herbarts: Erziehung zum ästhetisch-ethischen Urteilen. Im Gegensatz zu Schillers Erziehungsbegriff, der sich eigentlich auf ästhetische Bildung bezog, ist bei Herbart tatsächlich Pädagogik gemeint, die sich auf eine allgemeine „Ästhetik" der aisthetischen Wert- und Verhältnisurteile gründet.[268]

Nach Herbart ist es nun die Aufgabe der Erziehung, den Zögling möglichst vielseitig zu solchen ästhetischen Werturteilen anzuregen, um so eine Habitualisierung und dadurch Befestigung ästhetisch-ethischer Bewertung beim Educandus zu erreichen. In „Über die ästhetische Darstellung der Welt als das Hauptgeschäft der Erziehung" wird auf die Methoden und Möglichkeiten einer solchen Pädagogik eingegangen. Es wird versucht, die Faktoren zu bestimmen, von denen die Genese des freien sittlichen Willens des Menschen abhängt. Insofern wird bei Herbart der freie sittliche Wille, dem Kant

267 Vgl. Ziechner 1908; Seusing 1922; Döpp-Vorwald 1962; Buck 1985.

268 Ziechner zeigt, daß die Pädagogik, wie die Ethik, ein „Stück der allgemeinen Ästhetik" sind. Ziechner 1908, S. 44.

ausschließlich einen außerempirischen, intelligiblen Ursprung gegeben hatte, nun gänzlich in den Bereich der empirisch-psychologischen Erfahrungswirklichkeit integriert[269] und dadurch pädagogischen Maßnahmen zugänglich gemacht. Dabei ist es die Aufgabe der wissenschaftlichen Pädagogik, eine Methode und Theorie zu konstruieren, die die Grundlage für die pädagogisch richtige und effiziente Betreuung der Genese des ethischen Fühlens und Handelns des Menschen ist.

Die Herausbildung eines sittlichen Charakters hat bei Herbart zwei Voraussetzungen, einerseits die „Zucht", die die vorbereitende allgemeine Willensbildung zur Aufgabe hat, und andererseits die „ästhetische Darstellung der Welt", die als das „Hauptgeschäft der Erziehung" im Bereich des *„erziehenden Unterrichts"*[270] angesiedelt ist; Sie soll zur Anreicherung des Wollens mit sittlichem Gehalt beitragen. Die Zucht hat eine negative wie eine positive Seite.[271] Negativ ist sie deshalb, weil der Erzieher den Zögling an Gehorsam und Triebverzicht gewöhnen muß. Er muß ihn davon abhalten, unmittelbar seinem Begehren zu folgen. Erfolgt diese negative Zucht nicht, sieht Herbart die Gefahr, daß der Educandus ein von seinem Begehren getriebenes Wesen wird und dadurch seine „Freyheit der Wahl"[272] beeinträchtigt oder gar verhindert wird. Als positive Seite der Zucht muß allerdings auch beachtet werden, daß es nicht reicht, nur das idiosynkratische Wollen zu hemmen, sondern es muß auch möglich sein, die Richtung des Wollens flexibel zu halten. Denn nur so ist es vorstellbar, daß das Wollen sich auf ein sittliches Handeln richtet. „Die Richtung des Verlangens ändern, heißt eigentlich, *ein* Verlangen anhalten, so aber, daß neben ihm gleich ein andres bereit sey hervorzutreten. Dies vermag nur ein vielgewandter und vielgeweckter Geist. Eben darum wird es Männern leichter als Kindern. Aber schon wohlgezogenen Kindern ist eben *durch die Zucht* die *Freyheit* gegeben und *erworben*, jedes Verlangen für den Augenblick ohne große Mühe anzuhalten; – eine Freyheit übrigens, die für sich allein mit der Sittlichkeit noch gar nichts gemein hat. Man sieht indeß sogleich, daß es nur noch darauf ankommt, ob Egoismus, oder practische Vernunft sich ihrer bemächtigen werde; im einen Fall wird sie Klugheit, im andern Sittlichkeit. – So liegt denn also hier gleich vor unsern Augen das Erste der Zucht. Wir sollen viel Verlangen wecken; – aber durchaus keinem gestatten, zügellos hinzustürmen auf seinen Gegenstand. Es soll scheinen, als läge ein unermeßlicher Vorrath von Willen eingeschlossen in einem ehernen Behälter, den nur die Vernunft öffne, wo, wann, wie sie wolle."[273]

---

269 Vgl. Döpp-Vorwald 1962, S. 35.

270 Zum Begriff „Erziehender Unterricht" vgl. Blaß 1972, S. 113-149 und Hellekamps 1991, S. 49-106. Für Herbart sind Erziehung und Unterricht immer aufeinander bezogen. Für die Ausübung des „Erziehenden Unterrichts" fordert Herbart vom Erzieher „Wissenschaft" und „Denkkraft". Vgl. Blass 1972, S. 117.

271 Vgl. Döpp-Vorwald 1962, S. 36.

272 Herbart 1804, S. 61.

273 Herbart, 1804, S. 66.

Damit geht Herbarts Pädagogik also von der Prämisse aus, daß ein mit sich identischer, fester, sittlicher, gleichwohl flexibler Charakter sein soll. Daß es diese praktische Vernunft, also die Sittlichkeit und nicht der Egoismus ist, der regiert[274], ist nicht das Verdienst der Zucht. Hier muß die „ästhetische Darstellung der Welt" hinzukommen. Denn nur über diese kann die ästhetisch-ethische Urteilskraft des Educandus ausgebildet werden, der über diese sicher gewordene Urteilskraft sein „Gewissen" bildet, welches ihn vor „Nichtidentität" durch wechselnde Leidenschaften und Vorstellungen und vor kriterienlosem Handeln sichert. Um dieses flexible, sichere und beständige Urteilsvermögen beim Educandus ausbilden zu können, muß die Erziehung dem Zögling die Möglichkeit bieten, seine Urteilskraft vielfältig auszubilden und zu üben. Neben der Vielfältigeit an Beispielen, also der Quantität, kommt es aber auch auf die Qualität dieser Beispiele an. Es kommt darauf an, „*was denn für eine Welt* der Knabe vor sich finden, beurtheilen, und zu behandeln sich üben werde."[275] Die Art der Umwelt ist demnach entscheidend für die Ausbildung eines sittlichen Charakters, der sich vom klugen Egoismus absetzt. Die ersten Beispiele, Muster oder Vorbilder sind es also, die positiv oder negativ auf die sittliche Entwicklung des Kindes Einfluß nehmen. Zunächst sind die individuellen Lebensumstände des Einzelnen prägend, vor allem die Familie. Herbart fordert deshalb: „Es ist oft gesagt, und hoffentlich allgemein erkannt, daß die zärtliche Sorge der Mutter, der freundliche Ernst des Vaters, die Verkettung der Familie, die Ordnung des Hauses, vor den unbefangenen Blicken des Kindes in aller Reinheit und Würde dastehen müssen; weil es nur beurtheilt, was es bemerkte, ja weil das was es sieht, ihm das Einzig – Mögliche, und Muster seiner Nachahmung ist."[276] Diesen Zufall, die Kontingenz der Geburt des Einzelnen in eine bestimmte Umwelt, und damit die Möglichkeit entweder sittlich zu werden oder darin zu fehlen, möchte Herbart mit der Erziehung ausgleichen: „Dieser Zufall soll nicht Zufall bleiben. Der Erzieher *soll* den Mut haben, vorauszusetzen: er könne, wenn er es recht anfange, jene Auffassung *durch ästhetische Darstellung der Welt* früh und stark genug *determiniren*, damit die freye Haltung des Gemüths nicht von der Weltklugheit, sondern von der reinen practischen Ueberlegung das Gesetz empfange. Eine solche Darstellung der Welt, – der *ganzen* bekannten Welt und *aller* bekannten Zeiten, um nöthigenfalls die üblen Eindrücke einer ungünstigen Umgebung auszulöschen, – diese möchte wol mit Recht das Hauptgeschäfft der Erziehung heißen; wofür jene Zucht, die das Verlangen weckt und bändigt, nichts als eine nothwendige Vorbereitung wäre."[277]

---

274 Dem könnte man allerdings entgegnen, daß die Erfahrung gezeigt hat, daß menschliches Handeln faktisch vielmehr von klugem Egoismus gesteuert wird, bzw. daß etwa sozialintegratives Handeln nicht über Moral oder Normen sondern gerade über die Darlegung seines Nutzens für das einzelne egoistische Individuum ermöglicht wird.

275 Herbart 1804, S. 67.

276 Herbart 1804, S. 69.

277 Herbart 1804, S. 68.

Die Erziehung, und zwar als „erziehender Unterricht" hat diese „ästhetische Darstellung der Welt" zu leisten. Das bedeutet, daß über den erziehenden Unterricht dem Kind eine spezifisch konstruierte Umwelt vorgeführt wird, an der der Zögling Gelegenheit hat, sein ästhetisch-ethisches Urteilen zu üben und zu festigen, ohne von den negativen Eindrücken einer ungünstigen Umgebung eingeschränkt zu werden oder dadurch in die Gefahr zu geraten, zu einem Egoisten zu werden. In seiner Schrift „Über die ästhetische Darstellung der Welt als das Hauptgeschäft der Erziehung" formuliert Herbart den auch für seine späteren pädagogischen Schriften geltenden zentralen Grundgedanken einer Erziehung zum dauerhaften und festen sittlichen Charakter, wobei es die Aufgabe der Erziehung bzw. des erziehenden Unterrichts ist, diesen Charakter zu „construieren"[278]. Der Weg zum sittlichen Charakter wird dabei über die „Bildung des Gedankenkreises"[279] genommen. Herbart merkt an, daß der Begriff der „ästhetischen Auffassung"[280] der Welt weiter ist als der, der ähnlichen Auffassung des menschlichen Verlangens, also weiter als „ihn die Sittlichkeit unmittelbar fordert."[281] Das ethisch-ästhetische Urteil im engeren Sinne bezieht sich dabei speziell auf menschliche Willensverhältnisse, während das ästhetische Urteil im allgemeinen Sinne – also der weitere Begriff des ästhetischen Geschmacksurteils sämtliche anschauliche Verhältnisse miteinbegreift. Jedoch sei ihre, also der ästhetischen Urteile im allgemeinen, „*Art zu fordern im Grunde keine andre*" als die der „ästhetischen Beurteilung *des Willens*. Ihre Nöthigung wird auch in dem Maß stärker gefühlt, wie uns das Aeußere näher anhängt. Daher die Gewalt, womit die äußere Ehre, der Anstand, der gesellschaftliche Ton, – kurz womit alles, was zur Ablegung der Roheit gehört, unter Menschen von angefangener Bildung seine Ansprüche geltend macht. – Man sagt, es gebe nur eine Tugend. Beynahe ebenso richtig könnte man sagen, es gebe nur einen Geschmack. Wer ihn irgendwo mit kalter Besinnung verletzt: der ist auf dem Wege, das Sittliche wo nicht zu verlassen, so doch es mehr auf die fremdartigen Principien zu stützen, welche vom Streben nach innerer Größe und Wohlfahrt, oder von bürgerlicher und religiöser *Klugheit* herrühren."[282] Herbart geht insofern von einem *Gemeinsinn*[283] im Hinblick auf geschmackliche, wie sittliche Bewertung aus, die zudem beide in einer Kontinuität stehen. Auf Differenzen, die sich aus verschiedenen kulturellen Bezugssystemen ergeben könnten, geht Herbart insofern nicht ein. Dies wäre jedoch grundsätzlich zu beachten, da gerade die Wahrnehmungsfähigkeit für Fragen des Geschmacks und der Sittlichkeit kulturell differiert. Herbart erkennt also richtig, daß derartige Prozesse etwas mit Aisthesis zu tun haben, er verkennt aber die Unterschiede

---

278 Vgl. zu diesem Begriff auch Buck 1984, S. 148.
279 Herbart in: K2, S. 105.
280 Herbart 1804, S. 68.
281 Herbart 1804, S. 68.
282 Herbart 1804, S. 68.
283 Hier folgt Herbart Kant.

von kulturellen Wahrnehmungs- und Beurteilungsmaßstäben. Es gibt gerade nicht den *einen* allgemein geteilten Geschmack. Es genügt im übrigen nicht, auf kulturelle Differenzen hinzuweisen, sondern es existieren, wie der Soziologe P. Bourdieu nachweisen konnte[284], ebensowohl sozialisationsspezifische Differenzen, die quasi zu einer Geschmackskultur innerhalb einer nationalen Kultur führen. Würde man Herbarts Ansatz folgen wollen, wie in den letzten Jahren wieder mehrfach nahegelegt wurde[285], so hätte man dieses mit zu beachten und entsprechend eine Erweiterung und Differenzierung des Herbartschen Ansatzes vorzunehmen. Dies würde sich auch auf die Hoffnung Herbarts beziehen, die er im Bezug auf das richtige „concentrierte“[286] Erfassen aller Verhältnisse durch den Educandus äußert, welches allgemein nur durch die Vermittlung des „erziehenden Unterrichts“ und dessen „ästhetischer Darstellung der Welt“ zu erreichen sei. So meint Herbart, daß der so geübte Educandus dann bei der richtigen „innern Haltung“[287] in der Lage sei, das Schickliche vom Unschicklichen, das Redliche vom Falschen, Treue vom Verrat zu unterscheiden, wie er auch über ein „nachahmendes Gemüt“ und durch „Teilnahme“[288] dazu befähigt wäre „voll eingehenden Sinnes in Andrer Leiden und Hoffen“[289] zu sein. Ebenso könne er das Schöne der Seele und die Güte erkennen und schätzen.[290] Derartige Differenzierungen wie die Fähigkeit zur Teilnahme und zum Wahrnehmen des Leides anderer[291] sind jedoch höchst voraussetzungsvoll und lassen sich keineswegs – wie Herbart es nahelegt – aus einem unhistorisch und kulturell wie sozial und mental undifferenzierten Begriff vom richtigem Geschmack und einer darauf aufbauenden Sitte ableiten.[292]

Zur Stärkung und Festigung der Urteilskraft des Educandus, sei es der allgemeinen ästhetischen oder der ästhetisch-ethischen bzw. der im engeren Sinne ästhetischen Urteile, ist also nach Herbart eine vom Erzieher konstruierte „ästhetische Darstellung der Welt“ von Nöten. Herbart warnt davor, diese Geschmacksurteile aufeinander reduzieren zu wollen und weist auf mögliche „Collisionen“[293] hin. Grundsätzlich sei aber ein kontinuierlicher Über-

---

284 Bourdieu 1989.

285 Vgl. Hellekamps in: Koch/Marotzki/Peukert 1994, S. 109-125; ebenso Musolff in: Koch/Marotzki/Peukert 1994, S. 95-109.

286 Herbart 1804, S. 67.

287 Herbart 1804, S. 67.

288 Herbart 1804, S. 67.

289 Herbart 1804, S. 67f.

290 Herbart 1804, S. 67f.

291 Eine ähnliche Hoffnung auf die Möglichkeit, den Menschen für das Leid der anderen zu sensibilisieren, sie „teilnehmend“ zu machen, formuliert Rorty. Rorty 1992. Im Anschluß an Rorty wurde diese Hoffnung auch in der Pädagogik formuliert; vgl. Lenzen 1994, S. 17-30. Siehe auch zum Vergleich Rorty/Herbart, Hellekamps in: Koch/Marotzki/Peukert 1994, S. 109-125.

292 Diese Probleme werden bei der jüngsten Herbart-Rezeption jedoch nicht mitbedacht. Vgl. Hellekamps in: Meyer-Drawe/Peulert/Ruhloff 1993, S. 137-151.

293 Herbart 1804, S. 68.

gang zwischen den allgemein-ästhetischen und den speziell ästhetisch-ethischen Urteilen möglich. Wohlgemerkt ist hier nicht von einem Übergang von ästhetischen Urteilen im engeren Sinne, also Urteile über das Schöne und die Kunst, und ästhetisch-ethischen Urteilen die Rede. Gleichwohl weist Herbart bereits auf die Bedeutung einer frühen Lektüre der klassischen Dichter und Vorübung der Sinne im Auffassen der Kunstwerke aller Art hin.[294] Schillers Idee einer Sensibilisierung der Sinne und Versittlichung des Menschen durch das Schöne und die Kunst ist hier durchaus mitgedacht. Dennoch wird die Kontinuität zum Sittlichen vor allem durch die allgemeinen ästhetischen (aisthetischen) Urteile gewährleistet. Die allgemeinen ästhetischen Urteile anzuregen, ist die Aufgabe des Erziehers. Anknüpfungspunkte findet der Erzieher in dem, was das Kind bereits an Anschauungen aus seinem kontingenten Lebenskreis gewonnen hat. Von da aus muß die Erziehung in zwei Richtungen fortschreiten. Einmal aufwärts in Richtung des „übersinnlichen Reiches"[295], also zu Gott, bzw. zum Übersinnlichen, Intelligiblen, und zum anderen abwärts in die Weite der menschlichen Verhältnisse. Zu beachten ist indes, daß bei Herbart Gott „das reelle Zentrum aller practischen Ideen"[296] ist. Gott, das Intelligible, muß als das vollendete reine Wollen sichtbar gemacht werden und den Maßstab zur Beurteilung und Kritik alles menschlichen Wollens abgeben. Die Erziehung hat dabei die Aufgabe, die Differenz zwischen diesen beiden Richtungen aufzuzeigen. In der Erfahrung der Differenz von übersinnlichem Reich als Anzustrebendem und der Wirklichkeit der menschlichen Verhältnisse soll der Charakter gebildet werden und zu immer neuen Schritten in Richtung höchster Moralität veranlaßt werden. Der Erziehungskonzeption Herbarts liegt insofern eine Idee der Dynamik durch Differenz und Entwicklung in Stufenfolgen zugrunde. Die religiöse Erziehung ist dabei ein Teil der sittlichen Erziehung, deren anderer Teil die Einführung in die allgemeinen menschlichen Verhältnisse ist, wobei die Dynamik der Entwicklung des Charakters das Resultat der Aufzeigung der Differenz beider auf verschiedenen Stufen darstellt. Es darf also nicht davon abgesehen werden, daß Herbarts Ausgangspunkt wie Hintergrund seiner Erziehungslehre Religion und Theologie sind, eine Prämisse, die heute nicht mehr haltbar wäre und die keineswegs den Einheitspunkt oder „höchsten Punkt" einer aktuellen Erziehungslehre bilden kann.

Wollte man dem Herbartschen Ansatz auch heute noch etwas abgewinnen, müßte man das Augenmerk wohl eher auf die zweite Richtung lenken, auf die Darstellung der menschlichen Verhältnisse. Aber auch hier wird deutlich, wie sehr die Urteilsbildung in diesem Bereich auf den letztlich theologisch motivierten Kontrast von Gut und Böse hinauslaufen soll. Die Aufgaben des „erziehenden Unterrichts", der in die zweite Richtung der menschlichen Verhältnisse führt, und dessen Aufgabe es ist, in möglichst

294 Herbart 1804, S. 68.
295 Herbart 1804, S. 69.
296 Herbart 1804, S. 69.

viele verschiedene Verhältnisse einzuführen, wird von Herbart in zwei „Reihen“ differenziert. In die Reihe der *„Erkenntnis“* und in die Reihe der *„Theilnahme“*[297]. H. Döpp-Vorwald hat diesbezüglich angemerkt, daß Herbart in der „Allgemeinen Pädagogik“ dann auch von den menschlichen Grundverhältnissen „Erfahrung“ und „Umgang“[298] sprechen wird, aus denen „Erkenntnis“ und „Theilnahme“ entspringen. „Im Verhältnis der Erfahrung stehen wir zu den sachlichen Inhalten und Ordnungen des Seins; aus ihr ergibt sich Erkenntnis, die also sachgerichtet ist. Umgang dagegen bezeichnet unser – nicht sachliches, sondern personales – Verhältnis zu den Mitmenschen, denen wir teilnehmend gegenüberstehen. Nach Erkenntnis und Teilnahme gliedert sich daher der Unterricht einerseits in die sacherkennenden Fächer, d.h. in die naturkundlichen Unterrichtsgebiete, und zum anderen in die Fachgebiete, die die menschliche Welt betreffen. Nach allen Prämissen liegt der Schwerpunkt des erziehenden Unterrichts für Herbart eindeutig in diesen letzteren.“[299] Die Reihe der Erkenntnis fängt nach Herbart beim „ABC der Sinne“, also beim Elementarunterricht, an. Die naturkundlichen Unterrichtsgebiete haben bei Herbart keine so gesonderte Stellung inne, dennoch liegt auch ihre Aufgabe letztlich in der Beförderung des wirklichen sittlichen Fühlens und Handelns. Denn da das sittliche Handeln in einer Welt stattfindet, die der naturgesetzlichen Kausalität unterworfen ist, muß der Educandus auch darüber informiert werden, was die naturgesetzlichen Bedingungen der Realisierung des guten Wollens sind.[300] Von der Seite der Erkenntnis erfährt der Educandus etwas über den Begriff der Natur, „als des Systems der Kräfte und Bewegungen, die, im einmal angehobnen Gange streng beharrend, von Gesetz und Ordnung und von scharf bestimmten Maß das Muster uns verzeichnen. Wie mangelhaft wäre die Darstellung der Welt, wie wenig in ihr das Wirkliche, das Gegebene befaßt, wie fabelähnlich schwebte sie im luftigen Gedanken-Raum, wenn man die Natur ausließe!“[301] Es ist deshalb Herbarts Auffassung, daß es nicht genügt, allein durch die sittlichen Ideen Handeln zu lehren. Der Mensch müsse wissen, daß er als Individuum Teil der Natur ist und auch ihren Gesetzen unterliege. Der Mensch müsse deshalb Kenntnis haben über seine „Individualität der Lage“[302] oder über das „Schicksal“[303], das heißt, er muß um die Grenzen wissen, die ihm seitens seiner Leiblichkeit und seitens der sozialen äußeren Bedingungen gesetzt sind. Der Einzelne muß sich selbst als Natur sehen lernen. Diese Sicht wird ihm über den naturkundlichen Unterricht vermittelt. Der Anfangsgrund dieses Unterrichts ist, wie bereits erwähnt, das „ABC der Sinne“, welches Herbart von Pestalozzi übernommen hatte. Dieses sollte ein „scharfes Auffassen des

297 Herbart in: K2, S. 44.
298 Herbart in: K2, S. 46.
299 Döpp-Vorwald 1962, S. 42f.
300 Vgl. Döpp-Vorwald 1962, S. 45.
301 Herbart 1804, S. 72.
302 Herbart 1804, S. 72.
303 Herbart 1804, S. 72.

Gegebenen"[304] beim Educandus ermöglichen. Es geht dabei um „Übungen zur Schärfung und ersten Verarbeitung der Anschauungen und nächsten Erfahrungen"[305]. Herbart konstruiert auch hier eine Stufenfolge, in der der Zögling von der „frühen Zucht der schweifenden Gedanken"[306] durch „frühe Gewöhnung zum genauen Fortführen und Vollenden angefangener Arbeiten"[307] bis zur Kenntnisnahme der Gesetzmäßigkeiten der Natur übergehen soll, wofür insbesondere die Schulung durch die Mathematik notwendig sei. So meint Herbart, daß es niemand gelinge, die strenge Gesetzmäßigkeit der Natur zu verstehen, wenn ihm nicht „die strenge Disziplin der Mathematik zugleich mit ihren Aufschlüssen zuteil ward."[308] Der naturkundliche Unterricht hat also die Aufgabe, dem Educandus die eigenen, von der Natur gesetzten, Grenzen aufzuzeigen und ihn in die Gesetzmäßigkeiten dieser Natur einzuweihen. Grundsätzlich bleibt dieser Unterricht aber auch auf den Hauptzweck der Erziehung, die Moralität, bezogen.

Das trifft auch für die zweite Reihe zu, die „Theilnahme". Diese scheint noch mehr geeignet zu sein, zu diesem Zielpunkt zu gelangen. Der Anfangspunkt der Teilnahme ist schwerer auszumachen als der der Erkenntnis. Bei der „Teilnahme" hat Herbart in erster Linie die Geschichte, aber ebenso die Poesie und die Musik im Auge, also auch die Ästhetik im engeren Sinne. So bemerkt Herbart, daß dieser Anfangspunkt nicht in der „jetzigen Wirklichkeit"[309] des Educandus liegen könne, da die Sphäre der Kinder „zu eng und zu bald durchlaufen"[310] sei. Der Erzieher muß deshalb zur Bereitstellung einer angemessenen Umwelt einen richtigen Unterrichtsstoff aussuchen, der dem „Gesichts- und Interessenkreis des Zöglings jeweils angemessen ist."[311] Der Anfangspunkt der „Theilnahme" wird von Herbart in den Gedichten Homers gesehen, in denen durch die Darstellung eines „idealischen Knaben-Alters" ein „lichter Punkt für die Nachwelt fixiert"[312] worden sei. Hierin folgt Herbart seinen Zeitgenossen Schiller und Humboldt in der Verehrung des klassischen Altertums, insbesondere der griechischen Kultur und Ästhetik. Herbart empfiehlt deshalb, den Unterricht mit der Einführung in die griechische Sprache beginnen zu lassen, um „unzählige Schiefheiten und Verdrehungen in allen dem vermeiden" zu können, „was irgend zur Einsicht in die Literatur, in die Geschichte der Menschheit, der Meinungen, der Künste gehört".[313] Ebenso soll es dem Zögling über die griechische Sprache und die homerischen Gedichte möglich werden, sich Begebenheiten und Personen zu

---

304 Herbart 1804, S. 73.
305 Herbart 1804, S. 73.
306 Herbart 1804, S. 73.
307 Herbart 1804, S. 73.
308 Herbart 1804, S. 73.
309 Herbart 1804, S. 70.
310 Herbart 1804, S. 70.
311 Döpp-Vorwald 1962, S. 43.
312 Herbart 1804, S. 70.
313 Herbart 1804, S. 70.

bemächtigen, um angeregt dadurch, eigene Reflexionen über Menschheit und Gesellschaft und „die Abhängigkeit beider von höherer Macht“[314] anzustellen. Der Glaube an Gott und die Ausbildung eines sittlichen Charakters soll durch die Übung in ästhetisch allgemeinen und ästhetisch-ethischen Urteilen sowie ästhetischen Urteilen im engeren Sinne befördert werden. Durch die „Lektüre der Dichter und Historiker, durch wachsende Menschenkenntnis, und durch moralische und Religions-Vorträge, die den vorher verarbeiteten Stoff verarbeiten helfen“[315], schärfen sich nach Herbart „fortdauernd die sittlichen Unterscheidungen“. Es berichtigen sich auch „die Beobachtung der Nuancen der Charaktere, und die Schätzung ihrer Distanzen nach sittlichem Maß“ und eben dadurch würden auch „die Elemente der practischen Idee von Gott, an Klarheit und Würde“ gewinnen.[316] Es wird deutlich, daß die Konfrontation des Educandus mit Literatur oder Poesie und Musik keineswegs nur den Sinn hat, sein ästhetisches Urteil im engeren Sinne zu schulen, sondern vor allem sein ethisch-ästhetisches, also sein sittliches. Denn, wie Herbart betont: „das Gewissen geht mit in die Oper! wie sehr immer der Dichter protestiere.“[317] Ihn banne der Erzieher aus seiner Sphäre, „gestützt auf Plato's Ansehn, – wo nicht die Wahrheit, die Deutlichkeit des Schlechten, zur Läuterung des bessern zur Erhöhung des Guten, dienen kann und will.“[318] Deshalb sei es die erste Pflicht des Erziehers, „das Reinliche, das Saubere, was jede echte Poesie zeigt, wenn sie Individualitäten aufstellt und gruppiert: dies, wo nicht nachzuahmen, so doch es aus ihren Händen dankbar zu empfangen und sorgsam zu benutzen.“[319] Das Gemälde, was der Erzieher dann aufstelle, habe allerdings keinen „Rahmen“[320]. Daher fallen hier „alle Eigenheiten, wodurch sich die Gattungen der Poesie unterscheiden; und nackt und bloß steht jedes Schlechte, was sich sonst mit der Absicht des Kunstwerks entschuldigt.“[321] Die „ästhetische Darstellung der Welt“ durch den Erzieher, welcher die Poesie als Element in dieser Darstellung aufnimmt, ist also nicht darauf aus, die Spezifitäten einer poetischen Gattung und deren ästhetische Gesetze zu vermitteln. Der Erzieher soll mithilfe der Poesie insbesondere das ästhetisch-ethische Urteil des Educandus schulen, welches sich an dem Kontrast von Deutlichkeit, Reinlichkeit und Schlechtem übt. Dabei ist es genau diese Differenzerfahrung zwischen dem als deutlich und vollkommen Erlebten und dem Zurückbleiben hinter dem Vollkommenen, das als Unzulänglichkeit erfahren wird, welche bildet. Denn der Urteilende fühle sich genötigt, diese Differenz auszugleichen. K. Prange sieht deshalb den Übergang vom ästhetischen Geschmacksurteil zum Gewissen darin, daß die Erfahrung des vollen-

314 Herbart 1804, S. 71.
315 Herbart 1804, S. 72.
316 Herbart 1804, S. 72.
317 Herbart 1804, S. 72.
318 Herbart 1804, S. 72.
319 Herbart 1804, S. 72.
320 Herbart 1804, S. 71.
321 Herbart 1804, S. 72.

deten Vorstellens, deren Ergebnis beispielsweise die Deutlichkeit oder Reinheit sind, gewissermaßen einen Sog erzeuge, diesen Zustand auch in die empirischen Verhältnisse zu bringen. Das Schöne und die Kunst „ziehe" bei der Erziehung zur Sittlichkeit deshalb, weil es eine Erfahrung von Form gebe, die wir beim vollendeten Vorstellen machten, so daß die sittliche Bemühung vor dem strukturell identischen Hintergrund darin bestehe, die Differenz zwischen nicht-vollendetem und vollendetem Vorstellen auszugleichen. Dies sei dann der steigende Druck des Gewissens.[322]

Anhand der „ästhetischen Darstellung der Welt" insbesondere an den Exempeln aus der Geschichte, der Poesie aber auch an der Musik übt der Educandus seine Urteilskraft, um diese dann auf sich selbst anzuwenden. Durch die „ästhetische Darstellung der Welt" wird der Educandus dazu befähigt, sich selbst zu finden *„als wählend das Gute, als verwerfend das Böse."*[323] Es handelt sich also um einen durch Pädagogik angeregten Prozeß, der zur Selbsttätigkeit des Individuums führt. Dieses an der „ästhetischen Darstellung der Welt" geübte Urteil, das auf das urteilende Individuum rückbezogen wird, übt dann den langsamen Druck aus, den Herbart das *„Gewissen"*[324] nennt. Insbesondere die griechischen Klassiker, wie etwa die „Odyssee" des Homer, scheinen für Herbart die „richtige" Geschmacksbildung zu gewährleisten. Für Herbart ist dort die klarste Sicht auf das Menschsein möglich, welches der Educandus nicht nur betrachten, sondern welches er auch auf sein eigenes Tun beziehen soll. Diese klassischen Werke führen nach Herbart insofern zu allgemeinverbindlichen Urteilen. „Aber es giebt Kunstwerke, die man *klassisch* nennt; das heißt, die durch ihre Präcision *entscheidend* wirken, so daß sie die Urtheile bestimmt vereinigen. Solche Werke stiften eine Gemeinschaft, wodurch die Einzelnen auf den höheren Standpunct einer *allgemeinen* Vernunft erhoben werden; das ist die Wohlthat, welche die Kunst ihnen erweiset, ohne Unterschied zwischen Poesie, Musik, Plastik und so ferner."[325]

Es bleibt fraglich, ob solche „klassischen" Werke tatsächlich noch allgemein bindend sein können oder es wirklich je waren, so daß sich daran der „richtige" Geschmack und die „richtige" Einschätzung von Verhältnissen und Handlungen vollziehen kann. Mit K. Prange kann man die kritische Frage stellen, ob die klassischen Werke des Altertums auch heute noch die Allgemeinheit des Geschmacks verbürgen und sichern können, bzw. ob man nicht die Zeitlichkeit der Form dieser Werke zu berücksichtigen habe.[326] Dies ist aus zweierlei Gründen zu beachten. Erstens folgt die moderne Ästhetik gerade nicht mehr einem normativ-klassischen Kanon. Im Zeitalter der „nicht mehr schönen Künste"[327] spätestens also seit der Romantik dürfte die Sicher-

---

322 Prange in: Koch/Marotzki/Peukert 1994, S. 85- 95, hier S. 91.

323 Herbart 1804, S. 61.

324 Herbart 1804, S. 65.

325 Herbart in: K9, S. 105.

326 Prange in: Koch/Marotzki/Peukert 1994, S. 85-95, hier S. 93; Siehe dazu auch die Gegenposition von Musolff in: Koch/Marotzki/Peukert 1994, S. 95-109.

327 Jauß 1968.

heit eines Geschmacksurteils mit Allgemeinheitsanspruch zudem stark eingeschränkt bzw. sogar unmöglich sein. Zweitens ist aufgrund der problematischen Implikationen der Bestimmungen und Voraussetzungen des Gemeinsinns schon bei Kant nicht mehr von einer Verallgemeinerungsfähigkeit eines solchen Geschmacksurteils auszugehen. Da Herbart jedoch den Kantischen Bestimmungen des Geschmacksurteils in manchen Teilen folgt, trifft dies auch auf sein eigenes Konzept zu, in dem er gleichermaßen von einer solchen Allgemeinheitsfähigkeit des Geschmacks ausgegangen war.[328]

Eine grundsätzliche Bewertung der Herbartschen Ästhetik im engeren Sinne, die sich mit derartigen Fragen und Problemen näher auseinanderzusetzen hätte, ist nicht leicht durchzuführen. Dies liegt nicht zuletzt daran, daß Herbarts „Ästhetik“ als System nicht vollständig ausgeführt ist. Insbesondere der Aspekt „Ästhetik“ im engeren Sinne ist von Herbart nicht im Zusammenhang untersucht worden. Der Prager Ästhetikprofessor O. Hostinsky hatte deshalb Ende des 19. Jahrhunderts den Versuch unternommen, die in den verschiedenen Schriften Herbarts verstreuten Äußerungen über „Ästhetik“ (insbesondere Ästhetik im engeren Sinne) zu sammeln. Mit einem Kommentar versehen wurden sie (1891) unter dem Titel „Herbarts Ästhetik“[329] veröffentlicht.

Herbart hat also kein abgeschlossenes System der „Ästhetik“ entworfen, in dem alle Teile einer allgemeinen Ästhetik systematisch geordnet vorzufinden wären. Auch der Versuch Hostinskys[330], die vereinzelten Äußerungen Herbarts zusammenzustellen und diese als Herbarts „Ästhetik“ zu präsentieren, sowie Ziechners Dissertation über Herbarts Ästhetik[331], bieten allenfalls eine materiale Grundlage um die Bedeutungsvielfalt von „Ästhetik“ bei Herbart zu entwirren. In systematischer Weise wurde dieser Aspekt des Herbartschen Werks erst in der Formalen Ästhetik des späten 19. und des frühen 20. Jahrhunderts weitergeführt.[332] Die Ästhetik war mit Herbarts Werk jedoch in die wissenschaftliche Pädagogik implementiert worden. Ästhetik wurde im Anschluß an die Schriften Herbarts Anfang des 20. Jahrhunderts sogar als „pädagogische Grundwissenschaft“[333] annonciert, ein Gedanke, der in einer anderen Bedeutung insbesondere wieder in den 1980er und 1990er Jahren populär geworden ist.[334]

---

328 Vgl. Buck 1985, S. 135ff.

329 Hostinsky 1891.

330 Hostinsky 1891.

331 Ziechner 1908.

332 Über die Zusammenhänge von Formalismus und Herbartianismus und die Anfänge der formalen Ästhetik bei Zimmermann, der versuchte die Ästhetik (insbesondere im engeren Sinne) Herbarts weiterzuführen und weiterzuentwickeln siehe die Untersuchung von Wiesing 1997, S. 27-57.

333 Weber 1926. Weber legitimiert seine Ausführungen mit einem Rekurs auf Herbarts Philosophie und Pädagogik und weist darauf hin, daß diese „neue Idee von Jahr zu Jahr tiefer(e) Wurzel“ schlage. Weber 1926, S. 8. So habe Anfang des 20. Jahrhunderts die Ästhetik in viele pädagogische Systeme Eingang gefunden. Als Beispiele führt Weber die Systeme von Barth und Natorp an. Weber 1926, S. 8.

334 Vgl. die verschiedenen Beiträge zur Aufwertung des Ästhetischen in der Pädagogik/Erziehungswissenschaft der 1980er und 1990er Jahre. Exemplarisch: Mollenhau-

Vor dem Hintergrund der hier vorgenommenen Analyse können nun zusammenfassend folgende allgemeine und spezielle Bedeutungen von „Ästhetik" bei Herbart genannt und in folgende Kontexte gestellt werden:

1. *Ästhetik als Anschauungs- und Wahrnehmungslehre. Diese führt Herbart in seinen Schriften und Anmerkungen zu Pestalozzis „ABC der Anschauung" aus;*[335]
2. *Allgemeine Ästhetik als Lehre von Wert- und Verhältnisbestimmungen;*
3. *Ethik als Teil der Allgemeinen Ästhetik;*
4. *die Vorstellung einer ästhetischen „Nöthigung" als Möglichkeit eines genetischen Übergangs zur Sittlichkeit. Das moralische Urteil ist dabei das Ergebnis einer stufenweisen Umwandlung von einem ästhetischen in ein moralisches Urteil. Dabei folgen den sich unwillkürlich aus der ästhetischen Beurteilung ergebenden Maßstäben alsbald sittliche Maßstäbe. Diese festigen sich im Laufe der Zeit zu sittlichen Werthaltungen, die zum „Gewissen" werden.*
5. *Pädagogik als Teil der Allgemeinen Ästhetik. Die „ästhetische Darstellung*[336] *der Welt" als Umwelt für die Übung der ästhetisch-ethischen Urteile des Educandus;*
6. *Ästhetik als Gebiet des Schönen und der Kunst und der ästhetischen Geschmacksurteile im engeren Sinne (Urteile über das Schöne und Häßliche) sowie der „ästhetischen Bildung".*[337]

---

er 1988, S. 443-461; Lenzen in: Lenzen 1990, S. 171-189; Mollenhauer in: Lenzen 1990, S. 3-18 oder die Beiträge in Koch/Marotzki/Peukert 1994.

335 Vgl. auch Kapitel 4.1 der vorliegenden Untersuchung.

336 Nicht berücksichtigt wurde in dieser Untersuchung die Herbartsche Überlegung, inwieweit auch die „Bauform" einer pädagogischen Theorie ästhetische Dimensionen aufweist. Zu diesem Problem vgl. Langewand in: Lenzen 1990, S. 18-27, insbesondere S. 26f.

337 Wie Ziechner gezeigt hat, kommt diesem Bereich allerdings bei Herbart nicht die Bedeutung zu, wie im Hinblick auf Herbarts „Ästhetikorientierung" zu vermuten wäre. Ziechner 1908, S. 163. und Ziechner 1910, S. 52f. Vgl. auch Ziechner 1908, S. 111-148 und S. 163-167. Ebenso Ziechner 1910, S. 53. Obwohl Ziechner zeigen kann, inwiefern Herbart der Ästhetik im engeren Sinne einen nicht unbedeutenden Stellenwert zusprach, so betont er doch 1910, daß das „Ästhetische im engeren Sinne für Herbart weder eine Grundwissenschaft, noch ein bevorzugtes Wertgebiet trotz des ‚ästhetischen' Charakters seiner Ethik" gewesen sei. Die „ästhetische Bildung im gegenwärtigen Sinne" spiele deshalb bei Herbart keine besonders große Rolle. Ziechner 1910, S. 53. Dennoch begünstigte Herbarts Ästhetikorientierung auch den Glauben an die „Versprechungen des Ästhetischen" im engeren Sinne. Vgl. dazu Hahn 1908 und Karstädt 1910. Dies wird auch im Kontext der Herbartianer deutlich, die an einigen Stellen sogar Ästhetik als ethisch-ästhetisches Urteilen und ästhetisches Urteilen im engeren Sinne ineinanderblendeten. Vgl. Eichelbaum 1922.

5. Zusammenfassung und Ausblick

1. Das Projekt einer „Ästhetik" entsteht um 1800 im Schnittpunkt:

a) einer Umstellung philosophischer Reflexionen auf ein bewußtseinsphilosophisches Paradigma. Hierbei dient es sowohl zu dessen Begründung (Kants „Kritik der Urteilskraft" als Schlußstein des Systems der Kritiken) als auch zu dessen Kritik (vgl. die vernunftkritischen Positionen der Romantik).
b) einer sozialgeschichtlichen Differenzierung, die u.a. zu einer Neubestimmung der Rolle des Künstlers und der Kunst führt.

2. Die Arbeit hat anhand der Entstehungsphase dieses Diskussionsfeldes „Ästhetik" und am Beispiel von Kant, Schiller, des objektiven Idealismus Schellings und der Romantik sowie Herbarts die Argumentationslogik dieses Feldes rekonstruiert.
Dieses Feld weist eine

a) temporale Rezeptionslinie von Kant bis Herbart und eine
b) systematische Logik auf. Dabei konnten Argumentationsmuster und Rezeptionsstrategien herausgearbeitet und aufgezeigt werden.

Besonders unter Aspekt b) wurde deutlich, daß sich mit „Ästhetik" unterschiedliche Optionen bzw. Argumentationsstrategien verbinden. Zu „Versprechungen des Ästhetischen" wurden diese erst durch die bildungs- und praxisphilosophisch[1] sowie moralphilosophisch und pädagogisch motivierte Kritik an Kant. Kants transzendentale Grundlegung des Ästhetischen stellt dabei die Folie und den Ansatzpunkt für die „Versprechungen des Ästhetischen" seit 1800 dar (vgl. die Zusammenfassung der Ansatzpunkte für die „Versprechungen des Ästhetischen" bei Kant in Kapitel 1. 9 dieser Arbeit).

1 Damit soll angezeigt werden, daß die Ästhetik das Produkt der „transzendentalphilosophischen Resignation in Dingen Geschichtsphilosophie" war. Vgl. Marquard 1987, S. 142. Sie wurde zum Ersatz für die Realisation der Freiheit in der Geschichte, wobei sie genau dieses Versprechen auf Realisierung der Freiheit in modifizierter Form weitertransportierte und damit am Leben erhielt.

3. Diese so entstandenen „Versprechungen des Ästhetischen" nehmen für die Autoren folgende Kontur an:

a) Schiller nimmt in kritischer Auseinandersetzung mit Kant eine Umdeutung des Begriffs „Übergang" vor. Im Gegensatz zu Kant, der eine Verbindung von Natur und Freiheit nur in dem transzendentalen Prinzip apriori der Urteilskraft, der Zweckmäßigkeit sowie in dem Darstellungsmodus der Hypotypose (dem Schönen als „Symbol des Sittlich-guten") gegeben sah, konzipiert Schiller den „Übergang" von Natur zu Freiheit als einen *Übergang in der Zeit*. Schiller deutet damit die bei Kant lediglich begrifflich gefaßte Differenz von Natur und Freiheit als *genetisches Problem* ihres *realen* Übergangs um und versucht so dem „Wirklichkeitsmangel" der Kantischen Philosophie entgegenzuarbeiten. Um diesen Übergang *in der Zeit* plausibel zu machen, geht Schiller von der Idee einer der Natur selbst eigenen Freiheit und damit von einer Entwicklungsmöglichkeit aus, die als ontogenetisch empirischer Übergang von einer unbestimmten Natur hin zur Freiheit der Selbstbestimmung führt. Indem Schiller das Kantische Diktum, das „Schöne" sei „Symbol des Sittlichguten", in die Formel, das Schöne sei „Freiheit in der Erscheinung" umformuliert, fundiert er die Ästhetik in Teilen in dem Bereich der praktischen Vernunft und löst diese aus der in konstitutiver Hinsicht engen Verbindung zur theoretischen Vernunft bei Kant und deren Modus einer „Erkenntnis überhaupt" als Garant für die über den sensus communis aestheticus konstituierte subjektive Allgemeinheit des reinen ästhetischen Urteils. Damit wird Ästhetik bei Schiller erstmals an Bildungsphilosophie angeschlossen und – bildungstheoretisch akzentuiert – in unterschiedlicher Bedeutung als „ästhetische Erziehung" konzipiert. Grundsätzlich geht Schiller damit von einer realen Wirkmacht des Ästhetischen auf die Gründung des moralischen Charakters aus. An diese Neukonturierung des Verhältnisses von Natur und Freiheit knüpfen sich verschiedene „Versprechungen des Ästhetischen". Zum einen ist die durch Ästhetik ermöglichte erste Freiheit die Voraussetzung und das Medium für die Freiheit der Selbstbestimmung als Zielpunkt der Entwicklung. Zum anderen wird der ästhetische Zustand als „gemischte Natur" oder „mittlerer Zustand" aber auch als die eigentliche und höchste harmonische Form des menschlichen Daseins vorgestellt. Das Schöne ist dabei über das Faktum einer anschaulichen Nötigung die Selbstdarstellung der praktischen Vernunft. Schiller sieht deshalb in der Schönheit als Selbstdarstellung der Vernunft respektive der Freiheit die Möglichkeit eines Sich-Spiegelns der Freiheit gegeben, in dem, was nicht Freiheit, sondern Sinnlichkeit bzw. Natur ist. Diese Idee einer Selbstdarstellung der Freiheit in der Schönheit läßt Schiller einen ästhetischen Imperativ formulieren, der auf das Ideal einer Habitualisierung des Sittlichen als „schöne Seele" verweist, die es dem Individuum ermöglichen soll, die Pflicht zur Neigung werden zu lassen um so die Freiheit mit der Natur zu versöhnen und den Menschen in seiner *Ganzheit* anzusprechen. Ebenso wie die „schöne Seele", soll auch der hypothetisch gesetzte „Spieltrieb" die empirische Verifizierung der Freiheit *in der Erfahrung* ermöglichen. Das „Spiel" ist für Schiller eine privilegierte Möglichkeit menschlicher Selbstverwirklichung. Dabei ist die Schönheit als lebende schöne Gestalt das Ideal des Menschen in der Harmonie seiner Vermögen. Die Einheit der Erfahrung, die bei Kant nur symbolisiert werden konnte, wird bei Schiller insofern zu einer *erfahrenen Einheit* oder Ganzheit aber auch zu einem Versprechen auf „Identität" uminterpretiert, was nicht zuletzt auch als implizite imago-dei-Vorstellung und als ein Versprechen auf eine auf Dauer gestellte Annäherung an Gott im Medium des Ästhetischen verstanden werden kann. Des weiteren bringt das Schöne als „Freiheit in der Erscheinung" bei Schiller einen Gemeinsinn hervor, der die allgemeingültige Wirksamkeit der ästhetischen Bildung garantiert. Die Ästhetik, die Schönheit oder die Kunst bekommen bei Schiller damit eine konkrete, allgemeine, lebenspraktische Funktion zugesprochen, die das Versprechen enthält, zu einer immer wieder aufs Neue erreichbaren Aufhebung aller Einseitigkeiten bzw. Antagonismen von Geist und Natur, Sinnlichkeit und Vernunft oder von Kräften und Bedürfnissen führen zu können. Diese Vorstellung läßt Schiller einen Naturbegriff gebrauchen, der als „Romantiknatur" einerseits im Anschluß an Kant im Sinne einer Subreption andererseits als im Medium des Ästhetischen gestimmte und wahrgenommene Natur, die Triebnatur sublimiert und die „Kontrollnatur" ersetzt. Ästhetik garantiert insofern für Schiller auch einen Kultivierungs- und „Sublimierungsvorgang", in dem die „rohe Triebnatur" in eine höhere Sinnlichkeit verwandelt wird, ohne daß die Sinnlichkeit gänzlich dem Rigorismus der Vernunft zum Opfer fiele. Schiller sieht im Ästhetischen ein Medium, welches Individuum und Gattung voranbringen und welches die krisenhaften Erfahrungen der Moderne überwinden helfen bzw. das zu einer versöhnten Menschheit führen kann. Die erziehende und bildende Funktion kommt dabei der Kunst und der Ästhetik selbst zu, sie muß also nicht pädagogisch vermittelt oder angeleitet werden.

b) In der Romantik wird das Ästhetische zu dem Medium, in dem sich das Romantisieren und Poetisieren der Weltbestände überhaupt vollzieht. Der Kunst und dem Künstler kommt dabei das Privileg zu, Garanten für die Darstellung des Absoluten und der verlorenen Einheit von Geist und Natur, Endlichem und Unendlichem, Gott und Mensch zu sein, bzw. als Ersatz für eine metaphysische Einheit, die letzte kohärenzstiftende Instanz zu sein. So reagierte Schelling auf das ungelöste Dilemma des unüberwundenen Dualismus von Sinnlichkeit und Vernunft, von Natur und Freiheit im subjektiven Idealismus Kants oder Schillers mit einer ästhetikorientierten Wende zum „objektiven Idealismus" sowie mit dem Konzept einer „Identitätsphilosophie". Im objektiven Idealismus Schellingscher Prägung hebt sich die Differenz von Natur und Geist im Absoluten als der Identität von Subjekt und Objekt auf. Dieses Absolute als vollständige Identität von Subjekt und Objekt ist jedoch nur der „intellektualen Anschauung“ zugänglich. Da dem reflektierenden Ich diese „intellektuale Anschauung“ des Absoluten nicht möglich ist, weil es den Akt der Reflexion im Objekt der Reflexion nicht einholen kann, werden Ästhetik und Kunst als Medien eingeführt, die es ermöglichen sollen, dieses Absolute auch objektiv präsentierbar zu machen. Kunst ist als „ästhetische Anschauung“ dabei die objektiv gewordene „intellektuale Anschauung“. Kunst wird damit zum Darstellungsmedium des Absoluten erklärt und zum realen Vorbild der Philosophie gemacht. Allerdings wird damit wiederum von der uneinholbaren Differenz von „ästhetischer Idee“ und Begriff ausgegangen, was die Unausdeutbarkeit des Ästhetischen weiter nahelegt und zugleich das Ästhetische an den philosophisch-begrifflichen Kommentar verweist. Auch in der Romantik wird also die *Einheit* des Sinnlich-vernünftigen insofern nur im Ausdruck des Ästhetischen gesehen. Die Romantik kann allerdings als die erste „Vernunftkritik“ verstanden werden, denn die „Einheit“ kann nur negativ dargestellt werden. Da in der Romantik, etwa bei Schelling, auf das Konzept der Idee einer differenztranszendenten Einheit umgestellt wird, können das Ich und das Cogito für die Einheit nicht mehr aufkommen, denn sie unterliegen selbst der konstitutiven Differenz aller Bestimmung und Vermögen. Die Einheit, bzw. das Absolute, läßt sich insofern nicht durch theoretische Reflexion einfangen, sondern es vermittelt sich nach Schellings aber auch Schlegels Konzeption ausschließlich negativ über die Kunst, die Ironie, das Fragment, als den Darstellungen des Undarstellbaren. Die Kunst ist dabei zugleich das Medium der Perpetuierung der Sehnsucht nach dem Absoluten, Unendlichen und des Wunsches, den „unendlichen Mangel an Seyn“ aufgehoben zu sehen, wie sie auch die Möglichkeit darstellt, all dies doch noch einzulösen. Dem Ästhetischen wird in der Romantik insofern die Lösung der Aporien der Vernunft wie auch der Probleme der modernen Gesellschaft zugetraut. Dies führt nicht zuletzt zu einer Art „Kunstreligion“, wobei das Ästhetische durch seine einheitstiftende Funktion zum Versprechen einer innerweltlichen Erlösung, einer immmanenten Transzendenz gerät. Zudem wird die Individualität des Kunstwerks als die Repräsentanz der Individualität des Menschen angesehen und die Bildung als auf Dauer gestellte Gottwerdung zu einer ästhetischen Bildungsaufgabe gemacht, die sich unter anderem in einer „ästhetischen Subjektivität“ auszeichnen soll. Neben der Kunst gilt der Organismus als der zweite Bereich, in dem die Kluft zwischen dem natürlich Objektiven und dem vernünftig Subjektiven aufgehoben erscheint. Im romantischen Begriff des Organismus wird die Kantische Trennung von reinem Geschmacksurteil und teleologischem Urteil aufgehoben und der noch bei Kant und Schiller explizit ausgewiesene Subreptionscharakter dieser Urteilsformen durch Substanzialisierungen und Objektivierungen ersetzt. So ist die Zweckmäßigkeit des Organismus kein „als-ob“ mehr, sondern ihr kommt objektive Gültigkeit zu. Auf diese „Versprechungen des Ästhetischen", die sich aus dieser Objektivierung der Subreptionen des subjektiven Idealismus Kants und Schillers ergeben, werden auch die Pädagogik der Romantik (insbesondere Fröbel), wie auch im 20. Jahrhundert die Lebensphilosophie, die Reformpädagogik und die Bauhauspädagogik zurückgreifen. Diese Rezeption hatte besonderen Einfluß auf die Konzeption des Kindes und der Kindheit, auf die Naturvorstellung und das Körperverständnis sowie auf die Konzeptionierung einer verstehenden Psychologie bzw. auf das Urteil über die bildende Funktion des Ästhetischen in der „Klassischen Moderne". Diese Rezeption romantisch-ästhetischer Topoi ist auch hier getragen von den bereits in der Romantik selbst stattfindenden Hypostasierungen des von Schiller so ausgewiesenen „sentimentalischen" Verhältnisses zur Natur oder zur Kindheit, die den Subreptionscharakter des „Sentimentalischen" unterschlagen. Ebenso wie in der Romantik wird des weiteren zu Beginn des 20. Jahrhunderts auf eine Verbindung von Kunst und Leben gesetzt, wobei der „neue Mensch" zum Zielpunkt der ästhetisch-pädagogischen Bemühungen wird. Die Ästhetik wird dabei zur „zweiten Schöpferin" der Menschheit stilisiert.

c) Mit Herbart wird das Ästhetische (und zwar in beiden Bedeutungen als Aisthesis und als Ästhetik im engeren Sinne) in die wissenschaftliche Pädagogik der Moderne implementiert. Konnte bei Schiller und in der Romantik im wesentlichen von Bildungsphilosophie gesprochen werden, die allerdings einigen Einfluß auf die Pädagogik der Romantik und die Reformpädagogik hatte, so ist Ästhetik bei Herbart zugleich Grundlage und Bestandteil seiner praktischen Philosophie wie seiner Pädagogik. Die Ästhetikorientierung Herbarts und dessen „Versprechungen des Ästhetischen" ergeben sich ebenfalls aus einer kritischen Auseinandersetzung mit Kant, bzw. mit der Transzendental- und Freiheitsphilosophie des „Deutschen Idealismus", sowie mit der Pädagogik seiner Zeit, insbesondere der Anschauungspädagogik Pestalozzis. In diesem Zusammenhang führt Herbart die – in Analogie zu Pestalozzis Anschauungsbegriff insbesondere aber in struktureller Analogie zum Kantischen „reinen Geschmacksurteil" konstruierten – Begriffe „ästhetische Wahrnehmung" bzw. „ästhetisches Urtheil" oder „Geschmacksurtheil" ein, die die Grundlage der Genese des moralischen Charakters sein sollen. Die Notwendigkeit eines ästhetischen Urteils, als Medium der Versittlichung des Zöglings, sieht Herbart insbesondere vor dem Hintergrund des „ethisch-edukativen Dilemmas"[2] der Transzendental- und Freiheitsphilosophie des Idealismus als gegeben an. Im Gegensatz zur Freiheitsphilosophie der Transzendentalphilosophie Kants oder Fichtes zeigt Herbart, daß der Begriff der Moralität, um den Nachweis seiner notwendigen Voraussetzungen als Bedingungen seiner realen Möglichkeit erweitert werden muß. Damit wird dem Begriff der Moralität seine mögliche Realität als genetisches Problem seiner Voraussetzungen gegenübergestellt. Herbart zielt

2 Langewand 1991, S. 289.

insofern im Hinblick auf Pädagogik auf die Genese der Sittlichkeit ab, also auf einen Vorgang innerhalb der Zeit und nicht, wie in der Transzendentalphilosophie, auf die von jeglicher Zeitlichkeit unabhängige Setzung der Sittlichkeit durch die Spontaneität des intelligiblen Charakters oder auf die Teleologie eines natürlichen Bildungsprinzips, wie es in Teilen noch die Romantik (Schelling) nahelegt. Herbart geht damit von der „Bildsamkeit" des Zöglings aus. Herbart ersetzt deshalb die transzendentalphilosophische Fassung des Freiheitsbegriffs und ersetzt diese aus pädagogischer und moralphilosophischer Perspektive durch eine „Freyheit der Wahl". Diese „Freyheit der Wahl" soll durch die ästhetische „Nöthigung" und die „ästhetische Darstellung der Welt" ermöglicht oder gebildet werden. Wie bei Schiller, fallen auch bei Herbart die ästhetische Urteilskraft und die praktische Vernunft zum Teil zusammen. Auch Herbart geht von einem mittleren oder vermittelnden ästhetischen Zustand aus, der für die Erreichung des „Endzwecks", der Sittlichkeit und Freiheit, förderlich sein soll. Insofern geht Herbart, mit Schiller und gegen Kant, von einem sich in der Zeit vollziehenden kontinuierlichen Übergang von der Natur zur Freiheit aus. Als Grundlage für die Genese der Sittlichkeit nimmt Herbart ein ästhetisches Vernehmen an, welches als ein Urteilen über Willensverhältnisse nötigenden Charakter annimmt. Die Umwandlung und Genese hin zum vollendeten moralischen Urteilen erfolgt dabei stufenweise. Die ästhetischen Akte des unwillkürlichen, willenlosen Vorziehens und Verwerfens gehen den Wertbestimmungen im engeren, sittlichen Sinne voraus. Die ästhetische „Nöthigung" führt insofern zu sittlichen Urteilen, als sie künftige Willensakte dem unwillkürlich positiv Beurteilten bewußt angleichen und ausprägen helfen. Dem Vernehmen folgt das Bewerten, dem Bewerten wiederum folgt der moralische Wert oder Unwert. Entsprechend ist es die Aufgabe der Erziehung, den Zögling möglichst *vielseitig* zu solchen ästhetischen Urteilen anzuregen, um so eine Habitualisierung ästhetisch-ethischer Bewertung beim Educandus zu erreichen. Dabei können auch ästhetische Urteile im engeren Sinne, also Urteile über das Schöne und die Kunst, bildend sein. Im Vordergrund steht allerdings die Ausbildung von ästhetisch-ethischen Urteilen, die sich unter anderem aus der – pädagogisch angeleiteten – Konfrontation mit Geschichte und Geschichten, Religion, Literatur oder Poesie und Musik ergeben können. Der „erziehende Unterricht", der „Erkenntnis" wie „Teilnahme" fördern soll, so etwa die Teilnahme am Leiden anderer Menschen, übernimmt dabei die „ästhetische Darstellung der Welt". Über das Konstrukt einer ästhetischen Nötigung versucht Herbart die Genese der Moralität aufzuzeigen und den Weg von den ästhetischen Urteilen zur positiven sittlichen Qualität des freien Willens zu zeigen, dem die „reinen" ästhetisch-ethischen Geschmacksurteile, die „praktischen Ideen", bestimmend geworden sind. Somit entwickelt Herbart seine Pädagogik auf der Grundlage einer ästhetisch fundierten Ethik, wobei die pädagogische Fragestellung ein wichtiger Faktor gewesen ist, der Herbart zu solch einer ästhetischen

Grundlegung der Ethik veranlasst hat. Der Ästhetik, so konnte die Untersuchung nachweisen, kam insofern eine entscheidende Funktion in der Grundlegung der modernen, wissenschaftlichen Pädagogik zu.

4. Diese Argumentationsmuster der „Versprechungen des Ästhetischen" wurden rekonstruiert anhand des Entstehungskontextes, d.i. des Feldes „Deutscher Idealismus". Dort haben sie einen genauen argumentationslogischen Sinn, der sich durch die kritische Bezugnahme auf Kant erklärt.

In der kritischen Rekonstruktion dieser ästhetikorientierten Theorien wurde deutlich, daß diese Positionen differenziert und systematisch begründet sind, daß sie aber auch problematische Implikationen aufweisen. So konnte gezeigt werden, daß diese Ansätze von erkenntnistheoretischen Voraussetzungen ausgehen, die heute längst hinterfragt sind, wie etwa eine bewußtseinsphilosophische oder idealistische Subjektphilosophie, deren Leitvorstellung die personale Identität des Individuums ist. Problematische Implikationen beeinhalten des weiteren eine Individuum und Gattung verbindende Geschichtsphilosophie, sowie die Aufforderung der Unterdrückung von Sinnlichkeit, das Übersehen der Leibgebundenheit von Bildungsprozessen, die Annahme einer universalen, apriorisch strukturierten Vernunft oder auch unhistorische Wesensannahmen und Anthropologismen, sowie ein in weiten Teilen überholtes Kunstverständnis oder problematische Implikationen der Konzeption des ästhetischen Urteils respektive der „ästhetischen Erfahrung". Auf die Rezeption der „Versprechungen des Ästhetischen" in der Philosophie, der Soziologie oder Psychologie und Pädagogik sowie im öffentlichen Diskurs des 19. und 20. Jahrhunderts haben diese Schwierigkeiten allerdings kaum Einfluß gehabt. Dies ist insofern problematisch, da mit der Weiterführung der „Versprechungen des Ästhetischen" auch diese problematischen Implikationen weitergetragen werden.

Herausgelöst aus diesem Kontext der Argumentationslogiken und Argumentationsmuster der Theorien des „Deutschen Idealismus" werden die „Versprechungen des Ästhetischen" des weiteren zunehmend unschärfer. D. h. diese Verheißungen des Ästhetischen werden nicht mehr, wie noch in den Ausgangstheorien, systematisch begründet, *sondern im wesentlichen nur noch proklamiert.* Sie wurden damit zu *Topoi im Diskurs der Moderne.* Bei den jeweiligen Neuauflagen der „Versprechungen des Ästhetischen" wird also oftmals explizit oder implizit auch auf jene Konstrukte der Grundkonstellation der Entstehung der „Versprechungen des Ästhetischen" zurückgegriffen, wodurch die Aspirationen auf die positiven Wirkungen des Ästhetischen immer wieder relegitimiert werden. Insbesondere seit den 80er Jahren dieses Jahrhunderts ist dies wieder zu beobachten. An dieser Stelle soll deshalb ein kurzer Aus- und Überblick auf die *derzeitige Diskussion über Ästhetik in den Sozialwissenschaften: Psychologie, Soziologie und Erziehungswissenschaft/ Pädagogik* und im öffentlichen Diskurs gegeben werden.

So wird der Kunst und der Ästhetik in der *Psychologie* seit Anfang der 80er Jahre, abgesehen von der seit dem 19. Jahrhundert existierenden wissenschaftlichen Thematisierung der Psychologie des Ästhetischen und der Kunst, bei der die Psychologie die „Ästhetik" als psychologische Disziplin[3] behandelt[4], derzeit insbesondere im therapeutischen Bereich große Bedeutung[5] beigemessen, sei es zur Identitätsfindung[6] oder als Mittel, „Nichtidentität" aushalten oder gar inszenieren zu können[7]. Hierbei wird auf eine spezifische „Soziabilität" der Kunst gerechnet, die das in der modernen Zivilisation verschüttete „ursprüngliche" Ausdrucksvermögen sowie die kreativen und kommunikativen Kompetenzen des Individuums wieder zutage fördern oder ausbilden soll. Derartige therapeutische Kräfte werden der Kunst und der Ästhetik gerade im Zusammenhang oftmals esoterisch akzentuierter Angebote, die auf Selbstfindungs-, „Selbsterweiterungs"[8] - und Selbstverwirklichungssuche setzen, zugetraut. Jedoch auch in den seriöseren Varianten der psycho-

---

3 Lipps hatte 1903 erstmals die Ästhetik als psychologische Disziplin bezeichnet. Vgl. Allesch 1987, S. 329. Nachdem Baumgarten 1750 den Weg zu einer Ästhetik als eigenständigem wissenschaftlichen Zweig bereitet hatte, entbrannte im 19. Jahrhundert der Streit zwischen Psychologen und Philosophen um die Frage, wie man adäquaterweise über Ästhetik zu sprechen und zu forschen habe. Dieser Zuständigkeitsstreit dauert bis heute an, hat sich aber dadurch entschärft, daß sich die psychologische Ästhetik als eigene wissenschaftliche Richtung ausdifferenziert hat, die sich als empirische und zugleich theoretische Wissenschaft versteht. Im Hinblick auf wissenschaftliche Ausdifferenzierung kann man in ähnlicher Weise von einer Soziologie, Biologie, Ethnologie oder Anthropologie der Ästhetik oder der Kunst sprechen. Vgl. die entsprechenden Stichworte in Henckmann/Lotter 1992. Einen Überblick über verschiedene Ansätze zur Kunst gibt der Sammelband von Henrich/Iser 1992. Man könnte abgesehen von Disziplinen auch andere Differenzierungen im Bezug auf die Thematisierung des Ästhetischen anführen, wie etwa die Differenz von allgemeiner und spezieller Ästhetik, zu der neuerdings immer mehr übergegangen wird, da es „die Kunst" nicht gibt, sondern nur Musik, Literatur, Tanz oder bildende Kunst, wie auch neuerdings Medienkunst. Des weiteren müßte man zwischen Produktions- und Rezeptionsprozessen unterscheiden.

4 Die Psychologie des Ästhetischen und der Kunst wird in einer Teildisziplin der Psychologie, der psychologischen Ästhetik, verhandelt. Neuere Ansätze dazu Arnheim 1978 und 1980; Gombrich 1986 und 1977; Bachelard 1942; Berlyne 1968 und 1971; Raab 1970 sowie neueste Ansätze (im Zusammenhang der „kognitiven Wende" in der Psychologie) Heckhausen 1964; Neisser 1976; Hörmann 1976; Kreitler/Kreitler 1980; Sprinkart 1982; Höge 1984; Schurian 1986; Zur Geschichte der psychologischen Ästhetik vgl. Allesch 1987. Allesch geht auch auf die philosophischen Vorläufer der erst im 19. Jahrhundert entstandenen psychologischen Ästhetik ein, wie etwa auf Baumgarten oder Shaftesbury.

5 Für die Musiktherapie vgl. Drees in: Gamm/Kimmerle 1991, S. 67-93. Ein früher Ansatz findet sich bei Zutt 1955, S. 285-298. Vgl. auch Rech 1973, S. 213-223. Zur Entstehung des Verhältnisses von Ästhetik und Therapeutik siehe Marquard in: Schrimpf 1963, S. 22ff. Vgl. auch Hein 1991, S. 5.

6 Vgl. Richter-Reichenbach 1992.

7 Welsch 1990, S. 168-201.

8 Gamm 1992, sowie Gamm in: Gamm/Kimmerle 1990.

logischen Therapie scheint die Hineinnahme ästhetikorientierter Ansätze immer mehr an Attraktivität zu gewinnen.[9]

Auch in der *Soziologie* und in der *Sozialphilosophie* der Gegenwart ist, neben der üblichen Thematisierung des Ästhetischen in der sich seit Mitte des 19. Jahrhunderts[10] ausdifferenzierenden Teildisziplin der Soziologie, der Soziologischen Ästhetik oder der Soziologie der Ästhetik und der Kunst, ein gesteigertes Interesse an Ästhetik zu verzeichnen. So wird im gesellschaftlichen Leben der „Postmoderne" eine fortschreitende „Ästhetisierung"[11] der Lebenswelt und der Wirklichkeit[12] festgestellt. Ehemalige soziologische Differenzierungsmodi, wie die Klassenzugehörigkeit, werden vor dem Hintergrund der Diagnose einer fortschreitenden Individualisierung in westlichen Gesellschaften durch neue Orientierungsbegriffe ersetzt, die schon durch Termini wie Lebens*stil*[13] ihre Nähe zur Ästhetik verraten. Weiterhin wird über „ästhetische Dimensionen reflexiver Modernisierung"[14] nachgedacht oder über Wissenschaft als ästhetisches Konstrukt[15] sowie über „Wissenschaft als Kunst"[16] und es wird die Frage traktiert, inwieweit ästhetischen

---

9 Vgl. Levick in: Corsini 1994, S. 601-620. Zur Geschichte vgl. Harms 1975, 241-244. Zur aktuellen Situation vgl. die Habilitationsschrift von Schoenmackers. Schoenmakers 1995. Zum Zusammenhang von Kunst, Therapie und ästhetischer Erziehung vgl. Rech/Hein 1983.

10 Als wichtige Vorläufer eines soziologischen Ansatzes der Ästhetik wären hier Taine sowie Marx und Engels und nicht zuletzt die Literatur des Realismus des frühen 19. Jahrhunderts zu nennen. So findet sich bereits in den Romanen Balzacs eine implizite Soziologie der Kunst. Die Soziologie der Kunst erforscht die gesellschaftlichen, ökonomischen und politischen Grundlagen der Kunstproduktion und Rezeption. Darunter wird subsumiert die Stellung des Künstlers in der Gesellschaft, die gesellschaftliche oder auch kulturelle Funktion der Kunst und die Bedeutung der Autonomie der Kunst in der Gesellschaft. Des weiteren gibt es wissenssoziologische, systemanalytische, empirische, sozialgeschichtliche und mentalitätsgeschichtliche wie auch kulturgeschichtliche Untersuchungen über Kunst und Ästhetik, die im weitesten Sinne der Soziologie zuzurechnen sind. Moderne und neueste Ansätze sind, Simmel 1908; Gehlen 1960; Adorno 1973; Hauser 1988; Bourdieu 1989. Der neueste Ansatz stammt von Luhmann 1995.

11 Featherstone in: Lasch/Friedman 1992; Schulze 1993; Beck in: Lenzen 1993, S. 63-81, hier Kapitel 6.2. Ästhetisierung, S. 76. Vgl. zum Topos der Ästhetisierung der Lebenswelt, Hesse in: Gamm/Kimmerle 1990, S. 38-49, sowie Bubner in: Bubner 1989, S. 143-156. Ebenso Menke in: Maresch 1993, S. 391-411.

12 So meint Welsch, daß die ästhetische Verfassung unserer Wirklichkeit nicht nur eine Einsicht mancher Ästhetiker, sondern der meisten Wirklichkeits- und Wissenschaftstheoretiker dieses Jahrhunderts sei. Welsch 1996, S. 498.

13 Ziehe in: Welsch 1993, S. 67-94. Ebenso Müller 1992.

14 Lash 1992.

15 Schmidt in: Welsch 1993, S. 288-303.

16 Feyerabend 1984. Siehe auch Kuhn, der als einer der ersten versucht hat Gemeinsamkeiten und Unterschiede zwischen dem wissenschaftlichen und dem ästhetischen Bereich zu untersuchen. Kuhn in: Kuhn 1978, S. 446-460. Wissenschaftsgeschichte wurde mit Kuhn, so faßt es zumindest Welsch zusammen, in beträchtlichen Teilen zu einer Ästhetikgeschichte der Wissenschaft. Vgl. Welsch 1996, S. 501ff.

Momenten eine Schlüsselrolle für das Zustandekommen wissenschaftlicher Revolutionen zukommt.[17] Des weiteren ist eine Tendenz zu beobachten, auf die bislang übersehenen Dimensionen des Ästhetischen bzw. dessen Thematisierung in soziologischer Theoriebildung hinzuweisen.[18] Ebenso wird Ästhetik und ästhetische Produktivität als „unverzichtbarer Voraussetzungsfaktor" der menschlichen Sozialentwicklung und als „konstitutives Element in der Entwicklung des gesellschaftlichen Funktionsaufbaus" entdeckt[19]. Und schließlich wird die Soziologie selbst zur Kunst erklärt und damit ein „ästhetisches Paradigma"[20] proklamiert.

In der *Erziehungswissenschaft/Pädagogik* werden ähnliche Überlegungen angestellt. Das Verhältnis von Kunst und Pädagogik wird daraufhin befragt, ob und inwiefern sich die Erziehungswissenschaft „auf dem Weg zur Ästhetik"[21] befinde, also neuerdings weniger von Erziehungswissenschaft denn von Erziehungsästhetik gesprochen werden sollte.[22] Dem korrespondiert auch das Plädoyer für eine „ästhetisch orientierte Erziehungswissenschaft"[23]. Neben der, im Kontext der Mitte der 1980er Jahre auch in der Pädagogik einsetzenden Rezeption der Postmodernedebatte[24] und der in diesem Zusammenhang erfolgten Thematisierung der „Aktualität des Ästhetischen" in der Erziehungswissenschaft, vor allem in der Allgemeinen Pädagogik[25] ist

---

17 Hesse in: Hesse 1980.

18 Vgl. etwa Staubmann 1995, S. 95-114 oder Kurt 1991, S. 64-76. Staubmann stellt seine Überlegungen explizit in den Kontext der Ästhetikdebatte unter „postmodernen" Theoretikern. Vgl. Staubmann 1995, S. 106. Eine andere Dimension der Ästhetikorientierung in der klassischen Soziologie stellt Weiller dar. Weiller 1994. Vgl. ebenso Lepenies 1989.

19 Neumann 1996, S. 14.

20 Maffiesoli 1987, S. 460-470.

21 Vgl. den Untertitel des von Lenzen herausgegebenen Bandes „Kunst und Pädagogik. Erziehungswissenschaft auf dem Weg zur Ästhetik?". Lenzen 1990.

22 Lenzen in: Lenzen 1990, S. 171-189.

23 Dies wurde bereits 1982 von Paschen annonciert. Paschen 1982, S. 180-193, insbesondere S. 191.

24 Vgl. Das Themenheft der „Zeitschrift für Pädagogik" zu Pädagogik und Postmoderne, Zeitschrift für Pädagogik, 33. Jg., 1987. Vgl. insbesondere Lenzen 1987 c, S. 41ff. Zwei Sammelbände zum Thema Moderne-Postmoderne in der Erziehungswissenschaft haben Marotzki und Sünker herausgegeben. Marotzki/Sünker 1993, sowie Dies.: 1994. Einen vergleichenden Überblick über die Postmodernedebatte in der englischen, französischen und deutschen Pädagogik/Erziehungswissenschaft hat Beck vorgelegt. Beck 1993. Einen kritischen Blick auf die Postmodernedebatte wirft Becker 1993. Wie bereits in den Titeln (vgl. Bibliographie in 6.) der beiden Untersuchungen deutlich wird, wird Ästhetikorientierung als Hauptmotiv der Postmodernedebatte (der Pädagogik) angesehen. Vgl. dazu auch Fromme 1997, S. 251.

25 Vgl. Lenzen in: Lenzen 1990, S. 171-189; Wulf in: Lenzen 1990, S. 156-171; Mollenhauer 1988 und 1990a; 1990b; Mollenhauer in: Koch/Marotzki/Peukert 1994, S. 160-171; Mollenhauer 1996a; 1996b; Prange in: Koch/Marotzki/Peukert 1994, S. 85-95; Koch in: Koch/Marotzki/Peukert 1994, S. 8-22; Koch 1993; Hellekamps/Musolff 1993, S. 275-292; Mayer-Drawe, Mimeo 1994, Schumacher-Chilla 1995. Spezielle Arbeiten zur Verbindung von Ästhetik und Postmoderne, siehe Becker 1993 und

auch ein verstärktes Interesse an „Ästhetik" im pädagogischen Feld und in den speziellen Pädagogiken zu verzeichnen.

So wird neben dem typischen Bereich der Verbindung von Pädagogik und Ästhetik, der Kunstpädagogik, der „Ästhetischen Erziehung" und Kunstdidaktik[26] nun auch in der Sozialpädagogik und der außerschulischen Jugendarbeit[27], der Erwachsenenpädagogik[28], der Weiterbildung[29], der Ge-

---

Beck 1993, sowie das Vorwort der Herausgeber in: Koch/Marotzki/Peukert 1994, S. 7. Die Bedeutung von postmoderner Philosophie auf die Ästhetikorientierung der Pädagogik wird insbesondere bei Schumacher-Chilla sowie bei Beck und Becker deutlich. Schumacher-Chilla 1995; Becker 1993; Beck 1993.

26 Zur Geschichte des Zeichenunterrichts, der musischen Bildung, der Ästhetischen Erziehung und Bildung, wie auch der Kunstdidaktik, vgl. Richter 1981. Aus sozial-, alltags-, und kulturgeschichtlicher Perspektive siehe Selle 1981.

27 Vgl. Treptow in: Zacharias 1991, S. 231-245. Vgl. ebenso Liebau 1992, Kapitel 5. 1 zur außerschulischen Jugendarbeit. Liebau betont, daß in dem kulturpädagogischen Ansatz der Jugendarbeit die „ästhetische Praxis" eine große Rolle spiele. Liebau 1992, S. 113. Auch Lenzen verweist auf die Hoffnungen, die Bildungspolitiker in die Kraft des Ästhetischen setzen. So gibt es seit den 1980er Jahren bereits zahlreiche politische Aktivitäten aus allen politischen Lagern, die darauf abzielen, auch in der außerschulischen Jugendarbeit Ästhetik als Medium der Erziehungs- und Bildungsprozesse einzusetzen. Lenzen nennt neben den Initiatoren wie Biedenkopf, Spät, Jochimsen und Glaser auch die am weitesten reichende Konzeption in diesem Feld, die „Landeskunstkonzeption" des Landes Baden-Württemberg aus dem Jahre 1989. Lenzen gibt allerdings zu bedenken, daß man, bevor man Bildungspolitik als Kulturpolitik betreibe und Ästhetik flächendeckend als Allheilmittel etwa gegen Jugendgewalt einsetze, über historische und empirische Forschung klären müßte, ob, wie und inwieweit das Ästhetische überhaupt solche Wirkkraft habe. In: Lenzen in: Selle/Zacharias/Burmeister 1994, S.17-30. Ebenso empfiehlt Mollenhauer erst einmal zu klären, was die „Natur der ästhetischen Wirkung" sei, bevor es überhaupt Sinn habe, darüber nachzudenken, ob es eine charakteristische Wirkung ästhetischer Ereignisse im Zusammenhang von Bildungsprozessen gäbe. Mollenhauer in: Lenzen 1990, S. 190. Mollenhauer sucht allerdings Antworten auf solche Fragen auch im Bereich der Theorie, beispielsweise in der „Kritik der Urteilskraft" Kants. Damit begeht er jedoch einen Kategorienfehler, insofern er nahelegt, auch mit Hilfe von Theorien etwas über die *Wirklichkeit* ästhetischer Erfahrung als Resultat ästhetischer *Wirkungen* erfahren zu können. Über die tatsächliche Wirkung von Ästhetik oder Kunst und über die „Natur" der ästhetischen Erfahrung im besonderen, die dann allerdings auch empirisch und nicht nur theoretisch qualitativ von anderen Erfahrungszugängen unterscheidbar sein müßte, kann allerdings nur durch empirische (etwa kognitionspsychologische) Forschung etwas ausgesagt werden. Mollenhauer hat allerdings kürzlich eine Arbeit vorgelegt, in der erste Ansätze zu einer empirisch gehaltvolleren Theorie ästhetischer Bildung zu erkennen sind, gleichwohl der dort verwendete Begriff von Empirie noch sehr problematisch ist. Vgl. Mollenhauer 1996. Grundsätzlich wäre die empirische Verifizierung spezifisch ästhetischer Wirkungen eine Aufgabe der wissenschaftlichen *emprischen Grundlagenforschung*. Neben der notwendigen empirischen Forschung ist es jedoch ebenso sinnvoll, sich mit Theorien zur Ästhetik und ästhetischen Erfahrung auseinanderzusetzen und insofern *theoretische Grundlagenforschung* zu betreiben, denn auch die Theorien über Ästhetik und ästhetische Erfahrung dienen der Legitimation vergangener und aktueller didaktischer, pädagogischer oder kulturpolitscher Projekte. Sie sind die Folie auf der

sundheitserziehung[30] und der Sportpädagogik[31] sowie in denjenigen Pädagogiken, die sich erst in den letzten 25 Jahren ausdifferenziert haben, wie Freizeit[32]-, Umwelt[33]- oder Friedenserziehung[34] sowie interkulturelle Erziehung[35] und in der Medienpädagogik[36] auf „Ästhetik" gesetzt. Auch allgemeine Reflexionen über das „Wesen" der Didaktik[37] scheinen ohne den Begriff „Ästhetik" nicht mehr auszukommen. So verspricht sich die neuere Didaktik[38] einiges von der Aufnahme des womöglich gar fächerübergreifenden Prin-

---

sich die gängigsten Vorstellungen und Erwartungen bezüglich Ästhetik und Kunst ausgeprägt haben. Als Beispiele für die theoretische Legitimation pädagogischer oder kulturpolitischer Projekte ästhetischer Erziehung und Bildung siehe etwa auch v. Hentig 1985, S. 57-64. Sowie Glaser/Stahl 1983 und Glaser 1988. S. 290-299.

28 Vgl. Ein frühes Beispiel aus einem der Vorläufer der Erwachsenenbildung, bzw. der Erwachsenenarbeit Kippert 1964, S. 86ff.

29 Ostermann 1992.

30 Homfeld in: Homfeld 1991, S. 1ff. In der letzten Zeit ist allerdings zu beobachten, daß im Zusammenhang der Gesundheitserziehung, ähnlich wie in anderen speziellen Pädagogiken, wie der Umwelt-, Friedens-, oder Freizeiterziehung, vom Erziehungs- auf den Bildungsbegriff umgestellt wird. Dies ist auch für das Feld der „Ästhetischen Erziehung" zu verzeichnen, die seit Mitte der 1980er Jahre als „ästhetische Bildung" bezeichnet wird.

31 Den theoretischen Ansatz dazu liefert Beckers 1985.

32 Abels 1991; Noetzel 1992, S. 172ff.

33 de Haan 1985; Schneider 1993.

34 Schirmer 1987.

35 Böhle 1993.

36 Vgl. Volkmer 1991 und Baacke/Röll 1995.

37 Selle 1991, S. 2f.; ebenso Wiater 1995, S. 213-223.

38 Als neuer Ansatz in der Didaktik wäre an dieser Stelle die „interaktionistisch-ästhetische Didaktik" zu nennen. Wiater 1994, S. 402-407. Sowie Wiater 1995, S. 213-223. Wiater, der Proklamator dieser neuen Didaktik orientiert sich dabei an der Postmodernediskussion in der Allgemeinen Pädagogik, durch die die Bedeutung des Ästhetischen für die Bildung des Menschen wieder bewußt gemacht worden sei. Dementsprechend müsse in der Didaktik der ästhetischen Dimension von Lehr-Lernerfahrungen ein größerer Stellenwert beigemessen werden. Wiater fordert eine deutliche Verringerung der verpflichtenden Lehrplaninhalte in allen Fächern auf allen Stufen und in allen Schulformen auf 50% der zur Verfügung stehenden Unterrichtszeit. Denn nur so sei gewährleistet, daß Schüler und Schülerinnen ihre ästhetischen Erfahrungen „mit der Welt um sie herum" und im Unterricht zur Sprache bringen könnten. Dies sei wichtig, weil sich die Aneignung von Welt nicht nur kognitiv, sondern auch aisthetisch, also über Wahrnehmung vollziehe. In: Wiater 1995, S. 219. Dieser Ansatz ist jedoch unreflektiert. Einerseits ist die Trennung von Kognitivem und Sinnlichem unsinnig, da auch Wahrnehmen und Fühlen kognitive Leistungen sind. Auch Emotionen sind letztlich kognitive Konstrukte. Vgl. dazu die neuesten Ergebnisse der Kognitions- und Hirnforschung (vgl. Roth 1995). Weiterhin ist eine didaktische Theorie über Sinnesschulung überflüssig, denn man muß nicht etwas didaktisieren, was sich im Entwicklungsprozeß eines Individuums sowieso vollzieht. Hören, Sehen oder Wahrnehmen im allgemeinen müssen einem also nicht erst über didaktische Settings nahegebracht werden.

zips[39] „Ästhetik". Beispielsweise wird auf die besondere Bedeutung der „ästhetischen Erfahrung" für eine Pädagogik des Sach- und des Naturkundeunterrichts hingewiesen, die nicht zuletzt wegen des Zusammenhangs des Ästhetischen und des Ethischen gegeben sei.[40] Auch in der Allgemeinen Pädagogik mehren sich die Empfehlungen, das „Ästhetische" als allgemeines Erziehungs- und Bildungsprinzip anzuerkennen.[41] Grundsätzlich geht es bei dieser Neuorientierung im allgemeinen pädagogischen Diskurs und der Erziehungswissenschaft darum, die bislang in der Allgemeinen Pädagogik und die in den verschiedenen anderen Subdisziplinen, Fachrichtungen, Praxisfeldern und Fachdidaktiken (mit Ausnahme der Kunstpädagogik) stark vernachlässigte ästhetische Dimension von Bildung wie auch die – möglicherweise – bildende Wirkung des Ästhetischen respektive der Kunst[42] zu berücksichtigen.

Das Themenspektrum, das sich im Kontext dieser Ästhetikorientierung der Erziehungswissenschaft/Pädagogik herauskristallisiert hat, reicht von der Frage nach den ästhetischen Dimensionen in den neuen Jugendkulturen[43] bis zur Forderung nach einer verstärkten Berücksichtigung einer (möglicherweise) spezifisch weiblichen Ästhetik und ästhetischen Erfahrung im Rahmen der Koedukationsdebatte.[44] Dabei scheint auf den ersten Blick nicht nur

39 Schneider 1988. Das Prinzip Ästhetik als fächerübergreifendes zu konzipieren ist eine allerdings ältere Idee. Sie findet sich bereits formuliert bei Brandi, der 1901 die Ergebnisse der ersten Kunsterziehertagung in Dresden dahingehend zusammfaßte, daß es sich bei der Kunsterziehung nicht um eine Erziehung zu „irgendeiner künstlerischen Befähigung der Jugend" handeln könne, sondern um ein „Prinzip, das den Gesamtbereich des erziehenden Unterrichts durchdringen" solle. Brandi erwähnt in Pallat in: Nohl/Pallat, 1930, S. 63.

40 Schneider legitimiert (in problematischer Weise) seine Überlegungen zur Umwelterziehung über Kants „Kritik der Urteilskraft". Schneider in: Schreier u. a. 1990, S. 78-105. Ebenso Schneider in: Gesing/Lob 1991. Und Schneider 1993.

41 Lenzen gibt allerdings zu bedenken, daß im Hinblick auf die Universalisierung des Ästhetischen tendenziell objektivierte Informationen darüber benötigt würden, ob diese Wirkung des Ästhetischen und in welcher Form sie auftrete, und es bedürfe, konstruktiv gewendet, verallgemeinerungsfähiger Konzepte. Dann dürfe allerdings das Ästhetische in der Tat nicht nur einen im Schulcurriculum etwas erweiterten Rahmen erhalten, sondern es müsse zu einer Art obwaltendem Prinzip von Erziehungs- und Bildungsprozessen werden. Lenzen in: Selle/Zacharias/Burmeister 1994, S. 17-30. Vgl. auch den vergleichsweise frühen Beitrag von Paschen, der bereits 1982 empfohlen hatte, sich am Prinzip Ästhetik zu orientieren. Paschen 1982, S. 180-193.

42 Zu beiden Dimensionen vgl. die einschlägigen Aufsätze von Mollenhauer, der einer der Initiatoren der Ästhetikdebatte in der Erziehungswissenschaft der 1980er und 1990er Jahre war. Mollenhauer 1987, S. 1-20; Mollenhauer 1988, S. 443-461; Mollenhauer 1990a, S. 481-494; Mollenhauer 1990b, S. 465-494; Mollenhauer in: Lenzen 1993, S. 3-18; Mollenhauer 1993, S. 673-678; Mollenhauer 1996, S. 277-285, hier S. 283; Mollenhauer 1996.

43 Ferchhoff/Dewe in: Helsper 1991, S. 183-201.

44 Vgl. die Beiträge von Wichelhaus, Kämpf-Jansen und Staudte in: Staudte/Vogt, 1991, S. 78-89; S. 103-106; S. 106-129.

die konzeptionelle Diversifikation des „Projekts“[45] „ästhetische Bildung“ innerhalb der Erziehungswissenschaft, der Allgemeinen Pädagogik, den Fachdidaktiken und dem allgemeinen pädagogischen Diskurs ein typisch deutsches Phänomen zu sein, sondern auch überhaupt die Idee einer „ästhetischen Bildung“. Dem ist zu entgegnen, daß die Diskussion über „ästhetische Bildung“[46] oder Erziehung längst ein internationales Phänomen ist, wobei deren Verbreitung und Institutionalisierung bis ins 19. Jahrhundert zurückzuverfolgen ist. Als deutsches Phänomen kann im Grunde nur die *neuhumanistische Vorstellung* einer ästhetischen Bildung angesehen werden, die jedoch bald auch im europäischen und außereuropäischen Raum rezipiert wurde[47]. Dagegen läßt sich Ende des 19. Jahrhunderts sogar eine umgekehrte Rezeptionsbewegung feststellen. So hat die reformpädagogische Kunsterzieherbewegung neben der deutschen Philosophie, Psychologie und Bildungstheorie auch englische und amerikanische Vorbilder. Insbesondere die Kunstgewerbereform und der kunstsoziale Gedanke sind Importartikel aus England und aus den USA.[48] Von entscheidendem Einfluß war hier die von Ruskin gegründete und von seinem Nachfolger Morris weitergeführte „Arts-and-Crafts“-Bewegung.[49] Auch die zu Beginn des 20. Jahrhunderts entwickelte Bauhauspädagogik steht in dieser Tradition. Von der reformpädagogischen Kunsterzieherbewegung in Deutschland ging dann wiederum die Umwandlung des reinen Zeichenunterrichts in ein künstlerisches Gestaltungs- und Erziehungsfach und die Professionalisierung und Aufwertung des Fachs Kunsterziehung sowie der Kunsterzieher und deren Ausbildung aus.[50] Zu den jüngsten Entwicklungen und Tendenzen der Umsetzung und Institutionalisierung der ästhetischen Erziehung des 20. Jahrhunderts im internationalen Bereich hat die Hochschule der Künste Berlin unlängst einige Berichte über die Konzeptionierung und Umsetzung der ästhetischen Erziehung innerhalb Europas vorgelegt. Daraus geht hervor, daß sich die Institutionalisierung und Reflexion der ästhetischen Bildung und Erziehung auch in ganz Europa längst etabliert hat.[51] Dies trifft ebenso auf außereuropäische Länder, wie etwa die USA[52] zu. Darüber hinaus deutet sich die im deutschsprachigen Raum

---

45 Selle in: Selle 1990, S. 14-40.

46 Natürlich muß hier betont werden, daß es außerhalb Deutschlands den Begriff „Bildung“ oder den spezifisch deutschen Bildungsgedanken nicht gibt. Allerdings wurden deutsche Bildungstheorien des Ästhetischen international rezipiert. So etwa die Verarbeitung der Schriften Schillers bei Dewey und Read. Dewey 1988; Read 1943.

47 Dewey 1988 (Originaltext 1934); Read 1943. Dewey wie Read beziehen sich unter anderem auf Schiller.

48 Selle 1981, S. 119.

49 Brandt 1981, S. 96f

50 Selle 1981, S. 129.

51 So berichten beispielsweise über Ästhetische Erziehung in England und Ungarn, Scholz 1992 und Imre 1992 sowie über die Ästhetische Erziehung in den USA, Hurwitz/Scholz 1994.

52 Ross 1985 und Hurwitz/Scholz 1994.

besonders ausgeprägte Diversifikation des Themenbereichs ästhetische Bildung in den letzten 20 Jahren auch in den europäischen[53] und außereuropäischen Ländern an oder hat, bezogen auf spezifische Richtungen, sogar dort ihren Ausgang[54] genommen.

Der ästhetischen Bildung wird jedoch nicht nur in einem, im engeren Sinne pädagogischen oder wissenschaftlichen Diskurs große Bedeutung zugemessen. Auch in der öffentlichen Diskussion, wie etwa in den Medien, ist eine zunehmende Thematisierung des Phänomens „Ästhetik" zu verzeichnen, wobei diesbezügliche Äußerungen oftmals implizite Alltagstheorien über die Bedeutung und den Nutzen einer spezifisch „ästhetischen Bildung" kommunizieren. Diese Alltagstheorien, aber auch wissenschaftliches Wissen, wie etwa Ergebnisse über die positiven Auswirkungen musikalischer Bildung auf das Lernen, die auf die durch Musizieren angeregte Komplexitätssteigerung neuronaler Prozesse im Gehirn[55] zurückzuführen sind, findet sich in modifizierter Form im bildungspolitischen Diskurs wieder. So schlägt sich die allgemeine Tendenz, im Bezug auf Bildung verstärkt auf „Ästhetik" zu setzen, etwa in der 1995 veröffentlichten Denkschrift der Bildungskommission Nordrhein-Westfalen zur „Zukunft der Bildung-Schule der Zukunft"[56] nieder, die der Ästhetik und insbesondere der ästhetischen Erziehung und Bildung einen hohen Stellenwert einräumt. Und selbst der Bundeselternrat fordert in einer Resolution von 1996 eine „Stärkung der musisch-kulturellen Bildung und Erziehung", mit der Betonung, daß etwa die Beschäftigung mit Musik „entscheidend zur Stärkung der Lebensqualität des einzelnen Menschen" beitragen könne, und zudem einen „positiven Einfluß auf das soziale Verhalten und damit letztendlich auf wichtige Schlüsselqualifikationen wie Kreativität, Teamfähigkeit und Selbständigkeit" wie auch auf Lernprozesse habe und sogar zum „Erlernen von Disziplin" und von „Rücksichtnahme auf den anderen" beitrage.[57]

Angesichts der zu beobachtenden Vielfalt an „Versprechungen des Ästhetischen" in den Sozial- und Geisteswissenschaften, insbesondere in der Pädagogik/Erziehungswissenschaft des 19. und 20. Jahrhunderts[58] müßte das Diktum K. Mollenhauers vom „vergessenen"[59] Ästhetischen nun eigentlich Erstaunen auslösen. Das gilt allerdings nur dann, wenn man diese Einschätzung lediglich als kulturkritische Äußerung der 1990er Jahre wahrnimmt.

---

53 Länderberichte über Ästhetische Erziehung der „Hochschule der Künste" Berlin 1992ff. Siehe etwa den Bericht über Integrationserziehung und ästhetische Erziehung in den Niederlanden, Berlin 1992.

54 So im Falle der Diskussion um eine geschlechtsspezifisch orientierte ästhetische Bildung, vgl. Staudte/Vogt 1991.

55 Vgl. den Artikel von v. Camphausen in: „Die Zeit" vom 11. 10. 1996, S. 36.

56 Bildungskommission Nordrhein Westfalen 1995. Sowie Reiß 1996, S. 15-17.

57 Resolutionen des Bundeselternrates, in: Dokumentation des Bundeselternrates 1996, S. 6.

58 Vgl. dazu auch die Einleitung in diese Arbeit.

59 Mollenhauer in: Lenzen 1990, S. 3.

Blickt man allerdings zurück in die Geschichte, so zeigt sich, daß diese Äußerung selbst zum *topischen Inventar* der „Versprechungen des Ästhetischen" gehört. Es ist ein zur Hervorhebung der Bedeutung des Ästhetischen gerne gebrauchter Gemeinplatz. So betont der Pädagoge E. von Sallwürk angesichts des verlorenen Krieges von 1914-1918, daß eine Pädagogik, die sich zum Frieden rüste, wieder auf etwas zu besinnen hätte, das „fast vergessen"[60] worden sei: das Ästhetische, die Kunst und die ästhetische Erziehung. Schillers Konzept einer „ästhetischen Erziehung", das Sallwürk als Vorbild seiner eigenen Konzeption ästhetischer Erziehung[61] dient, scheint demnach nicht nur als Heilmittel für die Barbareien der Französischen Revolution tauglich zu sein, wie es Schiller meinte, sondern es gilt ebenso als Antidot und Verarbeitungsmittel bzw. als Vorbeugemittel gegen die Schrecken eines modernen Weltkrieges. H. Nohl[62] wiederum erinnert sich Ende des zweiten Weltkrieges an seine Vorlesung über den bildungstheoretischen Gehalt der Ästhetik und Dichtung Schillers.[63] Nohl scheint sich, wie aus seinen Ausführungen deutlich wird, angesichts der Grauen des zweiten Weltkrieges von der Ästhetik sogar Trost angesichts des totalen Zusammenbruchs einer Kultur zu versprechen.

„Versprechungen des Ästhetischen" und die oftmals damit einhergehende Rede vom vergessenen oder vernachlässigten Ästhetischen findet man seit der Lancierung dieses modernen Bildungsprojekts in fast allen pädagogischen Richtungen und zu fast allen Zeiten. B. Meyer gab allerdings bereits 1873 in seiner Schrift: „Aus der ästhetischen Pädagogik", die eine Reaktion auf die tatsächliche Vernachlässigung des Ästhetischen zu Zeiten der Wirksamkeit der „Stiehlschen Regulative" in Preußen war, zu bedenken, daß man „die ästhetische Pädagogik" keineswegs als etwas „Funkelnagelneues"[64] proklamieren könne.

Dennoch wurde die Forderung nach „Ästhetik", Ästhetikorientierung und „ästhetischer Bildung" oder „ästhetischer Erziehung" immer wieder neu

---

60 v. Sallwürk 1918, S. 2.

61 v. Sallwürk 1918.

62 Nohl aber auch Spranger hatten Lehrstühle für Philosophie und Pädagogik. Insofern gehörte auch Ästhetik als philosophische Disziplin zu ihrem Gebiet. Es ist insofern nicht verwunderlich, daß sich beide, allerdings unter bildungstheoretischen Gesichtspunkten, mit der philosophischen Ästhetik und der Poetik beschäftigt haben. Nohl habilitierte sich mit einer Studie über Ästhetik (Nohl 1908) und schrieb in den 30er Jahren einen geschichtlichen Abriß über Ästhetik. Nohl 1961. Spranger äußerte sich über die Ästhetikvorstellungen des Neuhumanismus und der deutschen Klassik, insbesondere aber zu Schiller und Goethe. Vgl. Spranger 1941.

63 Nohl 1954. Nohl berichtet, daß er seine Schillervorlesung bereits 1920 vor aus dem 1. Weltkrieg heimkehrenden Studenten gehalten habe. Sie wurde vor Heimkehrern aus dem 2. Weltkrieg 1946 wiederholt. Nohl betont in seinem Vorwort zu Diltheys Schiller-Buch, daß er bereits als „Famulus" Diltheys an dessen Schilleraufsatz von 1903/4 mitgearbeitet habe. Nohl 1957, S. 4.

64 Meyer 1873, S. 7.

erhoben und Ästhetik damit als wichtiges Element der „großen Aspiration“[65] der Pädagogik und sogar zur „pädagogischen Grundwissenschaft“[66] erklärt. Es besteht dabei allerdings eine große Kluft zwischen der Idee einer ästhetischen Bildung bzw. gar einer ästhetikorientierten Pädagogik/Erziehungswissenschaft und den gesellschaftlichen Bedingungen sowie der tatsächlichen Umsetzung von Geschmacksbildung oder Kunstunterricht und jeglichen anderen Arten ästhetischer Erziehung und Bildung, die zudem nicht nur auf schulische Zusammenhänge begrenzt bleiben kann[67]. Dennoch ist der Glaube an die positive Wirkmacht des Ästhetischen bislang ungebrochen und nimmt, wie seit den 1980er Jahren dieses Jahrhunderts wieder zu beobachten ist, eher noch zu. Dabei scheinen es vielmehr die „Versprechungen des Ästhetischen“ selbst, als deren tatsächliche Erfüllung zu sein, die ästhetische Erziehung oder Bildung so attraktiv erscheinen lassen. Es ist insofern gerade die *Differenz* zwischen Versprechen und Umsetzungswirklichkeit, die die Perpetuierung der „Versprechungen des Ästhetischen“ ermöglicht, wobei die jeweiligen „Versprechungen des Ästhetischen“ zum Ausdruck dieser Differenz *werden*. So wird von vielen Befürwortern der ästhetischen Bildung die jeweilige reale Umsetzung oder Realisierung „ästhetischer Erziehung“ oder „ästhetischer Bildung“ *als immer schon defizienter Modus einer im übrigen großartigen Bildungsidee* angesehen, wodurch deren Realisierung weiter in Aussicht gestellt und in die Zukunft projiziert werden kann. Die Persistenz dieser Idee beruht anscheinend nicht zuletzt darauf, daß sich ästhetische Bildung und deren Versprechungen offensichtlich nicht in deren Umsetzungen oder Manifestationen erschöpft, sondern sich auf dem *Differenzmodell von defizienter Gegenwart und erfüllter Zukunft* in ständig wechselnden Gestalten und durch das topische Inventar an Versprechungen perpetuieren und dadurch in immer neuen Versprechungen und „Leitmotiven“[68] reproduzieren kann.[69]

---

65 Oelkers 1989.

66 Vgl. Weber 1926, der bereits in seinem Buchtitel „Ästhetik „als“ pädagogische Grundwissenschaft“ ausweist.

67 Vgl. Mayrhofer/Zacharias 1976. Ebenso Selle 1981.

68 Vgl. Kerbs, der 1976 den Versuch gemacht hat, die Leitmotive dessen, was hier unter dem Terminus „Versprechungen des Ästhetischen“ subsumiert wurde zusammenzustellen. Diese Zusammenstellung ist nach wie vor unvollständig und stellt insofern ein weiteres Forschungsdesiderat im Zusammenhang der Erforschung der Geschichte der ästhetischen Bildung und Erziehung dar. Vgl. Kerbs 1976, S. 125ff. Seine Leitmotive sind: Das kunstwirtschaftliche, das nationalökonomische, das irrationalistisch-romantische, das kulturpessimistische (häufig zugleich auch das chauvinistisch-rassistische), das lebensreformerisch-geschmackspädagogische, das heimatkundliche, das Leitmotiv Volkskunst und Natur oder das radikal-emanzipatorische Leitmotiv. Kerbs entgehen allerdings erstaunlicherweise diejenigen Leitmotive, die immer wieder kursieren und die hier herausgearbeitet wurden, wie etwa die Leitmotive Sittlichkeit, Ganzheit oder Identität.

69 Für solche Versprechungen sind sozialgeschichtlich orientierte Erziehungswissenschaftler natürlich weniger anfällig. Ihre nüchterne Analyse ist insofern ein wichtiges Korrektiv. Dennoch reicht Sozialgeschichte allein nicht aus, um das Phänomen der

Dabei zeigt sich eine Kontinuität im Glauben an das „Ästhetische" trotz des jeweiligen Konstruktcharakter des Ästhetischen bzw. der Diskontinuität der jeweils unterschiedlichen Erwartungen, die an das so oder so konstruierte „Ästhetische" und an daran anschließende Bildungsbemühungen jeweils herangetragen werden.

Trotz gescheiterter Umsetzungsversuche dieses modernen Bildungsprojekts und unterschiedlicher Kritik sind emphatische Erwartungen, die (unter anderem) von Pädagogen auf das „Ästhetische" projiziert werden, wie etwa die Idee, daß „Ästhetik" zur Individualisierung, Versittlichung, Befreiung, Harmonisierung oder Emanzipation des Menschen und der ganzen Gesellschaft beitragen könne, entsprechend nach wie vor zu beobachten. Ob das „Ästhetische" allerdings *tatsächliche, d.h. empirisch nachweisbare*, positive Auswirkungen auf Bildungsprozesse haben kann, ist indessen bislang weitgehend ungeklärt. Vielleicht beruht darauf aber gerade seine Faszination.

Attraktivität der „Versprechungen des Ästhetischen" oder die „Logik" ihres ständigen Gestaltwechsels bzw. dessen Wiederholungen zu klären.

6. Literatur

Abercombie, M. L. J.: The Anatomy of Judgement. An Investigation into the Processes of Perception and Reasoning, London 1960.

Adler, H.: Ästhetische und anästhetische Wissenschaft. Kants Herder-Kritik als Dokument moderner Paradigmenkonkurrenz, in: Deutsche Vierteljahresschrift für Literaturwissenschaft und Geistesgeschichte 1994, H. 1, S. 67-76.

Adorno, Th. W.: Ästhetische Theorie, Frankfurt a.M. 1973.

Alefeld, Y.-P.: Göttliche Kinder. Die Kindheitsideologie in der Romantik, Paderborn/München/Wien/Zürich 1996.

Allesch, Chr. G.: Geschichte der psychologischen Ästhetik. Untersuchungen zur historischen Entwicklung eines psychologischen Verständnisses ästhetischer Phänomene, Göttingen/Toronto/Zürich 1987.

Arendt, H.: Das Urteilen. Texte zu Kants politischer Philosophie, München 1985.

Aristoteles: Nikomachische Ethik, Stuttgart 1990.

Arndt, E. M.: Fragmente über Menschenbildung, o. O. 1805.

Arnheim, R.: Kunst und Sehen. Eine Psychologie des schöpferischen Auges, Berlin 1978.

Arnheim, R.: Zur Psychologie der Kunst, Frankfurt a.M. 1980.

Baacke, D./Röll, F. J. (Hrsg.): Weltbilder, Wahrnehmung, Wirklichkeit. Der ästhetisch organisierte Lernprozeß, Opladen 1995.

Baader, M.: Auf der Suche nach der verlorenen Unschuld. Zur romantischen Theorie des Kindes und der Kindheit, Bielefeld 1995.

Baader, M.: Unterlegene Erwachsene, Überlegene Kinder. Der romantische Blick auf das Kind und die Kindheit in: E. Liebau/Chr. Wulf (Hrsg.): Generation. Versuch über eine pädagogisch-anthropologische Grundbedingung, Weinheim und Basel 1996, S. 190-201.

Bachelard, G.: L'eau et les rêves. Essai sur l'imagination de la matière, Paris 1942.

Baeumler, A.: Das Irrationalitätsproblem in der Ästhetik und Logik des 18. Jahrhunderts bis zur Kritik der Urteilskraft, Darmstadt 1981.

Baeumler, A.: Kants Kritik der Urteilskraft. Ihre Geschichte und Systematik, Halle 1923.

Bak, I.: Ästhetische Erziehung in Ungarn. Länderberichte zur Ästhetischen Erziehung, Hochschule der Künste Berlin 1992.

Ballauf, Th./Schaller, K.: Pädagogik. Eine Geschichte der Bildung und Erziehung, Bd. III, Freiburg/München 1973.

Basch, K./Gente, P./Paris, H./Richter, S.: Aisthesis. Wahrnehmung heute oder Perspektiven einer anderen Ästhetik, Leipzig 1990.

Barnouw, J.: Der Trieb bestimmt zu werden. Hölderlin, Schiller und Schelling als Antwort auf Fichte (Auszug), in: Bolten, J.: Schillers Briefe über die ästhetische Erziehung, Frankfurt a.M. 1984, S. 261-276.
Bataille, G.: Die psychologische Struktur des Faschismus. Die Souveränität, München 1978.
Baum, K.: Die Transzendierung des Mythos. Zur Philosophie und Ästhetik Schellings und Adornos, Würzburg 1988.
Beck, Chr.: Ästhetisierung des Denkens. Zur Postmoderne-Rezeption der Pädagogik. Amerikanische, deutsche, französische Aspekte, Bad Heilbrunn 1993.
Beck, U.: Auflösung der Gesellschaft? Theorie gesellschaftlicher Individualisierung revisited, in: D. Lenzen (Hrsg.): Verbindungen, Weinheim 1993, S. 63-81.
Becker, H.: Ästhetik und Bildung. Kritische Analysen zur Debatte um Pädagogik und Postmoderne, Münster 1993.
Beckers, E.: Ästhetische Erziehung. Ein Erziehungsprinzip zwischen Tradition und Zukunft, Schriften der Deutschen Sporthochschule Köln Bd. 16, Sankt Augustin 1985.
Behler, E.: Derrida-Nietzsche. Nietzsche-Derrida, München 1988.
Behler, E.: Romantik, das Romantische, in: J. Ritter/K. Gründer (Hrsg.): Historisches Wörterbuch der Philosophie, Bd. 8, Basel/Stuttgart 1989, S. 1076-1085.
Behler, E.: Unendliche Perfektibilität. Europäische Romantik und Französische Revolution, Paderborn/München/Wien/Zürich 1989.
Benjamin, W.: Der Begriff der Kunstkritik in der deutschen Romantik, Frankfurt a.M. 1973.
Benner, D.: Die Pädagogik Herbarts. Eine problemgeschichtliche Einführung in die Systematik neuzeitlicher Pädagogik, Weinheim und München 1986.
Bensch, G.: Vom Kunstwerk zum ästhetischen Objekt. Zur Geschichte der phänomenologischen Ästhetik, München 1994.
Berg, Chr. u. a. (Hrsg.): Handbuch der deutschen Bildungsgeschichte, Bd. III, 1800-1870, Von der Neuordnung Deutschlands bis zur Gründung des Deutschen Reiches, München 1987.
Berghahn, K. L. (Hrsg.): Briefwechsel Schiller-Körner, München 1973.
Berlyne, D. E.: Aesthetics and psychobiology, New York 1971.
Berlyne, D. E.: The psychology of aesthetic behaviour, Pennsylvania 1968.
Bernfeld, S: Sisyphos oder die Grenzen der Erziehung, Frankfurt a.M. 1973.
Bildungskommission Nordrhein Westfalen: Zukunft der Bildung-Schule der Zukunft. Denkschrift der Kommission „Zukunft der Bildung-Schule der Zukunft" beim Ministerpräsidenten des Landes NRW. Neuwied/Kriftel/Berlin 1995.
Blankertz, H.: Die Geschichte der Pädagogik: Von der Aufklärung bis zur Gegenwart, Wetzlar 1982.
Blaß, J. L.: Pädagogische Theoriebildung bei J. F. Herbart, Meisenheim am Glan 1972.
Blättner, F.: Geschichte der Pädagogik, Heidelberg 1973.
Blohm, W.: Identitätsfördende ästhetische Praxis. Eine Untersuchung aktueller kunstpädagogischer Konzepte unter Kriterien eines sozialisationstheoretisch begründeten Identitätsbegriffs, Frankfurt a.M./Bern/New York/Nancy 1984.
Bockhold, R. (Hrsg.): Über das Klassische, Frankfurt a.M. 1987.
Böhle, R. C.: Möglichkeiten der interkulturellen ästhetischen Erziehung in Theorie und Praxis, Frankfurt a.M. 1993.
Böhm, W.: Schillers „Briefe über die ästhetische Erziehung des Menschen", Halle/Saale 1927.
Böhme, G./Böhme,H.: Das Andere der Vernunft. Zur Entwicklung von Rationalitätsstrukturen am Beispiel Kants, Frankfurt a.M. 1985.
Böhme, G.: Exkurs über Kunst und das Ästhetische in: Ders.: Die philosophischen Grundlagen des Bildungsbegriffs. Eine Propädeutik, Saarbrücken 1976, S. 143-172.

Böhme, G.: Für eine ökologische Naturästhetik, Frankfurt a.M. 1989.
Bohrer, K.-H.: Der romantische Brief. Die Entstehung ästhetischer Subjektivität, Frankfurt a.M. 1989.
Bohrer, K.-H.: Die Grenzen des Ästhetischen, in: W. Welsch (Hrsg.): Die Aktualität des Ästhetischen, München 1993, S. 48-65.
Bohrer, K.-H.: Die Kritik der Romantik. Der Verdacht der Philosophie gegen die literarische Moderne, Frankfurt a.M. 1989.
Bohrer, K.-H.: Plötzlichkeit. Zum Augenblick des ästhetischen Scheins, Frankfurt a.M. 1981.
Bollnow, O. F.: Geschichte der Pädagogik, Bd. 4, Die Pädagogik der deutschen Romantik. Von Arndt bis Fröbel, Stuttgart 1952.
Bolz, N.: Der aufgegebene Gott, in: E. Behler/J. Hörisch (Hrsg.): Die Aktualität der Frühromantik, Paderborn/München/Wien/Zürich 1987, S. 75-84.
Bornscheuer, L.: Topik. Zur Struktur der gesellschaftlichen Einbildungskraft, Frankfurt a.M. 1976.
Bourdieu, P./Haacke, H.: Freier Austausch. Für die Unabhängigkeit der Phantasie und des Denkens, Frankfurt a.M. 1995.
Bourdieu, P.: Die feinen Unterschiede, Frankfurt a.M. 1989.
Bourdieu, P.: Der Habitus als Vermittlung zwischen Struktur und Praxis, in: Ders.: Zur Soziologie der symbolischen Formen, Frankfurt a.M. 1991, S. 125-159.
Böversen, F.: Schillers Begriff der ästhetischen Erziehung, in: Zeitschrift für Pädagogik, 10. Jg. Heft 5, 1964, S. 446- 461.
Brandt, H.: Motive der Kunsterziehungs- und Kunstgewerbebewegung, Würzburg 1981.
Breuer, S.: Ästhetischer Fundamentalismus. Stefan George und der deutsche Antimodernismus, Darmstadt 1995.
Broecken, R.: Schillers ästhetischer Staat als humane Gemeinschaft oder die Wirklichkeit des schönen Scheins, in: J. Schurr/K. H. Broecken/R. Broecken, (Hrsg.): Humanität und Bildung, Hildesheim/Zürich/New York 1988, S. 101-118.
Bubner, R.: Ästhetische Erfahrung, Frankfurt a.M. 1989.
Bubner, R.: Ästhetisierung der Lebenswelt, in: Ders.: Ästhetische Erfahrung, Frankfurt a.M. 1989, S. 143-156.
Buck, G.: Herbarts Grundlegung der Pädagogik, Heidelberg 1985.
Buck, G.: Rückwege aus der Entfremdung, Paderborn/München 1984.
Bulloughs, E.: Kritik der experimentellen Ästhetik, in: British Journal of Psychology 2, (1906-8) und 12 (1921).
Bürger, C./Bürger, P. (Hrsg.): Postmoderne, Alltag und Allegorie, Frankfurt a.M. 1987.
Bürger, P.: Zur Kritik der idealistischen Ästhetik, Frankfurt a.M. 1983.
Bürger, P.: Theorie der Avantgarde, Frankfurt a.M. 1974.
Camphausen, J. v.: Etüden für den Kopf. Der Griff zum Instrument verändert das Gehirn, in: „Die Zeit" vom 11. 10. 1996, S. 36.
Carroll, D.: Paraesthetics: Foucault, Derrida, Lyotard, New York 1987.
Carus, C. G.: Psyche, Pforzheim 1846.
Cassirer, E.: Freiheit und Form. Studien zur deutschen Geistesgeschichte, Darmstadt 1991.
Cassirer, E.: Die Methodik des Idealismus in Schillers philosophischen Schriften, in: Ders.: Idee und Gestalt, Darmstadt 1975, S. 81-111.
Cassirer, E.: Grundprobleme der Ästhetik, Berlin 1989.
Chadarevian, S. de: Die Auflösung der cartesianischen Begriffswelt. Zur literarischen Form bei Merleau-Ponty, in: G. Gabriel/Chr. Schildknecht (Hrsg.): Literarische Formen der Philosophie, Stuttgart 1990, S. 166-178.
Chvatik, K.: Die ästhetische Einstellung, in: Oelmüller, W. (Hrsg.): Kolloquium Kunst und Philosophie Bd. 2., Ästhetischer Schein, Paderborn/München/Wien/Zürich 1982, S. 131-147.

Coellen, L.: Neuromantik, Jena 1906.
Combe, A.: Bilder des Fremden. Romantische Kunst und Erziehungskultur. Zur Genese der Struktureigenschaften künstlerischen und pädagogischen Handelns, Opladen 1992.
Culler, J.: Dekonstruktion. Derrida und die poststrukturalistische Literaturtheorie, Reinbek bei Hamburg 1988.
Cysarz, H.: Schiller, Halle 1934.
Darwin, Ch.: Die Entstehung der Arten durch natürliche Zuchtwahl oder die Erhaltung der Rassen im Kampf ums Dasein, London 1859.
de Haan, G.: Natur und Bildung, Weinheim und Basel 1985.
de Haan, G.: Über Metaphern im pädagogischen Denken, in: J. Oelkers/H.-E. Tenorth (Hrsg.): Pädagogisches Wissen, 27. Beiheft der Zeitschrift für Pädagogik, Weinheim und Basel 1991, S. 361-377.
Derrida, J.: Die Schrift und die Differenz, Frankfurt a.M. 1972.
Derrida, J.: Die Wahrheit in der Malerei, Wien 1992.
Dewey, J.: Kunst als Erfahrung, Frankfurt a.M. 1988.
Diderot, D.: Le neveu de Rameau, Paris 1984.
Dieckmann, B.: Bildsamkeit und Sittlichkeit. Anthropologische Implikationen im Denken Herbarts, in: Wulf, Chr. (Hrsg.): Anthropologisches Denken in der Pädagogik, 1750-1850, Weinheim 1996, S. 182-196.
Dilthey, W.: Das Erlebnis und die Dichtung, Leipzig und Berlin 1921.
Dilthey, W.: Die romantischen Dichter, in: Ders. G. S., Bd. XV, Zur Geistesgeschichte des 19. Jahrhunderts, Göttingen 1970.
Dilthey, W.: Schiller, Stuttgart und Göttingen 1957.
Disselbeck, K.: Geschmack und Kunst. Eine systemtheoretische Untersuchung zu Schillers Briefen „Über die ästhetische Erziehung des Menschen", Opladen 1987.
Döpp-Vorwald, H.: Einleitung, in: E. Blochmann/G. Geißler/H. Nohl/E. Weniger (Hrsg.): Aus Herbarts Jugendschriften, Weinheim 1962, S. 3-58.
Drees, A. Prismatische Psychotherapie, in: G. Gamm/G. Kimmerle: (Hrsg.): Ethik und Ästhetik. Nachmetaphysische Perspektiven 1990, S. 67-93.
Dröge, F./Müller, M.: „Die Macht der Schönheit". Avantgarde und Faschismus oder: Die Geburt der Massenkultur, Hamburg 1995.
Düsing, K.: Der Übergang von der Natur zur Freiheit und die ästhetische Bildung bei Kant, in: J. Schurr/K. H. Broecken/R. Broecken (Hrsg.): Humanität und Bildung, Hildesheim/Zürich/New York 1988, S. 87-106.
Düsing, W.: Ästhetische Form als Darstellung der Subjektivität. Zur Rezeption Kantischer Begriffe in Schillers Ästhetik, in: J. Bolten (Hrsg.): Schillers Briefe über die ästhetische Erziehung, Frankfurt a.M. 1984, S. 185-229.
Eagleton, T.: Ästhetik. Die Geschichte ihrer Ideologie, Stuttgart/Weimar 1994.
Ebrecht, A.: Das individuelle Ganze. Zum Psychologismus der Lebensphilosophie, Stuttgart 1991.
Ehmer, H. K.: Visuelle Kommunikation. Beiträge zur Kritik der Bewußtseinsindustrie, Köln 1971.
Ehmer, H. K.: Einleitung in: Ders. (Hrsg.): Ästhetische Erziehung und Alltag, Lahn/ Gießen 1979, S. 7-16.
Ehrenspeck, Y./Rustemeyer, D.: Bestimmt unbestimmt, in: A. Combe/W. Helsper (Hrsg.): Pädagogische Professionalität. Untersuchungen zum Typus pädagogischen Handelns, Frankfurt a.M. 1996c, S. 368-391.
Ehrenspeck, Y.: „What's the Difference?" Anmerkungen zu P. de Mans Rousseauinterpretation, in: Emile. Zeitschrift für Erziehungskultur, Nr. 19, 1993, S. 75-94.
Ehrenspeck, Y.: Aisthesis und Ästhetik. Überlegungen zu einer problematischen Entdifferenzierung in: K. Mollenhauer/Chr. Wulf (Hrsg.): Aisthesis/Ästhetik. Zwischen Wahrnehmung und Bewußtsein, Weinheim 1996a, S. 201-231.

Ehrenspeck, Y.: Der „Ästhetik"- Diskurs und die Pädagogik, in: Pädagogische Rundschau 50, 1996b, S. 247-264.
Eichelbaum, M.-L.: Die Lehre von der ästhetischen Erziehung bei den Herbartianern und bei B. Meyer, Bonn 1922.
Elias, N.: Über den Prozeß der Zivilisation, 2 Bde. Frankfurt a.M. 1976.
Engler, U.: Kritik der Erfahrung. Die Bedeutung der ästhetischen Erfahrung in der Philosophie John Deweys, Würzburg 1992.
Esser, A.: Der transzendentale Ansatz in der Ästhetik und die Autonomie der Kunst, in: Dies. (Hrsg.): Autonomie der Kunst? Zur Aktualität von Kants Ästhetik, Berlin 1995, S. 9-25.
Esser, A.: Realität und Referenz der ästhetischen Beurteilung in Kants Theorie des Schönen, in: Zeitschrift für philosophische Forschung, Bd. 49, H. 3, 1995, S. 430-440.
Featherstone, M.: Postmodernism and the Aestheticization of Everyday Life, in: S. Lasch/J. Friedman (Hrsg.): Modernity and Identity, Oxford/Cambridge 1992.
Fechner, G. Th.: Zur experimentalen Aesthetik, Olms 1978.
Feger, H.: Schillers ästhetische Suche nach einem Grund. Zur Divergenz der Rolle der Einbildungskraft bei Kant und bei Schiller, in: Deutsche Vierteljahresschrift für Literaturwissenschaft und Geistesgeschichte, 69. Jg., H. 1, 1995.
Fellmann, F.: Der Geltungsanspruch des ästhetischen Urteils. Zur Metapsychologie der ästhetischen Erfahrung, in: Zeitschrift für Ästhetik und Allgemeine Kunstwissenschaft, 34, H. 2, 1989, S. 155-173.
Ferchhoff, W./Dewe, B.: Postmoderne Stile in den Jugendkulturen, in: W. Helsper (Hrsg.): Jugend zwischen Moderne und Postmoderne, Opladen 1991, S. 183-201.
Ferry, L.: Der Mensch als Ästhet. Die Erfindung des Geschmacks im Zeitalter der Demokratie, Stuttgart 1992.
Feyerabend, P.: Wissenschaft als Kunst, Frankfurt a.M. 1984.
Fichte, J. G.: Das System der Sittenlehre nach den Prinzipien der Wissenschaftslehre, Bd. IV, Berlin 1845/46.
Fischer, W./Ruhloff, J.: Das Ende der Kunsterziehung, Telgte 1976.
Flitner, W./Kudritzki, G. (Hrsg.): Die deutsche Reformpädagogik, Stuttgart 1995.
Flitner, W.: Die musische Bildung und die Zeitlage, in: Die Musikpflege 2, 1932, S. 491-500.
Foucault, M.: Überwachen und Strafen, Frankfurt a.M. 1977.
Fourier, Ch.: Theorie der vier Bewegungen und der allgemeinen Bestimmungen, Leipzig 1808.
Frank, M.: „Intellektuale Anschauung". Drei Stellungnahmen zu einem Deutungsversuch von Selbstbewußtsein: Kant, Fichte, Hölderlin, Novalis, in: E. Behler/J. Hörisch (Hrsg.): Die Aktualität der Frühromantik, Paderborn/München/Wien/Zürich 1987, S. 96-126.
Frank, M.: Der kommende Gott. Vorlesungen über die neue Mythologie, Frankfurt a.M. 1982.
Frank, M.: Was ist Neostrukturalismus? Frankfurt a.M. 1983a.
Frank, M.: Die Dichtung als neue Mythologie, in: K. H. Bohrer (Hrsg.): Mythos und Moderne. Begriff und Bild einer Rekonstruktion, Frankfurt a.M. 1983b, S. 15ff.
Frank, M.: Das fragmentarische Universum der Romantik in: Dällenbach, L./Nibbrig, Chr. Hart (Hrsg.): Fragment und Totalität, Frankfurt a.M. 1984, S. 112-125.
Frank, M.: Die naturphilosophische Abkehr von Fichte, in: Ders.: Eine Einführung in Schellings Philosophie, Frankfurt a.M. 1985, S. 104-118.
Frank, M.: Einführung in die frühromantische Ästhetik, Frankfurt a.M. 1989.
Frank, M.: Hölderlins Anregung, in: Ders.: Eine Einführung in Schellings Philosophie, Frankfurt a.M. 1985, S. 61-71.

Franke, F.: Bemerkungen zu O. Karstädts Abhandlung über Herbarts Ästhetik, in: Die Deutsche Schule 15, 1911, S. 559- 631.
Franz, A.: Der pädagogische Gehalt der deutschen Romantik, o. O. 1937.
Freud, S.: Die Traumdeutung, Frankfurt a.M. 1987a.
Freud, S.: Schriften zur Kunst und Literatur, Stuttgart 1987b.
Fricke, Chr.: Kants Theorie des reinen Geschmacksurteils, Berlin/New York 1990.
Fricke, G.: Der religiöse Sinn der Klassik Schillers. Zum Verhältnis von Idealismus und Christentum, Darmstadt 1968.
Friedell, F.: Kulturgeschichte der Neuzeit, Bd. 1 und 2, München 1976.
Fröbel, F.: Die Menschenerziehung, Osnabrück 1966.
Fröbel, F.: Fröbels Theorie des Spiels I. Der Ball als erstes Spielzeug des Kindes, hrsg. von E. Blochmann, Weinheim 1963.
Fröbel, F.: Fröbels Theorie des Spiels II. Die Kugel und der Würfel als zweites Spielzeug des Kindes, hrsg. von H. L. Klostermann, Weinheim 1966.
Fröbel, F.: Fröbels Theorie des Spiels III. Aufsätze zur dritten Gabe, dem einmal in jeder Raumrichtung geteilten Würfel, hrsg. von E. Hoffmann, Weinheim 1967.
Fromme, J.: Pädagogik als Sprachspiel. Zur Pluralisierung der Wissensformen im Zeichen der Postmoderne, Neuwied/Kriftel/Berlin 1997.
Früchtl, J.: Ästhetische Erfahrung und moralisches Urteil, Frankfurt a.M. 1996.
Gadamer, H.-G.: Vorwort in: Heidegger, M.: Der Ursprung des Kunstwerks, Stuttgart 1960, S. 101ff.
Gadamer, H.-G.: Wahrheit und Methode, Tübingen 1986.
Gaier, U.: Soziale Bildung gegen ästhetische Erziehung. Goethes Rahmen der Unterhaltungen als satirische Antithese zu Schillers Ästhetischen Briefen I-IX, in: H. Bachmaier/Th. Rentsch (Hrsg.): Poetische Autonomie? Zur Wechselwirkung von Dichtung und Philosophie in der Epoche Goethes und Hölderlins, Stuttgart 1987, S. 207-272.
Gamm, G.: Ästhetische Selbsterweiterung, in: Ders.: Die Macht der Metapher. Im Labyrinth der modernen Welt, Stuttgart 1992, S. 31ff.
Gamm, G.: In der Leere der verschwundenen Metaphysik. Das Ästhetische in der psychoanalytischen Therapeutik, in: Ders./Kimmerle, G. (Hrsg.): Ethik und Ästhetik. Nachmetaphysische Perspektiven, Tübingen 1990.
Gasché, R.: Überlegungen zum Begriff der Hypotypose bei Kant, in: Chr. L. Hart Nibbrig (Hrsg.): Was heißt „Darstellen"?, Frankfurt a.M. 1994. S. 152-175.
Gebauer, G./Kamper, D./Lenzen, D./Mattenklott, G./Wulf, Chr./Wünsche, K. (Hrsg.): Historische Anthropologie. Zum Problem der Humanwissenschaften heute oder Versuche einer Neubegründung, Reinbek bei Hamburg 1989.
Gehlen, A.: Zeit-Bilder. Zur Soziologie und Ästhetik der modernen Malerei, Frankfurt/Bonn 1960.
Gehring, H.: Wesen und Bestand ästhetischer Bildung in Geschichte und Gegenwart, Zürich 1964.
Glaser, H.: Über die ästhetische Erziehung des Menschen und die Zukunft der Industriegesellschaft. Neue Aufgaben für die Kulturpädagogik, in: Zeitschrift für Pädagogik, 23. Beiheft 1988, S. 290-299.
Glaser, H./Stahl, K. H.: Bürgerrecht Kultur, Wien 1983.
Glauner, F.: Das Andere der Sprache. Systematische Untersuchungen zum Problem der Sprachtranszendenz ausgehend von Adorno, Heidegger und der analytischen Sprachphilosophie, Diss. phil. Technische Universität Berlin 1994.
Gombrich, E. H., u.a. (Hrsg.): Kunst, Wahrnehmung, Wirklichkeit, Frankfurt a.M. 1977.
Gombrich, E. H.: Kunst und Illusion, Stuttgart 1986.

Götz, F.: „Das Denken des Körpers im Zustand der Sprache". Zur Leiblichkeit der ästhetischen Erfahrung bei R. Barthes, in: Zeitschrift für Ästhetik und Allgemeine Kunstwissenschaft 39, H. 1, 1994, S. 19-44.
Gouldner, A. W.: Romanticism and Classicism, in: For Sociology. Renewal and Critique in Sociology Today, London 1973, S. 323-369.
Graubner, H.: „Mitteilbarkeit" und „Lebensgefühl" in Kants „Kritik der Urteilskraft". Zur kommunikativen Bedeutung des Ästhetischen, in: F. Kittler/H. Turk (Hrsg.): Urszenen. Literaturwissenschaft als Diskursanalyse und Diskurskritik, Frankfurt a.M. 1977, S. 53-76.
Groh, R./Groh, D.: Natur als Maßstab – eine Kopfgeburt, in: Merkur, H. 11, 1993, S. 965-980.
Groh, R./Groh, D.: Weltbild und Naturaneignung. Zur Kulturgeschichte der Natur, Frankfurt a.M. 1991.
Guggenberger, B.: Einfach schön, o. O., 1995.
Günther, K.: Das gute und das schöne Leben. Ist moralisches Handeln ästhetisch und läßt sich aus ästhetischer Erfahrung moralisch lernen? in: G. Gamm/G. Kimmerle (Hrsg.): Ethik und Ästhetik. Nachmetaphysische Perspektiven 1990, S. 11-38.
Habermas, J.: Der philosophische Diskurs der Moderne, Frankfurt a.M. 1991.
Habermas, J.: Die Moderne – ein unvollendetes Projekt? in: Ders.: Kleine politische Schriften, Frankfurt a.M. 1981a, S. 444-464.
Habermas, J.: Die Theorie des kommunikativen Handelns 2. Bd., Frankfurt a.M. 1981b.
Habermas, J.: Vorbereitende Bemerkungen zu einer Theorie der kommunikativen Kompetenz, in: Ders./N. Luhmann (Hrsg.): Theorie der Gesellschaft oder Sozialtechnologie – Was leistet die Systemforschung? Frankfurt a.M. 1971, S. 101-142.
Hahn, R.: Herbarts Ästhetik und der Kunstanschauungsunterricht in der Volksschule, Langensalza 1908.
Halder, A.: Kunstreligion, in: Ritter, J./Gründer, K. (Hrsg.): Historisches Wörterbuch der Philosophie, Bd. 4, Basel/Stuttgart 1976, S. 1458-1459.
Hansmann, O./Marotzki, W. (Hrsg.): Diskurs Bildungstheorie Bd. I: Systematische Markierungen, Weinheim und Basel 1988.
Harms, E.: The development of modern Art therapy, Leonardo 1975, 8, 241-244.
Hartlaub, G. F.: Der Genius im Kinde, Breslau 1922.
Hartwig, H. (Hrsg.): Sehen lernen. Kritik und Weiterarbeit am Konzept Visuelle Kommunikation, Köln 1976.
Hauser, A.: Kunst und Gesellschaft, München 1988.
Heckhausen, H.: Complexity in perception; Phenomenal criteria and information theoretic calculs. A note on D. E. Berlyne's „complexity effect", in: Canadian Journal of Psychology 18, 1964, S. 168-173.
Hegel, G. W. F.: Differenz des Fichteschen und Schellingschen Systems der Philosophie, Hamburg 1968.
Hegel, G. W. F.: Vorlesungen über die Ästhetik, in: Werke 13-15, Frankfurt a.M. 1986.
Heidegger, M.: Der Ursprung des Kunstwerks, Stuttgart 1960.
Heidegger, M.: Kant und das Problem der Metaphysik, Frankfurt a.M. 1973.
Heidegger, M.: Sein und Zeit, Tübingen 1986.
Heiland, H.: Die Symbolwelt F. Fröbels, Heidelberg 1967.
Heiland, H.: Runge und Fröbel. Ein Kapitel romantischer Symbolik, in: Neue Sammlung, 7. Jg., 1967, S. 151-161.
Heiland, H.: Zur Fröbel-Montessori-Diskussion, in: Pädagogische Rundschau, 35, 1981, S. 433-453.
Hein, P. U.: Die Brücke ins Geisterreich. Künstlerische Avantgarde zwischen Kulturkritik und Faschismus, Reinbek bei Hamburg 1992.

Hein, Transformation der Kunst. Ziele und Wirkungen der deutschen Kultur- und Kunsterziehungsbewegung, Köln/Wien 1991.
Hellekamps, S./Musolff, U.: Bildungstheorie und ästhetische Bildung, in: Zeitschrift für Pädagogik, 39. Jg., H. 2, 1993, S. 275-292.
Hellekamps, S.: Ästhetische Rezeption und moralische Sensibilisierung, in: L. Koch/W. Marotzki/H. Peukert (Hrsg.): Pädagogik und Ästhetik, Weinheim 1994, S. 105-125.
Hellekamps, S.: Ästhetisches und praktisches Subjekt. Zum Problem intersubjektiver Differenzerfahrung, in: K. Meyer- Drawe/H. Peukert/J. Ruhloff (Hrsg.): Pädagogik und Ethik. Beiträge zu einer zweiten Reflexion, Weinheim 1993, S.137- 151.
Hellekamps, S.: Erziehender Unterricht und Didaktik. Neuere Didaktiktheorien im Horizont klassischer Begriffsbestimmungen, Weinheim 1991.
Henckmann, W.: Das Problem der ästhetischen Wahrnehmung in Kants Ästhetik, in: Philosophisches Jahrbuch, München 1972, S. 321 ff.
Henckmann, W./Lotter, K.: Lexikon der Ästhetik, München 1992.
Henrich, D./Iser, W. (Hrsg.): Theorien der Kunst, Frankfurt a.M. 1992.
Henrich, D.: Der Begriff der Schönheit in Schillers Ästhetik. In: Zeitschrift für philosophische Forschung 11, 1957, S. 527-547.
Hentig, H. v.: Die Wirkungen des Schönen, in: Ders.: Ergötzen, Belehren, Befreien. Schriften zur ästhetischen Erziehung, München/Wien 1985, S. 57-64.
Hepp, C.: Avantgarde. Moderne Kunst, Kulturkritik und Reformbewegungen nach der Jahrhundertwende, München 1987.
Herbart, J. F.: Über die ästhetische Darstellung der Welt als das Hauptgeschäft der Erziehung, in: E. Blochmann/G. Geißler/H. Nohl/E. Weniger, Kleine Pädagogische Texte 22, Aus Herbarts Jugendschriften, Weinheim 1962. (Abgekürzt: Herbart 1804)
Herbart, J. F.: Allgemeine Pädagogik aus dem Zweck der Erziehung abgeleitet, in: Ders.: Sämtliche Werke, hrsg. von K. Kehrbach/O. Flügel, Bd. 2, Aalen 1964 (Neudruck der Ausgabe Langensalza 1887), S. 5-139. (Abgekürzt: Herbart in: K2, S. 5-139.).
Herbart, J. F.: Allgemeine praktische Philosophie, in: Ders.: Sämtliche Werke, hrsg. von K. Kehrbach/O. Flügel, Bd.2, Aalen 1964, S. 329-458. (Abgekürzt: Herbart in: K2, S. 329-458.).
Herbart, J. F.: Pestalozzi's Idee eines ABC der Anschauung, in: Ders.: Sämtliche Werke, hrsg. von K. Kehrbach/O. Flügel, Bd.1, Aalen 1964, S. 151-274 (Abgekürzt: Herbart in: K1, S. 151.274).
Herbart, J. F.: Sämtliche Werke, in chronologischer Reihenfolge (19. Bde.) hrsg. von K. Kehrbach/O. Flügel, Aalen 1964. Neudruck der Ausgabe Langensalza 1887, (Abgekürzt: K1-19).
Herbart, J. F.: Über das Verhältnis des Idealismus zur Pädagogik, in: F. Bartholomäi (Hrsg.): J. F. Herbarts Pädagogische Schriften, Langensalza 1883, S. 293-310 (Abgekürzt: Herbart in: B. 1883).
Herbart, J. F.: Über Pestalozzi's neueste Schrift: Wie Gertrud ihre Kinder lehrte., in: Ders.: Sämtliche Werke, hrsg. von K. Kehrbach/O. Flügel, Bd.1, Aalen 1964, S. 137-150 (Abgekürzt: Herbart in: K1, S. 137-150).
Herbart, J. F.: Lehrbuch zur Einleitung in die Philosophie. Dritter Abschnitt. Einleitung in die Ästhetik; besonders in ihren wichtigsten Teil, die praktische Philosophie, in: Ders.: Sämtliche Werke, hrsg. von K. Kehrbach/O. Flügel, Bd.4, Aalen 1964, S. 105-145 (Abgekürzt: Herbart in: K4, S. 105-145.).
Herbart: J. F.: Umriß pädagogischer Vorlesungen, in: F. Bartholomäi (Hrsg.): J. F. Herbarts Pädagogische Schriften, Langensalza 1883, S. 155-292 (Abgekürzt: Herbart in: B. 1883).
Hesse, H.: Ästhetisierung der Lebenswelt? Anmerkungen zur Reichweite eines zeitkritischen Topos, in: G. Gamm/G. Kimmerle, (Hrsg.): Ethik und Ästhetik. Nachmetaphysische Perspektiven, Tübingen 1990, S. 38-49,

Hesse, M.: The Explanatory Funktion of Metaphor, in: Dies.: Revolutions and Reconstructions in the Philosophy of Science, Bloomington 1980.
Höffe, O.: Kants Kategorischer Imperativ als Kriterium der Sittlichkeit, in: Zeitschrift für philosophische Forschung 31, 1977, S. 354-384.
Hogrebe, W.: Schiller und Fichte. Eine Skizze, in: J. Bolten (Hrsg.): Schillers Briefe über die ästhetische Erziehung, Frankfurt a.M. 1984, S. 276ff.
Homfeldt, H. G. (Hrsg.): Sinnliche Wahrnehmung- Körperbewußtsein-Gesundheitsbildung. Praktische Anregungen und Reflexionen, Weinheim 1991.
Honneth, A.: Kritik der Macht. Reflexionsstufen einer kritischen Gesellschaftstheorie, Frankfurt a.M. 1989.
Hörisch, J.: Die fröhliche Wissenschaft der Poesie. Der Universalitätsanspruch von Dichtung in der frühromantischen Poetologie, Frankfurt a.M. 1976.
Horkheimer M./Adorno, Th. W.: Dialektik der Aufklärung, Frankfurt a.M. 1971
Horkheimer, M.: Art and mass Culture, in: Studies in Philosophy and Social Science = Bd. IX der Zeitschrift für Sozialforschung, New York 1941, S. 290-304.
Hostinsky, O.: Herbarts Ästhetik. In ihren grundlegenden Teilen quellenmäßig dargestellt und erläutert, Hamburg und Leipzig 1891.
Hostinsky, O.: Über die Bedeutung der praktischen Ideen Herbarts für die allgemeine Ästhetik, Prag 1883.
Hügli, A.: Mitteilung, Mitteilbarkeit, indirekte Mitteilung, in: Ritter, J./Gründer, K. (Hrsg.): Historisches Wörterbuch der Philosophie, Bd. 5, Basel/Stuttgart 1980, S. 1423.
Humboldt, W. v.: Über das Studium des Altertums und des griechischen insbesondere, in: Flitner, W. (Hrsg.): Humboldt. Anthropologie und Bildungslehre, Düsseldorf und München 1956, S. 12-27.
Hurwitz, A./Scholz, O. (Hrsg.): Ästhetische Erziehung in den USA, Länderberichte zur Ästhetischen Erziehung, Hochschule der Künste, Berlin 1994.
Huyssen, A/Scherpe, K. (Hrsg.): Postmoderne. Zeichen eines kulturellen Wandels, Reinbek bei Hamburg 1986.
Immerwahr, R.: Sublime Manliness and lovely Feminity in the Age of Goethe, in: Tradition and Creation. Essays in Honor of E. M. Wilkinson, Leeds 1978, S. 46-62.
Jacobi, F. H.: Über die Lehre des Spinoza in Briefen an den Herrn Moses Mendelssohn, Breslau 1789.
Jacoby, G.: Herders und Kants Ästhetik, Leipzig 1907.
Jaeger, W.: Paideia. Die Formung des griechischen Menschen, 3 Bde., Berlin 1954.
Jauß, H. R. (Hrsg.): Die nicht mehr schönen Künste. Grenzphänomene des Ästhetischen (Poetik und Hermeneutik Bd. 3), München 1968.
Jauß, H. R.: Ästhetische Erfahrung und literarische Hermeneutik, Frankfurt a.M. 1982.
Jauß, H. R.: Kleine Apologie der ästhetischen Erfahrung, Konstanz 1972.
Jean Paul: Vorschule der Ästhetik, 3. Bde., Hamburg 1804.
Joerißen, P.: Kunsterziehung und Kunstwissenschaft im Wilhelminischen Deutschland 1871-1918, Köln/Wien 1979.
Jung, W.: Von der Mimesis zur Simulation. Eine Einführung in die Geschichte der Ästhetik, Hamburg, 1995.
Junker, H. D.: Zur (re-) Aktivierung des emanzipatorischen Potentials von Kunst, in: Zeitschrift für Kunstpädagogik, H. 6, 1975, S. 301-317.
Kamper, D./v. Reijen, W. (Hrsg.): Die unvollendete Vernunft. Moderne versus Postmoderne, Frankfurt a.M. 1987.
Kamper, D./Wulf, Chr. (Hrsg.): Die Wiederkehr des Körpers, Frankfurt a.M. 1982.
Kamper, D./Wulf, Chr. (Hrsg.): Anthropologie nach dem Tode des Menschen, Frankfurt a.M. 1994a.
Kamper, D./Wulf, Chr. (Hrsg.): Der Schein des Schönen, München 1992.

Kamper, D./Wulf, Chr. (Hrsg.): Ethik der Ästhetik, Berlin 1994b.
Kamper, D.: Der Januskopf der Medien. Ästhetisierung der Wirklichkeit, Entrüstung der Sinne, in: F. Rötzer (Hrsg.): Digitaler Schein. Ästhetik der elektronischen Medien, Frankfurt a.M. 1991, S. 93ff.
Kämpf-Jansen, H.: Mädchenästhetik-Annäherung an einen Begriff, in: A. Staudte/B. Vogt (Hrsg.): Frauen Kunst Pädagogik, Frankfurt a.M. 1991. S. 103-106.
Kant, I.: Anthropologie in pragmatischer Hinsicht, Stuttgart 1983.
Kant, I.: Kritik der reinen Vernunft, in: Werkausgabe Bd. III und IV, hrsg. v. W. Weischedel, Frankfurt a.M. 1968, Bd. 1 und 2.
Kant, I.: Kritik der Urteilskraft, Werkausgabe Bd. X, hrsg. v. W. Weischedel, Frankfurt a.M. 1974 (Abgekürzt: Kant 1974).
Kant, I.: Über Pädagogik, in: Werkausgabe Bd. XII, hrsg. v. W. Weischedel, Frankfurt a.M. 1982a.
Kant, I.: Die Religion innerhalb der Grenzen der bloßen Vernunft in: Werkausgabe Bd. VIII, Frankfurt a.M. 1982b.
Kappner, H.-H.: Die Bildungstheorie Adornos als Theorie der Erfahrung von Kultur und Kunst, Frankfurt a.M. 1984.
Karstädt, O.: Herbarts Ästhetik und ihr Doppelverhältnis zur Verschulung der Poesie, in: Die deutsche Schule 14, 1910, S. 547-624.
Kattenstroh, Chr.: Ästhetische Erziehung und Wahrnehmungstheorien. Eine erkenntnistheoretische Untersuchung, Weinheim und Basel 1983.
Kaulbach. F.: Ästhetische Welterkenntnis bei Kant, Würzburg 1984.
Kausch, M.: Kulturindustrie und Populärkultur. Kritische Theorie der Massenmedien, Frankfurt a.M. 1988.
Kemp, W.: „einen wahrhaft bildenden Zeichenunterricht überall einzuführen". Zeichnen und Zeichenunterricht der Laien 1500- 1870, Frankfurt a.M. 1979.
Kemp, W.: Die Geschichte des Zeichenunterrichts vor 1870 als Geschichte seiner Methoden, in: Kind und Kunst, Berlin 1976, S. 12-30.
Kerbs, D.: Historische Kunstpädagogik. Quellenlage Forschungsstand Dokumentation, Köln 1976.
Kerbs, D.: Spiel und Freiheit. Über das Verhältnis von pädagogischer Utopie und politischer Strategie in der Theorie der ästhetischen Erziehung, in: Kunst + Unterricht, H. 9, 1970, S. 17-21.
Kerschensteiner, G.: Die Entwicklung der zeichnerischen Begabung, München 1905.
Kerschensteiner, G.: Die Individualität in der ästhetischen Erziehung, in: Pädagogisches Zentralblatt, 1927, S. 739-750.
Kessel, A. v.: Schiller und die Kantische Ethik, Heidelberg 1933.
Key, E.: Das Jahrhundert des Kindes, Berlin, 1903.
Kind und Kunst. Zur Geschichte des Zeichen- und Kunstunterrichts, Ausstellungskatalog Berlin 1976.
Kippert, K.: Musische Bildung in der Erwachsenenarbeit, in: Musische Blätter für Volksbildung, 14, 1964, S. 86ff.
Kiwitz, P.: Lebenswelt und Lebenskunst. Perspektiven einer kritischen Theorie des sozialen Lebens, München 1986.
Klafki, W.: Neue Studien zur Bildungstheorie und Didaktik. Zeitgemäße Allgemeinbildung und kritisch-konstruktive Didaktik, Weinheim und Basel 1994.
Klafkowski, M.: Die philosophische Grundlegung des erziehenden Unterrichts bei Herbart, Aalen 1982.
Kleßmann, E.: Die deutsche Romantik, Köln 1987.
Klinger, C.: Flucht, Trost, Revolte. Die Moderne und ihre ästhetischen Gegenwelten, München/Wien 1995.
Kluckhohn, P.: Das Ideengut der deutschen Romantik, Tübingen 1966.

Koch, L.: Einleitende Bemerkungen zum Thema „Pädagogik und Ästhetik", in: Ders./W. Marotzki/H. Peukert (Hrsg.): Pädagogik und Ästhetik, Weinheim 1994, S. 8-22.
Koch, L./Marotzki, W./Peukert, H. (Hrsg.): Pädagogik und Ästhetik, Weinheim 1994.
Koch, M.: Die Konstellation der Rationalitäten im interrationalen Bildungsprozeß. J. Habermas, D. Kamper und M. Seel im fiktiven Gespräch über eine Bildinterpretation von K. Mollenhauer, Weinheim und Basel 1993.
Kodalle, K.-M.: Gott, in: Martens, E./Schnädelbach, H. (Hrsg.): Philosophie. Ein Grundkurs, Bd. 2, Reinbek bei Hamburg 1991, S. 395-418.
Kohler, G.: Geschmacksurteil und ästhetische Erfahrung. Beiträge zur Auslegung von Kants „Kritik der Urteilskraft", Berlin/New York 1980.
Koller, H.- Chr.: Die Liebe zum Kind und das Begehren des Erziehers. Erziehungskonzeption und Schreibweise pädagogischer Texte von Pestalozzi und Jean Paul, Weinheim und Basel 1990.
Konersmann, R.: Die schöne Seele. Zu einer Gedankenfigur des Antimodernismus, in: Archiv für Begriffsgeschichte 36, 1993, S. 145-173.
König, E.: Körper-Wissen-Macht. Studien zur Historischen Anthropologie des Körpers, Berlin 1989.
Körner, S.: Kant, Göttingen 1980.
Korte, P.: Projekt Mensch – „Ein Fragment aus der Zukunft". Friedrich Schlegels Bildungstheorie, Münster/Hamburg 1993.
Kossolapow, L.: Musische Erziehung zwischen Kunst und Kreativität. Ideologiegeschichte künstlerischer Selbstaktualisierungstendenzen im Industriezeitalter, Frankfurt a.M. 1975.
Kracauer, S.: Das Ornament der Masse, Frankfurt a.M. 1963.
Kreft, J.: Natur-Gesellschaft-Ästhetik. Zur Funktion der Literatur für das Heranwachsen, in: Baumgärtner, A./Dahrendorf, M. (Hrsg.): Zurück zum Literaturunterricht? Braunschweig 1977.
Kreitler, H./Kreitler, S.: Die Psychologie der Kunst, Stuttgart 1980.
Kuhlenkampff, J.: Über Kants Bestimmung des Gehalts der Kunst, in: Zeitschrift für philosophische Forschung 33. Jg., 1979, S. 62-74.
Kuhlenkampff, J.: Kants Logik des ästhetischen Urteils, Frankfurt a.M. 1978.
Kuhlmann, A.: Stimmen des Lebendigen. Nach dem Ende von Avantgarde und Modernismus, in: Frankfurter Rundschau, 16. 6. 1992, S. 18.
Kuhn, T. S.: Bemerkungen zum Verhältnis von Wissenschaft und Kunst, in: Ders.: Die Entstehung des Neuen, Frankfurt a.M. 1978, S. 446-460.
Kühne, J.: Der Begriff der Bildsamkeit und die Begründung der Ethik bei J. F. Herbart, Zürich 1976.
Kupffer, H.: Zur gesellschaftlichen Bedeutung und Kritik ästhetisch-orientierter Pädagogiken, in: Bildung und Erziehung 35, 1982, H. 2, S. 194-207.
Kurt, R.: Die ästhetische Dimension des Parsonschen Voluntarismus, Zeitschrift für Soziologie, 1991, S. 64-76.
Kurz, G.: Schillers Briefe „Über die ästhetische Erziehung des Menschen" als Antwort auf die Französische Revolution, in: U. Herrmann/J. Oelkers (Hrsg.): 24. Beiheft der Zeitschrift für Pädagogik, Weinheim und Basel 1989, S. 305-315.
Kurz, J.: Die musikpädagogischen Intentionen F. Fröbels. Ein Beitrag zum Verständnis der Fröbelschen Erziehungsideen, Bielefeld 1984.
Kutschera, F.: Ästhetik, Berlin/New York 1988.
Lacoue-Labarthe, Ph.: L'absolu litteraire, Paris 1970.
Langbehn, J.: Rembrandt als Erzieher, Weimar 1922.
Langewand, A.: Bildsamkeit in: D. Lenzen (Hrsg.): Pädagogische Grundbegriffe Bd. 1, Reinbek bei Hamburg 1989, S. 204-208.

Langewand, A.: Eine pädagogische Kritik der reinen praktischen Vernunft? Überlegungen zum Inhalt und historischen Ort von Herbarts „pädagogischer“ Kant-Kritik in seiner „ästhetischen Darstellung der Welt als Hauptgeschäft der Erziehung“, in: Zeitschrift für Pädagogik H. 1, 1993, S. 135-156.

Langewand, A.: Moralische Verbindlichkeit oder Erziehung. Herbarts frühe Subjektivitätskritik und die Entstehung des ethisch-edukativen Dilemmas, Freiburg/München 1991.

Langewand, A.: Von der Erziehungskunst zur Erziehungswissenschaft. Zur historischen Vergewisserung des Kunstbegriffs in den Erziehungsvorstellungen des 18. und 19. Jahrhunderts, in: D. Lenzen (Hrsg.): Kunst und Pädagogik. Erziehungswissenschaft auf dem Weg zur Ästhetik? Darmstadt 1990, S. 18-28.

Lash, S.: Ästhetische Dimensionen Reflexiver Modernisierung, in: Soziale Welt, 1992, S. 261-277.

Lassahn, R.: Vernunftinteresse und politische Bildung, in: Groth, G. v. (Hrsg.): Horizonte der Erziehung, Stuttgart 1981, S. 157-165.

Lavater, J. C.: Physiognomische Fragmente zur Beförderung der Menschenkenntnis und der Menschenliebe, Zürich/Leipzig 1968.

Lehnerer, Th.: Ästhetische Bildung, in: A. Staudte (Hrsg.): Ästhetisches Lernen auf neuen Wegen, Weinheim und Basel 1993, S. 38-44.

Lenzen, D. (Hrsg.): Kunst und Pädagogik. Erziehungswissenschaft auf dem Weg zur Ästhetik? Darmstadt 1990.

Lenzen, D. (Hrsg.): Pädagogik und Alltag. Methoden und Ergebnisse alltagsorientierter Forschung in der Erziehungswissenschaft, Stuttgart 1980.

Lenzen, D.: Handlung und Reflexion. Vom pädagogischen Theoriedefizit zur Reflexiven Erziehungswissenschaft, Weinheim und Basel 1996.

Lenzen, D.: Die erziehungswissenschaftliche Aktualität des Ästhetischen, in: Selle, G./Zacharias, W./Burmeister, H.-P. (Hrsg.): Anstösse zum Ästhetischen Projekt. Eine neue Aktionsform kunst- und kulturpädagogischer Praxis? Hagen/Loccum 1994, S. 17-30.

Lenzen, D.: Heilige Identität – Identität des Heiligen, in: D. Kamper/Chr.Wulf (Hrsg.): Das Heilige. Seine Spur in der Moderne, Frankfurt a.M. 1987a, S. 318-327.

Lenzen, D.: Können Begriffe wie Autopoiesis, Humanontogenese und Emergenz den Bildungsbegriff ablösen ? in: Zeitschrift für Pädagogik, H. 6, 1997 (im Druck).

Lenzen, D.: Moderne Pädagogik – Pädagogik der Moderne. Deutsche Klassik, Romantik und Marxismus, in: Winkel, R. (Hrsg.): Pädagogische Epochen. Von der Antike bis zur Gegenwart Düsseldorf 1987b, S. 157-181.

Lenzen, D.: Mythologie der Kindheit. Die Verewigung des Kindlichen in der Erwachsenenkultur. Versteckte Bilder und vergessene Geschichten, Reinbek bei Hamburg 1985.

Lenzen, D.: Mythos, Metapher und Simulation. Zu den Aussichten Systematischer Pädagogik in der Postmoderne. In: Zeitschrift für Pädagogik 33, 1987c, S. 41ff.

Lenzen, D.: Nachbildung des künftigen Vorbildes: Modelleisenbahnen, in: Paragrana H. 1, Berlin 1992b, S. 52-56.

Lenzen, D.: Pädagogisches Risikowissen, Mythologie der Erziehung und pädagogische Méthexis, in: J. Oelkers/H.-E. Tenorth (Hrsg.): Pädagogisches Wissen, in: Zeitschrift für Pädagogik, 27. Beiheft, Weinheim und Basel 1991, S. 109- 129.

Lenzen, D.: Von der Erziehungswissenschaft zur Erziehungsästhetik?, in: Ders. (Hrsg.): Kunst und Pädagogik. Erziehungswissenschaft auf dem Weg zur Ästhetik? Darmstadt 1990, S. 171-189.

Lenzen, D.: Reflexive Erziehungswissenschaft am Ausgang des postmodernen Jahrzehnts oder Why should anybody be afraid of red, yellow and blue? in: Zeitschrift für Pädagogik, 29. Beiheft, Weinheim/Basel 1992a, S. 75ff.

Lepenies, W.: Die drei Kulturen, München 1985.
Lesch, W.: Autonomie der Kunst und Theologie der Kultur. Zugänge zum theologischen Interesse an Kunst und Kultur, in: Ders. (Hrsg.): Theologie und Ästhetische Erfahrung. Beiträge zur Begegnung von Religion und Kunst, Darmstadt 1994, S. 1-25.
Levick, M.: Kunsttherapie, in: R. J. Corsini (Hrsg.): Handbuch der Psychotherapie, Weinheim 1994, S. 601-620.
Lichtblau, K.: Kulturkrise und Soziologie um die Jahrhundertwende. Zur Genealogie der Kultursoziologie in Deutschland, Frankfurt a.M. 1996.
Lichtenberg, G. Ch.: Über Physiognomik; wider die Physiognomen. Zur Beförderung der Menschenliebe und Menschenkenntnis, Göttingen 1778.
Lichtenstein, E.: Zur Entwicklung des Bildungsbegriffs von Meister Eckhart bis Hegel, Heidelberg 1966.
Lichtwark, A.: Die Kunst in der Schule, Hamburg 1887.
Lichtwark, A.: Der Deutsche der Zukunft in: Voigtländer, R. (Hrsg.): Kunsterziehung. Ergebnisse und Anregungen des Kunsterziehertages in Dresden am 28. und 29. September 1901, Leipzig 1902.
Lichtwark, A.: Das Bild des Deutschen, Weinheim 1962.
Liebau, E.: Die Kultivierung des Alltags. Das pädagogische Interesse an Bildung, Kunst und Kultur, Weinheim und München 1992.
Liebsch, B.: Spuren einer anderen Natur. Piaget, Merleau-Ponty und die ontogenetischen Prozesse, München 1992.
Lindner, B./Lüdke, W. M. (Hrsg.): Materialien zur ästhetischen Theorie Th. W. Adornos. Konstruktion der Moderne, Frankfurt a.M. 1980.
Litt, Th.: Kunst und Jugend, Karlsruhe 1927.
Lorenz, K.: Kants Lehre vom Apriorischen im Lichte gegenwärtiger Biologie, in: Ders.: Das Wirkungsgefüge der Natur und das Schicksal des Menschen, München 1990, S. 82- 110.
Lorenzen, H. (Hrsg.): Die Kunsterziehungsbewegung, Bad Heilbrunn 1965.
Lüdeking, K. H.: Analytische Philosophie der Kunst, Frankfurt a.M. 1988.
Luhmann, N./Schorr, K.-E.: Personale Identität und Möglichkeiten der Erziehung, in: Dies. (Hrsg.): Zwischen Technologie und Selbstreferenz, Frankfurt a.M. 1982, S. 224-261.
Luhmann, N.: Soziale Systeme, Frankfurt a.M. 1984.
Luhmann, N.: Die Kunst der Gesellschaft, Frankfurt a.M. 1995a.
Luhmann, N.: Liebe als Passion, Frankfurt a.M. 1995b.
Lukács, G.: Geschichte und Klassenbewußtsein, Darmstadt 1988.
Lukács, G.: Fortschritt und Reaktion in der Deutschen Literatur, Berlin 1947.
Lukács, G.: Heidelberger Ästhetik, Darmstadt/Neuwied 1975.
Lyotard, J.-F.: Das Postmoderne Wissen, Bremen 1982.
Lyotard, J.-F.: das Erhabene und die Avantgarde, in: Merkur 38, 1984, S. 151-164.
Lyotard, J.-F.: Grundlagenkrise, in: Neue Hefte für Philosophie 26, 1986, S. 1ff.
Lyotard, J.-F.: Die Moderne redigieren, Bern 1988.
Maffiesoli, M.: Das ästhetische Paradigma. Soziologie als Kunst, in: Soziale Welt 38, 1987, S. 460-470.
Makropoulos, M.: Modernität als Kontingenzkultur. Konturen eines Konzepts. Vorlage zu „Poetik und Hermeneutik" XVII: Kontingenz, Mimeo 1995.
Makropoulos, M.: Tendenzen der 20er Jahre, Deutsche Zeitschrift für Philosophie, H. 6, 1991.
Makropoulos, M.: Kontingenz und Modernität, München 1997.
Mandelkow, K. R.: Kunst- und Literaturtheorie der Klassik und Romantik, in: K. v. See (Hrsg.): Neues Handbuch der Literaturwissenschaft, Bd. 14: Europäische Romantik I, Wiesbaden 1982, S. 49-82.

Marcuse, H.: Triebstruktur und Gesellschaft, Frankfurt a.M. 1979.
Marotzki, W./Sünker, H. (Hrsg.): Kritische Erziehungswissenschaft-Moderne-Postmoderne, Bd I, Weinheim 1993, Bd. II, Weinheim 1994.
Marquard, O.: Ästhetica und Anästhetica. Philosophische Überlegungen, Paderborn/München/Wien/Zürich, 1989.
Marquard, O.: Skeptische Methode mit Blick auf Kant, München 1978.
Marquard, O.: Schwierigkeiten mit der Geschichtsphilosophie, Frankfurt a.M. 1982.
Marquard, O.: Transzendentaler Idealismus, Romantische Naturphilosophie, Psychoanalyse, Köln 1987.
Marquard, O.: Über einige Beziehungen zwischen Ästhetik und Therapeutik in der Philosophie des 19. Jahrhunderts, in: Schrimpf, H. J. (Hrsg.): Literatur und Gesellschaft. Vom 19. ins 20. Jahrhundert, Bonn 1963, S. 22ff.
Maset, P.: Ästhetische Bildung der Differenz. Kunst und Pädagogik im technischen Zeitalter, Stuttgart 1995.
Maur, K. v.: Die Klassische Moderne in: Malerei und Plastik des 20. Jahrhunderts, Stuttgart 1982, S. 9-34.
Mayrhofer H./Zacharias W.: Ästhetische Erziehung. Lernorte für aktive Wahrnehmung und soziale Kreativität, Reinbek bei Hamburg 1976.
McIntyre, A.: Der Verlust der Tugend. Zur moralischen Krise der Gegenwart, Frankfurt/New York 1987.
Mead, G. H.: Ästhetische Erfahrung, in: D. Henrich/W. Iser (Hrsg.): Theorien der Kunst, Frankfurt a.M. 1992, S. 343- 356.
Mead, G. H.: Geist, Identität und Gesellschaft, Frankfurt a.M. 1973.
Menke, Chr.: Das Leben als Kunstwerk gestalten? Zur ironischen Dialektik der postmodernen Ästhetisierung, in: R. Maresch, (Hrsg.): Zukunft oder Ende? Standpunkte, Analysen, Entwürfe, o. O. 1993, S. 391-411.
Menke, Chr.: Die Souveränität der Kunst. Ästhetische Erfahrung nach Adorno und Derrida, Frankfurt a.M. 1991.
Menze, C.: Der Übergang von der ästhetisch-politischen zur literarisch-musischen Erziehung, in: Ders.: Bildung und Bildungswesen 1980, S. 73-106.
Menze, C.: Die Rolle der Ästhetik in Wilhelm von Humboldts Theorie der Bildung, in: C. Fabro (Hrsg.): Gegenwart und Tradition, o. O. 1969, S. 125-150.
Menzer, P.: Schiller und Kant, in: Kantstudien 47 (1955/56), S. 234-272.
Merleau-Ponty, M.: Das Sichtbare und das Unsichtbare, hrsg. von C. Lefort, München 1986.
Merleau-Ponty, M.: das Auge und der Geist, in: Ders.: Das Auge und der Geist. Philosophische Essays, hrsg. von H. W. Arndt, Hamburg 1984a, S. 13-45.
Merleau-Ponty, M.: Die Prosa der Welt, hrsg. von C. Lefort, München 1984b.
Merleau-Ponty, M.: Keime der Vernunft. Vorlesungen an der Sorbonne, 1949-1952, hrsg. von B. Waldenfels, München 1994.
Merleau-Ponty, M.: Phänomenologie der Wahrnehmung, Berlin 1966.
Merleau-Ponty, M.: Vorlesungen I, Die Humanwissenschaften und die Philosophie, Berlin/New York 1973.
Meyer, B.: Aus der ästhetischen Pädagogik, Berlin 1873.
Meyer-Drawe, K.: Illusionen von Autonomie. Diesseits von Ohnmacht und Allmacht des Ich, München 1990.
Meyer-Drawe, K.: Leiblichkeit und Sozialität. Phänomenologische Beiträge zu einer pädagogischen Theorie der Inter-Subjektivität, München 1984.
Meyer-Drawe, K.: Aktualität und Vergangenheit ästhetischer Bildung, Mimeo 1994.
Michaelis, K.: Der romantische Kindheitsmythos, o. O. 1986.

Mollenhauer, K.: „Anspruch der Differenz“ und „Anspruch des Universellen“. Eine Marginalie zur ästhetischen Bildung, in: Zeitschrift für Pädagogik 39. Jg, H. 4, 1993, S. 673-678.
Mollenhauer, K.: Ästhetische Bildung zwischen Kritik und Selbstgewißheit, in: Zeitschrift für Pädagogik, 36. Jg, H. 4, 1990a, S. 481-494.
Mollenhauer, K.: Der frühromantische Pädagoge, F. D. Schleiermacher, in: Ders.: Umwege. Über Bildung, Kunst und Interkation, Weinheim und München 1986, S. 137-160.
Mollenhauer, K.: Die ästhetische Dimension der Bildung, in: Zeitschrift für Pädagogik, 36. Jg, H. 4, 1990b, S. 476-480.
Mollenhauer, K.: Die vergessene Dimension des Ästhetischen, in: D. Lenzen (Hrsg.): Kunst und Pädagogik. Erziehungswissenschaft auf dem Weg zur Ästhetik?, Darmstadt, 1990c, S. 3-18.
Mollenhauer, K.: Gibt es bildende Wirkungen ästhetischer Ereignisse. Hypothesen zu einer vernachlässigten Frage, in: Kunst + Unterricht, H. 151, 1991, S. 2-3.
Mollenhauer, K.: Grundfragen Ästhetischer Bildung. Theoretische und empirische Befunde zur ästhetischen Erfahrung von Kindern, Weinheim und München 1996a.
Mollenhauer, K.: Ist ästhetische Bildung möglich? in: Zeitschrift für Pädagogik, 34. Jg., H. 4, 1988, S. 443-461.
Mollenhauer, K.: Korrekturen am Bildungsbegriff, in: Zeitschrift für Pädagogik, 33. Jg., H. 1, 1987, S. 1-20.
Mollenhauer, K.: Über die bildende Wirkung ästhetischer Erfahrung, in: D. Lenzen (Hrsg.): Verbindungen, Weinheim 1993, S. 17-37.
Mollenhauer, K.: Über Mutmaßungen zum „Niedergang“ der Allgemeinen Pädagogik – eine Glosse, in: Zeitschrift für Pädagogik, 42. Jg, H. 2, 1996b, S. 277-285.
Mollenhauer, K.: Schwierigkeiten mit der Rede über Ästhetik in: Koch, L./Marotzki, W./Peukert, H. (Hrsg.): Pädagogik und Ästhetik, Weinheim 1994, S. 160-171
Muehleck-Müller, C.: Schönheit und Freiheit. Die Vollendung der Moderne in der Kunst. Schiller-Kant, Würzburg 1989.
Müller, H.-P.: Sozialstruktur und Lebensstile. Der neuere theoretische Diskurs über soziale Ungleichheit, Frankfurt a.M. 1992.
Müller, H.-R.: Ästhesiologie der Bildung. Zur Aktualität einiger bildungstheoretischer Überlegungen Herders, in: Koch, L./Marotzki, W./Peukert, H. (Hrsg.): Pädagogik und Ästhetik, Weinheim, 1994, S. 39-58.
Musolff, H.-U.: Bildung. Der klassische Begriff und sein Wandel in der Bildungsreform der sechziger Jahre, Weinheim 1989.
Musolff, H.-U.: Zum Paradox der Zeitlosigkeit der Form in der Ästhetik und Pädagogik, in: L. Koch/W. Marotzki/H. Peukert (Hrsg.): Pädagogik und Ästhetik, Weinheim 1994, S. 95-109.
Neisser, U.: Kognitive Psychologie, Stuttgart 1974.
Nerdinger, W.: Von der Stilschule zum Creative Design – Walter Gropius als Lehrer, in: R. Wick (Hrsg.): Ist die Bauhaus-Pädagogik aktuell? Köln 1985, S. 28-42.
Neumann, E.: Funktionshistorische Anthropologie der ästhetischen Produktivität, Berlin 1996.
Nieser, B.: Aufklärung und Bildung. Studien zur Entstehung und gesellschaftlichen Bedeutung von Bildungskonzeptionen in Frankreich und Deutschland im Jahrhundert der Aufklärung, Weinheim 1992.
Nietzsche, F.: Die Geburt der Tragödie, in: G. Colli/M. Montinari (Hrsg.): K. S. A., Bd. I, Berlin/New York 1988a, S. 9-157.
Nietzsche, F.: Zur Genealogie der Moral, in: G. Colli/M. Montinari (Hrsg.): K. S. A., Bd. II, Berlin/New York 1988b.
Nietzsche, F.: Über die Zukunft unserer Bildungsanstalten, in: G. Colli/M. Montinari (Hrsg.): K. S. A., Bd. I, 1988, S. 643-692.

Nipkow, K. E.: Bildung und Entfremdung. Überlegungen zur Rekonstruktion der Bildungstheorie, in: Zeitschrift für Pädagogik, 14. Beiheft, Weinheim und Basel 1977, S. 205-229.
Noetzel, H.: Humanistische Ästhetische Erziehung. Friedrich Schillers moderne Umgangs- und Geschmackspädagogik, Weinheim 1992.
Nohl, H.: Der pädagogische Bezug und die Bildungsgemeinschaft, in: N. Kluge (Hrsg.): Das pädagogische Verhältnis, Darmstadt 1973, S. 35-46.
Nohl, H.: Die Ästhetische Wirklichkeit, Frankfurt a.M. 1961.
Nohl, H.: Die deutsche Bewegung, Göttingen 1970.
Nohl, H.: Die Weltanschauungen der Malerei, Jena 1908.
Nohl, H.: Vom Sinn der Kunst, in: Die Sammlung 2, 1947, S. 412-418.
Nohl, H.: Die pädagogische Bewegung in Deutschland und ihre Theorie, Frankfurt a.M. 1949.
Nohl, H.: Schiller, Frankfurt a.M. 1954.
Nolte, E.: Die Musik im Verständnis der Musikpädagogik des 19. Jahrhunderts, München/Wien/Zürich 1982.
Novalis: Die Lehrlinge zu Sais, Reinbek bei Hamburg 1988.
Nussbaum, M. C.: The fragility of goodness. Luck and ethics in greek tragedy and philosophy, Cambridge 1986.
Oelkers, J.: Die große Aspiration. Zur Herausbildung der Erziehungswissenschaft im 19. Jahrhundert, Darmstadt 1989.
Oelkers, J.: Die Reformpädagogik, in: Winkel, R. (Hrsg.): Pädagogische Epochen. Von der Antike bis zur Gegenwart, Düsseldorf 1987, S. 183-228.
Oelkers, J.: Erziehung als Paradoxie der Moderne. Aufsätze zur Kulturpädagogik, Weinheim 1991.
Oelmüller, W.: Vorwort, in: Ders. (Hrsg.): Kolloquium Kunst und Philosophie Bd. 1, Ästhetische Erfahrung, Paderborn/München/Wien/Zürich, 1981, S. 7-13.
Ostermann, K.: Ästhetische Praxis in der Weiterbildung, Soest 1992.
Oswald, P.: „Kosmische Erziehung“ in der pädagogischen Theorie Maria Montessoris, in: Scheid, P./Weidlich, H. (Hrsg.): Beiträge zur Montessori-Pädagogik, Stuttgart 1977.
Otto, G.: Ästhetische Rationalität, in: W. Zacharias (Hrsg.): Schöne Aussichten? Essen 1991, S. 145-162.
Otto, G.: Lernen und ästhetische Erfahrung, in: L. Koch/W. Marotzki/H. Peukert (Hrsg.): Pädagogik und Ästhetik, Weinheim 1994, S. 145-159.
Otto, G.: Über Wahrnehmung und Erfahrung. Didaktik, Ästhetik, Kunst, in: Kunst + Unterricht, H. 171, April 1993, S. 16-19.
Otto, G.: Was ist ästhetisch an der Pädagogik, was ist pädagogisch an der Ästhetik? in: Bildung und Erziehung, H. 2, 1982, S. 115-134.
Paetzold, H.: Ästhetik in der neueren Moderne. Sinnlichkeit und Reflexion in der konzeptionellen Kunst der Gegenwart, Stuttgart 1990.
Pallat, L.: Die Kunsterziehung/die Werkerziehung in: Nohl, H./Pallat, L. (Hrsg.): Handbuch der Pädagogik, Bd. 3, Weinheim 1966, S. 408-428.
Paracelsus: Mikrokosmos und Makrokosmos, München 1989.
Parmentier, M.: „Ich bin nicht inwiefern ich mich setze, sondern inwiefern ich mich aufhebe“. Anmerkungen zum Ich- Begriff der Frühromantik, in: Bildung und Erziehung, 46. Jg., H. 2, 1993, S. 183-193.
Paschen, H.: Ästhetische Erziehung als Prinzip, in: Bildung und Erziehung, H. 2, 1982, S. 180-193.
Pauen, M.: Die Wissenschaft des Schönen. Kunstpsychologie und die Ästhetik der Moderne, in: Zeitschrift für philosophische Forschung 59, H. 1, 1995, S. 54 ff.
Paulsen, F.: Geschichte des gelehrten Unterrichts, Bd. 2, Berlin und Leipzig 1921, S. 191-210.

Pestalozzi, J. H.: Wie Gertrud ihre Kinder lehrt, Bad Heilbrunn 1961.
Pfeiffer-Belli, W. (Hrsg.): Harry Graf Kessler. Tagebücher 1918-1937, Frankfurt a.M. 1982.
Picht, G.: Kunst und Mythos, Stuttgart 1985.
Plake, K.: Reformpädagogik. Wissenssoziologie eines Paradigmenwechsels, Münster/ New York 1991.
Pleines, J.-E. (Hrsg.): Bildungstheorien. Probleme und Positionen, Freiburg 1978.
Plessner, H.: Die Einheit der Sinne. Grundlinien der Ästhesiologie des Geistes, in: Ders.: G. S. Bd. 3, Frankfurt a.M. 1980, S. 7-317.
Plessner, H.: Über die Möglichkeit einer Ästhetik, in: Ders.: G. S. Bd. 7, Frankfurt a.M. 1982, S. 51-59.
Plumpe, G.: Ästhetische Kommunikation der Moderne, 2. Bde., Opladen 1993.
Pongratz, L. A.: Bildung und Alltagserfahrung. Zur Dialektik des Bildungsprozesses als Erfahrungsprozeß, in: O. Hansmann/W. Marotzki (Hrsg.): Diskurs Bildungstheorie Bd. I, Weinheim 1988, S. 293-310.
Prang, H.: Die romantische Ironie, Darmstadt 1972.
Prange, K.: Geht das Gewissen noch mit in die Oper? Zu Herbarts Lehre von der ästhetischen Nötigung, in: L. Koch/W. Marotzki/H. Peukert (Hrsg.): Pädagogik und Ästhetik, Weinheim 1994, S. 85-95.
Pries, Chr.: Einleitung in: Dies.: Das Erhabene. Zwischen Grenzerfahrung und Größenwahn, Weinheim 1989, S. 1-30.
Prondczynsky, A. v.: Pädagogik und Poiesis. Eine verdrängte Dimension des Theorie-Praxis-Verhältnisses, Opladen 1993.
Raab, E.: Ästhetik und experimentelle Psychologie in: Psychologie ästhetischer Urteile, Graz 1970, S. 7-15.
Rauhut, F./Schaarschmidt, I.: Zur Geschichte des Bildungsbegriffs, Weinheim 1965.
Read, H.: Education through Art, London 1943.
Reble, A.: Geschichte der Pädagogik, Stuttgart 1989.
Rech, P. W./Hein, P. U. (Hrsg.): Therapeutische Konzepte in Kunst und Pädagogik, (Kunst & Therapie, Schriftenreihe zu Fragen der Ästhetischen Erziehung), Münster 1983.
Rech, P.: Zur Mechanik der Kunstpädagogik, in: Bildung und Erziehung, 26. Jg. 1973, S. 213-223,
Reese-Schäfer, W.: Was ist Kommunitarismus? Frankfurt/New York 1994.
Rein, W.: Bildende Kunst und Schule, Dresden 1902.
Rein, W.: Die Geschichte des Zeichenunterrichts in der Volksschule, in: C. Kehr (Hrsg.): Geschichte der Methodik des deutschen Volksschulunterrichts, Bd. II, Gotha 1879, S. 178-204.
Rein, W.: Heimat und Kunst in der Schule, in: Die Woche 1904, H. 27.
Rein, W.: Künstlerische Jugenderziehung, in: Die Woche, 1901, Heft 42.
Rein, W.: Zeichenunterricht nach historischen Gesichtspunkten, in: Ders. (Hrsg.): Enzyklopädisches Handbuch der Pädagogik, 1899, Bd. 7, S. 759-762.
Reisinger, P.: Wie kann etwas schön sein? Oder: Die ästhetische Form, in: Esser, A. (Hrsg.): Autonomie der Kunst? Zur Aktualität von Kants Ästhetik, Berlin 1995, S. 66-99.
Reiß, W. A.: Die Kunsterziehung in der Weimarer Republik. Geschichte und Ideologie, Weinheim und Basel 1981.
Reiß, W. A.: Die Schule der Zukunft und die ästhetische Erziehung, in: Kunst + Unterricht, H. 199, 1996, S. 15-17.
Renner, R. G.: Die Postmoderne Konstellation. Theorie, Text und Kunst im Ausgang der Moderne, Freiburg 1988

Rentsch, Th.: Der Augenblick des Schönen. Visio beatifica und Geschichte der ästhetischen Idee, in: H. Bachmeier/Th. Rentsch (Hrsg.): Zur Wechselwirkung von Dichtung und Philosophie in der Epoche Goethes und Hölderlins, Stuttgart 1987, S. 329-353.

Resolutionen des Bundeselternrates, in: Eltern in Schule. Dokumentation des Bundeselternrates, 2/1996, S. 6.

Richter, H.-G.: Geschichte der Kunstdidaktik, Düsseldorf 1981.

Richter-Reichenbach, K.-S.: Bildungstheorie und Ästhetische Erziehung heute, Darmstadt 1983.

Richter-Reichenbach, K.-S.: Identität und ästhetisches Handeln. Präventive und rehabilitative Funktionen ästhetischer Prozesse, Weinheim 1992.

Riecke-Niklewski, R.: Die Metaphorik des Schönen. Eine kritische Lektüre der Versöhnung in Schillers „Über die ästhetische Erziehung des Menschen in einer Reihe von Briefen", Tübingen 1986.

Riedel, W.: Die Anthropologie des jungen Schiller. Zur Ideengeschichte der medizinischen Schriften und der philosophischen Briefe, Würzburg 1985.

Rittelmeyer, Chr./Krappmann, P.: Zur Sensomotorik der Schulbauwahrnehmung, in: Psychologie in Erziehung und Unterricht, 1994.

Rittelmeyer, Chr.: Schulbauten positiv gestalten. Wie Schüler Farben und Formen erleben, Wiesbaden 1994.

Rittelmeyer, Chr.: Synästhesien. Entwurf zu einer empirischen Phänomenologie der Sinneswahrnehmung, in: K. Mollenhauer/Chr. Wulf (Hrsg.): Aisthesis/Ästhetik. Zwischen Wahrnehmung und Bewußtsein, Weinheim 1996, S. 138-153.

Ritter, J.: Ästhetik, ästhetisch in: Ritter, J./Gründer, K. (Hrsg.): Historisches Wörterbuch der Philosophie, Bd. 1, Basel/Stuttgart 1971, S. 555-580.

Ritter, J.: Landschaft. Zur Funktion des Ästhetischen in der modernen Gesellschaft, in: Ders.: Subjektivität, Frankfurt a.M. 1974, S. 141-166.

Roeder, I.: Das Problem der Anschauung in der Pädagogik Pestalozzis. Studien zur Untersuchung der verschiedenen Bedeutungen des Anschauungsbgeriffs bei Pestalozzi, Weinheim/Berlin/Basel 1970.

Rötzer, F. (Hrsg.): Digitaler Schein. Ästhetik der elektronischen Medien, Frankfurt a.M. 1991.

Rohls, J.: Sinn und Geschmack fürs Unendliche. Aspekte romantischer Kunstreligion in: Neue Zeitschrift für systematische Theologie und Religionsphilosophie 27, 1985, S. 1-24.

Rorty, R.: Kontingenz, Ironie und Solidarität, Frankfurt a.M. 1992.

Ross, M.: The esthetic in Education, Oxford 1985.

Roth, G.: Das Gehirn und seine Wirklichkeit. Kognitive Neurobiologie und ihre philosophischen Konsequenzen, Frankfurt a.M. 1995.

Rousseau, J. J.: Diskurs über die Ungleichheit, Paderborn/München/Wien/Zürich 1993.

Rumpf, H.: Die übergangene Sinnlichkeit. Drei Kapitel über die Schule, Weinheim/München 1994.

Ruppert, J.: Die Lehre von der ästhetischen Erziehung bei Herbart, Bonn 1910.

Rustemeyer, D.: Erzählungen. Bildungsdiskurse im Horizont von Theorien der Narration, Stuttgart 1997.

Sallwürk, E. v.: Erziehung durch die Kunst, München und Leipzig 1918.

Scheer, B.: Einführung in die philosophische Ästhetik, Darmstadt 1997.

Scheer, B.: Mitteilsamkeit ohne Mitteilung. Zu einem weiteren Paradoxon der Kantischen Ästhetik, in: Forum für Philosophie, Bad Homburg 1993, S. 41-53.

Scheible, H.: Wahrheit und Subjekt. Ästhetik im bürgerlichen Zeitalter, Reinbek bei Hamburg 1988.

Schelling, F. W. J.: Das älteste Systemprogramm, Stuttgart 1982, S. 96-99.

Schelling, F. W. J.: Einleitung zum Entwurf eines Systems der Naturphilosophie, Stuttgart 1988.
Schelling, F. W. J.: Erster Entwurf eines Systems der Naturphilosophie, Darmstadt 1967.
Schelling, F. W. J.: Ideen zu einer Philosophie der Natur als Einleitung in das Studium der Wissenschaft, München 1927, S. 653-723.
Schelling, F. W. J.: Philosophie der Kunst, Stuttgart 1982, S. 139-281.
Schelling, F. W. J.: System der gesammten Philosophie und der Naturphilosophie insbesondere, München 1962.
Schelling, F. W. J.: System des transzendentalen Idealismus, in: Ders.: Schriften von 1799-1801, Darmstadt 1975
Scheuerl, H.: Über Analogien und Bilder im pädagogischen Denken, in: Zeitschrift für Pädagogik 5, 1959, S. 211-223.
Scheuerl, H.: Theorien des Spiels, Weinheim und Basel 1975.
Schiller, F.: Über die ästhetische Erziehung des Menschen in einer Reihe von Briefen, in: Ders: Über das Schöne und die Kunst. Schriften zur Ästhetik, München 1984, S. 139-230 (Abgekürzt: Schiller, 1984, S. 139-230).
Schiller, F.: Kallias oder Über die Schönheit, in: Ders.: Über das Schöne und die Kunst. Schriften zur Ästhetik, München 1984, S. 7-44 (Abgekürzt: Schiller, 1984, S. 7-44).
Schiller, F.: Philosophie der Physiologie (1. Dissertation), NA XX, Weimar 1962.
Schiller, F.: Über Anmut und Würde, in: Ders.: Über das Schöne und die Kunst. Schriften zur Ästhetik, München 1984, S. 44-93 (Abgekürzt: Schiller, 1984, S. 44-93).
Schiller, F.: Über naive und sentimentalische Dichtung, in: Ders.: Über das Schöne und die Kunst. Schriften zur Ästhetik, München 1984, S. 230-309 (Abgekürzt: Schiller, 1984, S. 230-309).
Schiller, F.: Versuch über den Zusammenhang der thierischen Natur des Menschen mit seiner geistigen (2. Dissertation), NA XX, Weimar 1962.
Schiller, F.: Vom Erhabenen, in: Ders.: Über das Schöne und die Kunst. Schriften zur Ästhetik, München 1984, S. 93-115 (Abgekürzt: Schiller, 1984, S. 93-115).
Schirmer, E.: Krieg und Frieden in der Kunstpädagogik, Berlin 1987.
Schlegel, A. W.: Vorlesungen über schöne Literatur und Kunst, Zweiter Teil, Vorlesungen über schöne Literatur, in: Ders.: Vorlesungen über Ästhetik I, hrsg. von E. Behler, Paderborn/München/Wien/Zürich 1989.
Schlegel, F.: Über das Studium der griechischen Poesie in: Ders.: Schriften zur Literatur, München 1985, S. 84-193.
Schlegel, F.: Athenäums-Fragmente in: Ders.: Schriften zur Literatur, München 1985, S. 25-84.
Schmidt, J.: Die Geschichte des Geniegedankens 1750-1945, 2 Bd. Darmstadt 1985.
Schmidt, S. J.: Wissenschaft als Konstrukt? Anmerkungen über Anmerkungen, in: W. Welsch (Hrsg.): Die Aktualität des Ästhetischen, München 1993, S. 288-303.
Schmitt, C.: Politische Romantik, Berlin 1982.
Schneider, G.: Ästhetische Erziehung in der Grundschule. Argumente für ein fächerübergreifendes Unterrichtsprinzip, Weinheim und Basel 1988.
Schneider, G.: Die Bedeutung des Naturschönen für die Umwelterziehung, in: H. Gesing/R. E. Lob (Hrsg.): Umwelterziehung in der Primarstufe, Heinsberg 1991, S.90-128.
Schneider, G.: Naturschönheit und Kritik. Zur Aktualität von Kants Kritik der Urteilskraft für die Umwelterziehung, Würzburg 1993.
Schneider, G.: Übungen zur Pädagogik des Sachunterrichts in Anschluß an Kants „Kritik der Urteilskraft" – Denkanstöße zum Erziehenden Unterricht der Grundschule. in: H. Schreier u. a. (Hrsg.): Zum Bildungswert des Sachunterrichts, Kiel 1990, S. 78-105.
Schneider, N.: Geschichte der Ästhetik von der Aufklärung bis zur Postmoderne. Eine paradigmatische Einführung, Stuttgart 1996.

Schoenmackers, H.: Zur gegenwärtigen Situation der Kunsttherapie im Kontext anderer physiotherapeutischer Verfahren, Köln 1995.
Scholz, O. (Hrsg.): Ästhetische Erziehung in Großbritannien. Länderberichte zur Ästhetischen Erziehung, Hochschule der Künste Berlin 1992.
Schriewer, J.: Rückführung der Bildung zu sich selbst. Zur Humboldt-Rezeption und zu neueren bildungstheoretischen Ansätzen. In: Vierteljahresschrift für wissenschaftliche Pädagogik 51, 1975, S. 237-259.
Schuhmacher-Chilla, D.: Ästhetische Sozialisation und Erziehung. Zur Kritik an der Reduktion von Sinnlichkeit, Berlin 1995.
Schulz, W.: Metaphysik des Schwebens. Untersuchungen zur Geschichte der Ästhetik, Weinsberg 1985.
Schulze, G.: Die Erlebnisgesellschaft. Kultursoziologie der Gegenwart, Frankfurt a.M. 1993.
Schurian, W.: Psychologie ästhetischer Wahrnehmung, Opladen 1986.
Schurr, J.: Transzendentale Theorie der Bildung. Grundlinien einer Kritik der pädagogischen Vernunft, Passau 1982.
Schütze, Th.: Ästhetisch-personale Bildung. Eine rekonstruktive Interpretation von Schillers zentralen Schriften zur Ästhetik aus bildungstheoretischer Sicht, Weinheim 1993.
Schütze, Th.: Zum Verhältnis von Ästhetik und Bildung bei Wilhelm von Humboldt. Ein Rekonstruktionsversuch im Blick auf neuere pädagogische Humboldt-Rezeptionen, Seelze 1987.
Schwenk, B.: Das Herbartverständnis der Herbartianer, Weinheim 1963.
Schwenk, B.: Bildung in: Lenzen, D. (Hrsg.): Pädagogische Grundbegriffe, Bd. 1, 1989, S. 208-221.
Seel, M.: Ethisch-ästhetische Studien, Frankfurt a.M. 1996.
Seel, M.: Die Kunst der Entzweiung, Frankfurt a.M. 1985.
Seel, M.: Eine Ästhetik der Natur, Frankfurt a.M. 1991.
Seidel, S. (Hrsg.): Der Briefwechsel von Friedrich Schiller und Wilhelm von Humboldt, 2 Bde. Berlin 1962.
Seidenfaden, F.: Die musische Erziehung in der Gegenwart und ihre geschichtlichen Quellen und Voraussetzungen, Münster 1958.
Selle, G.: Das Ästhetische: Sinntäuschung oder Lebensmittel? in: Ders.: (Hrsg.): Experiment Ästhetische Bildung. Aktuelle Beispiele für Handeln und Verstehen, Reinbek bei Hamburg 1990, S. 14-40.
Selle, G.: Didaktik – eine ästhetische Konstruktion? in: Kunst + Unterricht, H. 154, 1991, S. 2f.
Selle, G.: Gebrauch der Sinne. Eine kunstpädagogische Praxis, Reinbek bei Hamburg 1988.
Selle, G.: Kultur der Sinne und ästhetische Erziehung. Alltag, Sozialisation, Kunstunterricht in Deutschland vom Kaiserreich zur Bundesrepublik, Köln 1981.
Sennett, R.: Verfall und Ende des öffentlichen Lebens. Die Tyrannei der Intimität, Frankfurt a.M. 1983.
Seusing, E.: Die ästhetische Erziehung bei Schiller und Herbart, Jena 1922.
Simmel, G.: Das Christentum und die Kunst, o. O., 1907.
Simmel, G.: Rodins Plastik und die Geistesrichtung der Gegenwart, in: Böhringer, H./Gründer, K. (Hrsg.): Ästhetik und Soziologie um die Jahrhundertwende: Georg Simmel, Frankfurt a.M. 1976, S. 231-237.
Simmel, G.: Soziologische Ästhetik in: G. S. G. , Bd. 5, Frankfurt a.M. 1992, S. 197-214.
Solms, F.: Disciplina Ästhetica. Zur Frühgeschichte der ästhetischen Theorie bei Baumgarten und Herder, Stuttgart 1990.

Solzbacher, C.: Die Kunsterziehungsbewegung. Historische Einordnung und aktuelle Bezüge, in: Pädagogische Rundschau, 47. Jg., 1993, S. 523-534.
Sommer, M.: Identität im Übergang: Kant, Frankfurt a.M. 1988.
Spranger, E.: Lebensformen, Tübingen 1950.
Spranger, E.: Schillers Geistesart gespiegelt in seinen philosophischen Schriften und Gedichten, in: Abhandlungen der Preußischen Akademie der Wissenschaften, Berlin 1941.
Sprinkart, K. P.: Kognitive Ästhetik, Mittenwald 1982.
Starobinski, J.: 1789. Die Embleme der Vernunft, München 1988.
Staubmann, H.: Handlung und Ästhetik. Zum Stellenwert der „affektiv-kathektischen Handlungsdimension" in Parsons Allgemeiner Theorie des Handelns, in: Zeitschrift für Soziologie, 24. Jg., H. 2, 1995, S. 95-114.
Staudte, A.: Koedukation am Ende. Differenz der Geschlechter und ästhetische Erziehung, in: Dies./B. Vogt (Hrsg.): Frauen Kunst Pädagogik, Frankfurt a.M. 1991. S. 106-129.
Staudte, A./Vogt, B. (Hrsg.): Frauen Kunst Pädagogik, Frankfurt a.M. 1991.
Staudte, A.: Lernbereich Ästhetische Erziehung, in: D. Lenzen (Hrsg.): Enzyklopädie Erziehungswissenschaft, Bd. 7, Erziehung im Primarschulalter. Stuttgart/Dresden 1995, S. 369-373.
Staudte, A.: Mit allen Sinnen lernen. in: Dies. (Hrsg.): Ästhetisches Lernen auf neuen Wegen, Weinheim und Basel 1993. S. 107-120.
Tavel, H. Chr. v.: Johannes Itten. Sein Denken, Wirken und Schaffen am Bauhaus als Gesamtkunstwerk, in: Das frühe Bauhaus und Johannes Itten, Katalog anläßlich des 75. Gründungsjubiläums des Staatlichen Bauhauses in Weimar, Weimar 1994, S. 37-59.
Tendenzen der 20er Jahre, Ausstellungskatalog, Berlin 1967.
Tenorth, H.-E.: Geschichte der Erziehung, Weinheim und München 1988.
Timm, H.: Gott und die Freiheit. Studien zur Religionsphilosophie der Goethezeit, Bd. 1: Die Spinozarenaissance, Frankfurt a.M. 1974.
Tonelli, G.: Naturschönheit/Kunstschönheit, in: Ritter, J./Gründer, K. (Hrsg.): Historisches Wörterbuch der Philosophie Bd. 6, Basel/Stuttgart 1984, S. 623-626.
Treptow, R.: Jugendkulturarbeit – Balance zwischen sozialen und ästhetischen Orientierungen, in: W. Zacharias, (Hrsg.): Schöne Aussichten? Ästhetische Bildung in einer technisch- medialen Welt, Essen 1991, S. 231-245.
Trilling, L.: Das Ende der Aufrichtigkeit, München/Wien 1980.
Troeltsch, E.: Der Historismus und seine Probleme, in: Ders.: Gesammelte Schriften, Bd. III, Aalen 1961.
Tschierske, U.: Vernunftkritik und ästhetische Subjektivität. Studien zur Anthropologie Friedrich Schillers, Tübingen 1988.
Turmherr, U.: Die Ästhetik der Existenz. Über den Begriff der Maxime und die Bildung von Maximen bei Kant, Tübingen und Basel 1994.
Tyrell, H.: Romantische Liebe – Überlegungen zu ihrer „quantitativen Bestimmtheit", in: Baecker, D./Markowitz, J./Stichweh, R./Tyrell, H./Willke, H. (Hrsg.): Theorie als Passion, Frankfurt a.M. 1987, S. 570-599.
Voges, R.: Das Ästhetische und die Erziehung, München 1979.
Volkmer, I.: Medien und ästhetische Kultur. Zur gesellschaftlichen Dynamik ästhetischer Kommunikation, Opladen 1991.
Vouillème, H.: Metaphysische Grundprobleme einer romantischen Bildungstheorie bei Novalis und F. Fröbel, in: Pädagogische Rundschau, 40, 1986, S. 581-596.
Waldenfels, B.: Rationalisierungen der Lebenswelt – ein Projekt. Kritische Überlegungen zu Habermas Theorie des kommunikativen Handelns, in: Ders.: In den Netzen der Lebenswelt, Frankfurt a.M. 1985, S. 94-120.
Waldenfels, B.: Phänomenologie in Frankreich, Frankfurt a.M. 1987.

Warning, R. (Hrsg.): Rezeptionsästhetik, München 1975.
Weber, E.: Ästhetik als pädagogische Grundwissenschaft, Leipzig 1926.
Weiller, E. M.: M. Weber und die literarische Moderne. Ambivalente Begegnungen zweier Kulturen, Stuttgart/Weimar 1994.
Weiß, J.: Wiederverzauberung der Welt? Bemerkungen zur Wiederkehr der Romantik in der gegenwärtigen Kulturkritik, in: F. Neidhart/M. R. Lepsius, (Hrsg.): Kultur und Gesellschaft, 27. Sonderheft der KZfSS, Opladen 1986, S. 286-302.
Wellmer, A.: Zur Dialektik von Moderne und Postmoderne. Vernunftkritik nach Adorno, Frankfurt a.M. 1985.
Welsch, W.: Aesth/ethik, in: D. Lenzen (Hrsg.): Verbindungen, Weinheim 1993, S. 37-63.
Welsch, W.: Aisthesis. Grundzüge und Perspektiven der Aristotelischen Sinneslehre, Stuttgart 1987.
Welsch, W.: Das Ästhetische – Eine Schlüsselkategorie unserer Zeit? in: Ders. (Hrsg.): Die Aktualität des Ästhetischen, München 1993, S. 13-48.
Welsch, W.: Identität im Übergang, in: Ders.: Ästhetisches Denken, Stuttgart 1990, S. 168-201.
Welsch, W.: Ästhetisches Denken, Stuttgart 1990.
Welsch, W.: Unsere moderne Postmoderne, Weinheim 1987.
Welsch, W.: Vernunft. Die zeitgenössische Vernunftkritik und das Konzept der transversalen Vernunft, Frankfurt a.M. 1996.
Welsch. W.: Topoi der Postmoderne, in: H. R. Fischer/A. Retzer/J. Schweitzer (Hrsg.): Das Ende der großen Entwürfe, Frankfurt a.M. 1992, S. 35-56.
Werschkull, F.: Ästhetische Bildung und reflektierende Urteilskraft. Zur Diskussion ästhetischer Erfahrung bei Rousseau und ihrer Weiterführung bei Kant, Weinheim 1994.
Wiater, W.: Die ästhetisch-interaktionistische Didaktik. Ein neues Didaktik-Modell? in: Pädagogische Welt 48, H. 9, 1994, S. 402-407.
Wiater, W.: Jeder Schüler ein Ästhet? Anmerkungen zur Annäherung zwischen Ästhetik und Allgemeiner Didaktik in der deutschen Schulpädagogik, in: Vierteljahresschrift für wissenschaftliche Pädagogik, 71 Jg., H. 2, 1995, S. 213-223.
Wichelhaus, B.: Zur ästhetischen Sozialisation von Jungen und Mädchen im Kunstunterricht, in: A. Staudte/B. Vogt (Hrsg.): Frauen Kunst Pädagogik, Frankfurt a.M. 1991. S. 78-89.
Wichert, F.: Die neue Baukunst als Erzieher, in: Das neue Frankfurt 2, 1928, 12, S. 233-235.
Wick, R.: Bauhaus Pädagogik, Köln 1982.
Wick, R. (Hrsg.): Ist die Bauhaus-Pädagogik aktuell? Köln 1985.
Wieland, W.: Die Erfahrung des Urteils. Warum Kant keine Ästhetik begründet hat, in: Deutsche Vierteljahresschrift für Philosophie, 64 Jg., H. 4, 1990, S. 604-622.
Wiesing, L.: Die Sichtbarkeit des Bildes. Geschichte und Perspektiven der formalen Ästhetik, Reinbek bei Hamburg 1997.
Wiessner, B.: Management und Ästhetik, Köln 1989.
Wilhelm, K.: Auf der Suche nach dem Neuen Menschen. Zum Verhältnis von Walter Gropius und Johannes Itten, in: Das frühe Bauhaus und Johannes Itten, Katalog anläßlich des 75. Gründungsjubiläums des Staatlichen Bauhauses in Weimar, Weimar 1994, S. 59-73.
Wilkinson, E. M./Willoughby, L. A.: Schillers Ästhetische Erziehung des Menschen, München 1977.
Wimmer, W.: Der gesprochene Körper. Zur Authentizität von Körpererfahrungen in Körpertherapien, in: D. Kamper/Chr. Wulf (Hrsg.): Die Wiederkehr des Köpers, Frankfurt a.M. 1982, S. 82-97.

Winterhager-Schmid, L.: Ist die Moral Männlich oder Weiblich? in: Pädagogik, H. 7-8, 1994, S. 29-32.
Wittgenstein, L.: Philosophische Untersuchungen in: Schriften Bd. 1, Frankfurt a.M. 1960, S. 279-544.
Wittgenstein, W.: Vorlesungen und Gespräche über Ästhetik, Psychologie und Religion, hrsg. von C. Barrett, Göttingen 1968.
Wormser, G.: Merleau-Ponty – Die Farbe und die Malerei, in: Selbstorganisation, Bd. 4, 1993, S. 233-250.
Wulf, Chr. (Hrsg.): Anthropologisches Denken in der Pädagogik 1750-1850, Weinheim 1996. (siehe auch Kamper/Wulf (Hrsg.).
Wulf, Chr.: Ästhetische Wege zur Welt. Über das Verhältnis von Mimesis und Erziehung, in: D. Lenzen (Hrsg.): Kunst und Pädagogik, Darmstadt 1990, S. 156-171.
Wünsche, K.: Bauhaus: Versuch, das Leben zu ordnen, Berlin 1989.
Wünsche, K.: Das Bauhaus als Erzieher. Fragen nach dem Anteil der Pädagogik am Bauhaus, in: D. Lenzen (Hrsg.): Kunst und Pädagogik. Erziehungswissenschaft auf dem Weg zur Ästhetik?, Darmstadt 1990, S. 45-59.
Wünsche, K.: Die Muskeln, die Sinne, die Reden: Medien im pädagogischen Bezug, in: D. Kamper/Chr. Wulf (Hrsg.): Die Wiederkehr des Körpers, Frankfurt a.M. 1982, S. 97-109.
Zelle, C.: Die doppelte Ästhetik der Moderne. Revisionen des Schönen von Boileau bis Nietzsche, Stuttgart/Weimar 1995.
Ziechner, A.: Ästhetisch-Ethisches und Pädagogisches bei Herbart, in: Pädagogische Studien 31, 1910, S. 39-53.
Ziechner, A.: Herbarts Ästhetik. Dargestellt mit besonderer Rücksicht auf seine Pädagogik und im Zusammenhang mit der Entwicklung der Ästhetik an der Wende des 18. zum 19. Jahrhundert betrachtet, Leipzig 1908.
Ziehe, Th.: Vom Lebensstandart zum Lebenstil, in: W. Welsch (Hrsg.): Die Aktualität des Ästhetischen, München 1993, S. 67-94.
Ziller, T.: Vorlesungen über Allgemeine Pädagogik, Leipzig 1876.
Zima, P. V.: Literarische Ästhetik, Tübingen 1991.
Zimmer, D. E.: Schönheit, was ist das? in: „Die Zeit“ – Magazin, Nr. 2, 5. Januar 1996, S. 9-15.
zur Lippe, R.: Sinnenbewußtsein. Grundlegung einer anthropologischen Ästhetik, Reinbek bei Hamburg 1987.
Zutt, J.: Vom ästhetischen im Unterschied zum affektiven Erlebnisbereich, in: Nervenarzt 10, 1955, S. 285-298.

GPSR Compliance

The European Union's (EU) General Product Safety Regulation (GPSR) is a set of rules that requires consumer products to be safe and our obligations to ensure this.

If you have any concerns about our products, you can contact us on ProductSafety@springernature.com

In case Publisher is established outside the EU, the EU authorized representative is:

Springer Nature Customer Service Center GmbH
Europaplatz 3
69115 Heidelberg, Germany

Batch number: 10809466

Printed by Printforce, the Netherlands